"十四五"高等职业教育创新教材

儿 童 护 理

主　编　张爱娥　王庆林

副主编　赵　珺　赵　洋　徐琳琳

编　委　（以姓氏笔画为序）

王庆林　江若霞　李冰雪　张爱娥

赵　洋　赵　珺　徐琳琳　彭秀青

葛红艳

北京科学技术出版社

图书在版编目（CIP）数据

儿童护理／张爱娥，王庆林主编 . — 北京：北京科学
技术出版社，2022.9（2024.8 重印）
ISBN 978－7－5714－2429－9

Ⅰ.①儿… Ⅱ.①张…②王… Ⅲ.①儿科学－护理学－
高等职业教育－教材 Ⅳ.①R473.72

中国版本图书馆 CIP 数据核字（2022）第 138033 号

策划编辑：马　驰　曾小珍
责任编辑：张　田
责任校对：贾　荣
图文制作：舒斋文化
责任印制：李　茗
出 版 人：曾庆宇
出版发行：北京科学技术出版社
社　　址：北京西直门南大街 16 号
邮政编码：100035
电　　话：0086－10－66135495（总编室）　　0086－10－66113227（发行部）
网　　址：www.bkydw.cn
印　　刷：河北鑫兆源印刷有限公司
开　　本：889 mm×1194 mm　1/16
字　　数：560 千字
印　　张：22.25
版　　次：2022 年 9 月第 1 版
印　　次：2024 年 8 月第 3 次印刷
ISBN 978－7－5714－2429－9

定　　价：85.50 元

前　言

　　本教材是"十四五"高等职业教育创新教材之一，紧紧围绕高等职业教育"以行动为导向，以岗位需求为标准"的人才培养目标编写，内容与最新的《全国护士执业资格考试大纲》紧密结合。

　　本教材共分 15 个项目，每个项目采用"任务驱动"的编写方式，并引入案例教学，以"提出问题、分析问题、解决问题"的思路模式，达到循序渐进、学以致用的教学目的。书中的概念、基础知识和护理基本能力训练都设计在有逻辑联系的复杂情境当中，学生可以在具体案例情境当中去体验问题的由来和问题的本质。同时应用护理程序，从护理评估着手，将护理措施和持续评价贯穿其中，为患儿和家庭提供"以家庭为中心"和"年龄相适应"的系统性和整体性护理，以呈现整体护理观的价值。书中穿插的"知识拓展"相关内容，是课堂知识的延伸、补充和扩展，不仅能增强趣味性，拓宽学生视野，便于激发学习兴趣，充分调动学生的积极性，变被动学习为主动学习，还能促进学生职业能力和综合素质的提高。每个项目后附有思考题和考点检测，以便引导学生及时掌握和理解学习内容。在内容编排上，全书力求框架清晰，段落主题明确，文字流畅，图文并茂，便于教师对学生进行指导和学生自学。本教材适用于高等医学职业技术学院和高等医学专科学校的护理专业教学使用，也可作为临床护理人员、社区育婴早教中心人员、幼托机构卫生保健人员的培训用书或参考书。

　　本教材的编写和出版得到了参编单位各级领导、有关专家及北京科学技术出版社编辑的大力支持，在此一并致以衷心的感谢。本教材是教学改革创新型教材，限于编者水平有限及编写时间仓促，疏漏和不当之处在所难免，恳请老师、同学和广大读者批评指正。

张爱娥　王庆林

2022 年 7 月

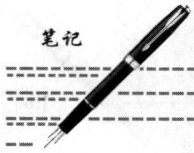

目　录

笔记

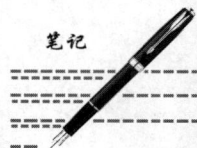

笔记

绪　论

问题导入

人们常用"小儿科"来形容一件事很容易，但儿童护理工作真的很容易吗？作为一名未来的儿童护士，你知道儿童护理的范围、任务、特点和理念吗？你知道儿童护士的角色与素质要求吗？你知道儿童年龄分期及各期的特点吗？面对以上问题，你一定既陌生又好奇，相信通过学习本章内容，你所有的问题都会迎刃而解。

学习目标

识记
描述儿童年龄分期及各期的特点。
理解
（1）举例说明儿童特点；阐明儿童护理的范围、任务、特点和理念。
（2）理解儿童护士的角色与素质要求。
应用
根据各期儿童特点，实施儿童保健。

儿童是人类的未来和希望，是社会可持续发展的重要资源。我国儿童占全国总人口的1/3，其身心健康直接关系到民族的兴衰和国家的前途。为了保障儿童健康，提高人口素质，国务院制定了《中国儿童发展纲要（2021—2030年）》。因此，儿童护理以保障儿童健康、提高生命质量为宗旨，依据"预防为主、防治结合"的原则，研究儿童的生长发育、卫生保健、疾病防治和临床护理，促进儿童身心健康发展。

一、儿童护理的范围和任务

儿童护理的对象是处于不断生长发育阶段的儿童。儿童护理的目的是保护儿童，避免或减少儿童患病和受伤的可能，帮助儿童达到最佳的健康状态，促进儿童身心全面健康发展。

（一）儿童护理的范围

儿童护理的范围很广泛，它涉及一切关于儿童健康和卫生的问题。从年龄范围来说，是从精卵细胞结合起至青春期结束。根据我国卫生健康委员会的规定，在临床上是以初生至 18 周岁作为儿童的就诊年龄范围。从内容范围来说，包括儿童保健、疾病预防及患病儿童的护理，并涉及儿童发育学、心理学、社会学、教育学等方面的知识。因此，多学科的协作是儿童护理发展的必然趋势。

（二）儿童护理的任务

儿童护理的任务是通过研究儿童的生长发育规律、儿童疾病防治和保健特点，根据各年龄阶段儿童的体格、智力发育和心理行为特点提供整体护理，以增强儿童体质，最大限度地降低儿童的发病率和死亡率，保障和促进儿童的身心健康。

二、儿童护理的特殊性

儿童不是成人的缩影，他们与成人的差异不仅仅是体格上的大小，儿童有别于成人最大的特点是具有成长性。儿童从出生到发育成熟的过程，是一种连续的但同时具有明显阶段性的生长过程。在这个过程中，儿童全身各系统、器官及组织不仅在体积、重量上不断增大，更重要的是在此过程中其功能的不断发育成熟。在解剖、生理、免疫、疾病护理、社会心理等方面均与成人有许多不同之处，且各年龄期儿童之间也存在差异。因此，儿童护理有其独特之处。

（一）解剖特点

儿童随着生长发育，在外观上不断变化，如体重、身高（长）、头围、胸围等的增长，骨骼的发育，牙齿的萌出等。只有熟悉儿童正常的生长发育规律，才能做好护理工作。如新生儿和小婴儿的头部相对较大，颈部肌肉和颈椎发育相对滞后，搂抱婴儿时应注意保护头部；儿童骨骼比较柔软并富有弹性，若长期受外力影响容易变形，应避免长期负重或受压；儿童皮肤黏膜薄嫩，易损伤和感染，故应做好皮肤黏膜的护理等。

（二）生理特点

儿童生长发育快，代谢旺盛，对营养物质、能量及液体总量的需求相对比成人多，但其各系统、器官的功能尚未发育成熟，故易发生营养缺乏、消化功能失调及水、电解质紊乱等。不同年龄的儿童有不同的生理、生化正常值，如心率、呼吸、血压、周围血象等均有其年龄特点，掌握这些生理及生化的特点才能做出正确的判断和护理。

（三）免疫特点

儿童的特异性免疫不足，如皮肤黏膜柔嫩，屏障作用差，淋巴系统发育未成熟，体液免疫及细胞免疫也都不如成人健全，防御能力差等。由于儿童特异性免疫未发育成熟，特别是产生抗体的能力较差，但母体 IgM 不能通过胎盘，故新生儿的 IgM 含量低，易发生革兰氏阴性细菌感染；新生儿可通过胎盘从母体获得 IgG，但 6 个月后逐渐消失，而自身合成 IgG 的能力一般要到 6 ~ 7 岁时才达到成人水平；婴儿期 SIgA 也缺乏，易患呼吸道及消化道感染。因此，对年幼儿童进行护理时，应特别注意预防感染。

（四）病理特点

由于儿童发育尚未成熟，对致病因素的反应与成人有很大差异，相同的致病因素在不同年龄的儿童中可引起不同的病理变化。如肺炎链球菌所引起的肺部感染，在婴幼儿中大多是支气管肺炎，而在成人则为大叶性肺炎；维生素 D 缺乏时，儿童可患佝偻病，而成人则表现为骨软化症。

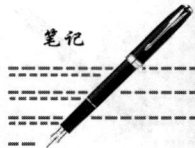

（五）心理－社会特点

由于儿童大脑的结构与功能尚未成熟，故儿童的心理发育如感知觉、情绪、记忆、思维、意志和个性等方面的发育特点与成人有区别。儿童的成长发育过程是从不成熟到成熟、从不定型到定型，故此期可塑性大，是接受教育的最佳时期。在护理工作中，应根据不同年龄阶段儿童的心理发育特征，采取相应的护理措施。同时，儿童心理行为受家庭、学校和社会的影响，因此，应多方共同配合为儿童创造良好的条件和环境，以促进儿童心理健康发展。

（六）疾病特点

儿童患病的种类与成人不同，如儿童患感染性疾病、先天性疾病和遗传性疾病较成人多见。儿童患病后的临床表现与成人有很大不同，特别是感染性疾病，往往起病急、变化快、表现不典型、病灶局限能力差，易并发败血症，常伴有呼吸、循环衰竭及水、电解质平衡紊乱。新生儿及体弱儿患严重感染性疾病时，常表现为各种反应低下，并常无典型的症状和体征。此外，儿童病情发展快，易反复、波动，变化多端，故应密切观察病情变化，及时给予正确而细致的护理。

（七）预后特点

儿童患病时虽起病急、来势猛、变化快，但如诊治及时、有效，护理恰当，则恢复较快，后遗症少，预后大多较好。年幼、体弱、危重患儿因病情恶化快、死亡率较高，故应对其严密监护及积极抢救。

（八）预防特点

加强预防工作是降低儿童发病率和死亡率的重要环节。近年来，我国广泛开展了计划免疫和加强传染病管理，已使许多儿童传染病的发病率和死亡率大大下降。由于重视儿童保健工作，也使营养不良、贫血、腹泻、肺炎等常见病、多发病的发病率和死亡率明显降低。及早筛查和发现先天性、遗传性疾病及视觉、听觉障碍等，可积极防治并发症，并防止发展为严重伤残。

（九）护理特点

1. 评估难度大　如采集健康史时，由于患儿不能准确地描述或故意隐瞒、夸大病情等原因，可使健康史的可靠性受影响；体格检查和标本采集时，因患儿常不配合而较成人困难。

2. 观察任务重　由于患儿不会或不能及时、准确地表达自己的病痛及病情，且儿童患病时病情变化快，处理不及时病情易恶化甚至危及生命。因此，护理人员必须要有高度的责任心和敏锐的观察力，对患儿进行细致的观察。

3. 护理内容多　在护理过程中，有大量的生活护理和教养工作，如饮食、睡眠、个人卫生等。由于儿童生活自理能力不足，加之好奇、好动、缺乏生活经验，容易发生意外伤害。因此，还要加强儿童安全性教育和管理，防止发生意外事故。

4. 技术操作要求高　由于儿童的解剖生理特点与成人不同，再加上护理操作时常不能配合，增加了操作难度，对护理人员的操作技术提出了更高的要求。如头皮静脉穿刺时，穿刺难度比成人大；口服给药时，患儿不会吞服或不愿意服用，需要护理人员喂服等。

（十）儿童护理的理念

1. 以家庭为中心的护理　家庭是儿童生活的中心，儿童护士必须鼓励、支持、尊重并提高儿童的家庭功能，应关注儿童家庭成员的心理感受与服务需求，与儿童及其家长建立伙伴关系，为儿童及其家庭提供预防保健、健康指导、疾病护理和家庭支持等服务，让他们把健康信念和健康行为的重点放在疾病预防和健康促进方面。

2. 实施身心整体护理　护理工作不应仅限于满足儿童的生理需求或维持正常的体格生长，还应包括维护和促进儿童心理行为的发展和心理健康。在护理过程中，既要关心儿童机体各系统或器官功能的协调平衡，还应考虑到儿童的生理、心理活动状态与社会环境相适应，特别是要重视环境带给儿童的影响，对每个儿童及其家庭实施个性化的身心整体护理。

3. 减少创伤和疼痛　有些治疗和护理操作是有创的、致痛的，令儿童害怕。儿童护理人员必须充分认识到疾病及其治疗和护理过程中对儿童及其家庭带来的压力，要安全有效地执行各项护理操作，防止或减少儿童的创伤和疼痛。

4. 保证安全　儿童天性好奇、好动、爱模仿，但缺乏安全意识，容易发生意外伤害。儿童护士应根据儿童不同年龄、个性、疾病等特点进行预防，采取相应的预防措施，做好病房管理。如管理好电源，防止触电；设置床栏，防止坠床；加强药物管理，防止误饮、误食等。另外，为保证检查、治疗和护理操作的安全，可选用适当的约束法约束患儿。

5. 遵守法律和伦理道德规范　儿童护士应自觉遵守法律和伦理道德规范，尊重儿童的人格，保障儿童的权利，促进儿童健康的成长。

三、儿童年龄分期

儿童的生长发育是一个连续渐进的动态过程，这个过程既是连续的，又有其年龄阶段性特点。根据不同年龄阶段的儿童在解剖、生理、心理的发展和生长发育中的特点，可将儿童年龄划分为 7 个时期（表绪 - 1），以便更好地开展儿童生长发育监测、保健、疾病预防及护理工作。

表绪 - 1　儿童年龄分期及各期的特点与保健重点

分期	定义	特点	保健重点
胎儿期	受精卵形成至胎儿娩出	完全依赖母体而生存,孕母的健康直接影响胎儿的存活与生长发育	加强孕期的保健
新生儿期（围生期）	脐带结扎至出生后 28 天为新生儿期；胎龄满 28 周（体重≥1000 g）至出生后 7 天为围生期	发病率和死亡率较高,尤其是出生后第 1 周内的新生儿；围生期是衡量一个国家或地区医疗卫生水平的重要指标	保暖和预防感染
婴儿期	出生至 1 周岁	生长发育最迅速,但易发生消化道功能紊乱,各种感染和传染性疾病的发病率高	合理喂养,提倡母乳喂养,预防接种
幼儿期	1~3 周岁	生长发育速度减慢;易发生意外伤害和消化道功能紊乱	加强监护
学龄前期	3 周岁至 6~7 岁	智能发育、性格形成的关键时期	实施早教

（续表）

分期	定义	特点	保健重点
学龄期	女孩:6～7岁到11～12岁 男孩:6～7岁到13～14岁	除生殖系统外,各系统器官外形均已接近成人;体格生长发育稳步增长;换恒牙	预防龋齿和近视,矫正坐姿
青春期	女孩:11～12岁到17～18岁 男孩:13～14岁到19～20岁	体格生长发育的第二次高峰;生殖系统发育最迅速,第二性征明显,神经内分泌调节不稳定	生理、心理卫生和性知识的教育

（一）胎儿期

1. 定义　从精子和卵子结合形成受精卵开始到胎儿娩出脐带结扎为止，约38周（266天）。受孕后前8周称为胚胎期，9周后到出生前称为胎儿期。

2. 特点　①胚胎期是机体各组织器官原基分化的关键时期，此时如受外界不利因素的影响，包括感染、创伤、滥用药物、接触放射性物质、毒品，以及营养缺乏、严重疾病和心理创伤等，都可能影响胎儿的正常生长发育，导致流产、先天畸形、早产、宫内发育不良、死胎等。②孕妇的保健必须从妊娠早期开始。

（二）新生儿期

1. 定义　新生儿期是指自胎儿娩出脐带结扎时开始到28天（即4周）之前。此期实际包含在婴儿期内。

2. 特点　①新生儿脱离母体转而独立生存，所处的内外环境发生了根本的变化，且机体发育尚未成熟。由于其对外界环境的适应能力较差，故发病率高，死亡率也高，尤以早期新生儿（第1周新生儿）最高。②围生期（围产期）：国内采用的定义是指胎龄满28周（体重≥1000 g）至出生后足7天。这一时期从妊娠的晚期经分娩过程至新生儿早期，经受了巨大的变化，是生命遭遇最大危险的时期。这一时期的死胎、死产和活产新生儿死亡率均最高。③围生期的死亡率是衡量一个国家或地区医疗卫生水平的重要指标，故必须抓好围生期的保健。

（三）婴儿期

1. 定义　婴儿期是指自出生后至满1周岁之前，又称乳儿期。

2. 特点　①此期是生长发育最迅速的时期（第1次高峰），因此对营养的需求量相对较高。此时，各系统器官的生长发育虽然也在继续进行，但是不够成熟、完善，尤其是消化系统常常难以适应对大量食物的消化吸收，容易发生消化道功能紊乱，故应提倡母乳喂养，指导产妇进行合理的喂养方法。②新生儿从母体获得的抗体5～6个月后可逐渐消失，其自身的免疫功能尚未成熟，故抗感染能力较弱，易发生各种感染和传染性疾病。因此，故应按时进行预防接种，积极预防各种传染和感染性疾病。

（四）幼儿期

1. 定义　幼儿期是指自1周岁至满3周岁之前。

2. 特点　①此期小儿体格生长发育速度较前稍减慢，而智能发育迅速，同时活动范围逐渐扩大，接触社会事物渐多，促进了小儿语言和思维的发育。此阶段小儿消化系统功能仍不完善，营养的需求量仍然相对较高，而断乳和其他食物添加在此期完成，因此适宜的喂养仍然是保持正常生长发育的重要环节。②此期小儿对危险的认识和自我保护能力都有限，因此意外伤害发生率最高，应格外加强对他们的保护。

（五）学龄前期

1. 定义　学龄前期是指自 3 周岁至 6、7 周岁入小学前。

2. 特点　①此期儿童体格生长发育处于稳步增长状态；大脑功能更趋完善，智能发育更加迅速，求知欲强，好奇、好问、好模仿，与同龄儿童和社会事物有了广泛的接触，知识面得以扩大，自理能力和初步社交能力得到锻炼，可塑性较大，故此期是儿童智能发育和性格形成的关键时期。②此期应注意培养儿童良好的道德品质及生活习惯。③此期儿童机体抗病能力逐渐增强，传染病的发病率渐减，但由于儿童活动范围的扩大而生活经验不足，导致意外伤害的机会增多，故更应注意预防。④此期儿童患免疫反应性疾病（如急性肾炎、风湿热等）开始增多，应重视这方面的防治工作。

（六）学龄期

1. 定义　学龄期是指自入小学起（6～7 岁）到青春期（13～14 岁）开始之前。

2. 特点　①此期儿童体格生长发育稳步增长，肌肉发育加强，动作比较精巧。除生殖系统外，各系统器官外形均已接近成人。智能发育更加成熟，理解、分析、综合能力增强，可以接受系统的科学文化教育，故应加强学校和家庭教育，使儿童在德、智、体、美、劳等方面全面健康发展。②同时此期为更换乳牙期，故应加强儿童的卫生指导，注意预防龋齿和近视，端正体位，防治精神或情绪异常等。

（七）青春期

1. 定义　青春期是指自第二性征出现到生殖功能基本发育成熟、身高停止生长的时期。青春期年龄范围一般从 10～20 岁（女孩从 11～12 岁到 17～18 岁；男孩从 13～14 岁到 19～20 岁）。

2. 特点　①青春期最主要的特点是生殖系统迅速发育并渐趋成熟，第二性征日益明显。②体格生长发育（体重、身高等）再次加速，出现第 2 次高峰。③但由于神经内分泌系统调节不够稳定，青春期儿童和青少年有时易出现心理和精神行为方面的变化，故在这一时期，除了供给足够的营养，加强体育锻炼和道德品质教育外，还应重视和加强青春期保健及青春期生理卫生和心理卫生知识的宣传教育，使其树立正确的人生观和价值观，养成优良的道德品质，建立健康的生活方式，增进身心健康。

四、儿童护士的角色和素质要求

（一）儿童护士的角色要求

1. 直接护理者　儿童护士最重要的角色是为儿童提供直接护理，以护理程序为框架，评估患儿及其家庭，做出护理诊断，制订护理计划，实施护理措施，评价护理效果，用自己所学的知识和技能为儿童提供最佳的护理。

2. 健康教育者　儿童护士应帮助不同年龄、不同理解能力的儿童了解疾病治疗和护理过程，同时还应指导家长观察患儿的病情变化及治疗反应，指导患儿出院后的护理。此外，儿童护士应向儿童及其家庭宣传卫生保健知识、科学育儿知识等，帮助他们培养良好的生活习惯，纠正不良行为，提供促进儿童身心健康的各项护理。

3. 健康咨询者　护士通过倾听患儿及其家长的倾诉，关心患儿及其家长的感受，解答他们的问题，提供有关治疗的信息，给予健康指导等护理，为患儿及其家长提供情感

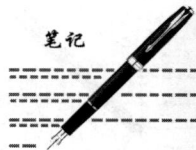

方面的支持和咨询，解释患儿及其家长对疾病和健康问题的疑惑，帮助他们应对危机和压力。

4. 健康协调者　护士作为医疗护理团队中的一员，需联系并协调与有关专业人员及机构的相互关系，维持一个有效的沟通网，使诊断、治疗、营养、康复及儿童保健等工作互相协调和配合，从而保证儿童获得最适宜的全方位医护照顾。儿童护士还应与儿童及其家长进行有效的沟通与合作，让家长共同参与儿童的护理过程。

5. 儿童及其家庭的代言人　护士是儿童及其家庭权益的维护者和代言人，应了解儿童及其家庭的需求、家庭资源及医院和社区可利用的健康护理资源，帮助他们做出对儿童最有利的选择。在儿童尚不会表达或表达不清自己的要求和意愿时，护士有责任解释并维护儿童及其家庭的权益不受侵犯或损害。

（二）儿童护士的素质要求

1. 思想品德素质

（1）护士应热爱护理事业，具有强烈的责任感和同情心，关爱儿童，具有为儿童健康服务的奉献精神。

（2）护士应具有高尚的道德情操和诚实的品格，以理解、真诚、友善、平等的心态为儿童及其家庭提供帮助。

（3）护士应具有崇高的理想追求，忠于职守，有全心全意为儿童健康服务的高尚情操，能保护儿童及其家庭的隐私。

2. 科学文化素质

（1）护士应具备一定的文化素养和外语应用能力，以便能更好地适应现代科学的发展。

（2）护士应具备自然科学、社会科学、人文科学等多学科知识，并能应用于护理实践中。

3. 专业技能素质

（1）护士应具有比较系统的护理理论知识和精湛的护理实践技能。

（2）护士应具有敏锐的观察力和综合分析判断能力，能运用护理程序解决患儿的健康问题。

（3）护士应具有开展护理教育和护理科研的能力，能掌握一定的护理科研方法。

4. 身体心理素质

（1）护士应具有健康的身体和心理，具备乐观、开朗、稳定的情绪和宽容豁达的胸怀。

（2）护士应具有与儿童及其家庭进行有效沟通的能力，具备与同仁间相互尊重、团结协作的精神。

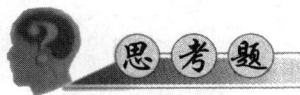

思考题

（1）简述儿童年龄分期及各期的特点。

（2）儿童护士应具备的素质包括哪几项？

（3）儿童护理工作的特点有哪些？

（张爱娥）

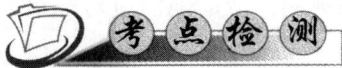

考点检测

1. 儿童易发生各种感染和传染性疾病的时期是（　　）
　　A. 新生儿期　　　　　　　　　　　B. 婴儿期
　　C. 幼儿期　　　　　　　　　　　　D. 学龄前期
　　E. 青春期

2. 婴幼儿期年龄的划分应是（　　）
　　A. 出生至1岁　　　　　　　　　　B. 出生至2岁
　　C. 出生至满3岁　　　　　　　　　D. 1~4岁
　　E. 2~4岁

3. 儿童智能发育的关键期是在（　　）
　　A. 2岁前　　　　　　　　　　　　B. 3岁前
　　C. 5岁前　　　　　　　　　　　　D. 6岁前
　　E. 3~7岁前

4. 小儿体格发育的两个高峰期是（　　）
　　A. 学龄期、青春期　　　　　　　　B. 学龄前期、学龄期
　　C. 幼儿期、青春期　　　　　　　　D. 婴儿期、青春期
　　E. 新生儿期、学龄期

5. 新生儿期保健的重点时间是（　　）
　　A. 出生后1小时内　　　　　　　　B. 出生后1天内
　　C. 出生后3天内　　　　　　　　　D. 出生后1周内
　　E. 出生后2周内

6. 小儿生命中，死亡率最高的时期是（　　）
　　A. 围生期　　　　　　　　　　　　B. 婴儿期
　　C. 幼儿期　　　　　　　　　　　　D. 学龄前期
　　E. 学龄期

7. 围产期国内普遍采用的定义是指（　　）
　　A. 胎龄满26周（体重≥1000 g）至出生后足5天
　　B. 胎龄满27周（体重≥1500 g）至出生后足6天
　　C. 胎龄满28周（体重≥1000 g）至出生后足7天
　　D. 胎龄满29周（体重≥1500 g）至出生后足8天
　　E. 胎龄满30周（体重≥2000 g）至出生后足9天

答案及解析

1. B。

2. C。

3. E。【解析】学龄前期（3周岁至7岁）儿童智能发育快，求知欲强，好奇、好问、好模仿，可塑性大，所以此期为智能发育的关键期。

4. D。【解析】在出生后第1年即婴儿期，是体格发育的第1个高峰；青春期是儿童到成人的过渡期，受性激素等因素的影响，是体格发育的第2个高峰。

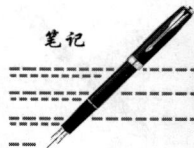

5. D。

6. A。【解析】围生期（围产期）是指胎龄满 28 周（体重≥1000 g）至出生后足 7 天。这一时期是从妊娠的晚期经分娩过程至新生儿早期，新生儿经历了巨大的变化，是生命遭遇最大危险的时期。这一时期死胎、死产和活产新生儿的死亡率均较高。围生期的死亡率是衡量产科和新生儿科质量的重要指标，故必须抓好围生期的保健工作。

7. C。

项目一　生长发育

识记
1. 概述儿童生长发育的规律。
2. 列出儿童体格发育的常用指标。

理解
1. 举例说明影响儿童生长发育的因素。
2. 阐明儿童的体重、身高、头围、胸围、上臂围等生长发育的各项指标的正常值、计算方法及临床意义。
3. 阐明儿童的颅骨、脊柱、长骨、牙齿等生长发育的各项指标的正常值、计算方法及临床意义。
4. 结合儿童神经系统形态及功能发育，阐述各年龄儿童感知、运动、语言和心理活动的发展。

应用
选择正常的儿童体格生长发育标准参照值做比较，正确评价儿童生长发育的状况。

基 础 知 识

一、生长发育的概念

生长发育是指从受精卵到成人的成熟过程，是儿童区别于成人的重要特点。生长（growth）是指随着年龄增长，儿童身体各器官、系统的长大，主要表现为形态变化，可通过相应的测量值来反映，是机体"量"的改变；发育（development）是指细胞、组织、器官和系统功能上的分化与成熟，是机体"质"的改变。生长和发育两者紧密相关，生长是发育的物质基础，生长的量的变化可在一定程度上反映身体器官、系统的成熟状况，两者共同反映机体动态变化的过程。

二、生长发育的规律

儿童生长发育的过程非常复杂，可受多种因素的影响，但总体都遵循一定的规律。认识生长发育的规律有助于儿童护士对儿童生长发育状况的正确评价与指导。

（一）生长发育的连续性、阶段性

生长发育贯穿于整个儿童时期，是体格生长的一个连续过程，但不同年龄阶段生长发育的速度不同。如体重和身长在出生后第 1 年，尤其是前 3 个月增加最快，到 1 岁时体重可达到出生时体重的 3 倍，身长达出生时身长的 1.5 倍，所以出生后第 1 年是人生中第 1 个生长高峰；第 2 年以后生长速度逐渐减慢，至青春期生长速度又加快，出现第 2 个生长高峰。

（二）各器官发育的不平衡性

人体各个系统、器官的发育遵循一定的规律，有其各自的生长特点。如神经系统发育较早，脑在出生后 2 年内发育最快；淋巴系统在出生后发育迅速，于青春期前达高峰，以后逐渐下降；生殖系统发育最晚，到青春期才迅速发育（图 1－1）。其他系统，如心、肝、肾、肌肉的发育基本与体格生长发育相平行。各系统发育速度的不同与儿童不同年龄阶段的生理功能有关。

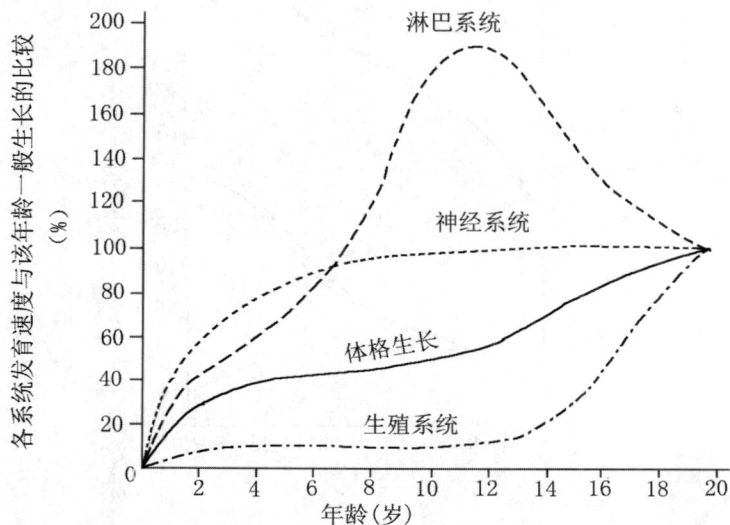

图 1－1　儿童各系统发育特点

（三）生长发育的一般规律性

生长发育遵循由上到下、由近到远、由粗到细、由低级到高级、由简单到复杂的规律。如出生后运动发育的规律是：先抬头，后抬胸，再会坐、立、行（从上到下）；从手臂到手，从腿到足的活动（由近到远）；从全掌抓握到手指拾取（由粗到细）；先画直线后画圈、图形（由简单到复杂）。认识事物的过程是：先会看、听、感觉事物，再认识事物，逐步发展到有记忆、思维、分析、判断能力（由低级到高级）。

（四）生长发育的个体差异性

儿童生长发育虽有一定的规律，但在一定范围内受遗传、环境等因素的影响，存在着相当大的个体差异。每个人都有独一无二的生长"轨迹"，因此儿童的生长发育水平有一定的正常范围，所谓正常值不是绝对的，评价时必须考虑各种因素对个体的影响，才能做出正确的判断。

三、影响生长发育的因素

儿童的生长发育一直受遗传和环境两个因素的影响。其中，遗传决定了生长发育的潜力，环境又可以对这种潜力起调节作用，两者相互影响，共同决定儿童的生长发育。

儿童护理

（一）遗传因素

1. 遗传　父母双方的遗传因素决定小儿生长发育的"轨迹"，如皮肤和头发的颜色、面部特征、身材高矮、性成熟的迟早及对疾病的易感性等多个方面。另外，在异常情况下，如遗传性代谢缺陷、内分泌障碍、染色体畸形等也会严重影响儿童的生长发育。

2. 性别　男女性别也可造成生长发育的差异，一般女孩平均身高、体重均低于同龄男孩（图1-2），而女孩的语言、运动发育略早于男孩。因此，评估儿童生长发育水平时应分别按其标准进行。

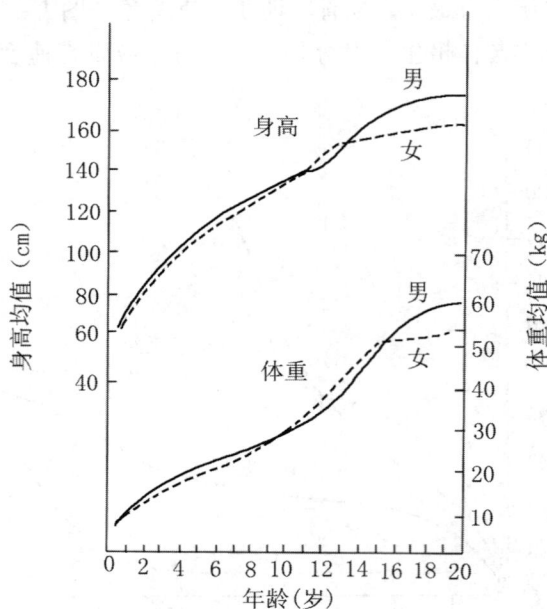

图1-2　儿童性别对生长发育的影响

（二）环境因素

1. 营养　合理的营养是儿童生长发育的物质基础，年龄越小，则影响越大。营养素供给比例恰当、生活环境适宜，儿童生长发育就能正常进行。如果宫内营养不良，胎儿不仅体格生长发育落后，严重时还会影响脑的发育。儿童出生后第1~2年营养不良，会影响身高、体重、智能的发育，以及机体免疫、内分泌和神经调节等功能。

2. 疾病　疾病对儿童生长发育的影响作用十分明显。急性感染时常使体重减轻；长期慢性疾病则影响儿童体重和身高的发育；内分泌系统疾病常可引起骨骼生长和神经系统发育迟缓；先天性疾病，如先天性心脏病可造成儿童生长发育迟缓。

（1）孕母情况：胎儿在宫内的发育受孕母生活环境、营养、情绪、健康状况等因素影响。孕母妊娠早期若患风疹、带状疱疹、巨细胞病毒感染及弓形虫病，可导致胎儿先天性畸形；孕母严重营养不良可引起流产、早产和胎儿体格生长及脑的发育迟缓；孕母如在妊娠早期受X线照射、毒物和精神创伤的影响，可使胎儿发育受阻。

（2）药物：某些药物会直接或间接影响胎儿的生长发育。如急性疾病会使胎儿体重减轻，慢性疾病会影响胎儿体重和身高的发育。

3. 社会环境

（1）生活环境：良好的生活环境，如阳光充足、空气新鲜、水源清洁、无噪声、居住条件舒适可减少疾病的发生，促进儿童生长发育，而贫困、环境污染等会对儿童体格生长发育带来负面影响。

（2）家庭环境：和睦、平等、民主的家庭氛围，有利于儿童的身心健康。相反，长期处于高压、压抑的家庭环境中，对儿童身心发育有抑制作用。

因此，儿童生长发育是遗传和环境因素共同作用的结果，了解儿童生长发育的特点，可以创造有利条件，规避不利条件，促进儿童健康成长。

知识拓展

追赶生长

儿童时期有许多慢性疾病会影响身体发育，通过采取一系列有效的治疗与保健措施，可以消除病因，克服种种阻碍生长发育的有关因素，使机体出现以超过同年龄一般水平的发育速度恢复生长的现象，医学上将此现象称为追赶生长。因此，定期监测婴幼儿生长发育能及早发现不良因素，并有针对性地采取干预措施使儿童获得比较完全的追赶生长，最大限度发挥儿童自身的生长潜力，提高儿童的生长发育水平。

任务一　儿童体格生长发育的监测及评价

儿童体格生长发育的评价常选择易于测量、具有一定人群代表性的指标来表示。目前，评价儿童生长发育的常用指标主要有体重、身高（长）、坐高（顶臀长）、头围、胸围、腹围、上臂围、皮脂（褶）厚度等。

一、常用指标及测量方法

（一）体重的增长与测量

体重（weight）是身体各脏器、组织及体液的总重量，是反映营养状况最常用的指标。体重在体格指标中最易波动、是反映儿童体格生长，尤其是近期营养状况的灵敏指标，也是儿科临床中计算给药量、输液量的重要依据。

1. 新生儿体重　新生儿出生体重与胎次、胎龄、性别及宫内营养状态有关。我国2005年九市城区调查结果显示，男婴平均出生体重为（3.3±0.4）kg，女婴平均出生体重（3.2±0.4）kg，这一结果与世界卫生组织（WHO）的参考值一致。

正常足月新生儿在出生后最初2~3天内，由于奶量摄入不足、胎粪的排出和水分的丢失，体重可减轻3%~9%，3~4天降至最低点，然后逐渐回升，至7~9天时可恢复到出生时的体重，称为生理性体重下降。若下降幅度超过10%或至出生后第10天仍然未能恢复出生时的体重，则称为病理状态。如婴儿出生后及时合理喂哺，可减轻或避免生理性体重下降的发生。

2. 婴儿期体重　婴儿期体重增加为胎儿宫内生长曲线的延续。儿童年龄越小，体重增长越快，随着年龄的增长，体重增长可逐渐减慢。正常足月婴儿在出生前3个月体重增长最为迅速，平均每月增长的体重为600~1000 g，出生后3个月末体重增长到约为出生时体重的2倍（约6 kg）；出生后第4~6个月体重增长速度减慢，平均每月增长体重为500~600 g；出生后第7~9个月平均每月增长体重为200~250 g；至12月龄时，体重约为出生时体重的 3 倍（约 10 kg）。出生后第 1 年是体重增长最快速的时期，称为第 1 个生长高峰。

估算公式为：3 ~ 12 个月体重（kg）=（月龄 + 9）/2

3. 儿童期体重 1 ~ 2 岁内，体重增长为 2.0 ~ 2.5 kg；2 ~ 10 岁时，每年增长约 2 kg。同龄儿童体重增长个体差异较大，波动范围可在 ± 10%。

估算公式为：

$$1 ~ 6 岁体重（kg）= 年龄（岁）\times 2 + 8$$
$$7 ~ 12 岁体重（kg）=（年龄 \times 7 - 5）/2$$

4. 青春期体重 青春期是人生中第 2 个生长发育高峰，此期体重增长速度明显加快。男孩每年增长约 5 kg，女孩每年增长约 4 kg。

儿童体重的增长为非等速的增长，进行评价时应以儿童个体体重增长的变化为依据，不可单纯使用"公式"计算来评价，也不宜以人群均数（所谓的"正常值"）当作唯一"标准"看待。

儿童称量体重时应排空大小便，脱去衣帽，只穿内裤，不能脱去衣服者应去除衣服的重量。婴儿用台式磅秤，精确读数至 10 g；幼儿用坐式杠杆秤；儿童用立式杠秤，精确读数至 50 g。

（二）身高（长）的增长与测量

身高（height）是指头顶至足底的全身长度，代表头部、脊柱和下肢长度的总和，是反映儿童长期营养状况和骨骼发育的指标。3 岁以下儿童立位测量不易准确，应采用仰卧位测量，称为身长（recumbent length）；3 岁以后儿童可立位测量，称为身高。立位与仰卧位测量值相差 1 ~ 2 cm。身高（长）受遗传、内分泌、环境、营养和运动等多种因素影响，个体差异较大，短期的疾病与营养波动不易影响身高（长）的生长。

身高（长）的增长规律与体重相似，年龄越小，则增长越快，也可出现婴儿期和青春期 2 个生长高峰。新生儿出生时身长平均为 50 cm，出生后第 1 年身长增长最快，前 3 个月增长 11 ~ 13 cm，约等于后 9 个月的增长，1 岁时身长约为 75 cm。第 2 年身长增长速度减慢，平均增长 10 ~ 12 cm，2 岁时身长约为 87 cm。2 岁以后至青春期前身高每年增长 6 ~ 7 cm。青春期受内分泌影响，可出现身高增长高峰，男孩比女孩晚 2 年。在第 2 个生长高峰期，男孩每年平均身高增加 9 cm，女孩每年平均增加 7 cm。

2 ~ 6 岁身高（长）估算公式为：身高（长）（cm）= 年龄（岁）× 7 + 75

7 ~ 12 岁身高估算公式为：身高（cm）= 年龄（岁）× 6 + 80

由于儿童身高（长）并非等速增加，同龄儿童身高波动范围可在 30% 之内，临床应用时以实际测量身高（长）增长变化为依据。2 岁以后每年身高（长）增长低于 5 cm 时，称为生长速度下降。

生长发育过程中，身体各部位发育速度并不相同，一般头部发育较早，下肢发育较晚。因此，临床上有时需分别测量上部量和下部量，通过上部量和下部量的比值显示儿童身材比例关系。

上部量：自头顶至耻骨联合上缘的长度，主要反映脊柱的增长。下部量：自耻骨联合上缘至足底的长度，主要反映下肢的增长。新生儿上部量占 60%，下部量占 40%，身长中点在脐之上。1 岁时中点移至脐下，6 岁时中点在脐与耻骨联合之间，12 岁左右上、下部量相等，中点在耻骨联合上缘（图 1 - 3）。

笔记

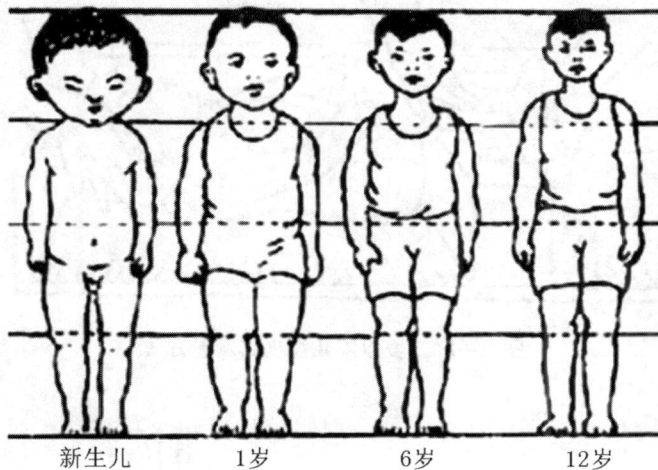

图 1-3　儿童身高（长）的测量

新生儿　　1岁　　6岁　　12岁

下部量测量时容易出现误差，现在常用坐高代替上部量，用身高（长）减去坐高代替下部量，用坐高/下部量的比值代替上部量/下部量的比值。

身高（长）测量：3 岁以下小儿用量板仰卧式测量，精确读数至 0.1 cm。3 岁以上用立位身高计测量；立位与仰卧位测量值相差 1～2 cm。

上、下部量测量：用软尺测量小儿耻骨联合上缘至足底的垂直距离，即为下部量，再用身长减去下部量即为上部量。

（三）坐高的增长与测量

坐高（sitting height）是指头顶至坐骨结节的长度，是反映颅骨和脊柱生长的一个重要指标。3 岁以下儿童取仰卧位测量的值称为顶臀长。

身高（长）受种族、遗传、环境影响较明显，我国北方人大多比南方人高，欧美人平均身高比亚洲人高。身高（长）发育异常时，首先考虑有内分泌激素和骨、软骨发育不全的因素，如甲状腺功能减退引起的克汀病，可导致患儿智力低下且身材矮小；垂体分泌异常会导致患垂体性巨人症。

坐高测量：3 岁以下儿童取仰卧位，脱去帽、裤。测量者立于其右侧，儿童膝关节屈曲，同时使骶骨紧贴底板，大腿保持与底板垂直，移动测量板使其贴紧臀部，读刻度，精确读数至 0.1 cm（图 1-4）。3 岁以上儿童采用坐高仪（由坐板、测量板、刻度零点与坐板在同一平面的立柱构成）测量。被测儿童取坐位，骶部紧靠立柱，端坐挺身，使躯干与大腿、大腿与小腿分别成 90°，足尖向前自然平放在地面上。下移测量板接触儿童颅顶点，读取刻度，精确读数至 0.1 cm（图 1-5）。

（四）头围的增长与测量

头围（head circumference）是指自眉弓上缘经枕骨结节绕头一周的长度，是反映脑发育与颅骨生长的一个重要指标。胎儿出生时头围相对较大，平均为 33～34 cm。出生后第 1 年内的前 3 个月和后 9 个月头围增长速度最快，可达 6～7 cm，1 岁时头围可达 46 cm。出生后第 2 年头围增长速度减慢，全年增长约为 2 cm，2 岁时头围约为 48 cm。15 岁时头围基本接近成人水平。

头围测量方法：测量者用软尺从头部右侧眉弓上缘向后经枕骨粗隆、左侧眉弓上缘

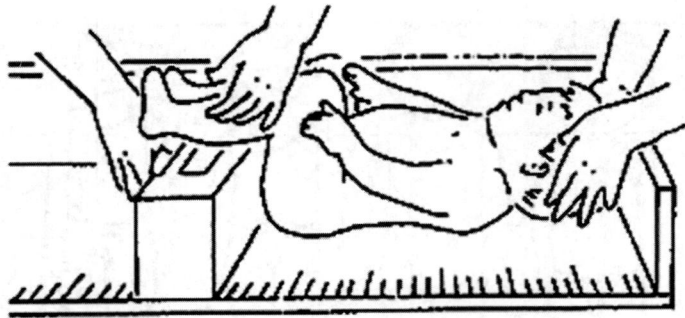

图 1-4　3 岁以下儿童坐高测量方法

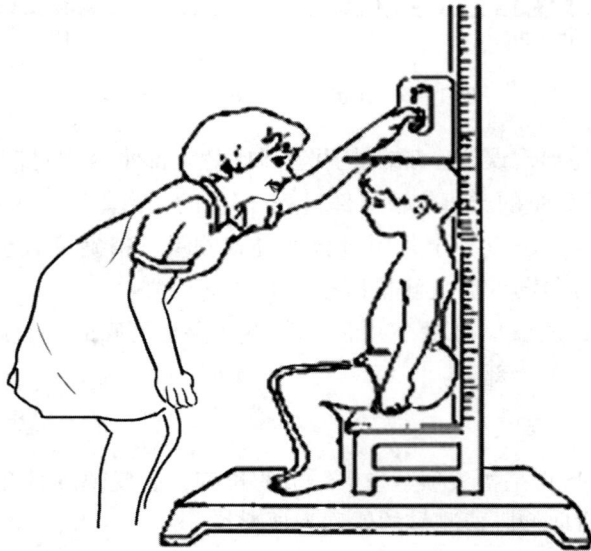

图 1-5　3 岁以上儿童坐高测量方法

回到起点。精确读数至 0.1 cm。

临床上测量 2 岁以内儿童的头围具有重要的诊断价值。头围过小，常提示脑发育不良；若头围过大或增长过快，常提示脑积水、脑肿瘤。

（五）胸围的增长与测量

胸围（chest circumference）是指自乳头下缘经肩胛骨下缘平绕胸一周的长度，表示胸廓的容积及胸部骨骼、胸肌、背肌和脂肪层的发育情况，可代表儿童胸廓与肺的生长情况。出生时儿童胸围为 32 cm，略小于头围 1~2 cm。1 岁左右胸围约等于头围，约为 46 cm。1 岁以后胸围超过头围，其差值约等于岁数减 1。

头围与胸围生长曲线交叉时间与营养状况有关，一般营养状况好的儿童，其胸围可于 3~4 个月时暂时超过头围；营养较差、佝偻病等儿童的胸围超过头围的时间可推迟至 1.5 岁以后。除了营养因素外，头围与胸围生长曲线交叉时间也与体格锻炼、疾病等因素有关。

胸围测量方法：被测儿童平静呼吸，双手自然下垂。测量者用软尺的 0 点固定于被测儿童一侧乳头下缘（乳腺已发育的女孩固定在胸骨中线第 4 肋间），紧贴皮肤向后经两侧肩胛骨下缘回至 0 点，取呼气和吸气时的平均值，精确读数至 0.1 cm。

（六）上臂围的增长与测量

上臂围（upper arm circumference）是指经肩峰与尺骨鹰嘴连线中点绕臂一周的长度，代表上臂肌肉、骨骼、皮下脂肪和皮肤的发育情况，可反映儿童的营养状况。出生后 1 岁以内上臂围增长迅速，1～5 岁期间增长缓慢，为 1～2 cm。因此，有学者认为，在无条件测体重和身高时，可测量上臂围筛查 5 岁以下儿童的营养状况：＞13.5 cm 为营养良好；12.5～13.5 cm 为营养中等；＜12.5 cm 为营养不良。

上臂围测量方法：测量者用软尺经儿童肩峰至尺骨鹰嘴连线中点水平绕上臂一周，精确读数至 0.1 cm。

（七）体格发育的评价

曲线图横坐标为月龄，范围为 0～36 个月，最小刻度为 1 个月；纵坐标为体重（kg）、身长（cm，卧位测量），其中纵坐标下半部分为体重刻度值（最小刻度为 0.2 kg），上半部分为身长刻度值（最小刻度为 0.5 cm）。见图 1-6，图 1-7。

具体使用方法：选择儿童性别对应的曲线图。根据儿童年龄在横坐标上找到相应点向上画出垂直延长线，然后再根据纵坐标找到儿童相应体重或身长数值，并向右（或向左）画出水平延长线，水平延长线与垂直延长线的交叉点用"●"或是"×"表示出来，即为儿童体重或身长在生长标准曲线中所处的位置。如有多次测量结果，每次测量结果均用上述方法进行标记，并将相邻两个标记用直线连接，连接线即为儿童自身的生长轨迹。

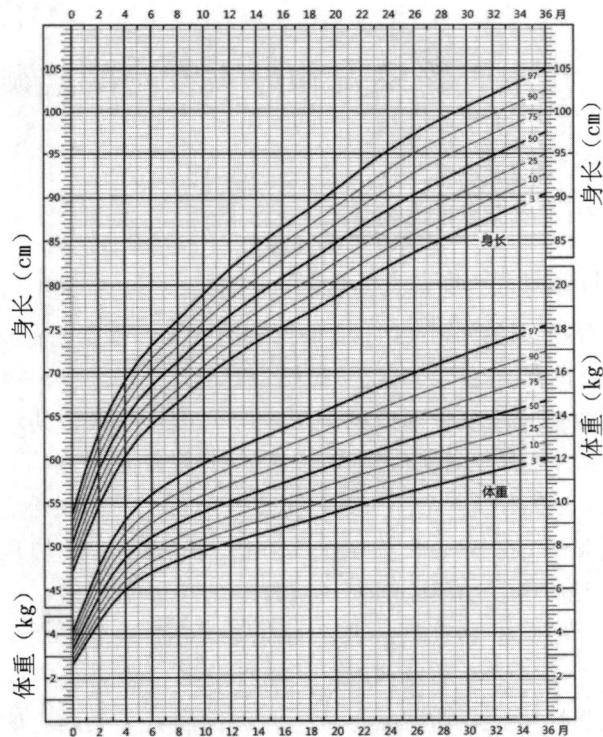

图 1-6　中国 0～3 岁男童身长、体重百分位曲线图

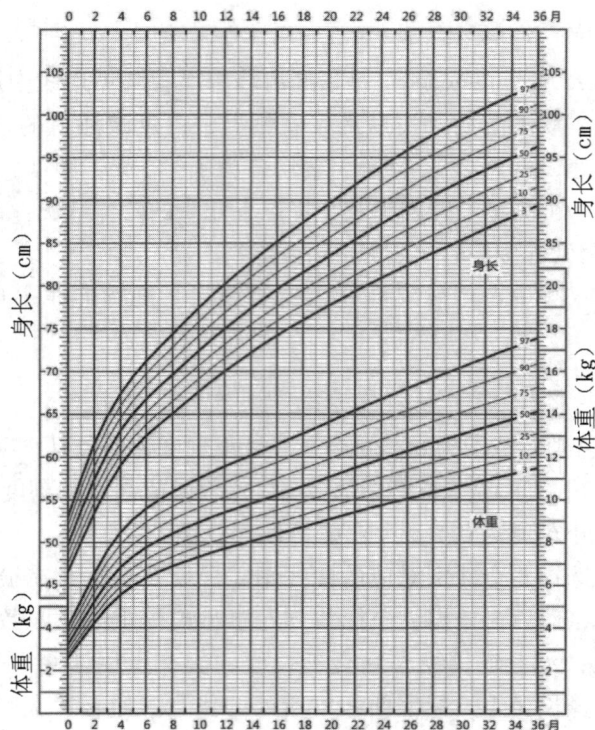

图 1 - 7　中国 0 ~ 3 岁女童身长、体重百分位曲线图

任务二　儿童骨骼发育和牙齿发育的监测及评价

一、骨骼发育的监测及评价

(一) 颅骨发育的监测及评价

颅骨随着脑的发育而生长，临床上主要根据头围大小、骨缝闭合及前后囟门闭合的时间来评估颅骨的生长及发育情况。婴儿出生时颅骨缝稍有分开，于 3 ~ 4 月龄时骨缝闭合。

前囟门为 2 块额骨与 2 块顶骨形成的菱形间隙（图 1 - 8），其对边中点连线的距离为 1.5 ~ 2.0 cm，出生后数月随着头围增大而增大，6 月龄左右逐渐骨化而变小。正常儿童前囟在出生后 1 ~ 1.5 岁闭合，个别可延迟至 2 岁闭合。前囟大小、闭合时间早晚有很大的个体差异，判断是否异常应结合临床全面分析。后囟门为 2 块顶骨与 1 块枕骨形成的三角形骨缝，出生时后囟很小或已闭合，一般在 6 ~ 8 周龄闭合。

前囟的检查在儿科临床中具有非常重要的意义，可通过前囟大小及张力的变化提示病情，囟门早闭见于小头畸形、脑发育不良、颅骨畸形；囟门迟闭见于维生素 D 缺乏性佝偻病、脑积水、先天性甲状腺功能减退症，前囟饱满见于颅内压增高，囟门凹陷见于严重脱水及营养不良。

(二) 脊柱发育的监测及评价

脊柱的增长可反映儿童脊椎骨的生长情况，出生后第 1 年脊柱生长快于四肢，之后四肢快于脊柱。出生时脊柱仅有骶尾部呈轻微后凸。3 个月左右随着抬头动作出现第 1 个

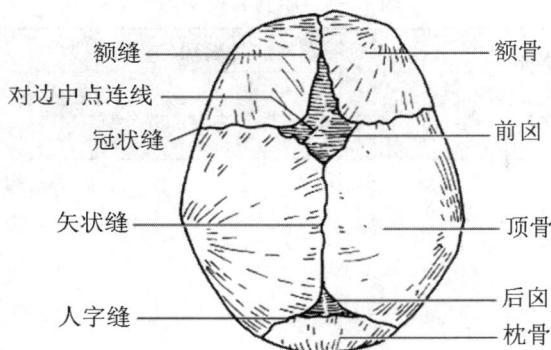

图1-8　囟门

弯曲—颈椎前凸（颈曲）；6个月后能坐，出现第2个弯曲—胸椎后凸（胸曲）；1岁左右开始行走，出现第3个弯曲—腰椎前凸（即腰曲）。6～7岁时脊柱韧带才发育完善。这3个生理弯曲能加强脊柱弹性，保持身体平衡，能减少活动时对脑部的震荡。若坐立或行走姿势异常、骨质病变、骨骼发育不良均可导致脊柱发育异常，如驼背、脊柱侧弯等。因此，注意儿童坐、立、走路姿势，选择适宜的桌椅，对保证儿童脊柱正常形态很重要。

（三）长骨发育的监测及评价

长骨的生长主要由干骺端的软骨骨化和骨膜下成骨作用，使长骨增长、增粗，当骨骺与骨干融合时，标志着长骨停止生长。

随着年龄的增长，长骨干骺端的软骨次级骨化中心按一定顺序和规律出现（表1-1）。通过X线检查不同年龄小儿骨化中心出现的时间、数目及形态变化，可判断骨骼发育年龄，即骨龄（图1-9）。出生时腕部无骨化中心，股骨远端及胫骨近端已出现骨化中心。因此，为判断长骨的生长，婴儿早期应摄膝部X线骨片，年长儿摄腕部X线骨片。婴儿出生后出现头状骨、钩骨（3～4个月）；下桡骨骺（约1岁），三角骨（2～3岁）；月骨（约3岁）；大、小多角骨（3.5～5岁）；舟骨（5～6岁）；下尺骨骺（6～8岁）；豆状骨（9～10岁）。腕骨共有10个骨化中心，1～9岁腕部骨化中心的数目约等于其年龄加1。骨龄在临床上有重要的诊断价值，如甲状腺功能减退症、生长激素缺乏症的骨龄均明显延后，性早熟、先天性肾上腺皮质增生症的骨龄均超前。但正常骨化中心出现的年龄差异较大，诊断骨龄延迟时一定要慎重，应结合身高（长）、体重综合评价。

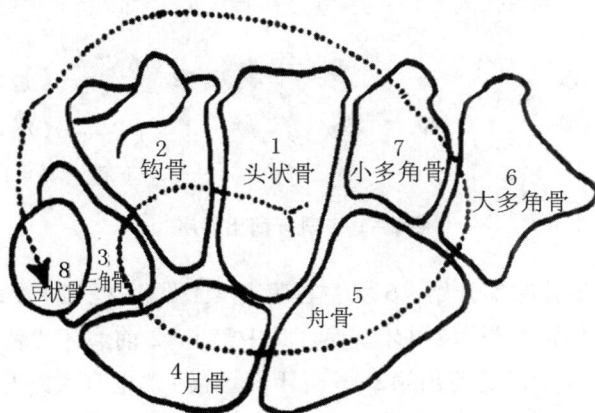

图1-9　腕骨骨化顺序（逆时针方向）

儿童护理

表 1 - 1　腕骨骨龄标准

年龄（岁）	腕骨和桡骨出现的骨化点数			
	骨化点数		骨骼名称	
	男	女	男	女
0.5	2	2	头、钩	头、钩
1.0	2	2	头、钩	头、钩
1.5	2	3	头、钩	头、钩、桡
2.0	3	3	头、钩、桡	头、钩、桡
2.5	3	3	头、钩、桡	头、钩、桡
3.0	3	4	头、钩、桡	头、钩、桡、三
3.5	3	5	头、钩、桡	头、钩、桡、三、月
4.0	4	5	头、钩、桡、三	头、钩、桡、三、月
4.5	4	7	头、钩、桡、三	头、钩、桡、三、月、大、小
5.0	4	7	头、钩、桡、三	头、钩、桡、三、月、大、小
5.5	5	8	头、钩、桡、三、月	头、钩、桡、三、月、大、小、舟
6.0	5	8	头、钩、桡、三、月	头、钩、桡、三、月、大、小、舟
6.5	7	8	头、钩、桡、三、月、大、小	头、钩、桡、三、月、大、小、舟
7.0	8	8	头、钩、桡、三、月、大、小、舟	头、钩、桡、三、月、大、小、舟

二、牙齿发育的监测及评价

牙齿发育与骨骼发育有一定关系，但因胚胎来源不完全相同，牙齿与骨骼的生长并不完全平行。人的一生有两副牙齿：乳牙（20个）和恒牙（32个）。出生后4~10个月乳牙开始萌出，于2~2.5岁时乳牙出齐。乳牙萌出顺序一般为下颌先于上颌、自前向后（图1-10），乳牙萌出时间及顺序的个体差异较大，12个月后未萌出者为出乳牙萌出延迟。

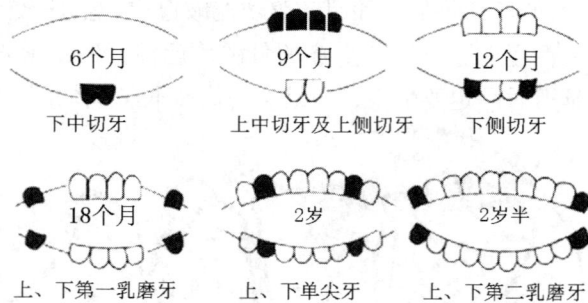

图 1 - 10　乳牙萌出顺序

恒牙的骨化从新生儿时期开始，6岁左右萌出第1颗恒牙，即第1恒磨牙，又称6龄齿。6~12岁阶段乳牙逐个被同位恒牙替换，其中第1、2前磨牙代替第1、2乳磨牙，12岁萌出第二恒磨牙；18岁以后萌出第3恒磨牙（智齿），也有人终身不出此牙。恒牙一般在20~30岁出齐，共计30~32颗。

出牙为生理现象，出牙时个别婴儿可有低热、唾液增多、流涎、食欲缺乏、牙龈疼痛及睡眠不安、烦躁等症状。牙齿的健康生长与蛋白质、钙、磷、氟、维生素 C、维生素 D 等营养素及甲状腺激素密切相关。食物的咀嚼有利于牙齿生长。牙齿生长异常时可见外胚层生长不良疾病、甲状腺功能减退症、严重营养不良、佝偻病等。

任务三　儿童生殖系统发育的监测及评价

生殖系统的发育通过下丘脑 – 垂体 – 性腺轴调节，胎儿 26 周（150 天）后性腺分泌的类固醇可抑制黄体促性腺激素释放因子（LRF）的分泌，到青春期生殖系统迅速生长发育，持续 7～10 年。可分为 3 个阶段：①青春前期（2～3 年）。青春期生长的年龄与第二性征出现顺序有很大个体差异，女孩为 9～11 岁，男孩为 11～13 岁，体格生长发育明显可加速出现第二性征。②青春中期（2～3 年）。出现生长发育的第 2 个高峰，第二性征全部出现，性器官在解剖和生理功能上均已成熟。③青春后期（3～4 年）。体格生长停止，生殖系统发育完全成熟。

青春期开始和持续时间个体差异较大，通常女孩 8 岁前、男孩 9 岁前出现第二性征，为性早熟，即青春期提前。女孩 14 岁后、男孩 16 岁后无第二性征出现为性发育延迟。

1. **男性生殖系统发育**　包括男性生殖器官的形态、功能发育和第二性征发育。男性生殖器官包括睾丸、附睾、阴茎。第二性征生长主要表现为阴毛、腋毛、胡须、变声及喉结的出现。出生时男婴睾丸大多已降至阴囊，约 10% 男婴的睾丸尚位于下降途中某一部位，一般 1 岁内都下降到阴囊，少数未降者称为隐睾。进入青春前期后，睾丸进一步发育，睾丸增大是男性青春期的第一征象，其分泌的雄激素可促进第二性征的出现。通常睾丸、阴茎开始增大在 10～11 岁；出现阴毛在 12～13 岁；出现腋毛在 14～15 岁。胡须、喉结等在 16 岁之后出现。首次遗精在阴茎生长 1 年后或第二性征高峰后出现，是男性青春期的生理现象。

2. **女性生殖系统发育**　包括女性生殖器官的形态、功能和第二性征发育。女性生殖器官包括卵巢、子宫、输卵管、阴道。乳房、阴毛、腋毛的发育标志着第二性征的发育。乳房发育是第二性征中出现最早的征象。女性出生时卵巢已经发育较完善，但卵泡处于原始状态，进入青春期前后，卵巢内滤泡开始发育，乳房内出现硬结，雌激素水平不断上升，女性器官开始发育，第二性征出现。

女性月经初潮时，卵巢尚未完全成熟，重量仅是成人的 1/3；性功能随着卵巢成熟后逐渐完善。月经初潮是性功能发育的重要标志，大多数女性在乳房发育 1 年后或第 2 个生长高峰后可出现，并受遗传、营养和环境等因素的影响。

任务四　儿童神经、心理、行为发育的监测及评价

在儿童成长过程中，神经、心理的正常发育与体格生长具有同等重要的意义。神经、心理发育包括感知、运动、语言、情感、思维、判断和意志性格等方面。

一、神经系统的发育

神经系统的生长发育是儿童神经心理发育的生理基础。在胎儿期，神经系统的发育

最早，新生儿脑重量已达成人的25%，神经细胞数目已与成人接近，但其树突和轴突少而短。新生儿出生后脑重量的增加主要是神经细胞体积增大和树突的增多、加长，以及神经髓鞘的形成和发育。

神经髓鞘的形成和发育约在4岁完成，在此之前，尤其是婴儿期，由于髓鞘形成并不完善，各种刺激引起的神经冲动传导速度慢，且易于泛化，不易形成兴奋灶，易疲劳而使人进入睡眠状态。脊髓随年龄而增长，在胎儿期，脊髓下端在第2腰椎下缘，4岁时上移至第1腰椎，在进行腰椎穿刺时应注意。

出生时婴儿已具有觅食、吸吮、吞咽、拥抱、握持等一些非条件反射，这些反射会随着年龄的增长和大脑皮质的发育而逐渐消退。如握持反射在3～4个月时消失，如继续存在将妨碍手指精细动作的发育。新生儿和婴儿的肌腱反射较弱，腹壁反射和提睾反射也不易引出，到1岁时才稳定下来。3～4个月前婴儿肌张力较高，克尼格征（简称克氏征，Kernig sign）为阳性，2岁以下婴幼儿巴宾斯基征（Babinski sign）阳性属于生理现象。

二、感知觉的发育

1. 视感知发育　新生儿已有视觉感应功能，瞳孔有对光反应，但因视网膜黄斑区发育不全，眼外肌协调较差，视觉不敏锐，只有在15～20 cm范围内视觉才最清晰；第2个月起可协调地注视物体，开始有头眼协调；3～4个月时喜欢看自己的手，头、眼协调能力较好；6～7个月时目光可随上下移动的物体垂直方向转动；8～9个月时开始出现视深度感觉，能看到小物体；18个月时已能区分各种形状；2岁时可区分垂直线和横线；5岁时可区分各种颜色；6岁时视深度已充分发育。

2. 听感知发育　新生儿出生时外耳道残留羊水，鼓室无空气，听觉不敏感；出生后3～7日听觉有明显改善；3～4个月时头可转向声源，听到悦耳的声音时会微笑；6个月时能区分父母的声音，唤其名字有答应；7～9个月时能确定声源，能区分语言的意义；13～16个月时可寻找不同响度的声源，能听懂自己的名字；2岁时能区分不同高低的声音，能听懂简单的吩咐；4岁时听觉发育完善。听感知发育和儿童的语言发育呈直接相关，听力障碍如果不能在语言发育的关键期内（6个月内）或之前得到确诊和干预，则可因聋致哑。

3. 味觉和嗅觉的发育

（1）味觉：出生时新生儿的味觉发育已很完善，新生儿对不同味道如甜、酸、苦、咸等可产生不同反应，4～5个月时婴儿对食物味道的任何改变都能表现出非常敏锐的反应，为味觉发育的关键期。此期应适时添加各类转乳期食物。

（2）嗅觉：出生时新生儿的嗅觉中枢与神经末梢已发育成熟，出生后1～2周的新生儿已可辨别母亲和其他人的气味；3～4个月时能区分出愉快的与不愉快的气味；7～8个月时开始对芳香的气味有反应。

4. 皮肤感觉的发育　皮肤感觉包括触觉、痛觉、温度觉及深感觉等。触觉是引起某些反射的基础，新生儿触觉已很灵敏，尤其是眼、口周、手掌、足底等部位最为敏感，而前臂、大腿、躯干部的触觉较迟钝。新生儿已有痛觉，但反应迟钝，出生后第2个月起才逐渐改善。新生儿的温度觉也很灵敏，对冷刺激比热刺激更能引起明显的反应。

5. 知觉发育　知觉是指人对事物各种属性的综合反映。知觉的发育与听、视、触等感觉的发育密切相关。出生后5～6个月的婴儿已有手眼协调动作，通过看、摸、闻、咬等逐步了解物体各方面的属性，其后随着语言的发展，婴儿的知觉开始在语言的调节下进行。1 岁末开始有空间和时间知觉的萌芽；3 岁能分辨上、下；4 岁能分辨前、后；5 岁时开始辨别以自身为中心的左、右；4~5 岁时已有时间的概念，能区分早上、晚上、今天、明天、昨天；5~6 岁时逐渐掌握 1 周内的顺序及四季的概念。

三、运动的发育

运动发育是指身体肌肉控制动作、姿势和运动能力的发展，分为大运动和精细动作两大类。

1. 平衡和大运动　包括抬头、翻身、坐、爬、站、走、跳等。大运动的发育与脊柱生理弯曲的形成及相关肌肉发育密切相关。

（1）抬头：因颈后肌发育先于颈前肌，婴幼儿最先出现的大运动是俯卧位抬头。婴儿在 2 个月时可抬头 45°；3 个月时抬头 90°，仰卧位时拉起婴儿双手，其头部仍稍向后仰；4 个月时抬头很稳，并能随意转动，仰卧位时拉起婴儿双手，其头、颈、躯干成一条直线。

（2）翻身：随着不对称颈紧张反射的消失，婴儿可出现翻身动作。大约 5 个月时能从仰卧位翻身至俯卧位，6 个月时能从俯卧位翻身至仰卧位，7 个月时能有意识地从仰卧位翻身至俯卧位或从俯卧位翻身至仰卧位。

（3）坐：新生儿腰肌无力，3 个月扶坐时腰呈弧形，5 个月靠着靠背坐时腰能伸直，6 个月时能双手向前撑住独坐，8 个月独坐很稳，并能向左、右转动。

（4）爬：爬行动作有利于胸部和臂力的发育，使婴儿开阔接触环境，对神经、心理发育有益。婴儿 2 个月时俯卧位能脚踢或蹬腿；3~4 个月时可用手支撑上半身数分钟；7~8 个月时能用手支撑胸、腹部，使身体离开床面；8~9 个月时可用双上肢向前爬行。

（5）站、立、走：2~3 个月扶立片刻时，髋、膝关节可屈曲；5~6 个月扶立时，双下肢能负重，并能上、下跳动；8~9 个月时可扶物站立片刻；10 个月时能扶着物体侧向行走；11 个月时可独自站立片刻；15 个月时可独自走稳；24 个月时可双足并跳；30 个月时会单足跳；3 岁以后能交替单足上楼梯，并能双足跳远、骑三轮车；4 岁时能交替单足下楼梯、单足跳、走直线；5~6 岁时能走平衡木，能从 3~4 级台阶上跳下，可以学会轮滑、骑两轮车。

2. 精细动作　新生儿时双手握拳很紧；3~4 个月时握持反射消失，开始能有意识地主动取物；4 个月时拇指参与抓物；5 个月能将抓住的物体送入口中；6~7 个月开始双手配合并出现换手与捏、敲等探索性动作；8 个月能用拇、示指平夹取物；9~10 个月时可用拇、示指指端取物；10 个月开始能将手中东西放下；12~15 个月时学会用匙取物；18 个月时能叠 2~3 块积木，一页一页地翻书，能握杯喝水；3 岁时在大人协助下会穿衣服；4 岁时基本上能脱、穿简单的衣服；5 岁时能学习写字。

四、语言发育

语言为人类特有的高级神经活动，是儿童学习、社会交往、个性发展中的一个重要能力，与智能关系密切。儿童语言发育是儿童全面发育的标志。语言发育一般分为发音、理解和表达 3 个阶段。

1. 发音阶段　哭是新生儿最早表现出来的沟通方式，在饥饿、疼痛等不同刺激下所反映出来的哭叫声，在音响度、音调上有所区别。婴儿 3~4 个月能发"啊""咿""呜"

等元音，7~8个月能发"爸爸""妈妈"等语音，8~9个月时喜欢模仿成人的口唇动作练习发音。

2. 理解语言阶段　婴儿在发音过程中能逐渐理解语言，婴儿通过视觉、触觉、体位觉等与听觉的联系，逐步理解一些日常用品，如奶瓶等。6个月时能听懂自己的名字；9个月时能听懂"再见"等；10个月左右时能有意识地叫"爸爸""妈妈"。

3. 表达语言阶段　在理解的基础上，儿童学会表达语言。一般在12个月时儿童开始会说单词，如"再见""没了"；18个月时能使用15~20个字，并能指认、说出家庭主要成员的称谓；24个月能指认简单的人、物品和图片，会说2~3个字构成的短句；3岁时能指认常见的物品、图画，会说短歌谣；4岁时能讲述简单的故事。

儿童说话的早晚与父母的教育、关注是分不开的。当婴儿说出第1个有意义的字时，意味着他们真正开始使用语言与人交往。在语言发育的过程中，须注意下列现象：①乱语。又称隐语。1~2岁的儿童很想用语言表达自己的需求，但由于词汇量有限，常说出一些成人听不懂的语句。遇到此类情况时，大人要耐心引导，不要训斥，否则会降低孩子表达的积极性。②口吃。3~4岁的儿童词汇量增多，但常发音不准或语法不妥，遇到此类情况，不必急于纠正，慢慢会转为发音正常。③自言自语。这是儿童从出声的外部语言向不出声的内部语言（沉默思考时的语言）转化过程中的一种过渡形式，是幼儿语言发展过程中的必经阶段，为儿童进入小学打下基础。一般7岁以后，儿童不会再出现自言自语的现象，如继续存在，应加以注意。

五、心理活动的发展

心理活动是一种从简单的、具体不断的向复杂的、抽象的发展过程。从最初的反射活动到随意活动，然后再发展到意志活动、注意、记忆、情感等心理活动，即从最初的无意发展至有意发展，如婴儿从直接受外界影响和受成人支配，发展到越来越能够按照自己的意愿来行动，以及从出生时仅有一些素质的差别到逐渐形成自己的个性。

（一）注意的发展

注意（attention）是指对一定对象的指向和集中认知的过程，是获取知识和发展智力的起点。婴儿从出生后不久即具备无条件的定向反射能力，以后逐步发展成两种注意：无意注意和有意注意。前者没有预定目标，是不由自主的注意，称为无意注意；后者有预定目标，是通过主观意愿来支配的注意，称为有意注意。婴儿年龄越小，无意注意越占优势。2个月时，当发亮或色彩鲜艳的物体出现在视野内时会眝眼注视，并发出喜悦的声音；3个月后能集中注意一个新鲜事物；5~6月时能稳定地注意某个事物。但这些注意一般不持久、不稳定、容易分散。6~7个月后婴儿开始对周围色彩鲜明、有响声、能活动的物体产生较稳定的注意，这是有意注意的萌芽。随着年龄增长，注意逐步明确，注意时间越来越长。1.5岁的婴儿只能集中注意5~6分钟，3岁时为15~20分钟，5~6岁时为25~35分钟。因此，自婴幼儿起即应及时培养注意力，加强注意力的目的性，引起婴儿的兴趣，去除外来干扰。

（二）记忆的发展

记忆（memory）是人脑对外界输入的信息进行编码、存储和提取的过程，它是人们在脑中积累和保存个体经验的心理过程，包括感觉、短暂记忆和长久记忆3个环节。长久记忆又可分为再认和重现。再认是指以前感知的事物在眼前重现时能认识；重现是指

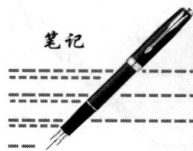

以前感知的事物虽不在眼前出现，但可在脑中重现。5~6个月的婴儿虽能再认母亲，但直到1岁以后才有重现。婴幼儿时期的记忆特点是时间短，内容少，易记忆带有欢乐、愤怒、恐惧等情绪的事情。以后随着生活内容增多，范围扩大，记忆越来越广泛、复杂，记忆的时间也越来越长。婴儿的记忆以机械记忆为主，且精确性差、暗示性强，常易被误认为像是在说谎。随着婴儿思维、理解、分析能力的发展，才有了有意记忆和逻辑记忆，使记忆能力进一步拓宽和加深，能够记忆大量较复杂的事情。

（三）思维的发展

思维（thinking）是指人应用理解、记忆和综合分析能力来认识事物的本质和掌握其发展规律的一种精神活动，它是心理活动的高级形式。思维是智力发展的核心，是获得新知识的必经途径。婴儿时期只有对事物的感知及对事物之间联系的最初认识，基本上没有思维。

1岁以后的幼儿可出现抽象逻辑思维的萌芽，但其形成主要依靠直觉行动。例如，大人要求一个2岁多的孩子用语言来回答：如何去拿柜子上他够不到的东西，这对于他来说是相当困难的，但他可以用实际行动回答你。他会去搬一张凳子，然后再爬上去把东西拿给你。再如，模仿妈妈喂自己吃饭的动作给玩具娃娃喂饭，这种思维是凭具体形象引起的联想来进行的。随着年龄的增长，思维方式向抽象性、逻辑性发展，婴儿才逐渐学会了综合、分析、分类、比较等思维方法，使思维具有目的性、灵活性和判断性，进一步发展为独立思考的能力。

（四）想象的发展

想象（imagination）是指对感知过的事物进行思维加工、改组、创造出现实中从未有过的事物形象的思维活动，常常通过讲述、画图、写作、唱歌等方式表达出来。想象也是一种思维活动，1~2岁时儿童的想象力处于萌芽状态，3岁后想象的内容稍丰富，但仍是片断、零星的。学龄前期儿童的想象力有所发展，但以无意想象和再造想象为主。有意想象和创造性想象到学龄前迅速发展，在某种刺激物的影响下，儿童能够自然而然地想象出某种事物的形象。因此，儿童生活内容越丰富，得到各类事物的形象越多，就越有助于想象力的发展。要有计划地经常带儿童进行参观、旅游等活动，启发他们认识自然事物和各种动、植物。儿童在见多识广的情况下，就很容易把各种事物的某些特点联系起来进行想象，而想象力就在这一过程中得到较全面的发展。

（五）情绪和情感的发展

情绪（emotion）是指个体生理或心理需要是否得到满足时的心理体验和表现。新生儿有各种情绪的表现：比如，吃饱后就安静，饥饿或不适时就哭闹，时常处于消极情绪等；2~3个月时婴儿积极情绪增多，尤其是在亲人怀抱中，抚触、吃饱、睡好后会微笑；5~6个月时，对新鲜玩具有欣快和跃跃欲试感；6个月后能辨认陌生人时，逐渐产生对母亲的依恋，对陌生人有怯生情绪；9~12个月时情绪达高峰，以后随着与他人交往增多而渐淡漠。随着年龄增长，婴儿情绪反应渐趋稳定，能有意识地控制自己的情绪。婴儿情绪色彩非常浓厚，良好情绪常表现为高兴、愉快、喜悦，而不良情绪则表现为恐惧、愤怒、妒忌、担忧、焦虑等。

情感（feeling）则是指在情绪的基础上所产生的内心体验，属于较高级复杂的情绪，持续时间长且不明显。幼儿期的儿童已有情感的初步发展，可区分好与不好、喜欢与不喜欢。随着年龄增长与外界交往的增多，儿童对客观事物的认识不断深化，情感日益分化，可产生信任感、安全感、同情感、荣誉感、友谊感等情感。

（六）意志的发展

意志（will）是指自觉地、主动地调节自己的行为，克服困难以完成预期目标的心理过程。新生儿是无意志的，随着语言、思维的发展，婴幼儿期开始有意志行动即意志的萌芽。随着年龄渐长，语言思维发展越深入，以及社会交往越多，在成人教育的影响下，儿童意志逐步形成和发展。意志分为两类。一类是积极的意志品质，包括自觉性、坚持性、果断性和自制性；另一类是消极的意志，表现为任性、依赖性、顽固性和冲动性的品性。通过日常生活、游戏和学习等方式可以培养儿童积极的意志，以及培养儿童自制能力、责任感和独立性。

（七）个性和性格的发展

个性（personality）是指个人处理环境关系时所表现出来的与他人不同的生活习惯行为和倾向性，包括思想方法、情绪反应、行为风格等。每个人都有特定的生活环境和自己的心理特点，因此表现在兴趣、能力、气质等方面的个性各不相同。

性格（character）是个性心理特征的重要方面，它是在人内动力与外环境产生矛盾和解决矛盾的过程中发展起来的。性格的发展具有阶段性：儿童在婴儿期所有生理需要都依赖于成人，逐渐建立起对亲人的依赖性和信赖感。如不能产生依恋关系，将产生不安全感。儿童在幼儿期已能独立行走，能说出自己的需要，有一定的自主感，但仍未脱离对亲人的依赖，常出现依赖性和违拗性行为交替出现；学龄前期儿童生活基本能自理，主动性增强，行为失败后容易产生失望和内疚；学龄期儿童开始正规学习生活，能重视自己勤奋学习的成就，如不能发现自己的学习潜力将会产生自卑心理；青春期青少年体格生长和性发育开始成熟，社交增多，心理适应能力加强，但容易波动，在感情、伙伴、职业选择、道德评价和人生观等问题上处理不当时易发生性格变化，使潜在的消极性格特征浮升为主体特征。

在儿童性格的发展中，外界环境和父母教育对儿童性格的形成有十分重要的影响：民主的父母可培养出独立性强、大胆机灵、社交能力强的儿童；严厉的父母若经常打骂孩子，会使儿童性格冷酷、顽固、缺乏自信；溺爱孩子的父母则使儿童骄傲、自私、任性，缺乏独立能力和主动性，依赖性强；父母教育方式不一致则使儿童易养成两面讨好、投机取巧、爱说谎的性格。

知识拓展

儿童气质

儿童气质（children's temperament）是指儿童在心理活动方面表现出的稳定的人格动力特征。儿童出生时已具一定的气质特点，且相对稳定，随后在与外界环境相互作用的过程中发生一定的变化。儿童气质类型分为以下3种。

（1）易教养型（40%）：这类儿童的特点是生活有节律，容易适应环境变化，喜欢探索新事物，情绪积极。通常被看成可爱的孩子，能更多地受到成人的关注。

（2）迟缓型（15%）：这类儿童的特点是活动水平低，情绪易消极，适应环境较慢，会出现退缩反应。通过抚爱和教育可逐渐培养起他们对新事物的兴趣，反应也可逐渐积极起来。

（3）难教养型（10%）：这类儿童的特点是生活缺乏节律，很难适应新环境，情绪反应强烈。难教养型儿童到7岁时，有情绪问题的人数要比其他2种类型多。

还有35%的儿童属于中间型，往往具有上述2种或3种气质类型的混合特点。儿童气质在一定程度上可影响抚养者的态度和行为，从而间接影响到儿童自身各方面的发展。

六、儿童神经、心理发育评价

儿童神经、心理发育水平表现为儿童在感知、运动、语言和心理过程中的各种能力及性格方面，对这些特点的检查统称心理测验（psychological test），婴幼儿期的心理测验又称发育评估。儿童采用的心理测试方法有发育量表、智能测试、适应行为等多种类型，依据其作用和目的又可分为筛查性测验和诊断性测验2类。

（一）能力测试

1. 筛查性测试

（1）丹佛发育筛查测验（Denver Developmental Screening Test，DDST）：该测验是由美国儿科医师 Frankenburg WK 和心理学家 Dodds JB 在丹佛市制定的，国内修订的 DDST 共有104个项目（图1-11）。该测验适用于0～6岁儿童发育筛查（最适年龄<4.5岁）。

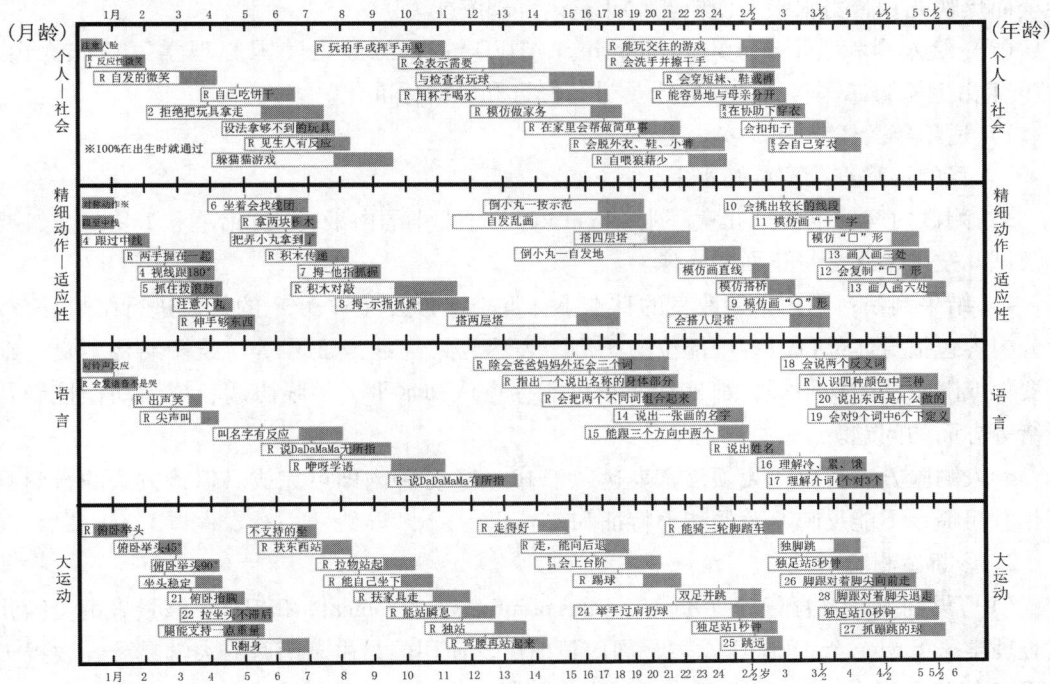

图1-11 我国修订版丹佛发育筛查测验样式

DDST测验可以及早发现问题；对高危儿进行发育监测；可作为儿童发育指标，指导父母根据儿童年龄给予适当的环境刺激，并设定训练计划。

DDST分为4个能区：个人—社会（与人相处和关怀他人的需求）；精细动作—适应性（手眼协调、小物体操作及解决问题能力）；语言（听觉、理解力和语言的使用）；大动作（坐、走、跳等大肌肉的运动发展）。每个项目用 1 个横条表示，横条安排在儿童一定的年龄范围内，每个横条上有 4 个位点，分别代表 25%、50%、75%、90% 的正常儿童在相应的年龄范围内通过该项目。

DDST 测验结果分为正常、异常、可疑或无法判断 4 种。第一次测试未达到正常的儿童，2 ~ 3 周后应予以复试，如复试结果仍为异常、可疑或无法判断，应进一步做诊断性测试。

（2）皮博迪图片词汇测验（Peabody picture vocabulary test，PPVT）：PPVT 目前仍是美国智力落后协会（AAIDD）所介绍的 9 种智能测试之一，该测验可供 2 ~ 18 岁儿童使用。中国广泛使用的是由上海新华医院郭迪教授修订的版本。

1）适用年龄：4 ~ 9 岁。

2）目的：用于测试儿童听觉、视觉、词汇理解、注意力及记忆力等方面。因其不需要用语言表达，特别适用于有语言障碍、脑损伤伴有运动障碍的儿童或胆小、注意力易分散的儿童。

3）测试内容：原测验由 150 张图片组成，根据我国文化特点修订为 120 张图片，每张图片由 4 幅不同的黑白线条图组成，主试者读一个词，请儿童指出与该词相符的一幅图。

4）结果判断：被试儿童答对 1 次得 1 分，连续测试 8 张图片有 6 张答错时测试终止。答对的题数即为儿童的初分，查表后得出儿童智龄、智商和百分位数。测试结果不能全面反映儿童智力水平，而应侧重儿童语言理解能力。

（3）绘人测验（human figure drawings，HFD）：该测验由美国心理学家首先提出，1979 年由上海第二医科大学研究人员进行修订和中国标准化。

1）适用年龄：5 ~ 9.5 岁。

2）目的：筛查儿童认知水平。

3）测试内容：给被试儿童一张 27 cm×21 cm 大小的白纸，1 支铅笔和 1 块橡皮，要求被试儿童画 1 张全身正面的人像。

4）结果判断：国内采用改良的日本小林重雄评分法（50 分）的常模进行结果评分。计分内容包括身体部位、各个部位的比例、表达方式（线或面）等。绘图结构不良、细节变形或随意涂改构图等，都提示儿童可能存在认知水平、手眼协调、精细动作控制及情绪等方面的问题。

绘人测验方法简单，无须语言表达，于 10 ~ 15 分钟内即可完成。但该方法的智商测试相对粗糙，不能反映儿童的能力特征和差异。

2. 诊断性测验

（1）贝利婴儿发育量表（Bayley scales of infant development，BSID）：该量表由美国儿童心理学家 Bayley 于 1969 年发表，国内目前广泛使用的是由湖南医科大学易受蓉教授于 1993 年修订和标准化的 BSID II 中国城市修订版。该量表适用于 2 ~ 30 个月的婴幼儿心理发育水平的检查，可以确定儿童是否有发育迟缓及干预效果，也是研究儿童神经、心理发育的工具。

测验内容包括精神发育量表、运动发育量表、婴儿行为记录表 3 部分。精神发育量表用于测试儿童感知、记忆、学习、解决问题、早期对数的概念、初步的语言交流等能力；运动发育量表用于测试儿童控制自己身体的程度、大肌肉协调性和手指精细动作的能力；婴儿行为记录表用于评价儿童的情绪、社会性行为、注意力、坚持性、目标定向

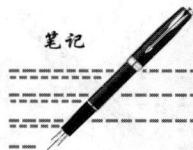

等个性发育的各个方面。

（2）斯坦福－比奈智力量表（Stanford－Binet intelligence scale，S－B）：我国使用的是 S－B 第 1 版的修订本，称为中国比奈量表。该量表适用于 2～18 岁儿童智力水平测试，也可用于诊断儿童智力障碍及其程度分类。测试内容包括言语推理、抽象和视觉推理、数量推理、短时记忆 4 个分量表。根据儿童不同年龄，设置不同难度的测验项目，年龄越大，测验项目的难度也越大。施测时，先进行词汇测验，根据词汇测验的成绩和儿童实际年龄查表选择其他测验的起始水平，同时根据实际年龄决定施测几个分测验，通常要做 8～13 个分测验。全量表标准年龄分作为总的智能水平的估计值，而分量表的标准年龄分能反映儿童的言语抽象思维、数量和记忆等方面的能力水平。

（3）格塞尔发育量表（Gesell developmental scale，GDS）：Gesell 于 1940 年正式推出了 GDS，国内于 1983 年修订了中国的常模。该量表适用于 1～36 个月的婴幼儿神经系统发育功能成熟情况的评价和诊断。测验内容包括适应性行为、大动作、精细动作、语言和个人—社会性行为 5 个能区。并把 1 个月、4 个月、7 个月、10 个月、13 个月、1.5 岁、2 岁、3 岁作为关键年龄，如果在这些阶段被试儿童显示出飞跃发展，测得的结果以发育商数（developmental quotient，DQ）表示。如果 DQ 低于 85，提示儿童有某些器质性损伤；DQ 低于 75，提示发育迟缓。

格塞尔发育量表具有较强的专业性，能准确反映儿童的发育水平，其测验项目较多，费时较长（60 分钟），需由专业人员进行测验。

（4）韦克斯勒幼儿智力量表（Wechsler preschool and primary scale of intelligence，WPPSI）：最新版的 WPPSI－Ⅳ 于 2012 年 10 月正式发表，中国常模于 2014 年修订完成，适用于 4～6.5 岁儿童。WPPSI－Ⅳ 根据儿童年龄施测不同的分测验，并且用不同的合成分数对学龄前儿童的智力进行评估，是针对年幼儿童认知能力的最好量表之一。

（5）韦克斯勒学龄儿童智力量表（Wechsler intelligence scale for children，WISC）：WISC－Ⅳ 的中国常模于 2007 年底完成修订，2008 年正式发表，目前已经得到广泛应用。该量表适用于 6～16 岁儿童，可用于了解儿童在不同领域的认知能力、智力评估和智力发育障碍的诊断，也适用于学习障碍儿童的评估。测试内容分为 4 个合成分数：言语理解指数、知觉推理指数、工作记忆指数、加工速度指数。该量表总的智商平均分为 85～115 分，115 分以上为高于平均智力，70 分以下则要考虑有智力低下。

七、常见的儿童行动障碍

儿童在发育过程中出现的行为问题较为常见，可对儿童的身心健康产生重要影响。儿童行为问题表现在日常生活中容易被忽略或夸大，所以正确区分儿童行为正常和行为异常问题非常必要。

儿童行为问题一般可分为：①生物功能行为问题，如遗尿、夜惊、过分挑剔食物等。②运动行为问题，如吮手指、咬指甲、儿童擦腿综合征等。③社会行为问题，如攻击、破坏、说谎等。④性格行为问题，如社交退缩、违拗、胆怯、嫉妒等。⑤语言问题，如口吃等。这些行为问题的发生与儿童生活环境、父母养育方式等相关，男孩的行为问题多于女孩，多数儿童行为问题可在发育过程中自行消失。

1. 屏气发作　表现为呼吸暂停的一种异常行为，常在发怒、恐惧、悲伤、剧痛、剧烈叫喊等情绪急剧变化时出现。发作时儿童常有换气过度，使呼吸中枢受抑制。哭喊时屏气可致脑血管扩张，脑缺氧时可有昏厥、意识丧失、口唇发绀、躯干及四肢挺直、甚至四肢抽动等表现。通常持续 0.5 ~ 1 分钟后呼吸可恢复，症状缓解，口唇返红，全身肌肉松弛。如婴幼儿性格多暴怒、任性时应加强家庭教养，避免粗暴打骂，尽量不让孩子有哭闹、发脾气的机会。多见于 6 ~ 18 个月的婴幼儿，5 岁前可逐渐消失。

2. 吮拇指癖、咬指甲癖　3 ~ 4 个月后的婴儿生理上有吸吮要求，常自吮手指，尤其是用拇指来安慰自己。这种行为多在饥饿时和睡前发生，随着年龄增长可消失。当儿童因缺少父母关爱或心理得不到安慰时，便会吸吮拇指自娱，渐成习惯，直至年长尚不能戒除。长期吮指可影响儿童牙齿、牙龈及下颌发育，致下颌前突、齿列不齐，妨碍咀嚼。对这类孩子要多加关爱，消除其孤独心理。当发现儿童有这种行为时，应分散其注意力，鼓励儿童建立改正坏习惯的信心，切忌打骂、讽刺等。

3. 遗尿症　一般 2 ~ 3 岁儿童已能控制排尿，如果儿童在 5 岁以后仍发生随意排尿行为即为遗尿症（enuresis）。遗尿症大多发生在儿童夜间熟睡时，也称夜间遗尿症。遗尿症可分为原发性和继发性 2 种：①原发性遗尿症较多见，多有家族史，男多于女（2:1 ~ 3:1），无器质性病变，多因控制排尿能力迟滞所致。②继发性遗尿症大多由全身性或泌尿系统疾病引起，如糖尿病、尿崩症、泌尿系感染等，当原发性疾病治愈后此症状可随之消失。

对于原发性遗尿症患儿的治疗，家长应安排合理的生活作息习惯和排尿训练，不能加以责骂、讽刺、处罚等，否则会加重患儿的心理负担。家长应帮助患儿建立信心，进行激励性行为矫正及正强化的行为干预，帮助儿童建立条件反射，晚餐后适当控制饮水量，并避免兴奋活动，熟睡后父母可在其经常遗尿的时间点前唤醒患儿，使其习惯于觉醒时主动排尿，以训练膀胱功能。必要时可给予药物治疗，常用去氨加压素（desmopressin，DDAVP），以减少尿量，每次 0.1 ~ 0.2 μg，睡前口服，疗程为 3 ~ 6 个月。

4. 注意缺陷多动障碍（attention deficit hyperactivity disorder，ADHD）　是儿童最常见的神经行为障碍之一。以持续存在且与年龄不相称的注意力不集中、多动、冲动为主要表现，是儿童和青少年最多见的精神行为问题之一。学龄儿童患病率为 3% ~ 6%，男孩明显高于女孩（4:1 ~ 9:1）。症状大多在学龄前出现，至 9 岁时最为典型。

ADHD 病因复杂，目前认为是遗传因素、神经生物因素、社会心理因素共同作用的结果，ADHD 的核心症状是注意缺陷、多动、冲动。ADHD 患儿常对不愉快的刺激反应过度，易兴奋和冲动，不顾后果，难以自控，缺乏忍耐和等待。

ADHD 诊断前需进行详细的评估，必要时进行相关的心理学评估和实验室检查。我国 ADHD 的诊断标准采用的是《中国精神障碍分类方案与诊断标准》第 3 版。

ADHD 的治疗需要老师、家长和医师共同参与，采用心理支持、行为矫正、家庭和药物治疗的综合措施，才能收到良好的效果。治疗 ADHD 的药物主要包括哌甲酯（利他林）、托莫西汀及三环类抗抑郁药。4 ~ 5 岁学龄前期儿童建议以行为治疗为主，如行为治疗无效可考虑药物治疗；6 ~ 11 岁学龄期儿童建议首选药物治疗，推荐采用药物治疗和行为治疗的联合疗法；12 ~ 18 岁青少年建议以药物治疗为首选，推荐辅以心理治疗。

（徐琳琳）

考点检测

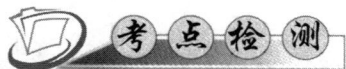

1. 关于小儿运动发育的一般规律，以下错误的是（　　）

　　A. 由上向下　　　　　　　　　B. 由近及远

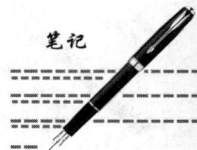

C. 由不协调到协调　　　　　　D. 由简单到复杂

E. 由精细到粗糙

2. 小儿体格发育最快的时期是（　　）

A. 新生儿期　　　　　　　　　B. 婴儿期

C. 幼儿期　　　　　　　　　　D. 学龄前期

E. 学龄期

3. 小儿乳牙共有（　　）

A. 16 颗　　　　　　　　　　　B. 18 颗

C. 20 颗　　　　　　　　　　　D. 22 颗

E. 24 颗

4. 最能反映小儿近期营养状况的灵敏指标是（　　）

A. 身高　　　　　　　　　　　B. 体重

C. 头围　　　　　　　　　　　D. 胸围

E. 牙齿

5. 小儿前囟闭合最迟的年龄是

A. 10 个月　　　　　　　　　　B. 18 个月

C. 24 个月　　　　　　　　　　D. 30 个月

E. 36 个月

6. 关于小儿骨骼发育的描述，以下正确的是（　　）

A. 后囟最晚闭合的年龄是出生后 1 个月

B. 脊柱出现第 3 个生理弯曲的年龄是 2 岁

C. 颅缝一般闭合的年龄是出生后 2 个月

D. 前囟最晚闭合的年龄是出生后 10 个月

E. 脊柱出现第 1 个生理弯曲的年龄是 3 个月

7. 一名健康儿童的体检结果：身高 110 cm，体重 20 kg，腕部骨化中心数为 7 个。按照小儿生长发育的一般规律，其最有可能的年龄是（　　）

A. 4 岁　　　　　　　　　　　B. 5 岁

C. 6 岁　　　　　　　　　　　D. 7 岁

E. 8 岁

8. 一小儿体重 8 kg，身长 68 cm，会抬头，会独坐，会爬，不会站，萌牙 2 颗。为判断骨骼发育年龄，最具有临床意义的 X 线拍摄部位是（　　）

A. 膝部　　　　　　　　　　　B. 左手指

C. 左手掌　　　　　　　　　　D. 踝部

E. 左手腕

9. 一小儿年龄为 5 岁，生长发育正常。根据身高公式计算法，该小儿的身高为（　　）

A. 105 cm　　　　　　　　　　B. 120 cm

C. 100 cm　　　　　　　　　　D. 110 cm

10. 一正常小儿的身长 88 cm，体重 12:5 kg，出牙 16 颗。现会双足跳，会用勺子吃饭。其最有可能的年龄是（　　）

A. 1 岁　　　　　　　　　　　B. 3 岁

C. 2 岁   D. 4 岁

E. 5 岁

答案及解析

1. E。【解析】小儿运动发育的一般规律是由上向下、由近到远、由不协调到协调、由简单到复杂，由粗糙到精细。

2. B。【解析】自胎儿娩出脐带结扎至1周岁为婴儿期，这一时期身长增长最快，约为25 cm。

3. C。【解析】小儿全副乳牙共20颗。

4. B。【解析】身高、体重、头围是最能代表小儿营养状况的综合性指标，其中最能反映儿童近期营养状况的灵敏指标是体重。

5. B。【解析】小儿前囟门一般在1~1.5岁时闭合。

6. E。【解析】前囟一般在出生后1~1.5岁时闭合；后囟一般在出生后6~8周时闭合；颅缝一般闭合的年龄是出生后3~4个月；脊柱出现第1个生理弯曲的年龄是3个月；脊柱出现第3个生理弯曲的年龄是1岁。

7. C。【解析】2~12岁体重计算公式：体重（kg）=年龄（岁）×2+8；2~12岁身高（长）计算公式：身高（长）=年龄×7+75 cm；1~9岁腕部骨化中心数目=小儿岁数+1。

8. E。【解析】婴儿出生时腕部尚无骨化中心，股骨远端及胫骨近端已出现骨化中心。因此，判断长骨生长时，婴儿早期（6个月以前）应拍摄膝部X线骨片，年长儿（6个月以后）应拍摄左手及腕部X线骨片，以了解其腕骨、掌骨、指骨的发育。从题中可见婴儿会抬头，会独坐，会爬，不会站，则判定该婴儿为7~8个月。

9. D。【解析】2~12岁小儿平均身高（长）推算公式：身长（cm）=年龄×7+75。

10. C。【解析】2岁小儿平均身高为85 cm，体重12 kg，乳牙18~20颗。动作、语言发育为会双足并跳，会用勺吃饭，喜怒分明。故综合分析该小儿最可能的年龄是2岁。

项目二　儿童保健

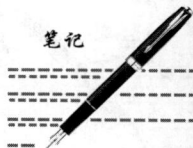学习目标

识记

1. 复述各年龄期儿童的特点。
2. 说出计划免疫、疫苗、主动免疫、被动免疫的定义。
3. 说出目前我国免疫规划程序的具体内容。

理解

1. 举例说明儿童游戏的功能。
2. 举例说明儿童常见事故伤害发生的原因，并列出相应的预防措施。
3. 能识别主动免疫制剂和被动免疫制剂。

应用

1. 根据儿童的实际情况，查阅资料，为儿童制定合适的保健要点。
2. 指导家长选择适合儿童的玩具、游戏或体格锻炼方法。
3. 指导家长正确处理预防接种的反应。

儿童保健（child care）是研究儿童生长发育的规律及其影响因素，并采取有效措施保护和促进儿童身心健康及社会能力发展的一门学科。它是儿科学与预防医学的交叉学科，以预防为主，采用群体保健干预和个体保健服务相结合的方式，内容包括Ⅰ、Ⅱ级预防和部分Ⅲ级预防。

任务一　免疫规划

免疫规划是指根据国家传染病防治的规划，使用有效的疫苗对易感人群进行预防接种所制定的策略，按照国家或省（自治区、直辖市）指定的疫苗品种、免疫程序或接种方案，在人群中有计划地进行疫苗接种，以预防和控制特定传染病的发生和流行。

一、免疫方式

特异性免疫获得的方式有主动免疫和被动免疫两种。主动免疫是指通过自然途径如感染病原体或通过免疫接种使机体产生相应特异性免疫的过程，这种免疫能力一旦获得，会持久存在。被动免疫是指机体被动接受抗体、致敏淋巴细胞或其产物获得特异性免疫的过程。被动免疫与主动免疫不同，其特点是效应快，无须经过潜伏期，一经输入，可立即获得免疫力，但维持时间短，会在数周或数月内很快消减。被动免疫包括胎儿和新

儿童护理

生儿经胎盘或乳汁从母体获得抗体，以及直接给机体注射含有特异性抗体的免疫制剂（如抗毒素、丙种球蛋白、抗菌血清、抗病毒血清）被动获得免疫力。

二、免疫制剂

人工接种的疫苗和注射的特异性免疫物质都属于免疫制剂。接种免疫制剂的目的是使机体获得特异性免疫，从而抵御相应的传染病或使机体免受感染。免疫制剂包括主动免疫制剂和被动免疫制剂（表2-1）。

表2-1　主动免疫制剂与被动免疫制剂的比较

项目	主动免疫制剂	被动免疫制剂
免疫制剂来源	减毒或灭活的病原微生物的抗原成分	从外源获得的抗体、转移因子、细胞等防御因子
免疫力	长期或终身免疫	短期保护
获得免疫时间	需要一定时间才能获得保护	即刻产生保护
危险性	与使用活病原微生物有关	血清病
免疫效果	效果好，能预防发病	不能防止发病，仅能减轻症状

三、儿童免疫规划程序

各级卫生保健部门应按照国家规定的儿童常规疫苗免疫程序，有计划地对适龄儿童进行预防接种，并在规定时间内完成基础免疫。2021年国家卫生健康委员会疾病预防控制中心出台了《国家免疫规划儿童免疫程序及说明（2021年版）》，就儿童免疫接种的有关事项进行了详细说明，并制定了详细的免疫程序表（表2-2）。

表2-2　国家免疫规划疫苗儿童免疫程序表（2021年版）

疾病	疫苗种类	接种途径	剂量	英文缩写	出生时	1个月	2个月	3个月	4个月	5个月	6个月	8个月	9个月	18个月	2岁	3岁	4岁	5岁	6岁
乙型病毒性肝炎	乙肝疫苗	肌内注射	10 μg或20 μg	HepB	1	2					3								
结核病[1]	卡介苗	皮内注射	0.1 ml	BCG	1														
脊髓灰质炎	脊灰灭活疫苗	肌内注射	0.5 ml	IPV			1	2											
	脊灰减毒活疫苗	口服	1粒或2滴	bOPV					3								4		
百日咳、白喉、破伤风	百白破疫苗	肌内注射	0.5 ml	DTaP				1	2	3				4					
	白破疫苗	肌内注射	0.5 ml	DT															5
麻疹、风疹、腮腺炎	麻腮风疫苗	皮下注射	0.5 ml	MMR								1		2					
流行性乙型脑炎[2]	乙脑减毒活疫苗	皮下注射	0.5 ml	JE-L								1			2				
	乙脑灭活疫苗	肌内注射	0.5 ml	JE-I								1,2			3		4		
流行性脑脊髓膜炎	A群流脑多糖疫苗	皮下注射	0.5 ml	MPSV-A							1		2						
	A群C群流脑多糖疫苗	皮下注射	0.5 ml	MISV-AC												3			4
甲型病毒性肝炎[3]	甲肝减毒活疫苗	皮下注射	0.5 ml或1.0 ml	HepA-L										1					
	甲肝灭活疫苗[2]	肌内注射	0.5 ml	HepA-I										1	2				

注：1. 主要是指结核性脑膜炎、粟粒性肺结核等。

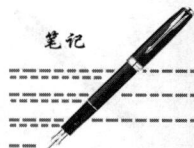

2. 选择乙脑减毒活疫苗接种时，采用 2 剂次接种程序。选择乙脑灭活疫苗接种时，采用 4 剂次接种程序；乙脑灭活疫苗第 1、2 剂应间隔 7～10 天。

3. 选择甲肝减毒活疫苗接种时，采用 1 剂次接种程序。选择甲肝灭活疫苗接种时，采用 2 剂次接种程序。

考点提示：国家免疫规划疫苗儿童免疫程序记忆口诀："出生乙肝卡介苗，234 月脊灰好；345 月百白破，8 月麻腮随乙脑；六九 A 流三六复，麻腮甲破在十八；2 岁甲乙 4 岁灰，6 岁乙脑和白破。"

四、疫苗使用说明

（一）重组乙型肝炎疫苗（乙肝疫苗，HepB）

1. 免疫程序与接种方法

（1）接种对象及剂次：按 "0—1—6 个月" 程序共接种 3 剂次，其中第 1 剂在新生儿出生后 24 小时内接种，第 2 剂在 1 月龄时接种，第 3 剂在 6 月龄时接种。

（2）接种途径：肌内注射。

（3）接种剂量：重组（酵母）HepB：每剂次 10 μg，无论产妇乙肝病毒表面抗原（HBsAg）阳性或阴性，新生儿均接种 10 μg 的 HepB。重组〔中国仓鼠卵巢（CHO）细胞〕HepB：每剂次 10 μg 或 20 μg，HBsAg 阴性产妇所生新生儿接种 10 μg HepB，HBsAg 阳性产妇所生新生儿接种 20 μg HepB。

2. 其他事项

（1）在医院分娩的新生儿由出生的医院接种第 1 剂 HepB，由辖区接种单位完成后续剂次接种。未在医院分娩的新生儿由辖区接种单位全程接种 HepB。

（2）HBsAg 阳性产妇所生的新生儿，可按医嘱肌内注射 100 国际单位乙肝免疫球蛋白（HBIG），同时在不同（肢体）部位接种第 1 剂 HepB。HepB、HBIG 和卡介苗（BCG）可在不同部位同时接种。

（3）HBsAg 阳性或不详产妇所生的新生儿建议在出生后 12 小时内尽早接种第 1 剂 HepB；HBsAg 阳性或不详产妇所生的新生儿体重低于 2000 g 者，也应在出生后尽早接种第 1 剂 HepB，并在婴儿满 1 月龄、2 月龄、7 月龄时按程序再完成 3 剂次 HepB 接种。

（4）危重症新生儿，如极低出生体重儿（出生体重低于 1500 g 者）、严重出生缺陷、重度窒息、呼吸窘迫综合征等，应在新生儿生命体征平稳后尽早接种第 1 剂 HepB。

（5）母亲为 HBsAg 阳性的儿童接种最后 1 剂 HepB 后的 1～2 个月进行 HBsAg 和乙肝病毒表面抗体（抗－HBs）检测。若发现 HBsAg 阴性、抗－HBs 阴性或小于 10 mU/ml，可再按程序免费接种 3 剂次 HepB。

3. 补种原则

（1）若新生儿出生 24 小时内未及时接种疫苗，应尽早接种。

（2）对于未完成全程免疫程序者，需尽早补种，补齐未接种剂次。

（3）第 2 剂与第 1 剂间隔应不小于 28 天，第 3 剂与第 2 剂间隔应不小于 60 天，第 3 剂与第 1 剂间隔应不小于 4 个月。

（二）皮内注射用卡介苗（卡介苗，BCG）

1. 免疫程序与接种方法

（1）接种对象及剂次。出生时接种 1 剂。

（2）接种途径。皮内注射。

（3）接种剂量。0.1 ml。

2. 其他事项

（1）严禁皮下或肌内注射。

（2）早产儿胎龄大于 31 孕周且医学评估稳定后，可以接种 BCG。胎龄小于或等于 31 孕周的早产儿，医学评估稳定后可在出院前接种。

（3）与免疫球蛋白接种间隔不做特别限制。

3. 补种原则

（1）未接种 BCG，年龄小于 3 月龄儿童可直接补种。

（2）3 月龄至 3 岁的儿童对结核菌素纯蛋白衍生物（TB－PPD）或卡介菌蛋白衍生物（BCG－PPD）试验阴性者，应予以补种。

（3）年龄大于或等于 4 岁的儿童不予补种。

（4）已接种 BCG 的儿童，即使卡痕未形成也不再予以补种。

（三）脊髓灰质炎（脊灰）灭活疫苗（IPV）和二价脊灰减毒活疫苗（脊灰减毒活疫苗，bOPV）

1. 免疫程序与接种方法

（1）接种对象及剂次。共接种 4 剂，其中 2 月龄、3 月龄各接种 1 剂 IPV，4 月龄、4 周岁各接种 1 剂 bOPV。

（2）接种途径。IPV，肌内注射；bOPV，口服。

（3）接种剂量。IPV，0.5 ml；bOPV，糖丸剂型每次 1 粒，液体剂型每次 2 滴（约 0.1 ml）。

2. 其他事项

（1）如果儿童已按疫苗说明书接种过 IPV 或含 IPV 成分的联合疫苗，可视为完成相应剂次的脊灰疫苗接种。如果儿童已按免疫程序完成 4 剂次含 IPV 成分的疫苗接种，则 4 岁时无须再接种 bOPV。

（2）以下人群建议按照说明书全程使用 IPV：原发性免疫缺陷、胸腺疾病、HIV 感染、正在接受化疗的恶性肿瘤、近期接受造血干细胞移植、正在使用具有免疫抑制或免疫调节作用的药物（如大剂量全身皮质类固醇激素、烷化剂、抗代谢药物、TNF－α 抑制剂、IL－1 阻滞剂或其他免疫细胞靶向单克隆抗体治疗）、目前或近期曾接受免疫细胞靶向放射治疗。

3. 补种原则

（1）年龄小于 4 岁的儿童未达到 3 剂（含补充免疫等），应补种完成 3 剂；年龄大于或等于 4 岁的儿童未达到 4 剂（含补充免疫等），应补种完成 4 剂。补种时应遵循先 IPV 后 bOPV 的原则。2 剂次间隔不小于 28 天。对于补种后满 4 剂次脊灰疫苗接种的儿童，可视为完成脊灰疫苗全程免疫。

（2）既往已有三价脊灰减毒活疫苗（tOPV）免疫史（无论剂次数）的迟种、漏种儿童，用 bOPV 补种即可，不再补种 IPV。既往无 tOPV 免疫史的儿童，2019 年 10 月 1 日（早于该时间已实施 2 剂 IPV 免疫程序的省份，可根据具体实施日期确定）之前出生的儿童补齐 1 剂 IPV，2019 年 10 月 1 日之后出生的儿童补齐 2 剂 IPV。

（四）吸附无细胞百白破联合疫苗（百白破疫苗，DTaP）和吸附白喉破伤风联合疫苗（白破疫苗，DT）

1. 免疫程序与接种方法

（1）接种对象及剂次：共接种5剂次，其中3月龄、4月龄、5月龄、18月龄各接种1剂DTaP，6周岁接种1剂DT。

（2）接种途径：肌内注射。

（3）接种剂量：0.5 ml。

2. 其他事项

（1）如果儿童已按疫苗说明书接种含百白破疫苗成分的其他联合疫苗，可视为完成相应剂次的DTaP接种。

（2）根据接种时的儿童年龄选择疫苗种类，3月龄至5周岁使用DTaP，6~11周岁使用儿童型DT。

3. 补种原则

（1）3月龄至5周岁未完成DTaP规定剂次的儿童，需补种未完成的剂次，前3剂每剂间隔不小于28天，第4剂与第3剂间隔不小于6个月。

（2）年龄大于或等于6周岁的儿童补种参考以下原则。

1）接种DTaP和DT累计小于3剂的儿童，使用DT补齐3剂，第2剂与第1剂应间隔1~2月，第3剂与第2剂应间隔6~12个月。

2）DTaP和DT累计大于或等于3剂的儿童，若已接种至少1剂DT，则无须补种；若仅接种了3剂DTaP，则应接种1剂DT，DT与第3剂DTaP间隔不少于6个月；若接种了4剂DTaP，但儿童满7周岁时未接种DT，则补种1剂DT，DT与第4剂DTaP间隔不小于12个月。

（五）麻疹腮腺炎风疹联合减毒活疫苗（麻腮风疫苗，MMR）

1. 免疫程序与接种方法

（1）接种对象及剂次：共接种2剂次，8月龄、18月龄各接种1剂。

（2）接种途径：皮下注射。

（3）接种剂量：0.5 ml。

2. 其他事项

（1）如需接种包括MMR在内的多种疫苗，但无法同时完成接种时，应优先接种MMR疫苗。

（2）注射免疫球蛋白者应间隔不少于3个月接种MMR，接种MMR后2周内避免使用免疫球蛋白。

（3）当针对麻疹疫情开展应急接种时，可根据疫情流行病学特征考虑对疫情波及范围内的6~7月龄儿童接种1剂含麻疹成分的疫苗，但不计入常规免疫剂次。

3. 补种原则

（1）自2020年6月1日起，2019年10月1日及以后出生的儿童未按程序完成2剂MMR接种的，应使用MMR补齐。

（2）2007年扩免后至2019年9月30日出生的儿童，应至少接种2剂含麻疹成分疫苗、1剂含风疹成分疫苗和1剂含腮腺炎成分疫苗，对不足上述剂次者，使用MMR补齐。

（3）2007年扩免前出生的小于18周岁人群，如未完成2剂含麻疹成分的疫苗接种，使用 MMR 补齐。

（4）如果需补种 2 剂 MMR，接种间隔应不小于 28 天。

（六）乙型脑炎减毒活疫苗（乙脑减毒活疫苗，JE－L）

1. 免疫程序与接种方法

（1）接种对象及剂次：共接种 2 剂次。8 月龄、2 周岁各接种 1 剂。

（2）接种途径：皮下注射。

（3）接种剂量：0.5 ml。

2. 其他事项

（1）在我国青海、新疆和西藏地区无乙脑疫苗免疫史的居民，以及迁居其他省份或在乙脑流行季节前往其他省份旅行者，建议接种 1 剂 JE－L。

（2）注射免疫球蛋白者应间隔不少于 3 个月再接种 JE－L。

3. 补种原则　乙脑疫苗纳入免疫规划后出生且未接种乙脑疫苗的适龄儿童，如果使用 JE－L 进行补种，应补齐 2 剂，接种间隔不少于 12 个月。

（七）乙型脑炎灭活疫苗（乙脑灭活疫苗，JE－I）

1. 免疫程序与接种方法

（1）接种对象及剂次：共接种 4 剂次。8 月龄接种 2 剂，间隔 7～10 天；2 周岁和 6 周岁各接种 1 剂。

（2）接种途径：肌内注射。

（3）接种剂量：0.5 ml。

2. 其他事项　注射免疫球蛋白者应间隔不少于 1 个月再接种 JE－I。

3. 补种原则　乙脑疫苗纳入免疫规划后出生且未接种乙脑疫苗的适龄儿童，如果使用 JE－I 进行补种，应补齐 4 剂。第 1 剂与第 2 剂接种间隔为 7～10 天，第 2 剂与第 3 剂接种间隔为 1～12 个月，第 3 剂与第 4 剂接种间隔不少于 3 年。

（八）A 群脑膜炎球菌多糖疫苗（A 群流脑多糖疫苗，MPSV－A）及 A 群和 C 群脑膜炎球菌多糖疫苗（A 群和 C 群流脑多糖疫苗，MPSV－AC）

1. 免疫程序与接种方法

（1）接种对象及剂次：MPSV－A 接种 2 剂次，6 月龄、9 月龄各接种 1 剂。MPSV－AC 接种 2 剂次，3 周岁、6 周岁各接种 1 剂。

（2）接种途径：皮下注射。

（3）接种剂量：0.5 ml。

2. 其他事项

（1）2 剂次 MPSV－A 间隔不少于 3 个月。

（2）第 1 剂 MPSV－AC 与第 2 剂 MPSV－A，间隔不少于 12 个月。

（3）2 剂次 MPSV－AC 间隔不少于 3 年，3 年内避免重复接种。

（4）当针对流脑疫情开展应急接种时，应根据引起疫情的菌群和流行病学特征，选择相应的种类流脑疫苗。

（5）对于小于 24 月龄的儿童，如果已按流脑结合疫苗说明书接种了规定的剂次，可视为已完成 MPSV－A 接种剂次。

（6）如果儿童 3 周岁和 6 周岁时已接种含 A 群和 C 群流脑疫苗成分的疫苗，可视为

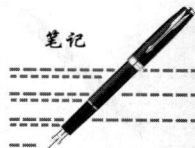

已完成相应剂次的 MPSV – AC 接种。

3. 补种原则　流脑疫苗纳入免疫规划后出生的适龄儿童，如果未接种流脑疫苗或未完成规定剂次，应根据补种时的儿童年龄选择相应的流脑疫苗的种类。

（1）小于 24 月龄的儿童补齐 MPSV – A 剂次；大于或等于 24 月龄的儿童不再补种或接种 MPSV – A，仍需完成 2 剂次 MPSV – AC。

（2）大于或等于 24 月龄的儿童如未接种过 MPSV – A，可在 3 周岁前尽早接种 MPSV – AC；如果已接种过 1 剂次 MPSV – A，应间隔不少于 3 个月尽早接种 MPSV – AC。

（3）补种剂次间隔参照疫苗其他事项要求执行。

（九）甲型肝炎减毒活疫苗（甲肝减毒活疫苗，HepA – L）

1. 免疫程序与接种方法

（1）接种对象及剂次：18 月龄儿童接种 1 剂。

（2）接种途径：皮下注射。

（3）接种剂量：0.5 ml 或 1.0 ml，按照相应疫苗说明书使用。

2. 其他事项

（1）如果接种 2 剂次及以上含甲型肝炎灭活疫苗成分的疫苗，可视为已完成甲肝疫苗免疫程序。

（2）注射免疫球蛋白后应间隔不少于 3 个月再接种 HepA – L。

3. 补种原则　甲肝疫苗纳入免疫规划后出生且未接种甲肝疫苗的适龄儿童，如果使用 HepA – L 进行补种，应补种 1 剂 HepA – L。

（十）甲型肝炎灭活疫苗（甲肝灭活疫苗，HepA – I）

1. 免疫程序与接种方法

（1）接种对象及剂次：共接种 2 剂次。18 月龄和 24 月龄各接种 1 剂。

（2）接种途径：肌内注射。

（3）接种剂量：0.5 ml。

2. 其他事项　如果接种 2 剂次及以上含 HepA – I 成分的联合疫苗，可视为已完成 HepA – I 免疫程序。

3. 补种原则

（1）甲肝疫苗纳入免疫规划后出生且未接种甲肝疫苗的适龄儿童，如果使用 HepA – I 进行补种，应补齐 2 剂 HepA – I，接种间隔应不少于 6 个月。

（2）如果已接种过 1 剂次 HepA – I，但无条件接种第 2 剂 HepA – I 时，可接种 1 剂 HepA – L 完成补种，间隔不少于 6 个月。

五、常见的特殊健康状态儿童的接种

（一）早产儿与低体重儿

早产儿（胎龄小于 37 周）和（或）低体重儿（出生体重低于 2500 g），如果医学评估稳定且处于持续恢复状态（无需持续治疗的严重感染、代谢性疾病、急性肾脏疾病、肝脏疾病、心血管疾病、神经和呼吸道疾病），按照出生后实际月龄接种疫苗。

（二）过敏

所谓的"过敏性体质"并不是疫苗接种的禁忌。对已知疫苗成分严重过敏或既往因接种疫苗发生喉头水肿、过敏性休克及其他全身性严重过敏反应者，应禁忌继续接种同种疫苗。

（三）人类免疫缺陷病毒（HIV）感染母亲所生儿童

对于 HIV 感染母亲所生儿童的 HIV 感染状况分为以下 3 种。

（1）HIV 感染儿童。

（2）HIV 感染状况不详儿童。

（3）HIV 未感染儿童。

由医疗机构出具儿童是否为 HIV 感染、是否出现症状或是否有免疫抑制的诊断。HIV 感染母亲所生小于18 月龄的婴儿，在接种前不必进行 HIV 抗体筛查，按 HIV 感染状况不详儿童进行接种。

（1）HIV 感染母亲所生儿童在出生后暂缓接种卡介苗，当确认儿童未感染 HIV 后再予以补种；当确认儿童感染 HIV，不予以接种卡介苗。

（2）HIV 感染母亲所生儿童如经医疗机构诊断出有艾滋病相关症状或免疫抑制症状时，不予以接种含麻疹成分疫苗；如无艾滋病相关症状，则可接种含麻疹成分的疫苗。

（3）HIV 感染母亲所生儿童可按照免疫程序接种乙肝疫苗、百白破疫苗、A 群流脑多糖疫苗、A 群和 C 群流脑多糖疫苗及白破疫苗等。

（4）HIV 感染母亲所生儿童除非已明确未感染 HIV，否则不予以接种乙脑减毒活疫苗、甲肝减毒活疫苗、脊灰减毒活疫苗，可按照免疫程序接种乙脑灭活疫苗、甲肝灭活疫苗、脊灰灭活疫苗。

（5）非 HIV 感染母亲所生儿童，在接种疫苗前无须常规开展 HIV 筛查。如果有其他暴露风险，确诊为 HIV 感染时，后续疫苗接种按照表 2 - 3 中 HIV 感染儿童的接种建议。

对不同 HIV 感染状况儿童接种国家免疫规划疫苗的建议见表 2 - 3。

表 2 - 3　HIV 感染母亲所生儿童接种国家免疫规划疫苗的建议

疫苗种类	HIV 感染儿童		HIV 感染状况不详儿童		未感染 HIV 儿童
	有症状或有免疫抑制症状	无症状或无免疫抑制症状	有症状或有免疫抑制症状	无症状	
乙肝疫苗	√	√	√	√	√
卡介苗	×	×	暂缓接种	暂缓接种	√
脊髓灭活疫苗	√	√	√	√	√
脊髓减毒活疫苗	×	×	×	×	√
百白破疫苗	√	√	√	√	√
白破疫苗	√	√	√	√	√
麻腮风疫苗	×	√	×	√	√
乙脑灭活疫苗	√	√	√	√	√
乙脑减毒活疫苗	×	×	×	×	√
A 群流脑多糖疫苗	√	√	√	√	√
A 群和 C 群流脑多糖疫苗	√	√	√	√	√
甲肝减毒活疫苗	×	×	×	×	√
甲肝灭活疫苗	√	√	√	√	√

注：暂缓接种是指当确认儿童 HIV 抗体阴性后再补种，确认 HIV 抗体阳性儿童不予以接种；√表示无特殊禁忌；×表示禁止接种。

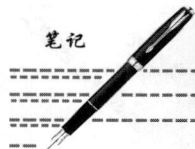

六、免疫功能异常

除 HIV 感染者以外的其他免疫缺陷或正在接受全身免疫抑制治疗者，均可以接种灭活疫苗，原则上不予接种减毒活疫苗（补体缺陷患者除外）。

七、其他特殊健康状况

以下常见疾病不作为疫苗接种禁忌：生理性和母乳性黄疸；单纯性热性惊厥；癫痫控制处于稳定期；病情稳定的脑疾病、肝疾病、常见先天性疾病（先天性甲状腺功能减退症、苯丙酮尿症、21－三体综合征、先天性心脏病）和先天性病毒感染（梅毒、巨细胞病毒和风疹病毒）。

对于其他特殊健康状况的儿童，如无明确证据表明接种疫苗存在安全风险，原则上可按照免疫程序进行疫苗接种。

八、接种后的反应及处理

生物制品是指用微生物及其毒素、酶，以及人或动物的血清、细胞等制备的供防治疾病和诊断使用的制剂。预防接种的免疫制剂属于生物制品，对人体来说是一种外来刺激，活疫苗的接种实际上是一次人体轻度感染的过程，灭活疫苗对人体是一种异物刺激。因此，生物制品在接种后一般都会引起不同程度的局部和全身反应。接种反应一般可分为一般反应和异常反应两种。

1. 一般反应

（1）局部反应：一般在接种疫苗后 24 小时左右局部发生红、肿、热、痛等现象。红肿直径在 2.5 cm 以下者为弱反应，2.6～5.0 cm 者为中等反应，5.0 cm 以上者为强反应。强反应有时可引起局部淋巴结肿痛，应进行热敷。

（2）全身反应：表现为发热，体温在 37.5 ℃左右为弱反应，37.6～38.5 ℃为中等反应，38.6 ℃以上为强反应。除体温上升外，极个别有头痛、呕吐、腹痛、腹泻等症状。目前所使用的预防接种制剂绝大多数局部反应和全身反应都是轻微的、暂时的，不需要做任何处理，经过适当休息，1～2 日后就可以恢复正常。中等程度以上反应极少。全身反应严重者可以对症处理，高热、头痛者可以口服解热镇痛剂。

2. 异常反应 一般少见，主要是晕厥，多发生于空腹、精神紧张的儿童。一旦发生，应让儿童立即平卧，密切观察脉搏、心率、呼吸、血压，饮用温开水或糖水，一般可在短时间内恢复正常。否则疑为过敏性休克，应立即皮下注射 1∶1000 肾上腺素，剂量为每次 0.01～0.03 mg/kg，同时使用糖皮质激素等药物进行急救。

任务二 体力活动

体力活动是指任何骨骼肌收缩引起的高于基础代谢水平能量消耗的身体活动。体力活动是促进儿童生长发育、增进健康、增强体质的积极措施。通过体力活动能提高机体对外界环境的耐受力和抵抗力，培养儿童坚强的意志和性格，促进儿童德、智、体、美、劳全面发展。学步幼儿每天应至少有 30 分钟的正式体力活动，学龄前及以上儿童应有 60 分钟有组织的体力活动，久坐每次不宜超过 60 分钟。

儿童护理

2018 年我国相继发布了《中国儿童青少年身体活动指南》和《学龄前儿童（3～6岁）运动指南》（专家共识版）。按照儿童活动指南要求，学步幼儿每天应有 30 分钟有组织的活动，至少 60 分钟的自由活动。学龄前儿童全天身体活动时间应达到 180 分钟以上，其中，中等及以上强度的身体活动不少于 60 分钟，户外活动时间每天至少 120 分钟。屏幕时间每天不超过 60 分钟，久坐行为每次持续时间均应限制在 60 分钟以内。6～17 岁的儿童和青少年每日应进行至少累计 60 分钟的中高强度活动，包括每周至少 3 天的高强度活动和增强肌肉力量、骨骼健康的抗阻活动。屏幕时间每天应限制在 2 小时内，并减少久坐行为，课间休息时应进行适当的活动。

儿童运动和锻炼的方法应符合儿童身心发育特点，采取被动与主动的体操活动、游戏与集体活动等多种形式。同时充分利用自然条件如阳光、空气、水，进行体格锻炼，以增强婴儿对环境的适应能力。

一、三浴锻炼

一年四季均可进行三浴锻炼，可增强儿童体温调节功能及对外界气温变化的适应能力，同时还可促进儿童生长及预防佝偻病的发生。婴儿出生后应尽早进行户外活动，到人少处接触新鲜空气。户外活动的时间由开始的每日 1～2 次，每次 10～15 分钟，逐渐延长至 1～2 小时。年长儿除恶劣气候外，应多在户外玩耍。外出时，衣着要适宜，避免过多或过少。如能经常少穿一些衣物对儿童来说也是一种锻炼方式，应从小养成习惯。

1. 空气浴　利用气温和体表温度之间的差异形成刺激，气温越低，作用时间越长，刺激强度就越大，可促进机体新陈代谢，促进呼吸系统功能和增强心脏功能。空气浴应根据不同地区、不同季节而灵活安排。健康儿童出生后即可进行。接触新鲜空气是锻炼的第一步，每日坚持开窗通风至少半小时，并逐渐锻炼儿童开窗睡眠，注意风不要直接吹向儿童，以免受凉。婴儿从 2～3 个月开始，可逐渐减少衣服至只穿短裤，维持室温不低于 20 ℃，待婴儿习惯后可移至户外。空气浴宜从夏季开始，随着气温的降低使婴儿逐步适应。一般在饭后 0.5～1 小时进行较好，每日 1～2 次，每次 2～3 分钟，逐渐延长至夏季 2～3 小时，冬季以 20～25 分钟为宜，室温每 4～5 天可下降 1 ℃。3 岁以下及体弱儿进行户外空气浴的气温不宜低于 15 ℃，3～7 岁不低于 12～14 ℃，学龄儿童可降至 10～12 ℃。儿童脱衣后先用干毛巾擦全身皮肤，直至微红以做准备，可结合儿童游戏或体育活动方式进行。空气浴时要时常观察儿童反应，若儿童有寒冷表现，如皮肤苍白、口唇发青等，应立即穿好衣服。此外，儿童还应养成少着衣、用冷水洗脸等习惯。

2. 日光浴　日光中的紫外线能使皮肤中的 7–脱氢胆固醇转变为维生素 D，可预防儿童佝偻病的发生；而日光中的红外线可促进皮肤中的血管扩张，使血液循环加速，能增强儿童的心肺功能。日光浴适用于 1 岁以上儿童。为了防止皮肤灼伤而又有足够的日照，冬季可在近中午，其他季节可在上午或下午阳光不是很强时进行。最好能在餐后 1～1.5 小时进行。当树荫下气温超过 30 ℃时，不宜做直晒的日光浴，可利用散射光和反射光进行。日光浴场所应保持空气流通，又无强风。儿童戴帽以防止因日光直射头部而引起中暑，眼戴遮阳镜以保护眼睛，全身均匀地接受日光照射。先晒背部，再晒身体两侧，最后晒胸、腹部。开始时每侧晒半分钟，以后逐渐增加，但每次日光浴时间不宜超过 20～30 分钟。一般日光浴前应先进行一段时间的空气浴。不满 5 岁的儿童很难安稳地接受日光浴，可以配合做安静的游戏如玩积木等。日光浴时，注意观察儿童的反应，如出现头晕、头痛、出汗过多、脉搏增快、体温上升或神经兴奋等情况应立即停止。日光浴

笔记

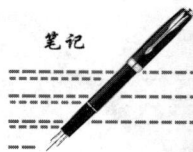

后注意及时补充水分。

3. 水浴　水浴能利用水的机械作用和水的温度刺激机体，使皮肤血管收缩或舒张，以促进机体的血液循环、新陈代谢及体温调节，增强机体对温度变化的适应能力。不同年龄及体质的儿童应选择不同的水浴方法。

（1）温水浴：由于水的传热能力比空气强，可提高皮肤适应冷热变化的能力，故温水浴不仅可以保持皮肤清洁，还可以促进新陈代谢，增进食欲，有利于睡眠和生长发育，有益于抵抗疾病。此法适用于婴儿。新生儿在脐带脱落后即可进行温水浴。维持室温在 20 ~ 22 ℃，水温 35 ~ 37 ℃，水量以婴儿半卧位时锁骨以下浸入水中为宜。每日进行 1 ~ 2 次，每次浸泡时间 5 分钟左右。浴毕可用较冷的水（33 ~ 35 ℃）冲淋婴儿，随即擦干，再用温暖的毛巾包裹，穿好衣服。冬季要注意保持室温和水温，做好温水浴前的准备工作，以减少婴儿体表能量散发。

（2）擦浴：适用于 7 ~ 8 个月以上的婴儿。擦浴时室温不低于 16 ~ 18 ℃，开始时水温可为 32 ~ 33 ℃，待婴儿适应后，每隔 2 ~ 3 日降 1 ℃，水温可逐渐降至 26 ℃。先将吸水性好而软硬度适中的毛巾浸入水中，拧至半干，然后在婴儿四肢做向心性擦浴，擦毕再用干毛巾擦至皮肤微红。此法刺激作用较温和，操作简单。

（3）淋浴：淋浴是一种较强烈的锻炼方式，适用于 3 岁以上的儿童，效果比擦浴好。每日进行 1 次，每次冲淋身体 20 ~ 40 秒，室温保持在 18 ~ 20 ℃，水温 35 ~ 36 ℃。淋浴时，儿童立于有少量温水的盆中，冲淋顺序为上肢、背部、胸腹部、下肢，不可冲淋头部。浴后用干毛巾擦磨至全身皮肤微红。待儿童适应后，年幼儿可逐渐将水温降至 26 ~ 28 ℃，年长儿可降至 24 ~ 26 ℃。

（4）游泳：有条件者可从小训练，但应注意需有成人在旁看护。浴场应选择平坦、活水、水底为沙质、水质清洁、附近无污染源的地方，或在游泳池进行。水温不低于 25 ℃。游泳前，先用冷水浸湿儿童头部和胸部，然后全身浸入水中。游泳持续时间可逐渐延长。如儿童有寒冷或寒战等不良反应时应立即出水，擦干身体，并做柔软的运动以使身体产生热量。在空腹或刚进食后不可游泳。

二、体操

1. 婴儿皮肤锻炼　也称婴儿抚触。抚触可刺激皮肤，有益于循环、呼吸、消化、肢体肌肉的放松与活动。皮肤抚触不仅给婴儿以愉快的刺激，同时也是父母与婴儿之间最好的交流方式之一。抚触可以从新生儿期开始，一般在婴儿洗澡后进行。抚触时房间温度要适宜；每日进行 1 ~ 2 次，每次 10 ~ 15 分钟；抚触力度应逐渐增加，以婴儿舒适、合作为宜。

2. 婴儿被动操　适合于 2 ~ 6 个月的婴儿，可在成人帮助下进行四肢伸屈运动，每日进行 1 ~ 2 次。被动操可促进婴儿大运动的发育，用于改善全身血液循环。

3. 婴儿主动操　7 ~ 12 个月的婴儿有部分主动动作，在成人的适当扶持下，可以进行爬、坐、仰卧起身、扶站、扶走、双手取物等动作。主动操可以扩大婴儿的视野，促进其智力的发展。

4. 幼儿体操　12 ~ 18 个月尚走不稳的幼儿，在成人的扶持下可进行有节奏的活动，主要锻炼走、前进、后退、平衡、扶物过障碍物等动作，如竹竿操。训练内容可由简到繁，每日进行 1 ~ 2 次。模仿操适用于 18 个月至 3 岁的幼儿，此年龄阶段的幼儿模仿性强，可配合儿歌或音乐进行有节奏的运动。

儿童护理

5. 儿童体操 广播体操和健美操等适用于 3~6 岁儿童，以增强大肌群、肩胛带、背部及腹部肌群的运动，并能协调手足动作，有益于儿童肌肉骨骼的发育。在儿童集体机构中，应每天按时进行广播体操，最好四季不间断。

三、游戏

游戏是儿童生活中的一个重要组成部分。通过游戏，儿童能够识别自我及外界环境，发展智力及动作的协调性，初步建立社会交往模式，学会解决简单的人际关系问题等。游戏是儿童的全球性语言，是儿童与他人沟通的一种重要方式。游戏能促进儿童感觉运动功能的发展及体格发育，促进儿童智力的发展，促进儿童的社会化及自我认同，促进儿童的创造性，具有一定的辅助治疗意义。不同年龄阶段的儿童，其游戏特点也不同，具体表现如下。

1. 婴儿期 多为单独性游戏。婴儿自己的身体往往就是他们游戏的主要内容，比如，玩手脚、翻身、爬行和学步等身体动作能带给他们极大的乐趣；喉部发出的各种声音也能使他们无比兴奋；他们喜欢用眼、口、手来探索陌生事物，对一些颜色鲜艳、能发出声音的玩具感兴趣。

2. 幼儿期 多为平行性游戏，即幼儿与其他小朋友一起玩耍，但没有联合或合作性行动，玩伴之间偶有语言的沟通和玩具的交换，主要是自己独自玩耍，如看书、搭积木、奔跑等。

3. 学龄前期 多为联合性或合作性游戏。许多儿童共同参加一个游戏，彼此能够交换意见并相互影响，但游戏团体没有严谨的组织、明确的领袖和共同的目标，每个儿童可以按照自己的意愿去表现。此期儿童的想象力非常丰富，模仿性强。对绘画、搭积木、剪贴和做模型等复杂性、技巧性游戏的兴趣明显增加。

4. 学龄期 多为竞赛性游戏。儿童在游戏中制定一些规则，彼此遵守，并进行角色分工以完成某个目标，如制作某个东西、完成一项比赛或表演等。游戏的竞争性和合作性高度发展，并可出现游戏的中心人物。此期儿童希望有更多的时间与同伴一起玩耍。

5. 青春期 青少年的游戏内容因性别不同而有很大的差异。女孩一般对社交性活动感兴趣，喜欢参加聚会，爱看爱情小说、电影及电视节目，并与朋友讨论自己的感受。男孩则喜欢运动中的竞争及胜利感，对机械和电器装置感兴趣。由于青少年对父母的依赖进一步减少，他们愿意花更多的时间与朋友在一起，因此他们主要从朋友处获得自我认同感。

四、体育运动

年长儿可利用器械进行锻炼，如木马、滑梯等，还可以由老师组织各种田径、球类、舞蹈、跳绳等活动。

总之，儿童在进行体格锻炼时，应注意做到坚持不懈，持之以恒，循序渐进，量力而行。

任务三 事故伤害的预防

事故伤害是指因各种因素综合作用而引起的人体损伤。它已成为威胁儿童健康和生命的主要问题，是5岁以下儿童死亡的首位原因。事故伤害是可预防的，它可以通过4E（education，教育；engincering 工程；enforcement，执行；economics，经济）干预和避免事故的发生。

一、窒息与异物

1. 窒息的原因　窒息是3个月以内婴儿较常见的事故，多发生于严冬季节。如婴儿包裹过严，床上的大毛巾等物品不慎盖在婴儿脸上，或因母亲与婴儿同床，熟睡后误将身体或被子捂住婴儿的脸部而导致婴儿窒息等。另外，婴儿易发生溢乳，如家长未能及时发现，婴儿可将奶液或奶块呛入气管而引起窒息。

2. 异物进入机体的可能　由于婴幼儿的好奇心重，在玩耍时，他们可能会将小物品如豆类、塑料小玩具、硬币、纽扣等塞入鼻腔、外耳道或放入口内，从而引起这些部位的异物进入，多见于1～5岁儿童。呼吸道异物则多见于学龄前期儿童。儿童将果冻、瓜子、花生等食物放入口中，因哭闹、嬉笑或突然的惊吓而引起深吸气，致使异物进入呼吸道。另外，也有因成人喂药不当而引起的情况。

3. 预防措施

（1）看护婴幼儿时，必须做到"放手不放眼，放眼不放心"。对易发生事故的情况有预见性。

（2）婴儿应与母亲分床睡，婴儿床上无杂物。

（3）儿童在进餐时，成人切勿惊吓，逗乐、责骂儿童，以免儿童大笑、大哭而将食物吸入气管。

（4）培养儿童良好的饮食习惯，细嚼慢咽，以免将鱼刺、骨头或果核吞入。

（5）不给婴幼儿整粒的瓜子、花生、豆子及带刺、带骨、带核的食品。

（6）不给儿童玩体积小、锐利、带有毒性物质的玩具及物品，如小珠子、纽扣、棋子、别针、图钉、硬币、小刀、剪刀等，以免被儿童塞入耳、鼻或放入口中误吞，造成耳、鼻、气管及食管异物，甚至刺伤、割伤及中毒等。

二、中毒

引起儿童中毒的物品较多，常见的物品有有毒的动植物、药物、化学药品等。儿童中毒的预防措施如下。

1. 保证儿童食物的清洁和新鲜，防止食物在制作、储备、运输、出售过程中处理不当所致的细菌性食物中毒；不食用腐败变质及过期的食品；生食蔬菜、瓜果时要洗净。

2. 教育儿童勿随便采集植物及野果，避免食用有毒的植物，如毒蘑菇、含氰果仁（苦杏仁、桃子仁、李仁等）、白果仁（白果二酸）等，尤其是家庭盆栽植物。

3. 口服药物及日常使用的灭虫、灭蚊、灭鼠等剧毒物品时，应放置在儿童无法触及的地方，使用时应充分考虑儿童的安全；家长喂药前要认真核对药瓶标签、用量及服法，切勿服用变质、标签不清的药物。WHO 建议，立法对药品和有毒物质进行儿童防护式包装；包装内容物不得达到致死剂量。

4. 冬季室内使用煤炉或烤火炉时应注意室内通风，并定期清扫管道，避免发生管道阻塞。经常检查煤气是否漏气，以免发生一氧化碳中毒。

三、外伤

常见的外伤有骨折、关节脱位、灼伤及电击伤等。儿童外伤的预防措施如下。

1. 婴幼儿居室的窗户、楼梯、阳台、睡床等都应设有合适的栏杆，防止发生儿童坠床或跌伤。家具边缘最好是圆角，以减少碰伤。

2. 儿童最好远离厨房，避免开水、热油、热汤等烫伤；热水瓶、热锅应放在儿童不能触及的地方；给儿童洗脸、洗脚及洗澡时，要先倒冷水后加热水；暖气片应加罩；指导家长正确使用热水袋。

3. 妥善存放易燃、易爆、易损物品，如鞭炮、火柴、玻璃器皿等。教育年长儿不可随意玩火柴、打火机、煤气等危险物品。WHO 建议，制定并执行烟雾报警器、防止儿童开启打火机、热水温度调节器等的相关使用标准及法律。

4. 室内电器、电源应有防止触电的安全装置；遇到雷雨天气时，勿在大树下、电线杆旁或高层建筑物的墙檐下避雨。

5. 大型玩具如滑梯、跷跷板、攀登架等，应符合安全标准并专门为儿童设计，定时检查，及时维修；儿童玩耍时，应有成人在旁照护。

6. 户外活动场地应平整，无碎石、泥沙，最好有草坪；室内地面宜使用地板或铺有地毯。

四、溺水与交通事故

溺水是江河水网地区儿童常见的事故伤害，包括失足落水或掉入水缸、粪缸，也是游泳中最严重的事故伤害。交通事故也很常见。儿童溺水与交通事故的预防措施如下。

1. 幼托机构应远离公路、河塘等地，以免发生车祸及溺水。在农村房前屋后的水缸、粪缸均应加盖，以免儿童失足跌入。游泳池四周应设立护栏。

2. 教育儿童不可去无安全措施的池塘、江河玩水或游泳；正确使用救生衣。绝不可将婴幼儿单独留在澡盆中。

3. 教育儿童遵守交通规则，识别红绿灯，走人行道；勿在马路上玩耍。家长做好儿童接送工作。

4. 教育儿童骑车时佩戴头盔。坐汽车时，系上安全带或使用儿童约束装置，不可坐在第一排。

5. 在校园、居住区和游戏场所周围强制车辆减速。建议机动车安装昼间行驶灯。不同车辆和行人分道行驶。

任务四　各年龄期儿童保健

一、胎儿特点及保健

（一）胎儿的特点

胎儿的发育与孕母的健康、营养状况、生活环境和心理卫生等密切相关。孕母如受理化因素刺激或缺乏营养时，可影响胎儿的生长发育，导致胎儿流产、早产、先天畸形，甚至死亡的不良后果。因此，胎儿期保健应以孕母的保健为重点，通过对孕母的产前保健达到保护胎儿健康成长的目的。

（二）胎儿的保健

1. 产前保健

（1）预防遗传性疾病与先天性畸形：提倡婚前进行遗传性疾病的咨询，禁止近亲结婚。遗传性疾病咨询的重点对象有：夫妻双方确诊或怀疑有遗传性疾病者；家族内连续发生不明原因疾病者；家族内有与遗传有关的先天性畸形或智力低下者。

胎儿期是致畸的敏感期，尤其是前3个月。引起先天性畸形的原因比较复杂，有遗传、化学物质、射线、药物、营养障碍及感染等多方面因素。因此，为了儿童的健康成长，应采取有效措施，预防和减少先天性畸形的发生。例如：预防孕期感染，特别是妊娠早期，孕母如感染风疹病毒、巨细胞病毒、肠道病毒及弓形体等均可引起流产或胎儿畸形（表2-4）；避免接触放射线和铅、苯、汞、有机磷农药等化学物质，不吸烟和酗酒；患有严重心、肝、肾疾病及糖尿病、甲状腺功能亢进症或减退症、结核病等慢性疾病的孕母应在医生指导下用药（表2-5）；高危产妇除定期产前检查外，还应加强观察。一旦出现异常，及时就诊，必要时终止妊娠。

（2）保证充足营养：胎儿生长发育所需要的营养物质完全依赖于孕母供给。不同阶段的营养不良可影响此阶段主要器官的发育，如胎儿早期的营养不良可导致胎儿脑发育不良。不同阶段，胎儿所需要的营养素比例也略有不同，如胎儿早期要注意补充叶酸和碘，晚期要合理摄入能量和各种营养素，妊娠后3个月的营养摄入对保证胎儿加速生长和储存产后泌乳所需能量非常重要。因此，孕母要注意膳食搭配，保证各种营养物质的摄入，尤其是铁、锌、钙、维生素D等营养素的补充。严重营养不良可引起胎儿流产、早产和宫内发育迟缓。与此同时，孕母也要防止营养物质摄入过多而导致胎儿发育异常。

（3）保证孕母良好的生活环境：孕母应注意保持正常的生活规律，保持心情愉快，注意劳逸结合。尽量避于污染的环境。

（4）避免妊娠期并发症：加强对高危孕妇的随访，预防流产、早产及异常分娩的发生。

表2-4 孕母病毒感染对胎儿的影响

孕母病毒感染	对胎儿的影响
风疹病毒	白内障、失聪、智能低下、先天性心脏病
弓形体	视网膜病变、脑钙化、脑积水
水痘病毒	肢体畸形、手足指（趾）畸形、白内障、早产
巨细胞病毒	智能低下、失聪、早产、小头畸形
单纯疱疹病毒	视网膜病变、中枢神经系统异常
Eco病毒	脑炎、心肌炎
柯萨奇病毒	脑炎、心肌炎
流感病毒	流产、早产、畸形
梅毒螺旋体	先天性梅毒
乙肝病毒	乙型肝炎
人类免疫缺陷病毒	人类免疫缺陷疾病

表 2-5　药物对胎儿的影响

药物	对胎儿的影响
肾上腺皮质激素	腭裂、无脑儿
地西泮	唇裂、畸形、胆红素脑病(核黄疸)
苯妥英钠	唇裂、腭裂、先天性心脏病
维生素 A	畸形
维生素 D	主动脉狭窄、高钙血症
^{131}I	甲状腺肿大、甲状腺功能减退、畸形
甲巯咪唑	甲状腺肿大
胰岛素	死亡、畸形、唇裂、腭裂、先天性心脏病
黄体酮	男性化
环磷酰胺	畸形、死亡

2. 产时保健　产时保健的重点是注意预防产伤及产时感染，帮助孕母选择正确的分娩方式，权衡各种助产方式的利弊，合理使用器械助产。凡有胎膜早破、羊水污染、宫内窒息、胎粪吸入、脐带脱垂及产程延长、难产等情况，胎儿感染的概率可明显增加。治疗上可预防性使用抗生素，以预防感染的发生。

3. 胎儿期心理卫生　注意做好优生准备及适宜的胎教。胎教可分为音乐胎教、运动胎教和言语胎教。

此外，在每位孕母的妊娠末期，社区保健工作者应至少做 1 次家庭访视。了解孕母为即将出生的新生儿所做的心理准备和物品准备，向每位孕母进行有关新生儿喂养、保暖和预防疾病等方面的健康教育，使每名新生儿在出生后就能得到恰当的护理。

二、新生儿特点及保健

(一) 新生儿的特点

新生儿脱离母体后需经历解剖、生理上的巨大变化，才能适应宫外的新环境，而新生儿身体各组织和器官的功能发育尚不成熟，对外界环境变化的适应性和调节性差，加之抵抗力弱，易患各种疾病，且病情变化快，其发病率和死亡率均较高。据报道，新生儿死亡人数占 5 岁以下儿童死亡总人数的 45%，其中第 1 周内的新生儿死亡人数占新生儿死亡总人数的 75% 左右，故新生儿保健工作的重点应放在出生后第 1 周。

(二) 新生儿的保健

1. 产后保健　预防并及时处理新生儿缺氧、窒息、低体温、低血糖、低血钙和颅内出血等情况。产房内温度应保持在 25 ~ 28 ℃；新生儿娩出后应迅速清除口、鼻腔内的黏液，以保证呼吸道通畅；及时眼部用药，防治感染性眼病；严格消毒、结扎脐带；记录出生时新生儿 Apgar 评分、体温、呼吸、心率、体重与身长。经评估后，将正常新生儿送入新生儿室或母婴室，尽早开始母乳喂养；将早产儿、低体重儿、宫内感染、产时异常等高危儿送入新生儿重症监护室，予以特殊监护和积极处理。

2. 居家保健

(1) 家庭访视：社区卫生服务中心的妇幼保健人员在新生儿期一般应家访 3 ~ 4 次。

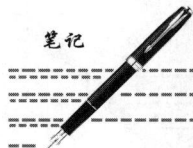

高危儿或者检查发现有异常者适当增加访视的次数。家访的目的在于早期发现问题，早期干预，从而降低新生儿疾病的发生率或减轻疾病的严重程度。访视内容有：①询问新生儿出生情况及出生后生活状态、预防接种、喂养与护理等情况。②观察居住环境及新生儿一般情况，重点注意有无产伤、黄疸、畸形、皮肤与脐部感染等。③体格检查包括检查新生儿头颅、前囟、心肺腹部、四肢、外生殖器；测量新生儿头围、体重等，以及视、听觉筛查。④指导及咨询，如喂养、日常护理。在访视中，发现问题严重者应立即就诊。

（2）合理喂养：母乳是新生儿的最佳食品，应鼓励和支持母乳喂养，并宣传母乳喂养的优点，教授哺乳的方法和技巧，指导母亲观察乳汁分泌是否充足，新生儿吸吮是否有力。若母乳充足，新生儿哺乳后可安静入睡，大小便正常，体重正常增长；母亲可有乳房胀痛感或乳汁溢出浸湿胸前衣服等现象。低体重儿吸吮力强者可按正常新生儿的喂养方法进行，按需授乳；吸吮力弱者可将母乳挤出，用滴管哺喂，一次量不宜过大，以免吸入气管中。部分药物可通过乳汁分泌，如氨基糖苷类、异烟肼、氯霉素等，故乳母应在医生指导下用药。如确系母乳不足或者无法进行母乳喂养者，则应指导母亲采取科学的人工喂养方法。

（3）保暖：新生儿房间应阳光充足，通风良好，温、湿度适宜。有条件者家庭室内温度保持在20～22℃，相对湿度为55%。冬季环境温度过低可使新生儿（特别是低体重儿）体温不升，影响代谢和血液循环，甚至发生新生儿寒冷损伤综合征。因此，新生儿在寒冷季节要特别注意保暖。访视时应指导家长正确使用热水袋或代用品保暖，防止烫伤。夏季若环境温度过高、衣被过厚或包裹过严，可引起新生儿体温上升。因此，要随着气温的变化，调节环境温度，增减衣被、包裹。

（4）日常护理：指导家长观察新生儿的精神状态、面色、呼吸、体温、哭声和大小便等情况。新生儿皮肤娇嫩，且新陈代谢旺盛，应保持皮肤清洁。向家长介绍正确的眼睛、口腔黏膜、鼻腔、外耳道、臀部和脐部的护理方法。新生儿脐带未脱落前要注意保持局部清洁干燥。用柔软、浅色、吸水性强的棉布制作衣服、被褥和尿布，避免使用合成制品或羊毛织物，以防过敏。衣服式样应简单、易于穿脱、宽松，不妨碍肢体活动。尿布以白色为宜，便于观察大小便的颜色，且应勤换、勤洗，以保持新生儿臀部皮肤清洁、干燥，防止发生尿布皮炎。在冬季，新生儿不宜穿得过多、过厚，包裹不宜过紧，更不宜用带子捆绑，应保证新生儿活动自如及双下肢屈曲（此状态利于髋关节的发育）。存放新生儿衣物的衣柜不宜放置樟脑丸，以免引发新生儿溶血症。

（5）预防疾病和事故：定时开窗通风，保持室内空气清新。新生儿有专门用具，食具用后要消毒，保持衣服、被褥和尿布清洁、干燥。母亲在哺乳和护理新生儿前应洗手。家人患感冒时必须戴口罩后再接触新生儿。尽量减少亲友探视和亲吻新生儿，避免交叉感染。凡患有皮肤病、呼吸道和消化道感染及其他传染病者，不能接触新生儿。按时接种卡介苗和乙肝疫苗。新生儿出生后应及时补充维生素D，以预防佝偻病的发生。注意防止因包被蒙头过严、哺乳姿势不当、乳房堵塞新生儿口、鼻等造成新生儿窒息。新生儿早期应进行先天性遗传代谢性疾病的筛查。目前，我国开展的项目有先天性甲状腺功能减退症、苯丙酮尿症、半乳糖血症和听力的筛查，同时推荐进行先天性髋关节发育不良的筛查。

（6）早期教养：新生儿的视、听、触觉已初步形成，在此基础上，可通过反复的视觉和听觉训练，建立各种条件反射，培养新生儿对周围环境的定向力及反应能力。家长在教养儿童中起着重要作用。一方面，应鼓励家长与新生儿进行目光交流、皮肤接触，以促进父母与新生儿的情感连接及新生儿感知觉的发育；另一方面，父母对新生儿说话和唱歌等，可促进新生儿的智力发育。

三、婴儿特点及保健

（一）婴儿的特点

婴儿的生长发育是出生后最为迅速的，因此婴儿对能量和营养素，尤其是蛋白质的需要量相对较多，而其消化吸收功能尚未发育完善，故易出现消化功能紊乱和营养不良等疾病。随着月龄的增加，婴儿通过胎盘从母体获得的免疫物质逐渐减少，而自身的免疫功能尚未成熟，故易患肺炎等感染性疾病和传染性疾病。

（二）婴儿的保健

1. 合理喂养　6个月以内婴儿提倡纯母乳喂养。混合喂养或配方喂养儿则首选配方奶粉。6个月以上婴儿要及时添加辅助食品，为断奶做准备；同时要使其适应多种食物，减少以后挑食、偏食的发生。家长应掌握辅食引入的顺序和原则、食物的选择和制作方法等。在引入辅食的过程中，家长要注意观察婴儿的粪便，及时判断所添加的辅食是否恰当，并注意避免或减少食物过敏的发生。

自引入辅食起，即应训练婴儿用勺进食；7~8个月后学习用杯喝奶和饮水，以促进咀嚼、吞咽及口腔协调动作的发育；9~10个月的婴儿开始有主动进食的要求，可先训练其抓取食物的能力，尽早让婴儿学习自己用勺进食，以促进其眼、手协调，有益于手部肌肉的发育，同时也可使婴儿的独立性、自主性得到发展。

2. 日常护理

（1）清洁卫生：每日早晚应给婴儿洗脸、洗脚和清洗臀部，勤换衣裤，用尿布保护会阴部皮肤清洁。有条件者应每日沐浴，天气炎热、出汗多时应酌情增加沐浴次数。沐浴不仅可以保持清洁，还为婴儿提供了嬉戏和运动的机会。同时，家长也可利用这一时间观察婴儿的健康状况，更多地抚摸婴儿，并与其交流。沐浴后，要特别注意擦干皮肤皱褶处，如颈、腋、腹股沟等部位。婴儿头部前囟处易形成鳞状污垢或痂皮，可涂抹植物油，待痂皮软化后用婴儿专用洗发液和温水洗净，不可强行剥落，以免引起皮肤破损和出血。婴儿耳部及外耳道的可见部分，每日以细软毛巾擦净；鼻孔分泌物用棉签蘸水擦除，切勿将棉签插入婴儿鼻腔内。在哺乳或进食后可喂少量温开水以清洁口腔。

（2）衣着：婴儿衣着应简单、宽松且少接缝，避免摩擦皮肤，便于穿脱及四肢活动。婴儿颈短，上衣不宜有领；最好穿连衣裤或背带裤，以利胸廓发育。注意按季节增减衣服和被褥，尤其是冬季不宜穿得过多、过厚，以免影响四肢血液循环和活动。

（3）睡眠：充足的睡眠是保证婴儿健康的先决条件之一。如睡眠不足时，婴儿会表现出烦躁、易怒、食欲减退、体重下降，且不能熟睡，易造成恶性循环。婴儿所需的睡眠时间个体差异较大。随着年龄增长睡眠时间可逐渐减少，且两次睡眠的间隔时间延长。为保证充足的睡眠，必须在出生后即培养婴儿良好的睡眠习惯。一般1~2个月的婴儿尚未建立昼夜生活节律，胃容量小，可夜间哺乳1~2次，但不应含乳头入睡；3~4个月后逐渐停止夜间哺乳，任其熟睡。婴儿的睡眠环境不需要过分安静，白天光线柔和，夜间熄灯睡觉。婴儿睡前应避免过度兴奋，保持身体清洁、干爽和舒适。婴儿应有固定的睡眠场所和睡眠时间，母婴同室，可利用固定的乐曲催眠，不拍、不摇、不抱。待习惯养

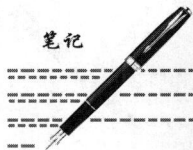

成后，不要轻易破坏。

（4）牙齿：4～10个月乳牙开始萌出，婴儿会有一些不舒服的表现，如吮手指、咬东西，严重时还会表现为烦躁不安、无法入睡和拒食等。可给较大的婴儿一些稍硬的饼干、烤面包片或馒头片等食物咀嚼，使其感到舒适。乳牙萌出后，每晚用指套刷牙或软布清洁乳牙。婴儿不宜含着奶嘴入睡，以免发生"奶瓶龋病"。不良吸吮习惯可对口腔产生异常压力，导致反颌、错颌、颜面狭窄等畸形。因此，应注意婴儿吸吮奶嘴的正确姿势。

（5）户外活动：家长应每日带婴儿进行户外活动，呼吸新鲜空气和晒太阳；有条件者可进行空气浴和日光浴，以增强体质和预防佝偻病的发生。

3. 早期教育

（1）大小便训练：儿童控制排便的能力与神经系统的成熟度有关，存在个体差异，且受遗传因素的影响。随着食物性质的改变和消化功能的成熟，婴儿大便次数逐渐减少至每日1～2次时，即可开始训练定时排便。婴儿会坐后，可以练习坐盆排便，每次3～5分钟，坐盆时不要分散其注意力。

（2）视、听能力训练：对3个月内的婴儿，可以在婴儿床上悬吊颜色鲜艳、能发声及转动的玩具，以吸引婴儿的注意力；每天定时播放悦耳的音乐；家人经常面对婴儿说话、唱歌。3～6个月的婴儿需进一步完善视、听觉，可选择各种颜色、形状、发声的玩具，逗引婴儿看、摸和听。注意培养婴儿分辨声调和对错的能力，用温柔的声音表示赞许、鼓励，用严厉的声音表示禁止、批评。对6～12个月的婴儿应培养其稍长时间的注意力，引导其观察事物，促使其逐渐认识和熟悉常见的物品；以询问的方式让婴儿看、指、找，从而使其视觉、听觉与心理活动紧密联系起来。

（3）动作的发展：家长应为婴儿提供运动的空间和机会。2～3周时，婴儿可开始练习空腹俯卧，并逐渐延长俯卧的时间。培养婴儿俯卧抬头，以扩大婴儿的视野。3～6个月时，婴儿喜欢注视和玩弄自己的小手，能够抓握细小的玩具，此时应使用玩具练习婴儿的抓握能力，并训练翻身。7～9个月时，用能够滚动的、颜色鲜艳的软球等玩具逗引婴儿爬行，同时训练婴儿站立、坐下和迈步，以增强婴儿的活动能力和扩大其活动范围。10～12个月时，鼓励婴儿学走路。

（4）语言的培养：语言的发展是一个连续的有序过程。最先是练习发音，然后是感受语言或理解语言，最后才是用语言表达，也就是说话。婴儿出生后，家长就要利用一切机会和婴儿说话或逗引婴儿"咿呀"学语，利用日常接触的人和物，引导婴儿把语言同人和物及动作联系起来。5～6个月的婴儿可以培养其对简单语言做出动作反应，如用眼睛寻找询问的物品，用动作回答简单的要求，以发展婴儿理解语言的能力。9个月时开始注意培养婴儿有意识地模仿发音，如"爸爸""妈妈"等。

4. 防止事故发生　此期常见的事故有异物吸入、窒息、中毒、跌伤、触电、溺水和烫伤等。应向家长特别强调对事故的预防。

5. 预防疾病和促进健康　婴儿对传染性疾病普遍易感，为保证婴儿的健康成长，必须切实完成免疫规划程序的基础免疫，以预防急性传染病的发生，并注意在某种传染病流行期间尽量避免带婴儿到人群拥挤的地方。同时，要定期为婴儿做体格检查，进行生长发育监测，以便及早发现问题，及时干预和治疗。检查的内容包括：①体格测量及评估。②询问个人史及既往史。③各系统检查。④常见疾病的实验室检查，如营养不良、营养性缺铁性贫血、佝偻病、微量元素缺乏、发育迟缓等。检查的频率一般为：6个月以内婴儿每月进行 1 次；7～12 个月婴儿每 2～3 个月进行 1 次；高危儿、体弱儿适当增加检查次数。婴儿期常见的健康问题还包括婴儿腹泻、营养物质（如牛奶）过敏、湿疹、尿布皮炎和脂溢性皮炎等，保健人员应根据具体情况给予健康指导。

6. 婴儿心理卫生　随着婴儿神经细胞的迅速生长及髓鞘化的形成，适时地给予婴儿不同的感官刺激，可以促进其感知觉的迅速发育，为其一生的认知功能的发展奠定基础。同时，母亲要能及时、准确地满足婴儿的各种需求，以促进婴儿建立安全型依恋，为其日后具有良好的社会适应性打好基础。

四、幼儿特点及保健

（一）幼儿的特点

幼儿生长发育速度较之前有所减慢，但神经心理发育迅速，对周围环境产生好奇，乐于模仿；并且，随着幼儿自主性和独立性的不断发展，其行走和语言能力增强，活动范围扩大，与外界环境接触机会增多。因此，幼儿期是社会－心理发育最为迅速的时期。但因其免疫功能仍不健全，且对危险事物的识别能力差，故感染性和传染性疾病的发病率仍较高，使事故的发生率增加。

（二）幼儿的保健

1. 合理安排膳食　幼儿处在断奶之后、生长发育仍较快的时期，此时应注意供给足够的能量和优质蛋白，保证各种营养素充足且均衡。乳类供应应不低于总能量的 1/3，每日 5～6 餐为宜。

在幼儿 2～2.5 岁以前，其乳牙尚未出齐，咀嚼和消化功能较弱，食物应细、软、烂为宜。食物的种类和制作方法需经常变换，做到多样化、菜色美观，以增进幼儿食欲。由于幼儿期生长速度较婴儿期减慢，需要量相对下降，以及受外界环境的吸引，18 个月左右的幼儿可能出现生理性厌食，表现出对食物缺乏兴趣和偏食。保健人员应帮助家长了解幼儿进食的特点，指导家长掌握合理的喂养方法和技巧。例如：幼儿自主性增加，应鼓励幼儿自己进食，并为其提供小块、可以用手拿的食物；在幼儿的餐具中不要一次放入大量的食物，有效的办法是先放少量食物，吃完后再添加，使其不感到家长的强迫；保持愉快、宽松的就餐环境，不要惩罚幼儿，以免影响食欲。幼儿还喜欢将各种食物分开，吃完一种再吃另一种。他们在就餐时比较注重仪式感，如喜欢固定时间用固定的碗、杯和汤匙等。

在注意幼儿的膳食质量的同时，还要注意培养良好的进食习惯。就餐前 15 分钟使幼儿做好心理和生理上的就餐准备，避免过度兴奋或疲劳。进餐时不玩耍，鼓励和培养其自用餐具，养成不吃零食、不挑食、不偏食、不撒饭菜等良好的习惯。成人自己也要改正不良的饮食习惯，为幼儿树立良好的榜样。此外，还要注意培养幼儿的就餐礼仪，如吃饭时不讲话，不将自己喜欢的菜拿到自己面前等。

2. 日常护理　由于幼儿的自理能力不断提高，家长既要促进幼儿的独立生活能力，又要保证其安全和卫生。

（1）衣着：幼儿衣着应颜色鲜艳，便于识别，穿脱简便，便于自理。幼儿 3 岁左右应开始学习穿脱衣服、整理自己的用物。成人应为他们创造自理条件，如鞋子不用系带式。

（2）睡眠：幼儿的睡眠时间会随着年龄的增长而减少。一般每晚可睡 10～12 小时，

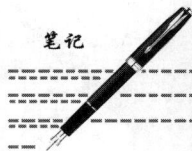

白天小睡 1~2 次。幼儿睡前常需有人陪伴，或带一个喜欢的玩具上床，以使他们有安全感。就寝前不要给幼儿阅读令人紧张的故事或做剧烈的游戏，可用低沉的声音重复讲故事以帮助其入眠。

（3）口腔保健：幼儿不能自己刷牙时，家长可用软布或软毛牙刷清洁幼儿牙齿。2~3 岁后，幼儿可在父母的指导下自行刷牙，早晚各一次，饭后漱口。为保护牙齿应少吃易致龋的食物，如糖果、甜点等，并去除不良习惯，如喝完牛奶或果汁后不清洁牙齿就入睡。家长应定期带幼儿进行口腔检查。

3. 早期教育

（1）大小便训练：1~2 岁幼儿开始能够控制肛门和尿道括约肌，而且认知的发展使他们能够表示便意，理解应在什么地方排泄，为大小便训练做好了生理和心理的准备。在训练过程中，家长应注意多采用赞赏和鼓励的方式，训练失败时不要表示失望或责备幼儿。在此期间，幼儿应穿着易脱的裤子，以利于排便习惯的培养。大便训练常较小便训练先完成，因为它较有规律性，而且幼儿对排大便的感觉更强烈。在环境突然变化时，幼儿已经形成的排泄习惯也会改变，但当幼儿情绪平稳后，排泄习惯会恢复。使用尿布不会影响幼儿控制大小便能力的培养。2~3 岁幼儿多已能控制膀胱排尿，如 5 岁后仍不能随意控制排尿则应及时就诊。

（2）动作的发展：玩具可促进动作的发展、应根据幼儿不同的年龄选择合适的玩具。走路可使 12~15 个月幼儿感觉愉快，他们以扔和捡东西，或放东西到袋中再取出为乐。18 个月大的幼儿喜欢能推拉的玩具。因此，1~2 岁幼儿要选择能发展走、跳、投掷、攀登和肌肉活动的玩具，如球类、拖拉车、积木、滑梯等。2 岁以后的幼儿开始模仿成人的活动，喜欢玩水、沙土、橡皮泥等，还喜欢奔跑、蹦跳等激烈的运动，并喜欢在纸上随意涂画，故 2~3 岁幼儿要选择能发展动作、注意力、想象力、思维等能力的玩具，如人偶玩具（积木、娃娃等）、能装拆的玩具、三轮车、攀登架等。成人可从旁引导或帮助幼儿玩耍，以发展其动作的协调性。

（3）语言的发展：幼儿有强烈的好奇心、求知欲和表现欲，喜欢提问题、唱简单的歌谣、看动画片等。成人应满足其欲望，经常与其交谈，鼓励其多说话，通过游戏、讲故事、唱歌等方式促进幼儿语言发育，还可借助于动画片等电视节目扩大其词汇量，以纠正发音。

（4）卫生习惯的培养：培养幼儿定时洗澡，勤换衣裤，勤剪指甲、饭前便后洗手、不喝生水、不吃未洗净的瓜果、不食掉在地上的食物、不随地吐痰和大小便、不乱扔瓜果纸屑等习惯。

（5）品德教育：幼儿应学习与他人分享、互助友爱、尊敬长辈、使用礼貌用语等品德。由于幼儿模仿力极强，成人要给幼儿树立好榜样。成人对幼儿教育的态度和要求应一致，要平等对待每一位幼儿，以免引起心理紊乱，造成幼儿缺乏信心或顽固任性。当幼儿破坏了家长一再强调的某些规则时，如安全注意事项等，可给予适当的惩罚。

4. 预防疾病和事故发生　继续加强预防接种和防病工作，每 6 个月为幼儿做健康检查 1 次，进行生长发育监测，预防营养不良、单纯性肥胖、缺铁性贫血、龋病、视力异常等疾病的发生。指导家长预防幼儿发生事故，如异物吸入、烫伤、跌伤、溺水、中毒、电击伤等。

5. 保障幼儿心理卫生健康　幼儿常见的心理行为问题包括违拗、发脾气和破坏性行为等，家长应针对原因采取有效措施。

笔记

幼儿控制情绪的能力与其语言、思维的发展和父母的教养有关。幼儿的生活需要依赖成人的帮助。父母及时应答他们的需要有助于幼儿心理的正常发育。如其需求经常得不到满足，则幼儿可能控制不住自己的情绪而发脾气或有破坏性行为，故父母对幼儿的要求或行为应按照社会标准予以满足或约束；尽量预见性地处理问题，减少幼儿产生消极行为的机会；采用诱导的方法而不是强制的方法处理幼儿的行为问题，以减少对立情绪。

五、学龄前儿童特点及保健

（一）学龄前儿童的特点

学龄前儿童体格发育较前减慢，但语言、思维、动作、神经精神发育仍较快，具有好奇、多问的特点。此外，学龄前儿童的防病能力虽然有所增强，但仍易患急性肾炎、风湿病等免疫性疾病；且因接触面广，喜欢模仿而无生活经验，易发生各种事故。学龄前期是儿童性格形成的关键时期，此期儿童具有较大的可塑性，应加强早期教育，培养其良好的学习习惯，发展其想象力与思维能力，以提高其心理素质和生活自理能力。

（二）学龄前儿童的保健

1. 合理营养 学龄前儿童的饮食已接近成人，食品制作应多样化，做到粗、细、荤、素食品搭配，以保证能量和蛋白质的摄入。优质蛋白的摄入应占总蛋白的1/2，每日以 4 ~ 5 餐为宜。注意培养儿童健康的饮食习惯和良好的进餐礼仪。另外，学龄前儿童喜欢参与食品制作和餐桌的布置，家长可以利用此机会对儿童进行营养知识、食品卫生和防止烫伤等健康教育。

2. 日常护理

（1）自理能力：学龄前儿童已有部分自理能力，如进食、洗脸、刷牙、穿衣、如厕等，但其动作缓慢、不协调，常需他人协助，可能要花费成人更多的时间和精力，此时仍应鼓励儿童自理，并独立完成。

（2）睡眠：学龄前儿童想象力极其丰富，可导致其因怕黑、做噩梦、梦游等而不敢一个人在卧室睡觉，常需要成人的陪伴。成人可在儿童入睡前与其进行一些轻松、愉快的活动，以减轻其紧张情绪，还可在卧室内放置一盏小夜灯。

3. 预防疾病和事故发生 通过游戏和体育活动增强儿童体质。儿童每年应进行 1 ~ 2 次体格检查，3 岁后每年检测视力、血压 1 次，筛查与矫治近视、龋病、缺铁性贫血、肾疾病、寄生虫感染等疾病，并继续监测生长发育情况，预防接种也可在此期进行加强。生活在集体机构中的儿童特别需要注意传染病的预防，如水痘、痢疾等。

对学龄前儿童开展安全教育，采取相应的安全措施，以预防外伤、溺水、中毒、交通事故的发生。

4. 心理卫生

（1）意志品质的培养：在游戏中，培养儿童关心集体、遵守规则、团结协作、互相谦让、热爱劳动等品质。在日常生活、游戏或学习中，有意识地培养儿童克服困难的意志，增强其自觉、坚持、果断和自制的能力。安排儿童学习手工制作、绘画、弹奏乐器、唱歌和跳舞，以及参观动物园、植物园和博物馆等活动，培养他们多方面的兴趣和想象力、思维能力，以陶冶情操。

（2）促进智力发展：学龄前儿童在绘画、搭积木、剪贴手工和做模型的复杂性和技

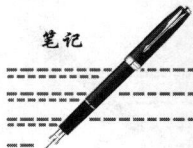

巧性方面的能力明显增强，且游戏的模仿性更强，如玩"过家家"游戏等。成人应有意识地引导儿童进行较复杂的智力游戏，以增强其思维能力和动手能力。每次游戏时间以20~25分钟为宜。

（3）促进社会交往能力发展：社会交往是个体心理健康发展的必要条件，家长要为儿童创造一定的社会交往机会，教会儿童适宜的交往方式和基本的社会规则，鼓励儿童正确表达自己的意见，以及解决矛盾和问题的能力。

（4）防治常见的心理行为问题：学龄前儿童常见的心理行为问题包括吸吮拇指和咬指甲，以及遗尿、手淫、攻击性或破坏性行为等，家长应针对具体原因采取有效的措施。

六、学龄儿童特点及保健

（一）学龄儿童的特点

学龄儿童大脑皮质功能发育更加成熟，对事物具有一定的分析、理解能力，其认知和社会－心理的发展也非常迅速。学龄期是儿童接受科学文化教育的重要时期，也是儿童心理发展的一个重大转折时期，同伴、学校和社会环境对其影响均较大。由于学龄儿童机体抵抗力增强，其疾病的发生率较低，但要注意用眼卫生和口腔卫生，端正坐、立、行姿势，以及防治精神、情绪和行为等方面的问题。

（二）学龄儿童的保健

1. 合理营养　学龄儿童的膳食要求营养充分而均衡，以满足儿童体格生长、心理和智力发展、紧张学习等需求。因此，要重视学龄儿童早餐和课间加餐，小学生常因晨起食欲不佳及赶时间而进食不足，要注意保证早餐的质和量，最好于上午课间补充营养食品，以保证体格发育和保持精力充沛。同时，要特别重视补充强化铁食品，以降低贫血的发生率。家长在安排饮食时，可让儿童参与制定菜谱和准备食物，以增进食欲。学龄儿童的饮食习惯和方式受大众传媒、同伴和家人的影响较大，因此学校应开设营养教育课程，进行营养卫生宣教，以纠正挑食、偏食、吃零食、暴饮暴食等不良习惯。

2. 体格锻炼　学龄儿童应每天进行户外活动和体格锻炼，系统的体育锻炼如体操、跑步、球类活动、游泳等，均能促进儿童体力、耐力的发展。课间参加户外活动还可以保持清醒头脑和缓解躯体疲劳。体格锻炼时，内容要适当，循序渐进，不能操之过急。

3. 疾病预防　家长应保证学龄儿童充分的睡眠和休息，每年进行1次体格检查，继续按时预防接种，宣传常见传染病的知识，并对传染病做到早发现、早报告、早隔离、早治疗。学校和家庭还应注意培养儿童正确的坐、立、行走和读书等姿势，预防近视及脊柱异常弯曲等畸形的发生。具体措施如下。

（1）培养良好的睡眠习惯：养成按时上床和起床的习惯，有条件者可午睡片刻，以保证学龄儿童精力充沛、身体健康。

（2）注意口腔卫生：培养儿童每天早晚刷牙、饭后漱口的习惯，以预防龋病的发生。

（3）预防近视：学龄儿童应特别注意保护视力。教育儿童写字、读书时书本和眼睛应保持1尺左右的距离，保持正确的姿势。课堂桌椅要配套，并定期更换座位。教室光线要充足，避免儿童在太弱的光线下看书、写字。读书、写字的时间不宜太长，课间要到户外活动，进行远眺以缓解视疲劳。教导儿童写字不要过小、过密，并积极开展眼保健操活动。一旦儿童发生近视，要及时到医院进行检查和治疗。

（4）培养正确的坐、立、行等姿势：学龄期是儿童骨骼生长发育的重要阶段，儿童

儿童护理

骨骼的可塑性很大，如果经常保持某些不良姿势，如听课、看书、写字时弯腰、歪头、扭身，站立和行走时歪肩、驼背等，均可影响胸廓的正常发育，造成骨骼畸形。

1）听课、阅读时，应抬头，两肩放平，躯干挺直，两臂自然下垂，大腿平放于椅面上，腰部靠在椅背上，小腿与地面垂直或稍向前伸，双足平放地上，这样可使身体保持舒适，不易引发疲劳。阅读时，书本应与桌面成30°~40°，使书本与视线成90°，以避免引起颈肌疲劳。

2）写字时，头稍向前倾，两臂等长地放于桌面上，前胸与桌沿保持1拳的距离，眼与书本也要保持一定距离，不要过近。

3）站立时，两臂自然下垂，挺胸，收腹。休息时双足交替伸出，不要固定在一侧。

4）走路时，双足勿向内或向外侧撇。背书包时要双肩交换，避免造成歪肩，最好使用双肩背带的书包。

4. 防止事故发生　学龄儿童常发生的伤害事故包括车祸、溺水，以及在活动时发生肢体擦伤、割伤、挫伤、扭伤或骨折等。因此，儿童必须学习交通规则和事故的防范知识，以减少伤残的发生。

5. 心理卫生

（1）培养良好的学习习惯：学习成为此期儿童生活的重要组成部分。家长应帮助儿童提高学习兴趣，促进求知欲，帮助儿童养成热爱学习、快乐学习、独立学习的良好习惯。

（2）促进社会性发展：小学阶段的儿童社会交往进一步增加，其交往对象主要是老师和同学。因此，应教会儿童听懂老师的要求，能向老师提出自己的请求。帮助儿童建立良好的同伴关系，使儿童尽快适应学校生活，获得安全感和归属感。此外，还要充分利用各种机会和宣传工具，有计划、有目的地帮助儿童抵制社会上的各种不良风气。

（3）保护自尊心：学龄儿童，尤其是小学高年级儿童，他们对各种事件会有自己的看法。因此，父母应尊重孩子，遇事多倾听孩子的想法，多与孩子商量，帮助孩子分析问题和判断对错，以促进儿童自信心、自尊心的发展。

（4）防治常见的心理行为问题：学龄儿童对学校不适应是比较常见的问题，表现为焦虑、恐惧或拒绝上学。其原因较多，例如，不喜欢学校的环境，害怕某位老师，与同伴关系紧张，或害怕考试等。家长一定要查明原因，采取相应的措施。同时，需要学校和家长的相互配合，帮助儿童适应学校生活。对于学习困难的儿童，应排除注意缺陷多动障碍、情绪行为问题及特殊发育障碍。

七、青少年特点及保健

青春期是个体由儿童过渡到成人的时期，是儿童生长发育的最后阶段，也是人的一生中决定体格、体质、心理和智力发育及发展的关键时期。

（一）青少年的特点

1. 体格及性器官发育迅速　此期青少年的生长发育在性激素的作用下明显加快，表现为体重、身高明显增加。体格发育呈现第2个高峰期，并有明显的性别差异。

2. 心理与社会适应能力发展相对缓慢　青春期是人的一生中极为特殊的时期。此期青少年生理发育十分迅速，使他们产生了成人感，在待人接物的态度、情绪、情感的表达及行为的内容和方式等方面都发生了明显的变化。他们渴望社会，学校和家长能给予

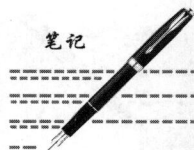

他们成人式的信任和尊重，但他们的心理水平尚处于从幼稚向成熟发展的过渡时期，思维方式还处于从经验型向理论型的过渡，看待事物带有很大的片面性及表面性；在人格特点上，他们还缺乏成人那种深刻而稳定的情绪体验，缺乏承受压力、克服困难的意志力，社会经验也十分欠缺。故他们的身心发展仍处在一种非平衡状态，容易出现心理冲突和矛盾。此外，由于性的成熟，他们对异性产生了好奇，滋生了对性的渴望，但这种愿望和情绪又不能公开表现，所以他们常感到压抑。

（1）反抗性与依赖性：由于青少年产生了强烈的成人感，具有强烈的独立意识，他们时常处于一种与成人相抵触的情绪状态中，不愿听取父母、老师及其他成人的意见。但他们的内心并没有完全摆脱对成人的依赖，只是依赖的方式有所变化，希望从成人那里得到更多精神上的理解、支持和保护。

（2）闭锁性与开放性：进入青春期后，青少年的内心活动更丰富了，但表露于外的东西却少了，加上他们对外界的不信任和不满意，使这种自我闭锁的程度增加。与此同时，他们又常感到孤独和寂寞，希望有人来关心和理解他们，因而不断地寻找朋友，一旦找到就会推心置腹、毫无保留。

（3）自满和自卑：青少年尚不能确切地认识自己的能力，很难对自己做出一个全面而恰当的评价。偶尔的成功可使他们认为自己很优秀，甚至沾沾自喜；偶尔的失败，又使他们认为自己很无能而自卑。

综上所述，青少年常处于各种心理矛盾的包围之中，如果这些矛盾不能得以顺利解决，就可能在情绪、情感、性格及行为等方面出现异常，甚至引发严重的心理及行为偏差。因此，青少年的心理、情绪及行为问题的及早发现、尽早调整，对他们身心的正常发展具有重要意义。

3. 神经－内分泌系统调节不稳定　由于性激素、甲状腺激素、生长激素和体内各种激素分泌不稳定，使青少年神经系统及免疫功能受一定的影响。

（二）青少年的保健

1. 供给充足营养　由于青少年体格生长迅速，其脑力劳动和体力运动的消耗也随之增加。因此，必须供给充足的能量、蛋白质、维生素及矿物质（铁、钙、碘等）。青少年的食欲通常十分旺盛，但由于缺乏营养知识及受大众传媒的鼓动和同伴间的相互影响，他们喜欢吃一些营养成分不均衡的流行食品，并常常不吃早餐，从而造成营养不良。当女孩开始关心自己的外貌和身材时，她们会担心正常范围内的体重增加和脂肪增长，养成过度偏食或挑食习惯，甚至发生厌食症，严重危及身体健康。因此，家长、学校和保健人员均有责任指导青少年选择营养适当的食物和保持良好的饮食习惯。

2. 培养良好的卫生习惯　重点加强青春期女孩的经期卫生指导，如保持生活规律，避免受凉、剧烈运动及重体力劳动。注意会阴部卫生，避免坐浴等。

3. 保证充足的睡眠　青少年需要充足的睡眠和休息，以满足此期迅速生长的需求，应养成早睡早起的睡眠习惯。家长和其他成人应起到榜样和监督作用。

4. 预防疾病和事故发生　青少年应重点预防结核病、风湿病、沙眼、屈光不正、龋病、肥胖、缺铁性贫血、营养不良、神经性厌食和脊柱弯曲等疾病的发生，可通过定期健康检查早期发现、早期治疗。由于青少年神经－内分泌系统调节不够稳定，还可出现良性甲状腺肿大、痤疮、高血压、自主神经功能紊乱等。女孩还易出现月经不规则、痛经等。创伤和事故是青少年，尤其是男孩常见的问题，包括运动创伤、车祸、溺水、打架斗殴所致的损伤等，应继续加强安全教育。

5. 心理卫生

（1）培养自觉性和自制性：由于青少年思想尚未成熟，易受外界一些错误的或不健康的因素影响，使青少年容易染上吸烟、饮酒等不良习惯，甚至有的青少年染上酗酒、吸毒及滥用药物的恶习。因此，应加强正面教育，利用多种方法大力宣传吸烟、酗酒、吸毒及滥用药物的危害，强调青少年应开始对自己的生活方式和健康负责，帮助其养成良好的生活习惯。同时，青少年需要接受系统的法制教育，学习助人为乐、勇于上进的道德风尚，自觉抵制腐化堕落思想的影响。

（2）性教育：性教育是青春期健康教育的一项重要内容，家长、学校和保健人员可以通过交谈、宣传手册、上生理卫生课等方式对青少年进行性教育，其内容包括介绍生殖器官的结构与功能、第二性征、月经和遗精、妊娠、性传播疾病等知识，以消除青少年对性的困惑。同时提倡男女同学之间的正常交往，并自觉抵制黄色书刊、录像等不良信息的影响。对于青少年的自慰行为（如手淫）应给予正确的引导，避免夸大其对健康的危害，以减少青少年恐惧、苦恼和追悔的心理冲突和压力。

（3）防治常见的心理行为问题：青少年最常见的心理行为问题为多种原因引起的出走、自杀及对自我形象不满等。因此，家庭及社会应给予重视，并采取积极的措施解决此类问题。

（张爱娥）

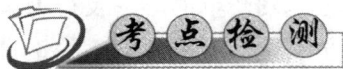 考点检测

1. 在学龄期保健中提到要注意预防传染病，并对传染病做到（　　）

　　A. 早发现　　　　　　　　　　　　B. 早报告

　　C. 早隔离　　　　　　　　　　　　D. 早治疗

　　E. 以上都正确

2. 学龄期儿童常见的心理行为问题是（　　）

　　A. 违拗　　　　　　　　　　　　　B. 遗尿

　　C. 学校恐惧症　　　　　　　　　　D. 咬指甲

　　E. 自杀

3. 学龄前期儿童最常见的心理行为问题是（　　）

　　A. 违拗、发脾气　　　　　　　　　B. 吸吮拇指

　　C. 手淫，有攻击性行为　　　　　　D. 自杀

　　E. 焦虑、恐惧或拒绝上学

4. 筛查与矫治近视的时期应在（　　）

　　A. 新生儿期　　　　　　　　　　　B. 婴儿期

　　C. 幼儿期　　　　　　　　　　　　D. 学龄前期

　　E. 学龄期

5. 关于学龄前儿童保健重点哪项不妥（　　）

　　A. 继续进行生长发育的监测　　　　B. 加强体格锻炼

　　C. 预防意外事故的发生　　　　　　D. 多吃营养品，尤其是优质蛋白

　　E. 重视早期教育

6. 儿童怕黑，怕做噩梦，不敢单独在卧室睡觉，常需大人陪伴的时期是（　　）
   A. 新生儿期　　　　　　　　　　B. 婴儿期
   C. 幼儿期　　　　　　　　　　　D. 学龄前期
   E. 学龄期

7. 在幼儿期最常见的心理行为问题是（　　）
   A. 违拗，发脾气　　　　　　　　B. 吸吮拇指
   C. 手淫，有攻击性行为　　　　　D. 自杀
   E. 焦虑、恐惧或拒绝上学

8. 关于婴幼儿保健工作的重点下列哪项不正确（　　）
   A. 定期健康检查　　　　　　　　B. 喂养指导
   C. 按时进行预防接种　　　　　　D. 合理安排生活制度
   E. 多听轻音乐，教其看图识字

9. 小儿年龄分期中，哪个分期最需要注意防止意外事件的发生（　　）
   A. 青春期　　　　　　　　　　　B. 婴儿期
   C. 幼儿期　　　　　　　　　　　D. 学龄前期
   E. 学龄期

10. 下列各项婴儿期保健的临床表现说法不正确的是（　　）
    A. 8个月小儿出牙3颗
    B. 5个月小儿喜欢玩弄自己的小手
    C. 11个月小儿喜欢玩"藏猫猫"游戏
    D. 5个月小儿要开始训练用眼睛找寻物品
    E. 6个月小儿发音"爸爸"是有意识的行为

11. 关于婴儿大小便训练，开始把尿的年龄是（　　）
    A. 1个月　　　　　　　　　　　B. 2个月
    C. 3个月　　　　　　　　　　　D. 4个月
    E. 5个月

12. 婴儿会玩"躲猫猫"的游戏，并且要鼓励婴儿学走路的年龄是（　　）
    A. 6~7个月　　　　　　　　　　B. 7~8个月
    C. 8~9个月　　　　　　　　　　D. 9~10个月
    E. 10~12个月

13. 新生儿出生后应坚持家庭访视，家庭访视不包括下列哪项（　　）
    A. 出院后1~2天内初访　　　　　B. 出生后5~7天周访
    C. 出生后10~14天半月访　　　　D. 出生后27~28天满月访
    E. 出生后1~2天内初访

14. 新生儿时期保健重点错误的是（　　）
    A. 建立家访制度　　　　　　　　B. 出生后一个月访视3~4次
    C. 早产儿应注意保暖　　　　　　D. 访视中进行全面的体格检查
    E. 进行生长发育监测

15. 婴儿期就可以开始的早教训练是（　　）
    A. 刷牙训练　　　　　　　　　　B. 品德训练
    C. 穿衣训练　　　　　　　　　　D. 大小便训练

E. 学习习惯训练

16. 青春期心理与行为最突出的特点是（　　）
    A. 身心发展的矛盾性　　　　　　B. 形成新的同伴关系
    C. 思维方式成熟　　　　　　　　D. 情绪状态稳定
    E. 有强烈独立自主的意识

17. 4 个月小儿，按照计划免疫程序规律接种，此时应当接种（　　）
    A. 麻疹第一针　　　　　　　　　B. 卡介苗第一针
    C. 乙肝第二针　　　　　　　　　D. 无细胞百白破第二针
    E. 脊髓灰质炎糖丸第二次

18. 百白破疫苗初种年龄应何时开始（　　）
    A. 生后 2~3 天　　　　　　　　　B. 5 个月
    C. 3 个月　　　　　　　　　　　D. 4 个月
    E. 2 个月

19. 预防接种中度反应是（　　）
    A. 局部反应红肿直径的大小 2.6~5.0 cm，发热（腋温）37.5~38.5 ℃
    B. 局部反应红肿直径的大小 2.6~5.0 cm，发热（腋温）37.0~38.5 ℃
    C. 局部反应红肿直径的大小 1.6~5.0 cm，发热（腋温）37.6~38.5 ℃
    D. 局部反应红肿直径的大小 1.5~5.0 cm，发热（腋温）37.0~38.5 ℃
    E. 局部反应红肿直径的大小 2.6~5.0 cm，发热（腋温）38.6 ℃以上

20. 8 个月婴儿需要免疫接种的疫苗是（　　）
    A. 卡介苗　　　　　　　　　　　B. 麻疹
    C. 百白破混合制剂　　　　　　　D. 脊髓灰质炎疫苗
    E. 乙肝疫苗

21. 青春期常见的心理行为问题是（　　）
    A. 自杀　　　　　　　　　　　　B. 学校恐惧症
    C. 遗尿　　　　　　　　　　　　D. 违拗
    E. 溺水

22. 青春期心理行为教育的侧重点是（　　）
    A. 法制和品德教育　　　　　　　B. 预防疾病和意外
    C. 养成健康的生活方式　　　　　D. 性心理教育
    E. 社会适应性的培养

23. 5 个月的婴儿，生长发育良好，足月顺产，母乳喂养，一直按照预防接种程序进行接种，现未接种过的疫苗是（　　）
    A. 卡介苗　　　　　　　　　　　B. 脊髓灰质炎减毒活疫苗
    C. 麻疹减毒活疫苗　　　　　　　D. 乙肝疫苗
    E. 百白破混合疫苗

24. 患儿，男，14 岁，近日来，出现肩部增宽，口唇长出胡须，对其正确的健康教育是（　　）
    A. 进行正确的性教育　　　　　　B. 保证正常时间睡眠
    C. 保证正常饮食　　　　　　　　D. 剧烈体育活动
    E. 经常坐浴，保持清洁

25. 患儿，女，出生后3天，已按时完成疫苗接种，体格检查正常，准备出院。家长询问第二次乙肝疫苗接种的时间，护士回答正确的是（　）
    A. 1月　　　　　　　　　　　　　B. 2月
    C. 3月　　　　　　　　　　　　　D. 4月
    E. 5月

26. 男婴，出生12天，母乳喂养，每天10次左右，体重3.2 kg，家长询问小儿室内温度和湿度应保持在什么范围，护士的正确回答是（　）
    A. 22～24 ℃，55%～65%　　　　B. 24～26 ℃，55%～65%
    C. 26～28 ℃，55%～65%　　　　D. 24～26 ℃，50%～65%
    E. 26～28 ℃，55%～60%

27. 患儿，女，早产，母乳喂养，经过10天观察，身体状况良好，医生通知家长接其出院。护士应给予的正确指导是（　）
    A. 培养良好的生活习惯　　　　　B. 训练按时排便
    C. 及早添加辅食　　　　　　　　D. 预防感染
    E. 预防外伤

28. 2岁小儿随父母到儿保门诊咨询，护士对其进行保健指导，应重点强调（　）
    A. 鼓励小儿自己进食　　　　　　B. 保证睡眠12小时
    C. 训练定时排便　　　　　　　　D. 室内相对湿度为55%～65%
    E. 防止包被过严

29. 2个月婴儿来院体检。护士指导家长每日定时播放音乐，近距离和孩子说话，在房间内贴鲜艳图片，拿颜色鲜明能发声的玩具逗引孩子，其目的是促进该婴儿（　）
    A. 新陈代谢　　　　　　　　　　B. 神经精神发育
    C. 消化吸收功能　　　　　　　　D. 体格发育
    E. 内分泌系统发育

30. 患儿，男，8个月，因患腹泻入院治疗，入院当天患儿哭闹不停，不愿离开母亲。
    此时患儿最主要的心理压力来源是（　）
    A. 分离性焦虑　　　　　　　　　B. 缺乏疾病认识
    C. 中断学习　　　　　　　　　　D. 失眠
    E. 形象改变
    对患儿进行心理护理时，下列做法错误的是（　）
    A. 首次接触患儿时先和母亲谈话
    B. 尽量满足患儿的生活习惯
    C. 尽量固定护士连续护理
    D. 中断父母的探视和联系，使患儿适应医院环境
    E. 和患儿母亲沟通，保持密切联系

参考答案

1. E	2. C	3. C	4. D	5. D	6. D	7. A	8. E	9. C	10. E
11. C	12. E	13. E	14. E	15. D	16. E	17. D	18. C	19. A	20. B
21. A	22. D	23. C	24. A	25. A	26. A	27. D	28. C	29. B	30. A、D

项目三 儿童营养

学习目标

识记
1. 概述儿童能量的分配及儿童特殊能量需要。
2. 复述母乳喂养、配方喂养的概念，指出母乳喂养的优点。
3. 陈述食物转换的概念与原则。

理解
1. 举例说明食物转换的顺序。
2. 解释母乳喂养与配方喂养的护理。

应用
1. 按照儿童月龄、体重、能量的需要，正确计算出奶量，并能指导母亲进行正确的配方喂养。
2. 正确评价生长发育不同阶段儿童的营养状况。

基础知识

一、营养和营养素的概念

营养是指人体获得和利用食物维持生命活动的整个过程。营养素是指食物中经过消化、吸收和代谢能够维持生命活动的物质。营养素分为宏量营养素（蛋白质、脂类、碳水化合物）、微量营养素（矿物质，包括常量元素和微量元素；维生素）及其他膳食成分（膳食纤维、水和其他生物活性物质）。见图 3－1。

儿童由于生长发育迅速，新陈代谢旺盛，摄入的膳食应当保证有足够的营养，满足体内新组织的增长和旧组织的修复，以便进行正常的生理活动，避免发生营养缺乏性疾病。因此，供给适合儿童生理特点的营养种类和数量是促进儿童健康成长的重要保障。

二、儿童能量的需要

维持机体新陈代谢所需的能量由宏量营养素提供，每克蛋白质、脂类、碳水化合物体内产能分别是：4 kcal、9 kcal、4 kcal。儿童的能量需要存在个体差异，年龄越小，总能量需要相对越大。0～6 个月婴儿每日需能量 80～90 kcal/kg，以后随着年龄增长而逐渐减少，每增加 3 岁每日平均能量需要减少 10 kcal/kg。

摄入的能量主要满足基础代谢率、食物热力作用、活动、排泄和生长发育五个方面的需要。

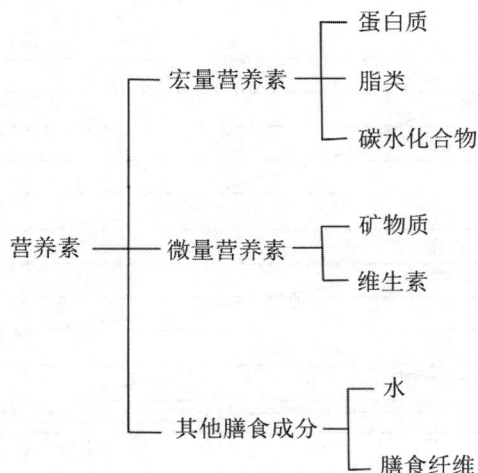

图 3 - 1　营养素的分类

1. 基础代谢率是指在清醒、安静、餐后 10 ~ 14 小时、18 ~ 25 ℃ 环境下，维持人体体温、肌张力、循环、呼吸、胃肠蠕动及腺体分泌等基本生命活动所需的最低能量。1 岁内婴儿的基础代谢率占总能量的 50% ~ 60%，较成人高 10% ~ 15%。每日基础代谢需要能量与年龄、性别、体表面积、生长发育、内分泌等有关，例如婴儿大脑消耗能量可占总基础代谢能量的 60%，而成人仅占 25%。

2. 食物的热力作用，即食物特殊动力作用，指食物中营养素在体内消化、吸收及利用过程中所消耗的能量。食物的热力作用与食物成分有关，三大营养素中以蛋白质的热力作用最高，摄入蛋白质产能的 25% 都消耗在其本身的消化、吸收过程中。婴儿食物蛋白质含量较高，其食物的热力作用占总能量的 7% ~ 8%，大一些的儿童的膳食为混合食物，此项消耗仅占 5%。

3. 活动消耗指不同的儿童活动消耗的能量与身体大小、活动类型、活动强度、活动持续时间及年龄等有关。婴儿每日需 15 ~ 20 kcal/kg，12 ~ 13 岁每日可达 30 kcal/kg。当能量摄入不足时，儿童可表现为活动减少以保证机体的基本功能和重要脏器的代谢。

4. 排泄消耗指每日摄入的供能食物中不能被吸收而排出体外的部分所需要的能量。正常情况下此项消耗的能量不超过总能量的 10%，腹泻时有所增加。

5. 生长发育所需能量为儿童所特有，体格的生长、器官的增大和功能的成熟，都会增加能量的消耗。生长发育所需要能量与生长速度成正比。1 岁内婴儿生长发育最快，所需能量占总能量的 25% ~ 30%，以后随年龄增长所占比例逐渐减低，进行青春期的儿童因体格发育再次加速，用于生长发育的能量又明显增高。

基础代谢所需能量约占总能量的 50%，排泄消耗占总能量的 10%，生长发育和活动消耗所需能量占 32% ~ 35%，食物的热力作用占 7% ~ 8%（图 3 - 2）。

三、营养素的需要

1. 宏量营养素

（1）蛋白质：是构成人体细胞和组织的重要成分，也是保证生理功能的重要物质。蛋白质供能约占每日总能量的 15%。儿童不仅需要蛋白质补充能量消耗，还要用于维持自身的生长发育，故儿童对蛋白质的需要量相对比成人多，如人乳喂养儿每日需蛋白质

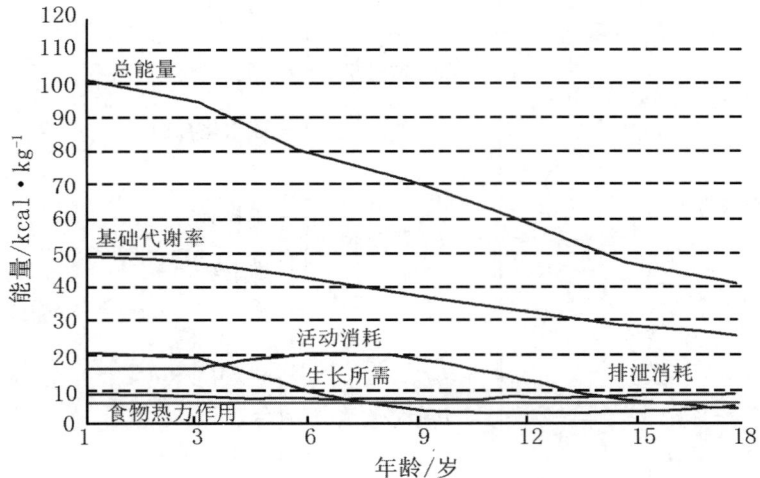

图 3-2　不同年龄能量需要

2 g/kg，牛乳喂养儿每日需 3.5 g/kg，植物蛋白喂养儿每日需 4 g/kg（因人乳蛋白质的生物价比牛乳高，动物蛋白的生物价比植物蛋白高），而成人每日需蛋白质 1.1 g/kg。含蛋白质丰富的食物有乳类、蛋、肉、鱼和豆类等。

　　蛋白质由 20 种氨基酸组成，其中有 8 种体内不能合成，必须由食物供给，称为必需氨基酸，包括缬氨酸、亮氨酸、异亮氨酸、苏氨酸、蛋氨酸、赖氨酸、苯丙氨酸、色氨酸。婴儿期必需氨基酸还包括组氨酸。早产儿肝脏酶活性较低，胱氨酸、酪氨酸、精氨酸、牛磺酸亦是必需氨基酸。组成蛋白质的氨基酸模式与人体蛋白质氨基酸组成模式相近的食物，生物利用率高，称为优质蛋白，优质蛋白主要来源于动物和大豆蛋白。食物的合理搭配可达到蛋白质互补，即可使必需氨基酸的种类和数量相互补充，使之更接近人体的需要，从而提高食物的生物价值，这就是蛋白质的互补作用。例如小米、麦和玉米等植物蛋白缺乏赖氨酸，而豆类富含赖氨酸，故小米、麦和玉米配以大豆食用即可优化赖氨酸。

　　若长期缺乏蛋白质，机体不能合成新生和修补机体的组织，只能降解人体蛋白质，从而导致儿童营养不良、生长发育迟缓、贫血、感染及水肿等；若摄入过多蛋白质，则通过肾脏排泄较多的含氮废物，使机体排出水分增加，出现慢性脱水，可发生便秘和消化不良等。

　　（2）脂类：包括脂肪、胆固醇、磷脂，是机体的第二供能营养素，约占每日总能量的 35%。它可提供必需脂肪酸，有助于脂溶性维生素的吸收，并有防止散热，保护脏器和关节等作用。婴幼儿每日需脂肪 4~6 g/kg。含脂肪丰富的食物有乳类、肉、鱼及各种植物油等。

　　脂肪分解为甘油和脂肪酸，后者又分为饱和脂肪酸和不饱和脂肪酸。不饱和脂肪酸如亚油酸、亚麻酸，在体内不能合成，称必需脂肪酸。必需脂肪酸参与构成线粒体、细胞膜、体内磷脂、前列腺素的合成，参与胆固醇代谢；ω-3 脂肪酸与视力、认知发育有关；动物实验发现精子的形成也与必需脂肪酸有关。若食物中缺乏必需脂肪酸，会表现为皮肤角化、伤口愈合不良、生长滞后、心肌收缩力下降、免疫功能低下、生育功能减退。母乳中含有丰富的必需脂肪酸。

　　（3）碳水化合物：包括单糖和多糖，是人体主要的供能物质，婴儿每日需碳水化合物 12 g/kg。2 岁以上儿童每日需碳水化合物 8~10 g/kg，膳食中碳水化合物供能占总能量的 50%~65%。碳水化合物主要由谷类、根茎类食物以及食糖供给，蔬菜和水果中含量较少。

为满足儿童健康生长发育的需要，首先应保证能量的供应，其次是蛋白质。宏量营养素应供给平衡，比例适当，过多或过少都会引起代谢紊乱。

知识拓展

花生四烯酸（AA）与二十二碳六烯酸（DHA）

AA、DHA 是构成脑和视网膜脂质的主要成分，DHA 占大脑皮质和视网膜总脂肪酸含量的 30%~45%。海洋哺乳动物、深海鱼和鱼油富含 DHA；动物性食物，如蛋黄、肉、肝脏、内脏富含 DHA 和 AA；母乳可提供新生儿生理需要的全部营养素，包括 DHA、AA。

2. 微量营养素

（1）维生素：是维持人体正常生理活动所必需的有机物质，在体内含量极微，但在机体代谢过程中通过酶或辅酶发挥核心作用。维生素大多数不能在体内合成，必须由食物供给。分为脂溶性（A、D、E、K）和水溶性（B 族和 C）两大类，其中脂溶性维生素可储存于体内，无需每日供给，但因排泄缓慢，缺乏时症状出现较迟，过量易中毒；水溶性维生素易溶于水，多余部分可迅速从尿中排泄，体内不能储存，需每日供给，缺乏后症状出现迅速，过量一般不发生中毒。维生素 A、维生素 D、维生素 C、维生素 B、维生素 K 和叶酸是儿童易缺乏的维生素。

（2）矿物质：人体所需的矿物质有钙、磷、铁、铜、钾、碘、锌、氯、镁等 50 余种，不供给能量，但参与机体的构成。根据其在体内的含量分为常量元素和微量元素。每日膳食需要量在 100 mg 以上的元素为常量元素。体内除氢、氧、氮、碳 4 种基本元素外，钙、磷、镁、钠、钾、氯、硫均为常量元素，其中钙、磷接近体重的 6%。铁、铜、锌及碘、硒、氟等均为微量元素，体内含量小于体重的 0.01%。虽含量很少，但与儿童营养密切相关。婴幼儿最易缺乏的元素是钙、铁、锌和铜。

常见维生素和矿物质的作用、来源和生理需要量见表 3-1。

表 3-1 常见维生素和矿物质的作用、来源和生理需要量

	种类	作用	来源	生理需要量（婴幼儿）
脂溶性维生素	维生素 A	促进生长发育和维持上皮细胞的完整性，增加皮肤黏膜的抵抗力，为形成视紫质所必需的成分，促进免疫功能	肝、牛乳、鱼肝油、胡萝卜等	1500~2000 IU/d（310~350 μg/d）
	维生素 D	调节钙磷代谢，促进肠道对钙磷吸收，维持血液钙、磷浓度以及骨骼、牙齿的正常发育	肝、鱼肝油、蛋黄、紫外线照射皮肤合成	400~800 IU/d（10 μg/d）
	维生素 K	由肝脏利用、合成凝血酶原	肝、蛋、豆类、青菜，肠内细菌合成	
	维生素 E	促进细胞成熟与分化，是一种有效的抗氧化剂	麦胚油、豆类、蔬菜	

（续表）

种类		作　用	来　源	生理需要量（婴幼儿）
水溶性维生素	维生素 B_1	构成脱羧辅酶的主要成分，为糖类代谢所必需，维持神经、心肌的活动机能，调节胃肠蠕动，促进生长发育	米糠、麦麸、大豆、花生、酵母	$0.3 \sim 0.6$ mg/d
	维生素 B_2	为辅黄酶主要成分，参与机体氧化过程，维持皮肤、口腔和眼的健康	肝、蛋、鱼、乳类、蔬菜、酵母	$0.5 \sim 0.6$ mg/d
	维生素 B_6	为转氨酶和氨基酸脱羧酶的组成成分，参与神经、氨基酸及脂肪代谢	各种食物中，肠内细菌合成	婴儿需 $0.3 \sim 0.6$ mg/d 幼儿需 $0.9 \sim 1.6$ mg/d
	维生素 B_{12}	参与核酸的合成，促进四氢叶酸的形成，促进细胞及细胞核的成熟，对生血和神经组织代谢有重要作用	肝、肾、肉等动物食品	$0.6 \sim 1.0$ μg/d
	叶酸	参与合成嘌呤和胸腺嘧啶，为机体细胞生长繁殖所必需的物质；胎儿期缺乏可引起神经管畸形	肝、肾、酵母、绿叶蔬菜较丰富	$100 \sim 160$ μg/d
	维生素 C	参与人体的羟化和还原过程，对胶原蛋白、细胞间黏合质、神经递质的合成与类固醇的羟化、氨基酸代谢、抗体及红细胞的生成等均有重要作用。增强抵抗力，并有解毒作用	各种水果、新鲜蔬菜	40 mg/d
主要矿物质	钙	维持骨骼形态与硬度，参与调节神经肌肉兴奋性、凝血功能、酶活性等生理活动	绿色蔬菜、乳类、蛋类	$250 \sim 600$ mg
	磷	是骨骼、牙齿、神经肌肉、各种酶的重要成分，协助蛋白质、脂肪和葡萄糖的代谢，参与缓冲系统，维持酸碱平衡	肉类、豆类、五谷、乳类	0 ~ 6 个月需 100 mg/d 7 ~ 12 个月需 275 mg/d
	铁	是血红蛋白、肌红蛋白、细胞色素及其他酶系统的主要成分，帮助氧的运输	肝、蛋黄、动物血、豆、肉类、绿色蔬菜	$9 \sim 10$ mg/d
	铜	对制造红细胞，合成血红蛋白和铁的吸收起很大作用，与许多酶如细胞色素酶、氧化酶的关系密切，存在于人体红细胞、脑、肝等组织内。缺乏时引起贫血	肝、肉、鱼、豆类、全谷	
	锌	为多种酶的组成部分，如与能量有关的碳酸酐酶、与核酸代谢有关的酶；调节 DNA 的复制转录，促进蛋白质的合成，还参与和免疫有关酶的作用	鱼、蛋、肉、禽、麦胚、全谷	$3.5 \sim 4.0$ mg/d
	镁	构成骨骼及牙齿成分，激活糖代谢酶，与神经肌肉兴奋性有关，为细胞内阳离子，参与细胞代谢过程。常与钙同时缺乏，导致手足搐搦症	谷类、豆类、干果、肉、乳类	100 mg/d
	碘	为甲状腺素 T_3、T_4 主要成分，缺乏时引起单纯性甲状腺肿及地方性呆小病	海带、紫菜、海鱼等	7 岁以下需碘 $40 \sim 80$ μg/d
	钾	构成细胞浆的要素，维持酸碱平衡，调节神经肌肉活动	果汁、蔬菜、乳、肉	90 mg/d
	钠、氯	调节人体体液酸碱性，调节水分交换，保持渗透压平衡	食盐	需钠 650 mg/d

儿童易缺乏维生素和矿物质所致疾病

（1）缺乏维生素A：可导致暗适应力下降，皮肤、结膜、角膜干燥及角膜软化，甚至角膜穿孔。

（2）缺乏维生素D：可引起佝偻病和骨软化症。

（3）缺乏维生素C：可致坏血病，出现全身各部位出血。

（4）缺乏锌元素：可导致厌食、异食癖和生长发育落后。

（5）缺乏铁元素：可导致贫血。

3. 其他膳食成分

（1）膳食纤维主要来自植物的细胞壁，为不被小肠酶消化的非淀粉多糖。具有生理功能的膳食纤维包括纤维素、半纤维素、木质素、果胶、树胶、海藻多糖等。纤维素能吸收大肠水分，软化大便，增加大便体积，促进肠蠕动；半纤维素可结合铁、锌、钙、磷，使其吸收减少；木质素可吸附酸性化合物，如胆酸。年长儿、青少年膳食纤维的适宜摄入量为每日 20 ~ 35 g，婴幼儿可从谷类、新鲜蔬菜和水果中获得一定量的膳食纤维。

（2）水是维持生命、构成人体体液的主要成分，参与体内所有物质代谢和生理活动。年龄越小，基础代谢率越高，需水量相对越多。婴儿每日需水量为 150 ml/kg，以后每增长 3 岁，每日减去 25 ml/kg，至成人每日需水量为 50 ml/kg。

任务一　婴儿喂养

儿童生长发育迅速，对营养素和能量的需要量相对较大，但由于其消化吸收功能尚未完善，容易发生消化功能紊乱和营养不良，故儿童喂养与膳食安排非常重要，年龄越小，营养的重要性越突出。婴儿喂养包括母乳喂养、人工喂养及部分母乳喂养 3 种，其中母乳喂养是最自然、最理想的喂养方式。

一、母乳喂养

母乳是婴儿最理想的营养来源，可满足婴儿生长发育的需要。WHO 与各国儿科学会关于婴儿喂养的政策性文件都提倡 6 月龄之前的婴儿应该纯母乳喂养，6 个月添加辅食之后仍应继续母乳喂养至 2 岁或 2 岁以上。

（一）母乳的成分

1. 蛋白质　含有较多且比例适宜的必需氨基酸，如牛磺酸的含量达 425 mg/L，是牛乳的 10 ~ 30 倍。母乳中酪蛋白与乳清蛋白比例为 1:4，遇酸形成凝块较小，利于消化吸收。

2. 脂肪　含不饱和脂肪酸多（初乳中含量更高），脂肪颗粒小，含有脂肪酶，易于消化吸收。

3. 碳水化合物　含乙型乳糖为主，可促进双歧杆菌和乳酸杆菌的生长，抑制大肠杆菌生长，减少腹泻。丰富的乳糖部分可转变成乳酸，使肠腔内 pH 下降，利于钙盐溶解和吸收。

4. 维生素　含维生素 D、维生素 K 较少，故应鼓励乳母合理膳食，适当补充；同时让婴儿尽早户外活动，通过光照皮肤合成维生素 D。初乳含维生素 A、维生素 E 较多。

5. 矿物质　钙、磷比例适宜（2:1）；易被婴儿吸收，且吸收率远高于牛乳，如铁、锌的吸收率分别为 50% 和 62%，分别高于牛乳 10% 和 40%。

6. 免疫因子　含有较多的免疫因子，如母乳尤其初乳中含 SIgA，能有效抵抗病原微生物的侵袭；初乳中的乳铁蛋白是重要的非特异性防御因子，对铁有强大的螯合能力，可夺走大肠杆菌、多数厌氧菌及白念珠菌赖以生存的铁，从而抑制它们的生长；溶菌酶能水解、破坏革兰氏阳性菌细胞壁中的乙酰基多糖，增强机体的杀菌能力；双歧因子可促进双歧杆菌和乳酸杆菌的生长，使肠腔内 pH 达 4~5，抑制大肠杆菌生长；巨噬细胞有抗白色念珠菌和大肠杆菌的能力；母乳中的催乳素可促进新生儿免疫功能的成熟。

7. 生长调节因子　如牛磺酸、激素样蛋白（上皮生长因子、神经生长因子）、某些酶和干扰素。生长调节因子对细胞增殖、发育有重要作用，例如牛磺酸有利于脑和视网膜的发育，上皮生长因子可促进未成熟的上皮细胞分化，神经生长因子可促进神经细胞生长和分化。

由于母乳的成分存在一定的个体差异，同一乳母在产后的不同阶段乳汁成分也有差别。按 WHO 规定：产后 4~5 天内的乳汁为初乳；5~14 天的乳汁为过渡乳；14 天后的乳汁为成熟乳。

知识拓展

不同泌乳期乳汁的特点

初乳：量少，为 15~45 ml，淡黄色，含脂肪较少而蛋白质较多（主要为免疫球蛋白），并含初乳小球（充满脂肪颗粒的巨噬细胞及其他免疫活性细胞）及丰富的维生素 A、牛磺酸和锌，有利于新生儿的生长发育及提高抗感染能力。

过渡乳：总量增多，脂肪含量高，蛋白质及矿物质逐渐减少。

成熟乳：总量达到高峰，每天可达 700~1000 ml。

人乳与牛乳主要成分及能量比较见表 3-2。

表 3-2　人乳与牛乳主要成分及能量比较（100 ml）

成分	人乳	牛乳
蛋白质(g)	1.2(乳清蛋白占 2/3)	3.5(酪蛋白占 4/5)
脂肪(g)	3.5(不饱和脂肪酸较多)	3.5(饱和脂肪酸较多)
碳水化合物(g)	7.5(乙型乳糖为主)	4.8(甲型乳糖为主)
维生素 D(IU)	0.4~10.0	0.3~0.4
钙(mg)	33	125
磷(mg)	15	99
铁(mg)	0.05	0.05
能量(Kcal)	68	66

注：母乳中脂肪、水溶性维生素、维生素 A、铁等营养素与乳母饮食有关，而维生素 D、维生素 E、维生素 K 不易由血液循环进入乳汁，所以与乳母饮食关系不大。

（二）母乳喂养的优点

1. 母乳含有充足的能量和营养素，为婴儿提供适量、合理的蛋白质、乳糖、脂肪、

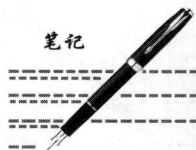

维生素、矿物质、酶和水分，可以满足 6 个月以内婴儿的全部营养需要。而且母乳易于消化吸收，富含抗感染物质，可增强婴儿抗病能力，减少呼吸道、消化道等常见疾病的发生。

2. 母乳可促进婴儿中枢神经系统及视网膜的发育，利于婴儿的心理和智力发育。

3. 母乳喂养经济、方便、省时省力、温度适宜、不易污染。

4. 母乳喂养可增进母婴之间的情感联系，增强婴儿的安全感、母亲的幸福感。

5. 母乳喂养可刺激乳母分泌催乳素，促进子宫收缩，加速子宫复原；减少母亲乳腺癌和卵巢癌的发病率；可抑制排卵，推迟再次妊娠。

6. 母乳喂养可减少代乳品消耗，有利于环保，并可降低成年后与营养相关慢性病的发病率，提高人类生存质量。

（三）母乳喂养的护理

1. 产前准备　孕期帮助准妈妈认识到母乳喂养是一个自然过程，每一个健康的母亲产后都具备哺乳能力，且绝大多数母亲能够产生足够的乳汁以满足婴儿的需求。宣传母乳喂养的优点，鼓励母乳喂养，建立母乳喂养信心。重视乳母健康，保障营养，储备脂肪，孕期体重应适当增加（12 ~ 14 kg）；做好乳头保健，乳头内陷者可在医生指导下每日数次适度牵拉；保持愉悦心情、充足睡眠，保证乳汁质量。

2. 泌乳原理　母乳分泌受催乳素、催产素的协同调节，婴儿吮吸乳房刺激垂体释放激素，促进泌乳，哺乳是维持泌乳的关键。产后两周婴儿吮吸的频次越多对乳头的刺激越强，催乳素分泌也就越多，是建立母乳喂养的关键时期。催产素反射受母亲心理及情绪影响，产后母婴同室，母亲可以随时注视、抚摸孩子、闻到孩子的气味，或者听到孩子的啼哭，都会促进催产素反射；如果母亲过度疲惫或情绪低落，则会抑制催产素反射，影响乳汁分泌。

3. 指导正确哺乳

（1）哺乳时间：产后最初几天对于成功、持续的母乳喂养至关重要，尽早开奶，使母亲乳汁早分泌、多分泌。正常新生儿娩出后即可哺乳；剖宫产的母亲有应答反应后，半小时内开始哺乳。早开奶可以预防新生儿过敏，减轻新生儿黄疸，减少新生儿低血糖的发生。

（2）哺乳次数：产后 1 ~ 2 个月，提倡按需哺喂，以促进乳汁分泌。2 个月以后，婴儿吸奶量逐渐增多，可每 2 ~ 3 小时喂 1 次，逐渐延长到 3 ~ 4 小时喂 1 次，一昼夜 6 ~ 7 次。每次哺乳时间为 15 ~ 20 分钟。

（3）哺乳方法：喂哺前先给婴儿更换尿布，母亲清洁双手，适度清洁乳头，可热敷 2 ~ 3 分钟后，从乳房外侧边缘向乳晕方向轻拍或按摩乳房，促进乳房感觉神经传导和泌乳。取舒适体位，怀抱婴儿使其头、肩枕于母亲哺乳侧的肘弯，面向母亲，并且整个身体靠近母亲，脸贴近乳房，下巴触及乳房，用乳头刺激婴儿的下颌，使其张开嘴含住大部分乳晕及乳头，当婴儿开始用力吸吮时，将乳头轻轻外拉 5 mm，有利于顺利哺乳，吃奶时要保证婴儿呼吸通畅。母亲可取舒适坐位或侧卧位哺乳，两侧乳房交替喂哺，增加吸奶次数，可促进乳汁分泌。哺乳完毕后，用示指轻压婴儿下颌，将乳头轻轻拔出。切忌在口腔负压的情况下拉出乳头，否则易造成局部疼痛或皮肤破损。然后将婴儿竖抱，头部靠在母亲肩上，用手掌轻拍其背部，待吞咽下的空气排出，再将婴儿置于右侧卧位，以防呕吐造成窒息。

（4）乳母护理：哺乳期母亲既要分泌乳汁、哺育婴儿，还需要逐步补偿妊娠、分娩时的营养素损耗并促进各器官、系统功能的恢复，因此比非哺乳妇女需要更多、更均衡的营养（富含优质蛋白质及维生素 A 的动物性食物和海产品，选用碘盐），同时应保持乳母心情愉悦、睡眠充足，坚持哺乳，适量运动，忌烟酒，避免浓茶和咖啡，乳母摄入足量液体有助于增加奶量。哺乳期需要服药时，应在医生指导下服用。

4. 观察奶量是否充足　每次哺乳时能听到婴儿的吞咽声；婴儿吃奶后能安静入睡或嬉戏自如；婴儿每天有 1 次量多或少量多次的软便和 6 次以上小便；婴儿体重增加速度正常，表示奶量充足。

5. 注意事项　①防止乳头、乳房疾患：如有乳头内陷，应按摩、牵拉乳头或用吸奶器吸出乳汁；如有乳头裂伤，应暂停直接哺喂，用吸奶器吸出乳汁，适当加温后用奶瓶哺喂，同时用鱼肝油软膏涂擦乳头，愈合后再直接喂哺；如因排奶不畅或每次哺喂未将乳汁排空，使乳汁淤积在乳房内引起乳房肿胀（局部小硬块，有胀痛感），应让婴儿勤吸吮，必要时用吸奶器将乳汁吸尽，局部热敷并轻轻按摩，使其软化。若 1～2 天后肿块仍不退并出现局部皮肤发红、疼痛，体温升高等乳腺炎表现时，应及时就医。②哺乳禁忌证：乳母患急慢性传染病、严重疾病如活动性肺结核、癌症、精神类疾病或重度心、肾疾病时不宜哺乳。但乙型肝炎病毒携带者并非禁忌，因乙肝的母婴传播主要发生在临产或分娩时，是通过胎盘或血液传播的。但这类婴儿应在出生后 24 小时内给予特异性高效乙肝免疫球蛋白，然后接受乙肝疫苗免疫接种。新生儿患有半乳糖血症等遗传代谢病，为母乳喂养禁忌证。

6. 指导断奶　随着婴儿的成长，一方面母乳已不能满足其生长发育的需要，另一方面婴儿各项生理功能已经可以适应非流质食物，所以应在 6 个月后添加辅助食物，进入由纯乳类向固体食物转换的换乳期，逐步减少母乳喂哺次数，增加固体食物量。母乳喂养可以持续至 2 岁或 2 岁以上。

知识拓展

母乳的贮存

（1）室温 25～27 ℃ 下可贮存 3 小时，冰箱冷藏室贮存 3 日，冰箱冷冻室贮存不超过 3 个月。

（2）从冰箱冷冻室或冷藏室取出母乳，不可用微波炉解冻或加热母乳，可通过流动水或放在冷藏室过夜来解冻，再把奶瓶放入盛有温水（40 ℃ 以下）的容器里加热，给孩子喂母乳前，务必检测母乳温度。

二、人工喂养

1. 因各种原因 6 个月内婴儿完全用动物乳或配方奶替代母乳喂养的一种方法。

（1）牛乳：作为最常用的代乳品，牛乳乳糖含量低，以甲型乳糖为主；蛋白质含量高，以酪氨酸为主，不易消化；不饱和脂肪酸低于母乳；矿物质含量高，增加肾脏负担，钙磷比例不合适，不利于吸收；缺乏各种免疫因子，婴儿感染机会增加。选择全牛乳喂养时应进行稀释、加糖、煮沸处理。

（2）配方奶粉：调整牛奶中酪蛋白，添加乳清蛋白、不饱和脂肪酸、乙型乳糖、维生素 A、维生素 D、β 胡萝卜素、铁、锌等营养素，使其成分尽量接近母乳，可直接加水喂哺。不同月龄的婴儿应选择不同的配方奶粉。不能母乳喂养时，配方奶粉应优先作为乳源选择。

（3）全脂奶粉：用鲜牛奶经灭菌、浓缩等处理制成的干粉。按重量比 1 : 8（1 g 奶粉加 8 g 水）或按容积比 1 : 4（1 勺奶粉加 4 勺水）配成牛奶。

（4）羊乳：营养成分与牛乳相似，但维生素 B_{12}、叶酸含量较少，婴儿长期喂食羊乳易致营养性巨幼红细胞贫血。

2. 人工喂养的护理

（1）乳汁的浓度和量应适宜，不可过稀、过浓或过少。

（2）奶嘴软硬度应适宜，奶嘴孔的大小以奶瓶盛水倒置时液体呈滴状连续滴出为宜；哺喂前先将乳汁滴在成人手背上，以无过热感为宜；乳汁应充满奶嘴，以免吸入空气。

（3）观察婴幼儿食欲、睡眠、粪便性状及体重增加情况，随时调整奶量。

（4）无冷藏条件者，应分次配制，确保新鲜、安全。

（5）每次配乳所用的食具、用具等应洗净、消毒。

三、部分母乳喂养

指母乳与动物乳或其他代乳品混合喂养的一种方法，分补授法和代授法。

1. 补授法　当母乳分泌量不足而无法改善时，每次先喂母乳（将乳房吸空，利于乳汁分泌），后补充动物乳或其他代乳品，称为补授法。补授乳量按儿童食欲及母乳量多少而定。

2. 代授法　母乳充足，但因故不能按时哺喂，完全用动物乳或其他代乳品代替一至数次母乳，称为代授法。

知识拓展

婴儿粪便特点

胎粪：新生儿出生后第一次排出的粪便呈墨绿色，质黏稠，无臭味，出生后 12 小时内开始排便，持续 2～3 天，逐渐过渡为黄糊状粪便。

母乳喂养儿的粪便：纯母乳喂养儿粪便呈金黄色，均匀糊状，偶有细小乳凝块，不臭，有酸味，每日 2～4 次。

牛、羊乳喂养儿的粪便：呈淡黄色，较稠，多成形，为碱性或中性，量多，较臭，每日 1～2 次。添加淀粉或糖类食物可使粪便变软。

混合喂养儿的粪便：母乳加牛乳喂养儿的粪便与喂牛乳者相似，但更加软、黄。

无论何种方法喂养，添加谷类、蛋、肉及蔬菜等辅食后，粪便性状均接近成人。

四、辅助食物的添加

WHO 对辅助食物的定义是：除母乳以外任何的食物和（或）饮料。配方奶是母乳替代品而非辅食，婴儿满 6 月龄必须添加辅食（《中国婴幼儿喂养指南（2022）》），以补充母乳营养的不足，保障和促进婴幼儿的健康和生长发育。辅食添加是婴幼儿的饮食从液体食物逐步转化和过渡为普通固体食物的一个重要阶段，与儿童饮食习惯养成、心理行为发展密切相关。

1. 添加辅食的目的

（1）补充营养素：婴儿长到 6 个月后，母乳所提供的营养包括能量、蛋白质、维生素 A、铁及其他微量元素，不能满足其生长发育的需要，而且母乳的质和量随着时间推移逐渐下降，因此应及时添加辅食。

（2）改变食物的性质：使婴幼儿逐渐适应不同的食物，促进味觉发育，锻炼咀嚼、吞咽、消化能力，培养儿童良好的饮食习惯，避免挑食、偏食。随着年龄的增长，适时添加多样化的食物，可帮助婴幼儿顺利实现从哺乳到家常饮食的过渡。

（3）从被动喂哺过渡到自主进食：有利于亲子关系的建立，有利于婴幼儿情感、认知、语言和交流能力的发育，促进婴儿心理行为发育。

2. 添加辅食的原则　添加辅食的时间、种类、数量以及快慢应根据婴儿具体情况灵活掌握。把握总体原则：循序渐进，从少到多，从稀到稠，从细到粗，从软到硬，由一种到多种，在婴儿健康、消化功能正常时添加。

辅食添加初期不影响奶量的摄入，随辅食数量、质量的增加，中后期相应地减少乳类的摄入。食物转换期间，母乳仍然是营养素和一些保护因子的重要来源，不能完全断掉母乳。

6个月大的婴儿神经运动发育程度体现在可以主动伸手抓握，较好地控制舌头，能通过上下颌的张合运动进行咀嚼，同时对认知外界兴趣浓厚，喜欢将一些东西放到嘴里，所以6月龄是大多数婴儿开始添加辅食的适宜年龄。过早（小于4个月）或过晚（大于8个月）添加辅食均会对儿童生长发育造成不良影响。当婴儿满4个月，体重增加不理想，母乳不能满足其需求时，如果婴儿口咽具备可安全接受、吞咽辅食的能力，同时看到食物有张嘴进食的欲望，可提前添加辅食。

3. 辅食添加的四个阶段

（1）辅食添加初始阶段：历时1个月左右，该阶段主要让婴儿感受辅食、接受辅食和练习咀嚼、吞咽等摄食技能。应选择易吞咽、消化，不易导致过敏的食物。喂食强化铁的谷类食物，例如铁强化米粉，开始1天1次，每次1~2勺，用勺子将食物送在婴儿舌体的前端，让婴儿自己通过口腔运动把食物移动到口腔后部进行吞咽。观察5~7天无不良反应后再添加另一种辅食。

（2）辅食添加第二阶段：7~9月龄的婴儿多数已经萌出了切牙，可适当增加谷薯类食物、蔬菜和水果，食物质地从泥状逐渐过渡到碎末状的食物，每天辅食喂养2次，鼓励婴儿手抓进食，提高婴儿自主进食的兴趣和积极性，锻炼手眼协调能力。

（3）辅食添加第三阶段：此阶段进一步强化喂养模式，培养良好的饮食习惯。继续添加各种谷类食物如软米饭、手抓面包、磨牙饼干，豆类食物、动物性食物及常见蔬菜和水果等，由泥状、碎末状逐渐过渡到碎块状，每天2~3次，加餐1次。鼓励婴幼儿与家人同桌吃饭，练习用勺进食，用杯子喝水，增强儿童进食的积极性和主动性。

（4）辅食添加第四阶段：1岁后乳磨牙开始萌出，咀嚼能力明显提高，普通食物逐步成为儿童每日进食的主体。该阶段是进一步锻炼自主进食能力、培养儿童良好饮食习惯的重要时期。

4. 添加辅食的进程　添加辅食的顺序及供给的营养素见表3-3。

表3-3　添加辅食的顺序及供给的营养素

年龄阶段	6个月	7~9个月	10~12个月	13~24个月
食物质地	泥糊状	泥状、碎末状	碎块状、指状	条块、球块状
辅食餐次	1~2次/天	2次/天	2~3次/天	3次/天
乳类	4~6次 共800~1000 ml	3~4次 共700~800 ml	2~4次 共600~700 ml	2次 共400~600 ml
谷类	含铁米粉 1~2勺	含铁米粉、粥、烂面、米饭等 3~8勺	面条、米饭、小馒头、面包 1/2~3/4碗	各种家常谷类食物 3/4~1碗多
蔬菜类	菜泥 1~2勺	烂菜、细碎菜 1/3碗	碎菜 1/2碗	各种蔬菜 1/2~2/3碗
水果	水果泥 1~2勺	水果泥、碎末 1/3碗	水果小块、条 1/2碗	各种水果 1/2~2/3碗
动物类豆类	—	蛋黄、肉、禽、鱼、豆腐等3~4勺	蛋黄、肉、禽、鱼、豆腐等4~6勺	鸡蛋、肉、禽、鱼、豆制品等6~8勺
油盐	—	植物油:0~10 g 盐:不加	植物油:0~10 g 盐:不加	植物油:5~15 g 盐:<1.5 g

注：食物种类及数量（/天）

5. 添加辅食的护理

（1）顺应婴儿具体情况耐心喂养，鼓励但不要强迫其进食。

（2）在婴儿身体健康时添加辅食，并要注意观察其大便情况，如出现腹泻或消化不良，应暂停或少加辅食，待大便正常后慢慢添加。

（3）婴儿辅食宜单独制作，不加盐、糖和其他调味品，注意食品安全卫生，现做现吃，推荐用本地生产的肉、禽、鱼、蛋及新鲜的蔬菜和水果制作辅食。

（4）观察婴儿进食状态，个体化满足婴儿膳食需求。定期检测其身长、体重等体格指标，以判断是否摄入了充足的膳食营养。

知识拓展

容易引起意外的食物

婴幼儿添加辅食尤其开始尝试家庭食物时常见意外包括：大块食物导致哽噎，鱼刺卡在食管或气管，花生、坚果易呛入气管，果冻等胶状食物不慎吸入呼吸道不易取出，应禁用或慎用。

任务二　幼儿膳食安排

1~3岁的幼儿仍处于快速生长发育阶段，机体各系统功能逐渐发育完善，对营养素需求相对较高。

一、幼儿进食特点

1. 食物摄取量减少　1岁后儿童生长速度减慢，对能量的需求较婴儿期相对减少，食欲有所下降。

2. 心理行为影响　幼儿神经心理发育迅速，由婴儿期对食物的巨大兴趣转向玩耍，对周围世界充满好奇，表现出探索性行为，进食时也表现出强烈的自我进食欲望。成人如忽略了幼儿的要求，仍按小婴儿的方法抚育，幼儿可表现出不合作与违拗的行为。

3. 家庭成员进食习惯的影响　幼儿喜好模仿，家庭成员对食物的反应及进食行为可作为幼儿的榜样，幼儿期形成的饮食习惯可影响其若干年甚至终身。因此，家长应要求自身不挑食、不偏食、不暴饮暴食，进食要按时定量、细嚼慢咽。同时幼儿期注意力易分散，切忌边进食边玩，导致食欲下降和消化不良。

4. 进食技能的培养　幼儿的进食技能发育状况与婴儿期的训练有关，错过训练吞咽、咀嚼的关键期，长期吃加工过细的食物，到幼儿期会表现为不愿吃固体食物。

二、幼儿膳食安排

幼儿膳食中营养素和能量的摄入以及各营养素之间的配比需满足该年龄阶段幼儿的生理需要。蛋白质每日 40 g 左右，其中优质蛋白（动物蛋白和豆类蛋白）应占总蛋白的 1/2，蛋白质、脂肪和碳水化合物产能比约为 1∶3∶6。膳食安排需合理，食物种类应多样，以刺激幼儿食欲。此期幼儿以一日四餐为宜，奶量每日应在 400 ~ 500 ml。另外，频繁进食、夜间进食、过多饮水均会影响幼儿的食欲。

任务三　学龄前儿童膳食安排

学龄前儿童与婴幼儿相比体格发育速度略有下降，但仍处于较高水平。3 岁儿童乳牙虽已出齐，但咀嚼和消化能力有限，神经系统发育逐步完善，生活自理能力有所提高，自主性、好奇心、学习能力与模仿能力增强，但专注力欠缺，所以学龄前儿童膳食安排应注意以下几项。

1. 规律就餐，自主进食，不挑食，培养良好饮食习惯　每天早、中、晚三次正餐＋上午、下午各一次加餐，较早吃晚餐时，在睡前 2 小时安排一次加餐。加餐以奶类、水果为主，配以少量松软面点，晚餐加餐不宜安排甜食，以预防龋齿。加餐与正餐之间应间隔 1.5 ~ 2 小时，加餐分量宜少，以免影响正餐进食量。

2. 每天饮奶，足量饮水，正确选择零食　每天饮用 300 ~ 400 ml 鲜牛奶、酸奶或者相当量的奶制品，可保证学龄前儿童钙摄入量达到适宜水平。每天饮水 600 ~ 800 ml，应以白开水为主，避免饮含糖饮料；进餐前不宜大量饮水，以免冲淡胃酸，影响食欲和消化。零食宜选择新鲜、天然、易消化的食物，如奶制品、水果、蔬菜、坚果和豆类食物；零食时间安排在两次正餐之间，量不宜多，睡觉前 30 分钟不吃零食。

3. 食物应合理烹调，易于消化，少调料、少油炸　食材处理宜采用蒸、煮、炖、煨等烹饪方式。口味以清淡为好，不应过咸、油腻和辛辣。控盐控油，尽量少用调味品。

4. 参与食物选择与制作，增进对食物的认知与喜爱　鼓励儿童体验和认识各种食物的天然味道和质地。在保障安全的前提下，鼓励儿童参与家庭食物选择和制作过程。

5. 经常进行户外活动，保障健康生长　每天应进行至少 60 分钟的体育活动，最好是户外游戏或运动，增强体能、智能锻炼。做适量较高强度的运动和户外活动，包括有氧运动、伸展运动、肌肉强化运动、团体活动，减少静态活动。定期测量儿童的身高和体重，关注评价儿童生长状况。

任务四　学龄儿童与青春期少年膳食安排

学龄儿童是指从 6 岁到不满 18 岁的未成年人。我国学龄儿童的营养状况面临营养不良和超重肥胖的双重挑战。针对我国儿童营养与健康数据分析，学龄儿童膳食应注意以下几个方面。

1. 认识食物，学习烹饪，提高营养科学素养　学龄期是学习营养健康知识、养成健康行为、提高营养健康素养的关键时期。学龄期儿童应了解和认识食物及其在维护健康、预防疾病中的作用，学会选择食物、烹调和合理饮食的生活技能，传承我国优秀饮食文化和礼仪，提高营养健康素养。

2. 三餐合理，规律进餐，培养健康饮食行为　学龄儿童消化系统容量和消化能力有限，每日三餐时间应相对固定，早餐营养要充足，午餐、晚餐营养均衡，量适宜。

3. 合理选择零食　足量喝水，不喝含糖饮料。

4. 不偏食、节食，不暴饮暴食，保持适宜的体重增长　学龄儿童的营养应均衡，以保持适宜的体重增长。偏食、挑食和过度节食会影响学龄儿童营养素的摄入，容易出现营养不良。暴饮暴食在短时间内摄入过多的食物，会增加消化系统的负担，增加发生超重肥胖的概率。

5. 保证每天至少活动 1 小时，增加户外活动时间　保证每天活动 1 小时，强健骨骼和肌肉，提高心肺功能，降低慢性病的发病风险；尽可能减少久坐少动和看电子产品时间，增加户外活动，有效减缓近视的发生和发展。青春期是体格发育的第 2 个生长高峰，身高和体重突发性增加，生殖系统发育成熟，体型与脂肪分布变化明显，膳食安排应满足机体对能量和营养素的需要。

（1）蛋白质：青春期机体组织、肌肉快速增长，性器官发育接近成人，需要供给充足、优质的蛋白质。可选择鱼、禽、肉、蛋、奶及豆类。

（2）矿物质：青春期随着骨骼、肌肉、红细胞等迅速增长，矿物质需要量增加。尤其注意钙、铁、锌的供给。青春期良好的钙营养状况有助于提高骨密度峰值，锌缺乏会导致生长发育迟缓和性发育不佳。

（3）维生素：全国中学生抽样调查显示，摄入不足的维生素包括维生素 A、维生素 B_1、维生素 B_2、维生素 C 及维生素 E。谷类作为青春期膳食中的主食，提供充足能量，每日应保证足量的鱼、禽、肉、蛋、奶及豆类等蛋白的供给，多吃新鲜蔬菜、水果。限制油、脂肪、糖和甜食的摄入量，适度参加运动，维持能量平衡，促进健康发育。

（赵　洋）

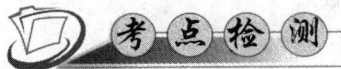

案例分析

患儿，女，8 月龄，母孕时健康，足月顺产，出生体重 3 kg，身长 50 cm，单纯母乳喂养，未添加辅食。来儿保门诊体检：营养稍差，发育正常，前囟未闭、平坦，其余未见异常，体重 6.2 kg，身长 65 cm。

请思考：

（1）评价该患儿生长发育的情况。

（2）患儿目前存在哪些问题，应怎样指导家长合理喂养？

1. 婴儿期最佳天然喂养食品是（　　）

   A. 母乳加辅食　　　　　　　　　　　B. 婴儿配方羊奶粉

   C. 母乳加牛奶　　　　　　　　　　　D. 纯母乳

   E. 婴儿配方牛奶粉

2. 1 袋 500 g 的全脂奶粉，配成鲜奶应加水（　　）

   A. 500 ml　　　　　　　　　　　　　B. 1500 ml

   C. 2500 ml　　　　　　　　　　　　D. 4000 ml

   E. 5000 ml

3. 4 勺乳粉配成全乳应加水（　　）

   A. 16 勺　　　　　　　　　　　　　B. 6 勺

   C. 12 勺　　　　　　　　　　　　　D. 24 勺

   E. 10 勺

4. 长期羊乳喂养的小儿易发生（　　）

   A. 感染性贫血　　　　　　　　　　　B. 缺铁性贫血

   C. 溶血性贫血　　　　　　　　　　　D. 地中海贫血

   E. 营养性巨幼红细胞贫血

5. 7 个月婴儿可添加辅食种类是（　　）

   A. 碎肉和菜汤　　　　　　　　　　　B. 烂面和蛋黄

   C. 煎饼　　　　　　　　　　　　　　D. 饺子

   E. 碎肉和饼干

6. 辅食添加的原则除外（　　）

   A. 从少到多　　　　　　　　　　　　B. 由稠到稀

   C. 由细到粗　　　　　　　　　　　　D. 生病时应避免添加新种类

   E. 逐步添加

7. 使用羊乳替代喂养的小儿粪便颜色为（　　）

   A. 金黄色　　　　　　　　　　　　　B. 浅黄色

   C. 浅绿色　　　　　　　　　　　　　D. 黄褐色

   E. 深绿色

8. 可提高小儿免疫力的母乳成分是（　　）

   A. 乳酪蛋白　　　　　　　　　　　　B. 不饱和脂肪酸

   C. 甲型乳糖　　　　　　　　　　　　D. 矿物质

   E. 乳铁蛋白

9. 下列数值中反映婴儿每日每千克对能量和水的需求的是（　　）

   A. 377 kJ（90 kcal），80ml　　　　　B. 418 kJ（100 kcal），120 ml

   C. 439 kJ（105 kcal），180ml　　　　D. 460 kJ（100 kcal），150 ml

   E. 502 kJ（120 kcal），200 ml

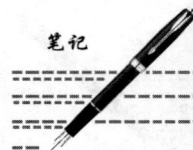

笔记

10. 与母乳增强免疫力无关的一项是 （ 　 ）
    A. 分泌型 IgA
    B. 乳铁蛋白
    C. 双歧因子
    D. 免疫细胞
    E. 酪蛋白

11. 正常足月儿出生后开奶的时间是 （ 　 ）
    A. 出生后即可
    B. 出生后 1 ~ 2 小时
    C. 出生后 3 ~ 4 小时
    D. 出生后 6 小时
    E. 出生后 12 小时

12 下列关于母乳喂养的方法中，不正确的是 （ 　 ）
    A. 母亲一般采用坐位
    B. 吸空一侧乳房再吸另一侧
    C. 先换婴儿尿布，再洗母亲双手和乳房
    D. 将乳头放入婴儿口中吸吮
    E. 哺乳完毕将小儿竖抱轻拍其背

13. 小儿添加辅食最主要的目的是 （ 　 ）
    A. 为断乳做好准备
    B. 补充乳类营养的不足
    C. 促进智力的发育
    D. 促进情绪的发育
    E. 培养自理能力

14. 正常婴儿开始添加辅食的年龄是 （ 　 ）
    A. 1 ~ 3 个月
    B. 4 ~ 6 个月
    C. 7 ~ 9 个月
    D. 10 ~ 12 个月
    E. 出生后第二年

参考答案

1. A　　2. D　　3. A　　4. E　　5. B　　6. B　　7. B　　8. E　　9. D　　10. E
11. A　　12. D　　13. B　　14. B

项目四 营养障碍性疾病患儿的护理

学习目标

识记

1. 概述蛋白质－能量营养不良的概念、临床表现。
2. 描述儿童单纯性肥胖的病因、临床表现、护理措施。
3. 复述营养性维生素 D 缺乏性佝偻病的定义、病因及常见的骨骼畸形。
4. 复述营养性维生素 D 缺乏性手足搐搦症的定义、典型表现。

理解

1. 概括蛋白质－能量营养不良、儿童单纯性肥胖的治疗要点。
2. 解释营养性维生素 D 缺乏性佝偻病的发病机制、临床表现和治疗原则。
3. 说明维生素 D 缺乏性手足搐搦症的发病机制、临床表现、急救措施和护理措施。

应用

1. 运用护理程序，制定蛋白质－能量营养不良患儿的护理计划及健康指导计划。
2. 制定营养性维生素 D 缺乏性佝偻病、维生素 D 缺乏性手足搐搦症患儿的护理计划，并开展健康教育，预防疾病的发生。

基础知识

　　多年来研究证实，维生素 D 不仅参与体内的钙、磷代谢，影响骨骼生长发育，1, 25 － 二羟维生素 D_3 还参与全身多种细胞的增殖、分化和凋亡，影响神经－肌肉正常功能和免疫功能的调控过程，因此当维生素 D 缺乏时，患儿除骨骼受损外，往往还伴有全身肌肉松弛、肌张力下降、肌力减低及韧带松弛等表现。

任务一 蛋白质－能量营养不良患儿的护理

【疾病概述】

　　蛋白质－能量营养不良（protein － energy malnutrition，PEM）是由于缺乏能量和（或）蛋白质所致的一种营养缺乏病，主要见于 3 岁以下婴幼儿。除体重明显减轻、皮下脂肪减少和皮下水肿以外，常伴有各种器官的功能紊乱。临床上常见 3 种类型：以能量供应不足为主的消瘦型；以蛋白质供应不足为主的水肿型；介于两者之间的消瘦－水肿型。

长期能量供应不足，自身组织消耗，体温偏低；糖原储存不足或消耗过多，导致低血糖；脂肪被大量消耗，故血清胆固醇浓度下降、脂肪肝；蛋白质供给不足或消耗过多，血清总蛋白 <40 g/L、清蛋白 <20 g/L 时，可发生低蛋白性水肿。此外，重症患儿常伴多器官功能紊乱，如患儿消化液分泌减少，消化酶活性降低，易发生腹泻、呕吐；心肌收缩力减弱，则心排出量减少；肾小管重吸收功能减低，尿量增多而尿比重下降；中枢神经系统出现精神抑郁或时有烦躁、表情淡漠、反应迟钝、记忆力减退以及条件反射不易建立；非特异性免疫功能及特异性免疫功能均明显降低，易并发各种感染。

或者由于长期营养摄入不足、患有消化系统疾病致使营养吸收障碍、急慢性传染病恢复期及早产、双胎及多胎、低体重儿的追赶生长营养需要增多所致。

【护理评估】

1. 健康史　了解患儿的出生史、喂养史、饮食习惯和生长发育情况。了解有无喂养不当、母乳不足史；有无消化系统解剖或功能异常情况，或急、慢性疾病史；是否为双胎、多胎、早产。

2. 身体状况　评估患儿有无体重、身高（长）发育异常，有无精神萎靡、烦躁等表现及出现时间，观察患儿有无贫血、锌缺乏等微量元素及维生素缺乏表现。

患儿早期表现为活动减少、精神差、体重不增，随后体重下降，皮下脂肪逐渐减少至消失。皮下脂肪消耗的顺序依次为腹部、躯干、臀部、四肢，面颊部。根据各种临床症状的程度不同，将营养不良分三度。因皮下脂肪减少首先发生于腹部，故腹部皮下脂肪层厚度是判断营养不良程度的重要指标之一。婴幼儿不同程度营养不良的特点见表4-1。

表4-1　婴幼儿不同程度营养不良的特点

	Ⅰ度（轻度）	Ⅱ度（中度）	Ⅲ度（重度）
体重低于正常均值	15% ~25%	25% ~40%	40% 以上
腹部皮褶厚度	0.4 ~0.8 cm	<0.4 cm	消失
身高（长）	基本正常	稍低于正常	明显低于正常
消瘦	不明显	明显	皮包骨样
肌张力	正常	降低、肌肉松弛	低下、肌肉萎缩
精神状态	正常或轻微	烦躁	萎靡，抑制与烦躁交替

营养不良患儿易出现各种并发症，常见的并发症为营养性贫血，以小细胞低色素性贫血常见；多种维生素缺乏，尤其以维生素A缺乏常见；多种元素缺乏，以锌缺乏常见；各种感染如反复呼吸道感染、鹅口疮、中耳炎、肺炎、结核病、尿路感染等；自发性低血糖，患儿可突然出现面色灰白、神志不清、脉搏减慢、呼吸暂停、体温不升，若抢救不及时，可因呼吸衰竭而死亡。

3. 心理-社会状况　了解患儿家长对营养不良疾病的原因、表现、预后以及防治的认识程度，了解患儿的家庭经济状况等。

4. 辅助检查

（1）血液生化检查：人血清白蛋白浓度降低，为最具特征性改变，但由于其半衰期较长不够灵敏；血糖、血浆胆固醇水平降低；各种电解质、维生素及微量元素缺乏。

（2）其他检查：多种血清酶活性降低；胰岛素样生长因子1（ICF-1）水平下降，

由于其出现在身高、体重等体格发育指标改变前，而且不受肝功能的影响，被认为是早期诊断蛋白质营养不良的灵敏而可靠的指标；生长激素分泌反有增多。

5. 治疗原则　尽早发现，尽早治疗。采用综合治疗措施，包括及时处理各种紧急情况，调整饮食，补充营养物质，去除病因，改善消化功能及精心护理等。

案例分析

患儿，男，6个月，系35周早产，出生体重2.0 kg，因母亲乳量不足而混合喂养，以奶粉为主，平均20天吃一罐奶粉（800 g），未添加辅食，近20天来腹泻，大便每日4~5次，为黄色稀便，因逐渐消瘦而来诊。

查体：T 35 ℃，P 118次/分，R 41次/分，体重4.4 kg，身高55 cm，精神萎靡，表情呆滞，皮肤苍白、干燥、无弹性，额部出现皱纹，前囟2.5 cm×2.5 cm，稍凹陷，双肺听诊呼吸音清，心音较低钝，腹壁皮下脂肪0.2 cm，肝脏肋下3 cm，质韧，四肢肌张力明显减低。

护理任务：

（1）请列出该患儿的主要护理问题。

（2）如何进行饮食护理？

【护理诊断和护理措施】

1. 营养失调，低于机体需要量

（1）相关因素：与能量、蛋白质摄入不足、吸收障碍和消耗过多有关。

（2）护理目标：增加能量与营养素摄入，体重逐渐增加。

（3）护理措施：调整饮食。

原则为循序渐进，逐步补充。同时要根据小儿病情轻重和消化功能来调整饮食的量和种类。

1）对轻、中度营养不良小儿，开始每日供给能量251~335 kJ/kg（60~80 kcal/kg），蛋白质从每日3 g/kg开始，以后逐渐增加，至每日供能628 kJ/kg（150 kcal/kg）、蛋白质每日3.5~4.5 g/kg，体重一般可获满意增长。待体重接近正常后，恢复供给小儿正常需要量。

重度营养不良小儿，患儿多有消化功能差，食欲低下，喂养稍有不当即可引起腹泻。每日供给能量从165~230 kJ/kg（45~55 kcal/kg）、蛋白质从每日1.5~2.0 g/kg开始，逐步少量增加；至每日供能628~711 kJ/kg（150~170 kcal/kg）（按实际体重计算所需能量），蛋白质3.0~4.5 g/kg。待体重恢复，体重与身高（长）比例接近正常后，恢复供给正常生理需要量。

2）食物选择：鼓励母乳喂养。中、重度营养不良患儿对全脂牛奶不能适应，可短期选用脱脂奶、稀释奶或配方奶，少量多次，逐渐过渡至全脂牛奶。5~6个月后，可加豆浆、蛋类、肝泥、肉末、鱼粉等高蛋白食物，同时应添加菜汤、果汁、碎菜等以补充维生素及矿物质。有条件者可给酪蛋白水解物、氨基酸混合液或要素饮食。食欲差、吸吮、吞咽困难者，可用鼻胃管喂养。病情严重者遵医嘱选用葡萄糖、氨基酸、脂肪乳剂等注射液静脉输注。低蛋白水肿者可静脉输注白蛋白。

热量、蛋白质、脂肪调整速度按具体情况而定，不宜过快以免引起消化不良。当营养治疗后组织修复增加时，维生素和矿物质的供应量应超过一般生理需要量。

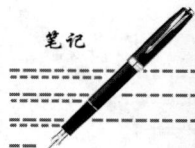

2. 有感染的危险

（1）相关因素：与机体免疫功能低下有关。

（2）护理目标：患儿不发生感染，或发生时能及早发现并给予得当的处理。

（3）护理措施：每天紫外线消毒，做好保护性隔离，防止交叉感染；保持皮肤清洁、干燥，防止皮肤破损；注意口腔及眼部护理，做好个人卫生。

3. 潜在并发症

（1）相关因素：营养性缺铁性贫血、低血糖、维生素缺乏。

（2）护理目标：患儿不发生并发症，或发生时能及早发现并给予得当的处理。

（3）护理措施：做好病情观察。

观察有无低血糖，有无眼干燥症，有无呼吸深长等酸中毒表现；饮食治疗后，观察并记录患儿的进食情况、对食物的耐受情况，定期测量体重、身高和皮下脂肪厚度，以判断疗效。

4. 生长发育改变

（1）相关因素：与营养物质缺乏，不能满足生长发育的需要有关。

（2）护理目标：患儿体重、身高（长）等体格发育逐渐恢复正常。

（3）护理措施：做好饮食调整，遵医嘱用药。遵医嘱给予各种消化酶和 B 族维生素、蛋白同化类固醇制剂如苯丙酸诺龙、胰岛素注射、锌制剂、中药参苓白术散及针灸、推拿、捏脊等，做好生长发育监测。

5. 知识缺乏　患儿家长缺乏营养及儿童喂养知识。

（1）相关因素：患儿家长缺乏本病的预防及护理知识。

（2）护理目标：患儿家长能基本掌握口炎护理要点及预防知识。

（3）护理措施：心理护理和健康指导。

1）根据家长的文化程度及理解能力，讲解营养不良的原因、预防方法。

2）指导家长对患儿进行科学喂养、合理的膳食搭配，注意纠正患儿不良的饮食习惯。合理安排生活，保证患儿睡眠充足，坚持户外活动增强体质。

3）按时进行预防接种，以预防感染；普及生长发育图谱，及早发现营养不良，并控制其发展。

任务二　单纯性肥胖患儿的护理

【疾病概述】

儿童单纯性肥胖（obesity）是由于长期能量的摄入超过机体的消耗，使体内脂肪过度积聚，体重超过参考范围的营养障碍性疾病。肥胖不仅影响儿童的健康，还与成人期代谢综合征如肥胖症、冠心病、高血压、糖尿病等疾病的发生有一定的关系，故应引起社会和家长的重视。

我国儿童肥胖的流行虽晚于发达国家，但正处于快速上升的时期。2014 年，我国 7~18 岁城市男女生超重肥胖检出率已分别达到 28.2% 和 16.4%，农村男女生超重肥胖检出率分别达到 20.3% 和 12.8%。儿童肥胖已呈现全国流行态势，特别是近年来，农村学生中超重肥胖率增长速度加快。

　　高能量食物和含糖饮料摄入增加、电子产品的流行，导致能量摄入过多、活动量减少是导致肥胖的主要原因。此外，遗传因素对肥胖的发生也有很大影响，双亲均肥胖的后代肥胖者概率为 70% ~ 80%，双亲体重正常的后代肥胖者概率仅为 10% ~ 14%。其他因素如进食速度过快、精神创伤、心理异常等也可导致过量进食。

【护理评估】

　　1. 健康史　评估患儿有无喜好甜食、油腻等高能量饮食的习惯，平时运动情况，有无家族肥胖史，有无导致患儿精神创伤和心理异常的因素。

　　2. 身体状况　测量体重、身高（长）与皮下脂肪厚度及皮下脂肪的分布情况，评估肥胖的影响因素及并发症。

　　肥胖可发生于任何年龄，但最常见于婴儿期、5 ~ 6 岁和青春期。男孩多于女孩。患儿食欲旺盛，喜食甜食和高脂肪食物。体格检查可见体型肥胖，但皮下脂肪分布均匀，以乳部、腹部、大腿、颜面最为明显，腹部膨隆下垂，脐部深陷。因体重过重，长期负重行走可形成膝外翻和扁平足。女孩胸部脂肪堆积应与乳房发育相鉴别，男孩因体脂过多而掩盖外生殖器易误诊为阴茎发育不良。肥胖儿童常有疲乏感，行动迟缓，稍微运动即出汗气喘。严重肥胖限制了胸廓扩展和膈肌运动，致肺通气、换气不足，造成呼吸浅快、气急、发绀、红细胞增多、严重时心脏扩大或充血性心力衰竭甚至死亡，称皮克威克综合征（Pickwickian syndrome）。肥胖儿童青春期启动和性发育较早，但最终身高常略低于正常儿童。部分儿童会出现自卑、孤独、胆怯等心理障碍。

　　诊断肥胖症有以下 3 种方法，需排除继发性肥胖方可诊断为单纯性肥胖症。

　　（1）身体质量指数（body mass index，BMI）：指体重（kg）/身高的平方（m²）。当儿童的 BMI 在 P_{85} ~ P_{95} 为超重，超过 P_{95} 为肥胖。

　　（2）身高（身长）的体重：当身高（身长）的体重在 P_{85} ~ P_{95} 超重，> P_{97} 为肥胖。

　　（3）WHO 推荐适用于基层临床的诊断标准：儿童体重超过同性别、同身高均值的 20% 以上，有营养过度、少动或肥胖家族史，呈均匀肥胖而无其他临床表现者，可诊断为单纯性肥胖症。凡体重超过同性别、同身高参照人群均值的 20% ~ 29% 为轻度肥胖；体重超过 30% ~ 49% 为中度肥胖；体重超过 50% 为重度肥胖。

　　3. 心理 – 社会状况　评估患儿是否有孤僻、胆怯、自卑的心理；评估家长对肥胖危害的认识程度。

　　4. 辅助检查　分析三酰甘油、胆固醇、β 脂蛋白有无增高，血生长激素水平有无降低，超声波检查有无脂肪肝。

　　5. 治疗原则及主要措施　减少热能食物摄入、增加机体耗能，同时不影响儿童身体健康和正常的生长发育是肥胖症的治疗原则。

　　饮食疗法和运动疗法是治疗肥胖症的主要治疗措施，另外注意消除患儿的精神心理障碍。药物治疗应慎用，因肥胖造成器官功能损害的儿童可在专业医生指导下应用药物或手术治疗。

案例分析

　　患儿，男，9 岁。幼时起肥胖、食量大、喜甜食及油炸食物，学习成绩一般，睡眠可，无多尿等，平素不喜运动。足月生产，出生体重 2800 g，身长 50 cm，预防接种史正常，无特殊家族史。查体：W 43 kg，H 137 cm，BP100/75 mmHg。心肺查体（－），皮下脂肪厚、分布较均匀，未见紫色皮纹，睾丸触及不满意。辅助检查：TSH 587 mlU/L，空腹胰岛素 13.33 mIU/L，空腹血糖 5.0 mmol/L，血生化未见明显异常，腹部 B 超提示脂肪肝。

护理任务：

（1）请列出该患儿的主要护理问题。

（2）如何对患儿及家长进行健康指导？

【护理诊断和护理措施】

1. 营养失调，高于机体需要量

（1）相关因素：与摄入高能量食物过多和（或）活动量过少等有关。

（2）护理目标：营养素供给合理，患儿体重能控制在理想范围。

（3）护理措施：饮食、运动疗法。

适当限制患儿的饮食，每日摄入的热量应低于机体消耗的总热量，供给要维持在按年龄计算的水平或略低，但必须满足儿童基本营养和生长发育的需要。推荐低脂、低糖和高蛋白（优质蛋白）食谱。鼓励患儿多吃体积大而热能低的蔬菜类食品，如萝卜、青菜、番茄、黄瓜、莴苣、苹果、竹笋等，还要注意锌、铁等微量营养素的供给。逐渐养成远离快餐饮料、不吃夜宵或零食、减慢进食速度、细嚼慢咽等良好的饮食习惯。

适当的运动能促使脂肪分解，减少胰岛素分泌，使脂肪合成减少，蛋白质合成增加，促进肌肉发育。根据儿童年龄和身体条件选择适当的运动项目和运动时间，循序渐进。起初可进行慢跑、散步、做操等，以后逐渐增加运动量，并长期坚持，活动量以运动后不感到过度疲劳为原则。

2. 自身形象紊乱，社会交往障碍

（1）相关因素：与肥胖造成的自身形体改变、心理障碍有关。

（2）护理目标：患儿形体恢复正常，心理正常，能建立正常的人际交往。

（3）护理措施：心理护理。

通过运动和饮食疗法、行为矫正与心理支持，帮助患儿消除肥胖带来的自卑心理，并鼓励患儿参加正常的社交活动。家庭的参与至关重要，应注意避免家长对患儿的肥胖过分忧虑及对患儿的进食经常指责而引起患儿精神紧张，鼓励患儿坚持控制饮食、加强锻炼，增强信心。让患儿参与制订饮食控制和运动计划，以提高其坚持控制饮食和运动的兴趣。

3. 知识缺乏

（1）相关因素：患儿及家长缺乏合理营养的认识。

（2）护理目标：患儿及家长掌握合理营养的知识。

（3）护理措施：做好健康指导。

对患儿强调建立正常饮食制度和培养良好饮食习惯的重要性，鼓励患儿树立信心；向患儿家长宣传科学喂养知识，培养良好的饮食习惯。让患儿和家长认识到肥胖的危害，强调减肥是一个长期的过程，家长要帮助患儿树立信心，坚持饮食和运动治疗，对患儿实施生长发育监测，定期到门诊检查。

肥胖一旦发生，逆转较为困难，因此，人群肥胖防控必须贯彻"预防为主"的方针。世界卫生组织建议儿童肥胖的预防应从孕期开始，有肥胖家族史的家庭更应注意。肥胖的预防是全社会的责任，应由政府主导、社会参与，建立以"学校－家庭－社区"为主的防控网络。

任务三 维生素 D 缺乏性佝偻病患儿的护理

维生素 D 是一组具有生物活性的脂溶性类固醇衍生物，已被证明是体内钙内稳态的最重要的生物调节因子之一，包括维生素 D_2（麦角固醇）和维生素 D_3（胆骨化醇）。婴幼儿体内维生素 D 来源有 3 个途径：①皮肤内的 7-脱氢胆固醇经日光中的紫外线照射转化为维生素 D_3 直接吸收入血，此为内源性，为人类维生素 D 的主要来源；②植物性食物（植物油、酵母）中所含的麦角固醇，经紫外线照射后转化为维生素 D_2，及动物食物（肝、牛奶、蛋黄等）中的维生素 D 为外源性维生素 D，在胆汁作用下，在小肠经淋巴管被人体吸收入血；③胎儿可通过胎盘从母体获得维生素 D。

维生素 D_2 和维生素 D_3 在人体内均无生物活性，需经过在肝、肾中的两次羟化后转化为 1,25-二羟维生素 D_3 才具有很强的生物活性，可促进小肠黏膜合成钙结合蛋白，增加肠道对钙、磷的吸收；可增加肾小管对钙、磷的重吸收；还可促使旧骨质中的骨盐溶解，并刺激成骨细胞活动，促进骨钙沉积和骨的形成（图 4-1）。

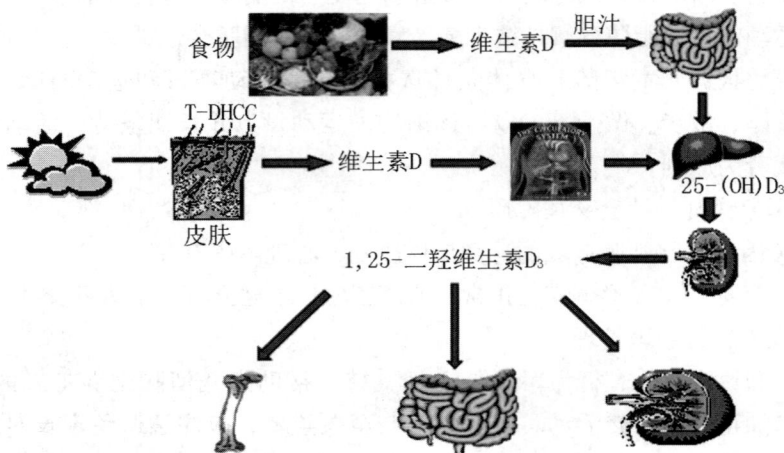

图 4-1 维生素 D 的来源与功能

血钙、血磷的浓度、甲状旁腺分泌的甲状旁腺激素（PTH）与甲状腺 C 细胞分泌的降钙素（CT），与 1,25-二羟维生素 D_3 共同调节钙磷代谢。

维生素 D 缺乏和不足是全球公共卫生问题之一，涉及各个年龄阶段，对 5 岁以下儿童的影响尤为突出，我国的情况也是如此。

【疾病概述】

营养性维生素 D 缺乏是引起佝偻病最主要的原因，是由于小儿体内维生素 D 缺乏，导致钙、磷代谢失常而产生的一种以骨骼病变为特征的全身慢性营养性疾病。本病常见于婴幼儿时期，严重时发生骨骼畸形，是我国儿科重点防治的四病之一。近年来，随着社会经济文化水平的提高，我国营养性维生素 D 缺乏性佝偻病发病率逐年降低，病情也多以轻度为主。

导致佝偻病发生的原因有围生期不足（妊娠后期缺乏维生素 D、早产、双胎、低体重儿等）、日照不足（主要原因）、摄入不足、需要量增加及疾病（胃肠道、肝胆疾病影响维生素 D 的吸收、代谢）与药物（肝酶诱导剂可加速维生素 D 的分解、糖皮质激素可对抗维生素 D 对钙的转运）的影响。

维生素 D 缺乏时，肠道钙磷吸收减少，血钙、血磷水平下降，刺激甲状旁腺，使甲状旁腺素（PTH）的分泌增加，释放骨钙入血，以维持血钙浓度正常或接近正常水平。但因 PTH 抑制肾小管对磷的重吸收而使尿磷排出增加，导致血磷明显下降、钙磷乘积降低，使骨质不能正常钙化，成骨细胞代偿性增生，碱性磷酸酶增多，骨样组织堆积，骨皮质变薄、骨质疏松，临床即出现一系列佝偻病的症状体征以及血液生化改变。因此，维生素 D 缺乏性佝偻病可以看成是机体为了维持血钙水平而对骨骼造成的损害（图 4 - 2）。

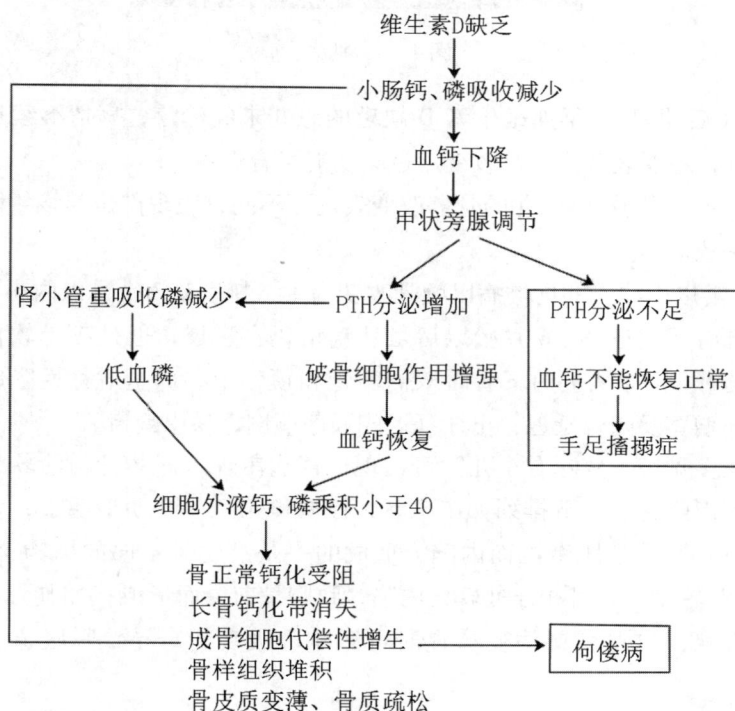

图 4 - 2　维生素 D 缺乏性佝偻病与手足搐搦症的发病机制

【护理评估】

1. 健康史　了解孕母是否有缺少维生素 D 的情况；儿童出生状况，如是否早产或多胎；喂养情况及日光照射情况，以及疾病史和用药史。

2. 身体状况　根据儿童年龄不同重点评估该年龄易出现的骨骼变化，以及神经、精神症状；根据血生化及 X 线检查结果，评估患儿所处的疾病阶段。

本病多发生在婴幼儿时期，主要表现为生长较快部位的骨骼改变、肌肉松弛和非特异性神经精神症状。临床上将其分为初期、激期、恢复期和后遗症期。

（1）初期（活动早期）：多见于 6 月龄以内，特别是 3 个月以内小婴儿，围生期维生素 D 不足则起病更早。主要为非特异性神经精神症状，表现为神经兴奋性增高，如易激惹、烦躁、睡眠不安、夜间啼哭，伴多汗，枕秃（图 4 - 3）。骨骼无明显改变，X 线检查可正常或钙化带稍模糊。血生化改变轻微，血钙、磷浓度正常或稍低，钙磷乘积稍低（30～40），碱性磷酸酶正常或增高。

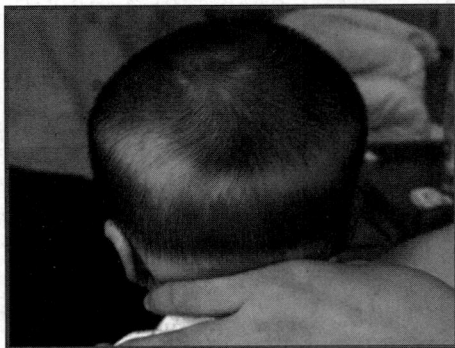

图4-3 枕秃

（2）激期（活动期）：早期维生素D缺乏的患儿未经治疗，病情继续加重，除上述症状更为明显外，主要表现为骨骼改变、运动功能发育迟缓。

1）骨骼改变：不同年龄患儿的骨骼改变表现可不同，表现部位与该年龄骨骼生长速度较快的部位一致。

头部：6月龄以内婴儿的佝偻病以颅骨改变为主，特别是3个月以内小婴儿，用手指轻压颞部或枕部有乒乓球感；6月龄以后虽然病情仍在进展，但是颅骨软化消失，7～8月龄可出现"方颅"，即从上向下看时双侧额骨和顶骨中心部呈对称性隆起，呈方形甚至马鞍形；前囟增宽及闭合延迟；出牙延迟或顺序颠倒，易患龋齿。

胸部畸形：多见于1岁左右小儿。可出现佝偻病串珠，即肋骨与肋软骨交界处骨样组织堆积呈钝圆形隆起，上下排列如串珠状，以两侧第7～10肋最明显；郝氏沟为膈肌附着部位的肋骨长期受膈肌牵拉而内陷，形成的一条沿肋骨走向的横沟，也称肋膈沟；鸡胸为第6～8肋软骨与胸骨相连处软化内陷，致胸骨前突而形成；如胸骨剑突部向内凹陷，可形成漏斗胸。这些胸廓病变严重时可影响呼吸功能，导致呼吸道感染，甚至肺不张。

四肢畸形：6个月以上小儿腕、踝部肥厚的骨骺形成钝圆形环状隆起，称佝偻病"手镯"或"脚镯"（图4-4）；1岁左右小儿开始站立、行走后，由于骨质软化与肌肉关节松弛，可因负重而出现下肢弯曲，形成严重膝内翻（"O"形腿）或膝外翻（"X"形腿）畸形（图4-5，图4-6），严重者可出现骨折。

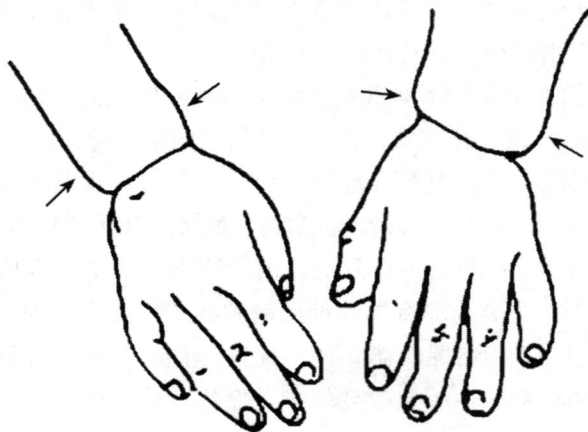

图4-4 "手镯"征

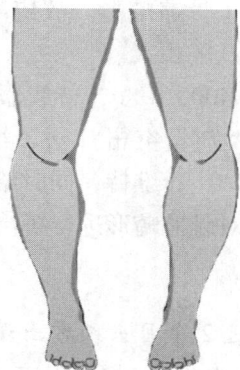

图 4 - 5　"O"形腿

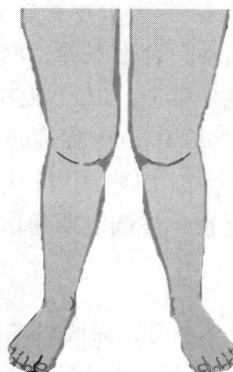

图 4 - 6　"X"形腿

脊柱、骨盆：婴儿会坐或站立后，常久坐位者有脊柱后突或侧弯畸形，严重者可出现扁平骨盆，成年后女性可致难产。

2）运动功能发育迟缓：患儿由于低血磷导致肌肉糖代谢障碍，肌肉发育不良，肌张力低下，韧带松弛，表现为头颈软弱无力，腹部膨隆如蛙腹；坐、立、行等运动功能落后。

3）神经精神发育迟缓：重症患儿条件反射形成缓慢，表情淡漠，动作和语言发育迟缓；免疫功能低下，易发生感染、贫血。

4）血生化检查除血清钙稍降低，其余指标均更加明显。

X 线检查：骨骺端临时钙化带消失，呈毛刷样、杯口状改变；骨骺软骨盘明显增宽，>2 mm；骨密度减低，可有长骨干弯曲或病理性骨折。

（3）恢复期：经适当治疗后患儿临床症状和体征减轻或接近消失，精神恢复活泼，肌张力恢复。血清钙、磷浓度及钙磷乘积也渐恢复正常。碱性磷酸酶开始下降，4~6 周恢复正常。X 线检查长骨干骺端临时钙化带重新出现，骨密度增浓。

（4）后遗症期：多见于 2 岁以后小儿，此期其他表现均正常，仅遗留不同程度的骨骼畸形。

3. 心理 - 社会状况　3 岁以下儿童心理问题不明显，3 岁以上重症患儿常留有骨骼畸形，对自身形象和运动能力的认识容易引起自卑等不良心理活动，从而影响其心理健康及社会交往。患儿家长担心患儿骨骼畸形而焦虑。

4. 辅助检查　根据血钙、血磷、钙磷乘积和碱性磷酸酶及 X 线检查结果有无改变，并分析患儿现处于疾病的哪一期，见表 4 - 2。

表 4 - 2　营养性维生素 D 缺乏性佝偻病辅助检查各期特点

	初期	激期	恢复期	后遗症期
血钙	正常或稍低	稍降低	数天内恢复正常	正常
血磷	降低	明显降低	数天内恢复正常	正常
碱性磷酸酶	升高或正常	明显升高	1~2 个月后逐渐正常	正常
血清 25 - $(OH)D_3$	下降	<12 ng/ml 可诊断	数天内恢复正常	正常
骨骺 X 线	多数正常或骨骺端钙化带稍模糊	骨骺端钙化带消失呈毛刷状、杯口状骨骺软骨带增宽骨质疏松、骨皮质变薄	长骨干骺端出现不规则钙化带、骨密度增强骨骺软骨盘 <2 mm	干骺端病变消失，遗留不可逆骨骼畸形

儿童护理

5. 治疗要点　本病治疗目的在于控制活动期，防止骨骼畸形。故应早发现、早治疗，增加户外活动，合理喂养，增加内、外源性维生素 D 的摄入。

药物补充维生素 D，以口服为主，维生素 D 2000 ~ 4000 IU/d，持续服用 1 个月后，改为每天 400 ~ 800 IU；重症者或不能口服者可采取大剂量突击疗法，给予维生素 D 15 万 ~ 30 万 IU/次，肌内注射；1 个月后改为 400 ~ 800 IU/d 维持，同时给予适量钙剂。用药期间注意复查，强调定期随访的重要性。后遗症期对骨骼畸形进行矫治。

案例分析

患儿，女，9 个月，因睡眠不安 2 个月就诊。患儿近 2 个月来经常出现夜间易惊醒、哭闹，出汗多。患儿系第一胎，第一产，36 周早产，出生体重 2.4 kg，无窒息史。因母亲乳量不足而混合喂养，但以奶粉为主，未添加钙剂和鱼肝油。查体：发育正常，营养良好，方颅畸形，前囟 2.0 cm×1.9 cm，平软，发稀枕秃，乳牙未萌出，胸廓对称无畸形，双肺呼吸音清，无啰音，心脏听诊正常，腹软，肝肋下 2.5 cm，质软，脾未及，四肢活动好，肌张力正常。实验室检查血清钙稍低，血磷降低，碱性磷酸酶增高。X 线检查：干骺端临时钙化带模糊，呈毛刷状。

护理任务：

(1) 请列出该患儿的护理问题。

(2) 如何进行口腔护理？

【护理诊断和护理措施】

1. 营养失调，低于机体需要量

(1) 相关因素：与日光照射不足和维生素 D 摄入不足等有关。

(2) 护理目标：患儿维生素 D 缺乏的表现减轻或消失。

(3) 护理措施：补充维生素 D。

1) 遵医嘱给予维生素 D 制剂：以口服维生素 D 制剂为主，重症者或不能口服者可采取肌内注射大剂量突击疗法（宜选择较粗的针头，做深部肌内注射，以利于吸收），1 个月后改口服预防量。

2) 增加阳光照射：指导家长带儿童多到户外活动，以促进内源性维生素 D 的合成。出生后 2 ~ 3 周即可带新生儿到户外活动，从数分钟逐渐增加至 1 ~ 2 小时，夏季应避免太阳直射，室内活动时应开窗让紫外线能透过。

3) 提倡母乳喂养，指导家长按时添加富含维生素 D、钙、磷的辅食，如鱼肝油、动物肝脏、蛋黄或强化维生素 D 的代乳品等。

2. 生长发展迟缓

(1) 相关因素：与维生素 D 缺乏导致骨骼和神经、精神发育迟缓有关。

(2) 护理目标：患儿生长发育达到正常标准。

(3) 护理措施：补充维生素 D、钙、多种维生素及微量元素，合理饮食，做好生长发育监测。

3. 有感染的危险

(1) 相关因素：与机体抵抗力低下有关。

(2) 护理目标：患儿无感染或发生感染后能得到及时处理。

(3) 护理措施：保持室内空气清新，日光充足，温湿度适宜，避免交叉感染。

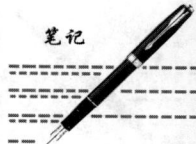

4. 潜在并发症

（1）相关因素：与骨骼畸形、药物副作用有关。

（2）护理目标：避免患儿发生维生素 D 过量中毒及骨骼畸形或发生中毒后能及时、正确处理。

（3）护理措施：预防维生素 D 过量，预防骨骼畸形和骨折。已经发生骨骼畸形的患儿，可采取主动和被动运动的方法矫正。如胸廓畸形可做俯卧抬头展胸运动；下肢畸形可施行肌肉按摩，即"O"形腿按摩外侧肌群，"X"形腿按摩内侧肌群；指导家长正确使用矫形器具。

患儿衣着柔软、宽松，床铺松软，避免早坐、久坐，以防脊柱后突畸形；避免早站、久站，以防下肢畸形；护理操作时应避免重压和强力牵拉，以防发生骨折。

遵医嘱用药，严禁家长随意加量，用药期间注意观察有无维生素 D 过量中毒的表现，如出现厌食、恶心、烦渴、体重下降和顽固性便秘、尿频、夜尿增多等表现，应立即停用维生素 D，并通知医生。

知识拓展

补充维生素 D 过量中毒

机体大量摄入维生素 D，使体内维生素 D 反馈作用失调，血清 1,25 - 二羟维生素 D_3 浓度增加，肠道吸收钙、磷增加，血钙浓度过高，刺激甲状腺分泌降钙素（CT），使血钙沉积于骨与其他组织器官，如肾脏、支气管、肺泡、中枢神经系统等影响其功能。中毒早期患儿出现厌食、恶心、倦怠、烦躁不安、低热、呕吐、便秘、体重下降，严重时可出现惊厥、血压升高、心律不齐、烦渴、尿频、夜尿增多，甚至脱水、酸中毒。辅查早期血钙升高 >3 mmol/L，尿钙强阳性，尿蛋白阳性，X 线检查：长骨干骺端钙化带增宽（>1 mm）、致密，骨干皮质增厚，骨质疏松或骨硬化；颅骨增厚，呈环形密度增深带。肾脏 B 超示肾萎缩。

5. 知识缺乏

（1）相关因素：患儿家长缺乏佝偻病的预防和护理知识。

（2）护理目标：家长能说出本病的病因、预防和护理要点。

（3）护理措施：做好健康教育。

给患儿父母讲解有关佝偻病的预防、护理知识，指导家长对患儿进行护理。新生儿出生后及处于生长高峰阶段的婴幼儿，每日给予维生素 D 预防量 400 IU 至 3 岁，早产儿、低体重儿、双胎儿出生后开始补充，并且头 3 个月内预防量加倍；尽早开始户外活动；及时合理添加辅食。

任务四　维生素 D 缺乏性手足搐搦症患儿的护理

【疾病概述】

维生素 D 缺乏性手足搐搦症（tetany of vitamin D deficiency），又称佝偻病性低钙惊厥。多见于 6 月以下小婴儿，主要是由于维生素 D 缺乏，血中钙离子浓度降低，导致神经肌肉兴奋性增高，惊厥、喉痉挛或手足搐搦是维生素 D 缺乏性佝偻病的伴发症状之一。

儿童护理

维生素 D 缺乏时机体出现甲状旁腺功能低下的原因尚不清楚，可能是当婴儿体内钙缺乏时，维生素 D 缺乏的早期甲状旁腺急剧代偿分泌增加，以维持血钙正常；当维生素 D 继续缺乏时，甲状旁腺功能反应过度而疲惫，以致血钙不能恢复继续下降。正常儿童血清总钙浓度稳定在 2.24～2.74 mmol/L（9～11 mg/dl），当血总钙浓度低于 1.75～1.88 mmol/L（7～7.5 mg/dl），或离子钙低于 1.0 mmol/L（4 mg/dl）时即可引起神经肌肉兴奋性增高，出现惊厥或手足搐搦。因此，维生素 D 缺乏性手足搐搦症患儿，同时存在甲状旁腺功能亢进所产生的佝偻病的表现和甲状旁腺功能低下的低血钙所致的临床表现。

本病的诱发因素：①早期维生素 D 缺乏时，甲状旁腺代偿功能尚未建立，使骨钙下降。②小儿户外活动增多、日照充分，或大剂量维生素 D 肌内注射，使血中维生素 D 水平急剧升高，钙沉积于骨上，使血钙降低。③感染、饥饿、发热时组织分解释放磷，血磷升高，与钙结合以磷酸钙的形式沉积于骨上，导致血钙降低。

【护理评估】

1. 健康史　了解孕母是否有缺少维生素 D 的情况；儿童出生状况，如是否早产或多胎；喂养情况及日光照射情况，以及疾病史和用药史。

2. 身体状况　根据儿童年龄不同重点评估该年龄易出现的骨骼变化，以及神经、精神症状；根据血生化及 X 线检查结果，评估患儿所处的疾病阶段。

Ⅰ典型发作：此病主要表现为惊厥、手足搐搦、喉痉挛，常伴有程度不等的佝偻病症状。

（1）惊厥：最常见。多见于婴儿，一般不伴发热。血清钙低于 1.75 mmol/L 时可出现以下表现：四肢抽动，两眼上翻，神志不清，发作时间持续数秒至数分钟，发作时间长者可伴口周发绀。发作停止后，意识恢复，精神萎靡而入睡，醒后活泼如常。发作次数可数日 1 次至 1 日数次。轻者仅发生短暂的面肌或手指抽动，神志清楚。

（2）手足搐搦：为此病特殊症状。多见于幼儿和年长儿，表现为突然发生手足肌肉痉挛呈弓状，手腕屈曲，手指僵直，拇指内收贴近掌心；踝关节僵直，足趾弯曲向下，呈"芭蕾舞足"。发作停止后活动自如。

（3）喉痉挛：多见于婴儿。表现为突发呼吸困难，吸气时喉鸣，哭闹时加剧。严重者可突然发生窒息而猝死。

Ⅱ隐性体征：患儿血清钙多在 1.75～1.88 mmol/L，没有典型发作的症状，可通过刺激神经、肌肉引出以下体征。

（1）面神经征（chvostek sign）：用手指尖或叩诊锤骤然敲击患儿颧弓与口角间的面颊部（面神经孔处），引起眼睑和口角抽动为面神经征阳性，新生儿可呈假阳性。

（2）陶瑟征（Trousseau sign）：以血压计袖带包裹上臂，使血压维持在收缩压与舒张压之间，5 分钟之内该手出现痉挛症状，为陶瑟征阳性。

（3）腓反射（peroneal sign）：以叩诊锤叩击膝下外侧腓骨小头上腓神经处，引起足向外侧收缩，为腓反射阳性。

3. 心理 - 社会状况　了解患儿的家庭关系、家庭经济状况及父母角色是否称职；了解父母对疾病的预防和护理的认识程度；对重症患儿应注意了解骨骼畸形是否让其产生自卑等不良心理。

4. 辅助检查　血钙 < 1.75～1.88 mmol/L（7～7.5 mg/dl）或离子钙 < 1.0 mmol/L（4 mg/dl），血磷正常或偏高。

5. 治疗原则及主要措施　治疗原则为"先治标，后治本"，即首先控制惊厥，解除喉痉挛，迅速补充钙剂，随后给予维生素 D 促进钙、磷代谢恢复正常。

（1）急救处理：①氧气吸入：惊厥期应立即吸氧，喉痉挛者需立即将舌头拉出口外，进行口对口呼吸和加压给氧，必要时行气管插管以保持呼吸道通畅。②迅速控制惊厥或喉痉挛：可用 10% 水合氯醛，每次 40~50 mg/kg，保留灌肠；或地西泮每次 0.1~0.3 mg/kg 肌内注射或缓慢静脉注射。无条件者可针刺人中、合谷等穴位。

（2）钙剂治疗：尽快给予 10% 葡萄糖酸钙 5~10 ml 加入 10% 葡萄糖溶液 10~20 ml 缓慢静脉注射，迅速提高血钙浓度，每日可重复使用 2~3 次；惊厥停止后口服钙剂，钙剂不宜与乳类同服，以免影响其吸收。

（3）维生素 D 治疗：症状控制并应用钙剂后，可按维生素 D 缺乏性佝偻病补充维生素 D。

案例分析

患儿，男，9 个月，因惊厥发生 2 次来院就诊。患儿一直用牛乳喂养，体质较差。昨日起突然发生惊厥，四肢抽动、两眼上翻、面肌抽动、神志不清，每次发作时间持续 1 分钟，缓解后活动如常。体检：T 36.8 ℃，发育营养可，精神好，除见方颅、枕秃外其他无异常。

护理任务：

（1）请列出该患儿的护理问题。

（2）如何进行口腔护理？

【护理诊断和护理措施】

1. 有窒息的危险

（1）相关因素：与惊厥、喉痉挛发作有关。

（2）护理目标：患儿呼吸通畅、平稳，未发生窒息。

（3）护理措施：控制惊厥、喉痉挛，防止窒息。

惊厥发作时就地抢救，松解衣领，头转向一侧，以防分泌物误吸引起窒息，同时及时清除呼吸道分泌物；将患儿舌体拉出口外，在上、下牙间放置牙垫，避免舌被咬伤。立即通知医生，同时做好吸氧准备和气管插管或气管切开的术前准备。遵医嘱给予镇静剂、钙剂。保持室内安静，减少刺激，密切观察患儿的呼吸及神志。详细记录发作次数、治疗效果。

知识拓展

补充钙剂注意事项

维生素 D 缺乏性手足搐搦症发作时应立即给予静脉注射用钙剂，需缓慢推注（> 10 分钟）或滴注，以免血钙骤升引发呕吐甚至心脏骤停，注射期间应进行心电监护；避免药液外渗，不可皮下或肌内注射，以免造成组织坏死。

2. 有受伤的危险

（1）相关因素：与惊厥、手足抽搐有关。

（2）护理目标：患儿未发生外伤。

（3）护理措施：保护患儿安全。

宜选用软质材料制作的玩具；床挡周围用棉质护围保护，以防患儿惊厥时发生摔伤；避免将患儿抱紧、摇晃，防止外伤或抽搐加重；不可强力按压或约束患儿肢体，以免造成损伤；不可强行撬开紧咬的牙关；对已出牙的患儿可在上、下齿之间放置牙垫，以防舌咬伤。

3. 营养失调，低于机体需要量。

（1）相关因素：与维生素 D 缺乏有关。

（2）护理目标：患儿维生素 D 缺乏的表现减轻或消失。

（3）护理措施：增加维生素 D（同维生素 D 缺乏性佝偻病）。

4. 知识缺乏

（1）相关因素：家长缺乏有关惊厥、喉痉挛的护理知识。

（2）护理目标：家长学会惊厥发作时的护理要点。

（3）护理措施：健康教育。

1）向家长讲解维生素 D 缺乏性手足搐搦症的病因和预后。

2）讲解并示范患儿抽搐时的正确处理方法，如应就地抢救，需注意不要摇晃、搬动患儿，使患儿保持平卧位，松解患儿衣领，头偏向一侧保持呼吸道通畅，同时呼叫医护人员。

3）指导家长出院后按医嘱给患儿服用维生素 D 和钙剂，强调钙剂不能与乳类同时服用。

（彭秀青）

考点检测

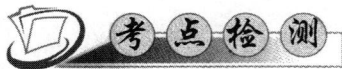

营养不良患儿的护理

A₁ 型题

1. 下列哪种疾病患儿补液时总量应适量减少，滴速宜稍慢 （ ）

    A. 新生儿时期的补液   B. 营养不良伴腹泻的补液

    C. 急性感染的补液   D. 烧伤患儿补液

    E. 休克患儿补液

2. 营养不良患儿表现最突出的实验室检查表现是 （ ）

    A. 生长激素降低   B. 血糖降低

    C. 血浆胆固醇降低   D. 血清白蛋白减少

    E. 胰岛素样生长因子减少

3. 营养不良导致代谢异常不包括以下哪项 （ ）

    A. 血糖偏低   B. 血清胆固醇降低

    C. 血清白蛋白减少   D. 血钠、血钾偏低

    E. 白细胞降低

4. 给营养不良患儿肌注苯丙酸诺龙的目的是 （ ）

    A. 增加机体的抵抗力   B. 促进脂肪合成代谢

    C. 增强机体的糖代谢功能   D. 促进营养物质消化吸收

    E. 促进体内蛋白质的合成

5. 营养不良治疗措施中哪项错误 （ ）

    A. 去除病因   B. 调整饮食

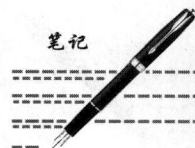

  C. 重度营养不良患儿应尽早补足能量　　　D. 促进消化

  E. 预防感染

6. 测量儿童皮下脂肪厚度常选用的部位是（　　）

  A. 肱二头肌　　　　　　　　　　　　　B. 肱三头肌

  C. 腹部　　　　　　　　　　　　　　　D. 肩胛下角

  E. 面部

7. 对营养不良临床表现的叙述哪项错误（　　）

  A. 体重不增　　　　　　　　　　　　　B. 体重下降

  C. 皮下脂肪减少　　　　　　　　　　　D. 肌张力增高

  E. 身高受影响

8. 早期确诊营养不良的重要检查是（　　）

  A. 生长激素水平测定　　　　　　　　　B. 血清胆固醇浓度测定

  C. 血清胆碱酯酶活性测定　　　　　　　D. 血清球蛋白浓度测定

  E. 胰岛素样生长因子Ⅰ水平测定

9. 小儿营养不良临床最主要病因是（　　）

  A. 患结核等消耗性疾病　　　　　　　　B. 知识缺乏

  C. 喂养不当　　　　　　　　　　　　　D. 胃肠道吸收障碍

  E. 偏食

10. 社区护士行产妇家访时，向其讲解小儿营养不良的最初表现是（　　）

  A. 体重减轻　　　　　　　　　　　　　B. 体重不增

  C. 贫血　　　　　　　　　　　　　　　D. 体温降低

  E. 低血糖

11. 迁延不愈的营养不良患儿，可引起突然死亡的并发症是（　　）

  A. 贫血　　　　　　　　　　　　　　　B. 低血糖

  C. 眼干燥症　　　　　　　　　　　　　D. 肾盂肾炎

  E. 肺炎

12. 符合Ⅰ度营养不良的诊断标准是（　　）

  A. 精神萎靡　　　　　　　　　　　　　B. 肌肉松弛

  C. 身高（长）低于正常　　　　　　　　D. 腹部皮下脂肪 0.4 cm 以下

  E. 体重低于正常值 15% ~ 25%

13. 营养不良患儿皮下脂肪消耗的顺序是（　　）

  A. 腹部 – 躯干 – 臀部 – 四肢 – 面部　　　B. 躯干 – 腹部 – 四肢 – 臀部 – 面部

  C. 腹部 – 四肢 – 躯干 – 臀部 – 面部　　　D. 面部 – 躯干 – 四肢 – 臀部 – 腹部

  E. 四肢 – 躯干 – 臀部 – 腹部 – 面部

▶▶▶● A₂ 型题 ●◀◀◀

1. 患儿，男，7 岁，食欲差，挑食，经常患上呼吸道感染，被诊断为营养不良Ⅰ度，判断营养不良程度的最重要指标是（　　）

  A. 身高　　　　　　　　　　　　　　　B. 体重

  C. 肌张力　　　　　　　　　　　　　　D. 皮肤弹性

  E. 腹部皮下脂肪

████ A₃/A₄ 型题 ████

(1~3题共用题干)

患儿，男，5岁。体重12 kg，身高98 cm，经常烦躁不安，皮肤干燥苍白，腹部皮下脂肪0.3 cm，肌肉松弛。

1. 护士判断该患儿是（ ）
   A. 轻度营养不良
   B. 中度营养不良
   C. 重度营养不良
   D. 营养不良性贫血
   E. 中度脱水

2. 该患儿次日起床后，突然出现面色苍白，出汗，脉搏细弱，肢体冰冷，意识模糊，护士首先应考虑该患儿发生了（ ）
   A. 心力衰竭
   B. 低血糖
   C. 脱水
   D. 低血钙
   E. 缺氧

3. 此时，首先应做的治疗是（ ）
   A. 静脉缓慢推注25%葡萄糖
   B. 输入生理盐水
   C. 给予强心剂
   D. 补钙
   E. 吸氧

参考答案

████ A₁ 型题 ████

1. B   2. D   3. E   4. E   5. C   6. C   7. D   8. E   9. C   10. B
11. B   12. E   13. A

████ A₂ 型题 ████

1. E

████ A₃/A₄ 型题 ████

1. B   2. B   3. A

维生素 D 缺乏性佝偻病患儿的护理

████ A₁ 型题 ████

1. 维生素 D 缺乏性佝偻病主要见于（ ）
   A. 1 岁以下小儿
   B. 2 岁以下小儿
   C. 3 岁以下小儿
   D. 5 岁以下小儿
   E. 8 岁以下小儿

2. 维生素 D 缺乏性佝偻病初期骨骼 X 线改变哪项是正确的（ ）
   A. 骨骺软骨变小
   B. 干骺端钙化带稍模糊
   C. 骨质致密
   D. 骨皮质变厚

E. 骨骺与干骺的距离变小

3. 维生素 D 缺乏性佝偻病肋骨串珠最明显的是 （ ）

    A. 1~3 肋   B. 4~7 肋

    C. 5~6 肋   D. 7~10 肋

    E. 10~12 肋

4. 3~6 个月佝偻病患儿可见的体征是 （ ）

    A. 颅骨软化   B. 方颅

    C. 郝氏沟   D. 肋骨串珠

    E. "O" 形腿

5. 佝偻病激期的主要临床表现是 （ ）

    A. 神经精神症状   B. 骨骼改变

    C. 肌肉松弛   D. 蛙状腹

    E. 运动发育迟缓

6. 人类维生素 D 的主要来源为 （ ）

    A. 蛋黄中的维生素 D   B. 牛奶中的维生素 D

    C. 植物食品中的维生素 D   D. 动物肝脏中的维生素 D

    E. 皮肤中的 7 - 脱氢胆固醇

7. 哪项不属于佝偻病激期骨骼改变 （ ）

    A. 颅骨软化   B. 鸡胸

    C. 前囟迟闭   D. 枕秃

    E. 肋骨串珠

8. 为预防佝偻病一般应服用维生素 D 至 （ ）

    A. 3 个月   B. 1 岁

    C. 2 岁   D. 3 岁

    E. 4 岁

9. 维生素 D 缺乏性佝偻病的主要原因是 （ ）

    A. 阳光照射不足   B. 生长发育过快

    C. 肝肾功能不全   D. 维生素 D 摄入少

    E. 消化道畸形

10. 人类维生素 D 的最主要来源是 （ ）

    A. 来自阳光照射皮肤   B. 食入动物肝脏提供

    C. 食入蔬菜类提供   D. 食入水果类提供

    E. 食入蛋类提供

11. 维生素 D 缺乏性佝偻病的特征性病变的部位是 （ ）

    A. 肌肉   B. 血液

    C. 骨骼   D. 大脑

    E. 皮肤

A₂ 型题

1. 患儿，男，12 个月。维生素 D 缺乏性佝偻病，建议家长带患儿活动正确的是 （ ）

    A. "O" 形腿按摩外侧肌群   B. "X" 形腿按摩外侧肌群

C. 尽早练习行走　　　　　　　　　D. 被动锻炼时要用力牵拉

E. 胸廓畸形做仰卧展胸运动

2. 患儿，女，6个月。初步诊断佝偻病，建议家长带患儿户外活动正确的是（　　）

    A. 尽量只暴露头面部　　　　　　　B. 冬季在室内活动

    C. 一周活动一次　　　　　　　　　D. 从1小时开始

    E. 夏季避免阳光直射

3. 5岁患儿，严重膝外翻，既往有佝偻病史，处理应考虑（　　）

    A. 手术矫正　　　　　　　　　　　B. 加强理疗康复

    C. 外固定矫形+理疗　　　　　　　D. 维生素D肌内注射

    E. 口服维生素D及钙剂

4. 8个月的患儿，家长从未带小儿在户外活动，近来烦躁易激惹，夜间啼哭。查体：乳牙未萌出，方颅，呈"O"形腿。对此患儿治疗应（　　）

    A. 尽量减少外出　　　　　　　　　B. 使用维生素D制剂

    C. 使用布带捆绑双腿进行矫正　　　D. 加强体格训练

    E. 夏季阳光充足应直接晒太阳

5. 患儿，2岁半，15个月开始出现方颅，鸡胸，"O"形腿，家长带患儿到医院门诊看病。护士为其饮食指导中，最好的食物是（　　）

    A. 动物肝脏　　　　　　　　　　　B. 牛奶及乳制品

    C. 蘑菇　　　　　　　　　　　　　D. 紫菜

    E. 蛋类

6. 患儿，3个月，易激惹、烦躁、夜啼，头部多汗，常摇头擦枕，出现枕秃。临床确诊为维生素D缺乏性佝偻病。该患儿属于（　　）

    A. 初期　　　　　　　　　　　　　B. 激期

    C. 晚期　　　　　　　　　　　　　D. 活动期

    E. 后遗症期

7. 患儿，男，1岁，头颈软弱无力，坐、立、行等运动功能落后，被诊断为维生素D缺乏性佝偻病。护士正确的护理是（　　）

    A. 多练走　　　　　　　　　　　　B. 多练站

    C. 多练坐　　　　　　　　　　　　D. 避免久站

    E. 用矫正器

8. 患儿，女，6个月，睡眠不安、夜间啼哭，多汗，枕秃，体检：胸部有肋骨串珠、郝氏沟，被诊断为维生素D缺乏性佝偻病，为治疗本病，口服维生素D的量是（　　）

    A. 300 IU　　　　　　　　　　　　B. 600 IU

    C. 700 IU　　　　　　　　　　　　D. 1000 IU

    E. 2000 IU

9. 患儿，女，3个月，睡眠不安、夜间啼哭，多汗，枕秃，查体可见颅骨软化。护士判断此患儿是（　　）

    A. 可疑维生素D缺乏性佝偻病　　　B. 维生素D缺乏性佝偻病初期

    C. 维生素D缺乏性佝偻病激期　　　D. 维生素D缺乏性佝偻病恢复期

    E. 维生素D缺乏性佝偻病后遗症期

10. 患儿，女，4个月，被医生诊断为维生素 D 缺乏性佝偻病初期，此患儿主要症状是
（　　）
　　A. 颅骨软化　　　　　　　　　　　B. 肋骨串珠
　　C. 肌肉松弛　　　　　　　　　　　D. 佝偻病"手镯"
　　E. 神经精神症状

11. 患儿，10个月。易激惹，夜间哭闹、多汗、睡眠不安。查体：方颅、肋骨串珠、
手镯征（＋），诊断佝偻病。护士的健康教育内容不包括（　　）
　　A. 指导母乳喂养，及时增添辅食　　B. 操作轻柔以防断针
　　C. 多到户外活动　　　　　　　　　D. 添加含维生素 D 的食物
　　E. 积极进行站立、行走锻炼

12. 某胎龄 35 周早产儿，出生后 32 天。冬天出生，母乳喂养。体重已由出生时 2.0
kg 增至 3.0 kg。现在可以添加的辅食和添加的目的是（　　）
　　A. 米汤，以补充热量　　　　　　　B. 菜汤，以补充矿物质
　　C. 软面条，以保护消化道　　　　　D. 蛋黄，以补充铁
　　E. 鱼肝油，以补充维生素 D

13. 足月新生儿，出生后 2 天。为预防维生素 D 缺乏性佝偻病的发生，应建议每日
口服维生素 D 的剂量是（　　）
　　A. 200 IU　　　　　　　　　　　　B. 400 IU
　　C. 1000 IU　　　　　　　　　　　　D. 1500 IU
　　E. 2000 IU

参考答案

A₁ 型题

1. B　　2. B　　3. D　　4. A　　5. B　　6. E　　7. D　　8. C　　9. A　　10. A
11. C

A₂ 型题

1. A　　2. E　　3. A　　4. B　　5. B　　6. A　　7. D　　8. E　　9. C　　10. E
11. E　　12. E　　13. B

维生素 D 缺乏性手足搐搦症患儿的护理

A₁ 型题

1. 维生素 D 缺乏性手足搐搦症的直接原因是（　　）
　　A. 维生素 D 缺乏　　　　　　　　B. 血磷明显降低
　　C. 碱性磷酸酶增高　　　　　　　　D. 血清离子钙降低
　　E. 钙磷乘积降低

2. 维生素 D 缺乏性手足搐搦症发生喉痉挛时，防止窒息措施错误的是（　　）
　　A. 清理呼吸道分泌物　　　　　　　B. 上下牙间放牙垫，防止舌咬伤
　　C. 立即吸氧　　　　　　　　　　　D. 将舌体轻轻拉出体外

E. 头后仰

3. 维生素 D 缺乏性手足搐搦症发作时急救处理首选的是（　）

    A. 葡萄糖酸钙静脉滴注　　　　　　　B. 甘露醇快速静脉滴注

    C. 维生素 D_3 肌内注射　　　　　　　D. 高浓度氧气面罩吸入

    E. 地西泮肌内注射

4. 手足搐搦症患儿最危险的症状是（　）

    A. 惊厥　　　　　　　　　　　　　　B. 手足搐搦

    C. 喉痉挛　　　　　　　　　　　　　D. 烦躁

    E. 夜惊

5. 维生素 D 缺乏性手足搐搦症患儿使用钙剂时，静脉推注时间应（　）

    A. 小于 10 分钟　　　　　　　　　　B. 大于 10 分钟

    C. 小于 5 分钟　　　　　　　　　　　D. 大于 5 分钟

    E. 大于 8 分钟

6. 维生素 D 缺乏性手足搐搦症的治疗步骤正确的是（　）

    A. 补钙—止惊—补维生素 D　　　　　B. 止惊—补维生素 D—补钙

    C. 止惊—补钙—补维生素 D　　　　　D. 补维生素 D—止惊—补钙

    E. 补维生素 D—补钙—止惊

A_2 型题

1. 患儿，男，10 个月。3 天前突然双眼上翻，面肌和四肢抽动急诊入院，诊断为维生素 D 缺乏性手足搐搦症。该患儿出院时，护士对家长进行健康指导最重要的内容是（　）

    A. 指导母乳喂养　　　　　　　　　　B. 提倡进行站立锻炼

    C. 多抱患儿到户外晒太阳　　　　　　D. 添加含维生素 D 的食物

    E. 处理惊厥和喉痉挛的方法

2. 患儿，7 个月。秋季出生，人工喂养，睡眠不安、多汗。春季户外活动增多，突然出现惊厥，20 余秒，抽搐停止后，精神、食欲无异常。该患儿最有可能发生了（　）

    A. 癫症　　　　　　　　　　　　　　B. 脑炎

    C. 高热惊厥　　　　　　　　　　　　D. 缺氧缺血性脑病

    E. 手足搐搦症

3. 患儿，男，8 个月，平日多汗，易惊，两日来间断抽搐就诊，发作时 T 37.3 ℃，意识丧失，两眼上翻，手足紧握抽动，可自行缓解入睡，醒后精神好，被诊断为维生素 D 缺乏性手足搐搦症，此时血钙的值多低于（　）

    A. 2.15～2.28 mmol/L　　　　　　　B. 2.05～2.18 mmol/L

    C. 1.95～2.08 mmol/L　　　　　　　D. 1.85～1.98 mmol/L

    E. 1.75～1.88 mmol/L

4. 患儿，男，8 个月，平日多汗，易惊，两日来间断抽搐就诊。发作时 T 37.3 ℃，意识丧失，两眼上翻，手足紧握抽动，可自行缓解入睡，醒后精神好，被诊断为维生素 D 缺乏性手足搐搦症，患儿可能存在的隐性体征是（　）

    A. 脑膜刺激征　　　　　　　　　　　B. 面神经征

C. 克氏征　　　　　　　　　　　　　　D. 布氏征

E. 巴宾斯基征

5. 患儿，男，5个月，有反复发作性呼吸困难，伴吸气时喉鸣，唇紫共3次，T 36.7 ℃。发作间期一般情况良好，无青紫，左枕部有颅骨软化，心肺正常，护士应首先考虑为（　　）

A. 急性喉炎　　　　　　　　　　　　　B. 气管异物

C. 支气管肺炎　　　　　　　　　　　　D. 支气管哮喘

E. 维生素 D 缺乏性手足搐搦症

6. 患儿，女，6个月，冬季出生，人工喂养，平时睡眠不安、多汗，今日晒太阳后突然出现全身抽搐5~6次，每次1分钟左右，抽搐间期活泼如常，体温37.8 ℃，护士应首先考虑（　　）

A. 癫痫　　　　　　　　　　　　　　　B. 低血糖

C. 高热惊厥　　　　　　　　　　　　　D. 维生素 D 缺乏性佝偻病

E. 维生素 D 缺乏性手足搐搦症

▸ A₃/A₄ 型题 ◂

患儿，7个月。因惊厥持续5分钟来院就诊。患儿一直以羊奶喂养，未加辅食，近2周易哭闹，睡眠不稳，无发热、咳嗽，大小便正常。查体：体温37.6 ℃，面肌颤动，口唇发绀，四肢抽动，神志不清，前囟平软，2 cm×2 cm，枕部有乒乓球感。

1. 护士根据患儿的情况考虑该小儿惊厥的原因首先是（　　）

A. 脑脓肿　　　　　　　　　　　　　　B. 低血糖

C. 缺氧缺血性脑病　　　　　　　　　　D. 维生素 D 缺乏性手足搐搦症

E. 高热惊厥

2. 护士应立即采取的急救措施是（　　）

A. 服用解痉药物　　　　　　　　　　　B. 保持病室安静，避免光、声刺激

C. 补充钙剂　　　　　　　　　　　　　D. 给予维生素 D 和钙剂

E. 控制惊厥与喉痉挛，给予钙剂

患儿，女，6个月。因发热、咳嗽2天，惊厥5次入院，患儿出生后人工喂养，未加辅食，查体：体温37.3 ℃，咽部充血，颅骨软化，在查体过程中该患儿惊厥再次发作。

3. 关于诊断，护士正确的判断是（　　）

A. 癫痫　　　　　　　　　　　　　　　B. 低血糖

C. 高热惊厥　　　　　　　　　　　　　D. 化脓性脑膜炎

E. 维生素 D 缺乏性手足搐搦症

4. 护士应采取的治疗措施为（　　）

A. 缓慢静推20%甘露醇　　　　　　　　B. 静脉注射50%葡萄糖

C. 静脉给予大量抗生素　　　　　　　　D. 静脉给予镇静剂和钙剂

E. 静脉给予镇静剂和维生素 D

参考答案

A₁ 型题

1. D 　　 2. E 　　 3. E 　　 4. C 　　 5. B 　　 6. C

A₂ 型题

1. D 　　 2. E 　　 3. E 　　 4. B 　　 5. E 　　 6. E

A₃/A₄ 型题

1. D 　　 2. E 　　 3. E 　　 4. D

笔记

项目五　新生儿及新生儿疾病患儿的护理

识记

1. 列举新生儿分类、正常足月儿和早产儿的概念及特点，大于胎龄儿及小于胎龄儿的概念及特点，新生儿常见的几种特殊生理状态。
2. 描述新生儿窒息 Apgar 评分法、新生儿窒息 ABCDE 复苏方案。
3. 说出新生儿生理性黄疸及病理性黄疸的定义。
4. 描述新生儿寒冷损伤综合征的病情分度。
5. 说出新生儿低血糖、新生儿高血糖及新生儿低钙血症的定义。

理解

1. 解释新生儿缺氧缺血性脑病、颅内出血、新生儿黄疸、新生儿溶血病的发病机制及临床表现。
2. 简述新生儿缺氧缺血性脑病、颅内出血、新生儿黄疸、新生儿溶血病、新生儿低钙血症的治疗要点。

应用

1. 能够对正常足月儿、早产儿、大于胎龄儿及小于胎龄儿实施护理。
2. 能够配合医生正确进行窒息患儿复苏。
3. 能对新生儿缺氧缺血性脑病、颅内出血、新生儿寒冷损伤综合征、新生儿糖代谢紊乱患儿实施护理。
4. 能对缺氧缺血性脑病、颅内出血、新生儿寒冷损伤综合征、新生儿糖代谢紊乱患儿家属实施健康教育。

基础知识

一、新生儿分类

新生儿（neonates，Newborns）是指从脐带结扎至出生后满 28 天内的婴儿。新生儿是胎儿的延续，也是人类发育的基础阶段。

围生期（perinatal period）是指围绕分娩前后的一段特定时期。在我国一般是指从妊娠 28 周至出生后 7 天的时期。围生期期间的胎儿和新生儿称为围生儿。国际上常以新生儿期和围生期病死率作为衡量一个国家和地区卫生保健水平的标准。

新生儿分类有以下几种（表 5-1）：

1. 根据胎龄分类

（1）足月儿：指胎龄满 37 周至未满 42 周（260～293 天）的新生儿。

（2）早产儿：指胎龄 <37 周（<259 天）的新生儿

（3）过期产儿：指胎龄 ≥42 周（≥294 天）的新生儿。

2. 按出生体重分类

（1）正常出生体重儿：指出生体重为 2500～3999 g 的新生儿。

（2）低体重儿：指出生体重 <2500 g 的新生儿。其中体重 <1500 g 的新生儿又称为极低体重儿；体重 <1000 g 的新生儿又称为超低出生体重儿。

（3）巨大儿：指出生体重 ≥4000 g 的新生儿。

表 5-1　根据胎龄和出生体重分类

根据胎龄分类		根据出生体重分类	
分类	出生时胎龄	分类	出生体重（g）
足月儿	≥37 周至 <42 周	正常出生体重儿	2500～3999
早产儿	≥28 周至 <37 周	低体重儿	1500～2499
过期产儿	≥42 周	巨大儿	≥4000

3. 根据出生体重与胎龄关系分类

（1）适于胎龄儿：指出生体重在同龄胎儿平均体重的第 10～90 百分位的新生儿。

（2）小于胎龄儿：指出生体重在同龄胎儿平均体重的第 10 百分位以下的新生儿。

（3）大于胎龄儿：指出生体重在同龄胎儿平均体重的第 90 百分位数以上的新生儿。

4. 高危儿　指已发生或可能发生危重情况而需要密切观察的新生儿。包括以下几种情况的高危因素：

（1）母亲存在的高危因素：①妊娠前：孕母年龄 >40 岁或 <16 岁；母亲患有严重心、肺、肝、肾疾病，糖尿病、高血压、结核等感染性疾病；母亲血型为 Rh 阴性血型，过去有死胎、严重产伤等；有药物滥用、吸烟、吸毒或酗酒史等。②妊娠期：妊娠期并发高血压、糖尿病、心肺疾病等；羊水过多或过少；胎盘早剥出血；羊膜早破和感染。

（2）分娩过程中的高危因素：如提前分娩或过期产、急产或滞产、胎位不正、胎粪污染羊水、脐带过长或过短、剖宫产、产钳助产、分娩过程中使用镇静剂、止痛剂等。

（3）胎儿及新生儿高危因素：如多胎、严重先天性畸形；宫内感染；窒息、早产儿、小于胎龄儿、巨大儿等。

知识拓展

新生儿分类新定义

《美国妇产科杂志》认为出生于 39～41 周之间的新生儿才属于真正意义上的足月儿。新定义旨在阻止医生与孕妇过早（小于 39 周）进行不必要的引产与剖宫产。

新生儿新定义：

早产儿：小于 37 周

足月儿：39 周～40 周 6 天

过期产儿：42 周以上

新定义基于研究确定，但旧定义仍然适用。

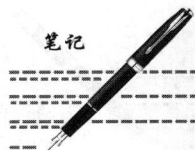

二、正常足月新生儿的特点

正常足月儿是指胎龄满 37 ~ 42 周出生，出生体重在 2500 ~ 3999 g，无任何畸形和疾病的活产婴儿。

1. 正常足月新生儿的外观特点

正常足月儿哭声响亮，四肢呈屈曲状；皮肤红润，皮下脂肪丰满；胎毛少，头发分条清楚；头占全身比例 1/4；耳郭软骨发育好，耳舟成形；乳晕清楚，乳房可摸到结节，且结节 >4 mm；指（趾）甲达到或超过指（趾）端；足纹遍及足底；男婴睾丸已降至阴囊，阴囊皱褶多，女婴大阴唇遮盖小阴唇。

2. 正常足月新生儿的生理特点

（1）呼吸系统：因胸腔较小，肋间肌肉较弱，胸廓运动较浅，主要靠膈肌运动，以腹式呼吸为主。因呼吸中枢发育不成熟，呼吸节律不规则，频率较快，通常为 40 ~ 45 次/分。

（2）循环系统：胎儿出生后血液循环动力学发生变化：①脐带结扎后，胎盘 - 脐血循环终止；②出生后呼吸建立，肺的膨胀、通气使肺循环阻力降低，肺血流量增加；③肺静脉回流到左心房的血量增加，压力上升，卵圆孔功能性关闭；④由于动脉血氧分压（PaO_2）升高，动脉导管收缩，出现功能性关闭，完成胎儿循环向成人循环的转变。新生儿心率波动范围较大，通常为 100 ~ 150 次/分，平均为 120 ~ 140 次/分。血压平均为 70/50 mmHg（9.3/6.7 kPa）。

（3）消化系统：足月儿吞咽功能完善，但食管下端括约肌松弛，胃呈水平位，幽门括约肌发达，易发生溢乳和呕吐。消化道面积相对较大，管壁薄，黏膜通透性高，利于营养物质吸收，但同时也可使肠腔内毒素及消化不完全产物通过，从而引起中毒症状。胎粪由胎儿肠道分泌物、胆汁及吞咽的羊水等组成，为糊状，墨绿色，于出生后 10 ~ 12 小时排出，2 ~ 3 天排完。如果出生后 24 小时仍不排胎粪，应检查是否有肛门闭锁或消化道畸形。

（4）泌尿系统：新生儿出生时肾单位数量与成人相当，但生理功能尚不完善。肾小球滤过率低，浓缩功能差，易出现水肿或脱水症状；肾小管对钠的耐受程度低，易出现钠潴留和水肿；处理碱的负荷能力不足，易出现代谢性酸中毒；排磷功能差，牛乳喂养儿易发生血磷偏高和低钙血症。一般出生后 24 小时内排尿，如 48 小时无尿需排查原因。正常尿量为每小时 1 ~ 3 ml/kg，每小时尿量 <1.0 ml/kg 为少尿，每小时 <0.5 ml/kg 为无尿。新生儿尿渗透压平均为 240 mmol/L，相对密度为 1.006 ~ 1.008。

（5）血液系统：新生儿出生时血容量平均为 80 ~ 100 ml/kg，红细胞、血红蛋白和网织红细胞含量较高。胎儿血红蛋白（HbF）占 70% ~ 80%（成人 <2%），以后渐被成人血红蛋白（HbA）取代。出生后第 1 天白细胞总数较高，3 天后明显下降。生后 4 ~ 6 天出现中性粒细胞与淋巴细胞占比第 1 次交叉（两者比例基本相等）。血小板出生时已达成人水平。由于胎儿肝脏维生素 K 储存量少，凝血因子活性低，故生后常规注射维生素 K_1。

（6）神经系统：新生儿脑相对较大，占体重的 10% ~ 20%（成人仅占 2%）。大脑皮质兴奋性低，睡眠时间长。新生儿出生时已具有原始的神经反射，如觅食反射、吸吮反射、握持反射、拥抱反射和交叉伸腿反射。新生儿巴宾斯基征、克氏征、佛斯特征阳性属正常现象。

（7）免疫系统：胎儿可从母体通过胎盘获得免疫球蛋白 IgG，因此新生儿对一些传染病如麻疹有免疫力而不易感染。由于免疫球蛋白 IgA 和 IgM 不能通过胎盘，故新生儿易患呼吸道、消化道感染。

（8）体温调节：新生儿体温调节功能差，皮下脂肪较薄，体表面积相对较大，易散热。产热主要依靠棕色脂肪的代谢。室温过高时足月儿能通过皮肤蒸发和出汗散热，但如体内水分不足，血液浓缩而发热称"脱水热"；室温过低时可引起低体温和硬肿症。"适中温度"是指能维持正常体核及皮肤温度的最适宜环境温度，在此温度下身体耗氧量最少，蒸发散热量最少，新陈代谢最低。新生儿适中温度与胎龄、日龄和出生体重有关。

（9）能量及体液代谢：新生儿基础热量消耗为 209.2 kJ/kg（50 kcal/kg），每日总热量共需 418.4～502.1 kJ/kg（100～120 kcal/kg）。新生儿体液总量占体重的 70%～80%，随日龄的增加而减少。新生儿患病时易发生酸碱失衡，尤其易发生代谢性酸中毒，需及时纠正。

三、早产儿的特点

早产儿是指胎龄满 28 周不足 37 周出生的活产婴儿称为早产儿或未成熟儿。

1. 早产儿的外观特点　早产儿出生体重多 <2500 g，头围 <33 cm，身长 <47 cm，哭声轻，颈肌软弱，四肢肌张力低下呈伸直状；皮肤绛红，毳毛多，头发细而乱；耳壳软，缺乏软骨，耳舟不清楚，指（趾）甲未达到指（趾）端；足底纹理少，乳腺无结节或结节 <4 mm；男婴睾丸未降至阴囊，阴囊皱褶少，女婴大阴唇不能遮盖小阴唇。

2. 早产儿的生理特点

（1）呼吸系统：早产儿呼吸中枢发育不成熟，呼吸表浅不规则，常出现呼吸暂停。呼吸暂停是指呼吸停止时间达 15～20 秒，或虽不到 15 秒，但伴有心率减慢（<100 次/分），并有发绀及四肢肌张力下降。早产儿因肺泡表面活性物质缺乏，易发生肺透明膜病。有宫内窘迫史的早产儿，易发生吸入性肺炎。

（2）循环系统：早产儿心率快，血压较足月儿低，部分早产儿可伴有动脉导管未闭。

（3）消化系统：早产儿吸吮能力差，吞咽反射弱，易呛乳导致乳汁吸入。胃容量小，贲门括约肌松弛，易发生溢乳及胃食管反流。胆酸分泌较少，对脂肪的消化吸收较差。缺氧、喂养不当或感染时，易发生坏死性小肠结肠炎。肠蠕动乏力，易发生胎粪排出延迟。早产儿肝酶不足，活性低，生理性黄疸程度重且持续时间长。早产儿肝内储存糖原少，且合成蛋白功能不足，易发生低血糖和低蛋白血症。

（4）泌尿系统：早产儿肾脏浓缩功能较差，肾小管对醛固酮反应低下，排钠分数高，易发生低钠血症。葡萄糖阈值低，易出现低血糖。肾小管排酸能力差，在用牛奶喂养时，因酪蛋白含量较高，可发生晚期代谢性酸中毒。近年由于早产儿配方奶粉的广泛应用，较少发生。

（5）血液系统：早产儿血小板数量较低，多贫血。维生素 K、铁及维生素 D 较足月儿低，更易发生出血、贫血和佝偻病。

（6）神经系统：早产儿神经系统功能与胎龄有密切关系，胎龄越小，反射越差，早产儿易发生缺氧，导致颅内出血。

（7）免疫系统：早产儿特异性和非特异性免疫功能均不成熟，免疫球蛋白 IgG 和补体较足月儿更低，更易患感染性疾病。

（8）体温调节：早产儿体温调节中枢功能尚不完善，皮下脂肪薄，体表面积相对较大，更易散热。棕色脂肪少，代偿产热的能力更差，更易发生低体温。汗腺发育差，环境温度过高体温也易升高。所以，早产儿体温易随环境温度变化而变化，常因寒冷发生硬肿症。

四、常见的几种特殊生理状态

1. 生理性体重下降　新生儿出生后 2~4 天由于摄入量少，不显性失水及胎粪排出等原因可使体重下降 6%~9%，第 3~4 天降到最低点，但一般不超过 10%，7~10 天左右恢复到出生体重。

2. 生理性黄疸。

3. "马牙"和"螳螂嘴"　"马牙"指在新生儿口腔上腭中线和齿龈部位，有散在黄白色、米粒大小隆起，系上皮细胞堆积或黏液腺分泌物积留所致，数周或数月后可自然消退。"螳螂嘴"是指口腔两侧颊部各有一隆起的脂肪垫，有利于吸吮乳汁，不可挑破，以免感染。

4. 生理性乳腺肿大　出生后 3~5 天，部分新生儿（不论男女）可出现乳腺肿大，如蚕豆或鸽蛋大小，是由于胎儿受孕母的孕酮和催乳素所致，多在 2~3 周后自然消退，切忌挤压或挑破。

5. 假月经　部分女婴出生后 5~7 天阴道可见血性分泌物，可持续 1 周。系因妊娠后期母亲雌激素进入胎儿体内，生后突然中断，形成类似月经的出血，一般不必处理。

6. 新生儿红斑及粟粒疹　出生后 1~2 天，在头部、躯干及四肢的皮肤可见大小不等、边缘不清的斑丘疹俗称"新生儿红斑"，婴儿无不适感，1~2 天后消退；生后 3 周内，可在鼻尖、鼻翼、面颊部出现细小、白色或黄白色突出皮肤表面的皮疹，称为粟粒疹，系新生儿皮脂腺功能未完全发育成熟所致，多自行消退，一般不必处理。

任务一　正常足月新生儿的护理

【护理诊断和护理措施】

1. 有窒息的危险
（1）相关因素：与呛奶、呕吐有关。
（2）护理目标：患儿不发生窒息。
（3）护理措施：保持呼吸道通畅。

在新生儿娩出后，开始呼吸前迅速清除口、鼻腔的黏液及羊水，防止发生吸入性肺炎。仰卧位时避免颈部前屈或过度后仰，俯卧时头侧向一侧，有专人看护。及时清除鼻腔分泌物，避免物品阻挡新生儿口、鼻。

2. 有体温失调的危险
（1）相关因素：与体温调节中枢发育不完善有关。
（2）护理目标：患儿体温维持在正常范围。
（3）护理措施：维持体温稳定。

1）保暖：新生儿娩出后，所有操作均应在保暖条件下进行。应立即擦干新生儿身体，用温暖毛巾包裹，采取不同保暖措施，使新生儿处于"适中温度"。保暖方法有戴帽、母体胸前怀抱、母亲"袋鼠式"怀抱、应用婴儿暖箱或辐射保暖台等。接触新生儿的手、仪器、物品等均应预热,保持温暖。

2)新生儿室条件:新生儿室内应阳光充足、空气流通,有空调及空气净化设备,保持室温在 22～24 ℃,相对湿度在 55%～65%。

3. 有感染的危险

(1)相关因素:与新生儿免疫功能不足及皮肤黏膜屏障功能差有关。

(2)护理目标:患儿未发生感染。

(3)护理措施:预防感染。

1)严格执行消毒隔离制度:接触新生儿时应洗手,避免交叉感染。医疗器械定期消毒,患病者及带菌者应暂时调离新生儿室。

2)保持新生儿脐部清洁干燥:及时消毒处理好脐带残端;脐带脱落前观察脐部有无渗血、污染;脱落后应注意脐窝有无分泌物及肉芽组织。有分泌物者可用 3% 的过氧化氢棉签擦拭,再用碘伏棉签擦拭,并保持干燥。有肉芽组织可用硝酸银溶液烧灼局部。

3)做好新生儿皮肤护理:新生儿沐浴频次视具体情况而定,保持其皮肤清洁。检查其脐带、皮肤完整性及有无肛周脓肿等情况。大便后用温水清洗其会阴及臀部,预防尿布皮炎。新生儿的衣服宽大、柔软,不用纽扣。

4. 潜在并发症 营养失调、遗传代谢性疾病如甲状腺功能减退症。

(1)相关因素:与家长缺乏新生儿喂养知识有关。

(2)护理目标:避免发生营养不良。

(3)护理措施:

1)合理喂养:

①合理喂养:提倡母婴同室和母乳喂养。在母婴情况允许条件下,应尽早将新生儿安放在母亲身旁,进行皮肤接触,鼓励早吸吮,增进母婴交流,使新生儿得到舒适、安全的护理,满足其生理、心理需求,促进其身心发展。正常足月儿出生后半小时即可哺母乳,以促进母亲乳汁分泌,防止新生儿低血糖。提倡按需哺乳。配方乳可每 3 小时喂 1 次,每日 7～8 次。喂奶后将婴儿竖立抱起,轻拍其背部,帮助婴儿排出咽下的空气,防止溢奶。奶量以喂奶后安静、不吐、无腹胀和理想体重增长(15～30 g/d,生理性体重下降除外)为标准。②监测体重:定时、定秤测量。每次测量前均要调节磅秤至零点,确保测得体重的精确度,为营养状况提供可靠依据。③确保安全:避免让新生儿处于危险环境,如高空台面、热源、电源或尖锐物品。照护者指甲要短、钝。

2)新生儿筛查:在婴儿出生后 72 小时内采足跟血,对其进行遗传代谢病、先天性内分泌异常及某些危害严重的遗传病筛查,做到早期诊断、早期治疗,避免患儿发生智力低下、严重疾病或死亡。护士应了解新生儿筛查的相关项目,如先天性甲状腺功能减退症、苯丙酮尿症等,并给予相应的指导。

任务二　早产儿的护理

案例分析

患儿,男,生后 15 分钟,胎龄 34 +6 周,出生体重 2250 g,早产儿貌,头发呈短绒

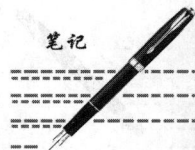

样，耳壳直挺，乳腺无结节，足底纹可达 2/3，指（趾）甲未达指（趾）端，睾丸未降至阴囊，反应差，呼吸稍促，呻吟，生后约 5 分钟口吐泡沫，三凹征阳性，双肺呼吸音低，可闻及少量湿啰音。

护理任务：

（1）作为一名护士，你应该从哪些方面对患儿进行评估？

（2）该患儿的护理诊断有哪些？应采取哪些护理措施？

【护理诊断】

1. 体温过低　与体温调节功能差有关。

2. 自主呼吸障碍　与呼吸中枢不成熟、肺发育不良、呼吸肌无力有关。

3. 营养失调，低于机体需要量　与吸吮、吞咽、消化功能差有关。

4. 有皮肤完整性受损的危险　与感染、胶布粘连性损伤、皮下硬肿、全身水肿、局部皮肤受压等有关。

5. 有感染的危险　与免疫功能不足及皮肤黏膜屏障功能差有关。

6. 潜在并发症　出血。

【护理目标】

（1）患儿体温维持在正常范围。

（2）保持患儿呼吸道畅通，维持有效呼吸。

（3）合理喂养，保证患儿机体需要能量。

（4）保持患儿皮肤完整。

（5）患儿未发生感染。

（6）没有出血现象发生。

【护理措施】

1. 保持体温稳定　根据早产儿体重、成熟度及病情，给予其不同的保暖措施，加强体温监测。体重 < 2000 g 者，应尽早入婴儿暖箱保暖。体重 > 2000 g 者，放于婴儿床，带帽、盖被保暖，降低耗氧量及散热量。暴露操作应在婴儿辐射保暖台上进行，尽量缩短操作时间。维持室温在 24 ~ 26 ℃、相对湿度在 55% ~ 65%。

2. 维持有效呼吸　保持呼吸道通畅，及时清除口鼻腔内分泌物。仰卧时肩下垫小软枕开放气道，避免颈部弯曲。呼吸暂停时给予弹足底、托背刺激等处理。如频繁发作（> 2 ~ 3 次/小时）应考虑持续气道正压通气（CPAP）辅助呼吸，可遵医嘱给予枸橼酸咖啡因注射液静脉输注。早产儿出现发绀、呼吸急促、呼吸暂停时应查明原因，同时给予吸氧，吸入氧浓度以维持动脉血氧分压 50 ~ 70 mmHg 或经皮动脉血氧饱和度 88% ~ 93% 为宜，一旦症状改善，应尽早停氧，预防早产儿视网膜病变发生。

3. 营养支持

（1）肠内营养：①首选母乳喂养，无法母乳喂养者以早产儿配方乳为宜。②评估喂养耐受能力，尽早开始"微量肠内营养"，喂养量以不发生胃潴留及呕吐为原则，制订个体化加量方案。③喂养方式最好是经口喂养，吸吮、吞咽功能不协调者，可给予重力喂养或管饲喂养。喂奶时和喂奶后采取斜坡卧位和右侧卧位，并注意观察有无溢乳和呕吐现象。④喂养频率：根据耐受情况调整，一般为 2 ~ 3 小时一次。

（2）肠外营养：能量不足者以静脉高营养补充，补液与喂养时间交叉，尽可能减少血糖浓度波动。每天详细记录出入量、准确测量体重，以便分析、调整喂养方案，满足能量需求。早产儿理想的体重增长为每天 10 ~ 15 g/kg。

4. 皮肤管理　做好早产儿的皮肤风险评估，可使用水床、水枕，使用保护性敷料，预防压疮；去除胶布时，可使用石蜡油，0 度或 180 度手法，动作轻柔，预防胶布撕裂伤；勤换尿布，使用护臀霜，预防尿布皮炎；戴手套预防抓伤；正确使用辐射保暖台等，预防烫伤。

5. 预防感染　工作人员相对固定，限制探视；强化洗手意识，每次接触早产儿前后要洗手或用快速手消毒液快速手消；严格执行消毒隔离制度，做好空气和物体表面消毒，无菌操作；早产儿用物定期更换、消毒；集中护理，动作轻柔；做好基础护理如口腔、脐部、臀部护理。

6. 预防出血　早产儿缺乏维生素 K 依赖凝血因子，出生后应及时补充维生素 K，肌内注射维生素 K_1，连用 3 日，预防发生出血。

7. 密切观察病情　早产儿病情变化快，常出现呼吸暂停等生命体征的变化，除应用监护仪监测其体温、脉搏、呼吸等生命体征，还要观察患儿的进食情况、精神反应、哭声、反射、面色、皮肤颜色、肢体末梢温度等。若早产儿摄入量不足或因疾病影响需药物治疗及补液时，要加强补液管理。早产儿补液时，配制液体剂量要绝对精确，使用输液泵，严格控制补液速度，防止高血糖、低血糖的发生。

8. 发展性照顾　以患儿和家长为中心，由专业医师、护理人员、营养师、治疗师等共同参与的医护行为，旨在通过减少医疗环境因素对神经系统发育的不良影响，促进患儿的疾病恢复、生长发育、自我协调能力，从而改善患儿的最终预后，也称为发育支持性护理。包括控制病房光线，减少噪声刺激，为患儿提供舒适和正确的体位，减少疼痛刺激，合理安排操作与护理，鼓励父母参与照顾患儿，协助建立亲子关系等。

【健康指导】

做好患儿家属的心理指导，减少母婴分离焦虑。在患儿病情允许情况下，鼓励父母进行"袋鼠抱"和参与患儿照护，指导父母冲调奶粉、沐浴等，以使他们得到良好的信息支持并树立照顾患儿的信心。

任务三　新生儿窒息患儿的护理

【疾病概述】

新生儿窒息（asphyxia of newborn）是指胎儿因缺氧发生宫内窘迫或娩出过程中引起的呼吸、循环障碍，以致生后 1 分钟内无自主呼吸或未能建立规律性呼吸，而导致低氧血症和混合型酸中毒，本病是新生儿伤残和死亡的重要原因之一。国内发病率为 5% ~ 10%。

【病因】

1. 孕母因素　①孕母患有全身性疾病如糖尿病、心脏病、严重贫血及肺部疾患等；②孕母有妊娠高血压综合征；③孕母吸毒、吸烟、年龄大于 35 岁或小于 16 岁等。

2. 胎盘和脐带因素　前置胎盘、胎盘早剥、胎盘老化等；脐带受压、打结、绕颈等。

3. 分娩因素　难产，手术产如高位产钳；产程中使用药物（镇静剂、麻醉剂或催产药）不当引起等。

4. 胎儿因素　①早产儿、小于胎龄儿、巨大儿；②先天畸形如呼吸道畸形；③羊水或胎粪吸入呼吸道；④胎儿宫内感染所致神经系统受损等。

【病理生理】

凡能造成胎儿或新生儿缺氧的因素均可引起窒息。

1. 呼吸改变

（1）原发性呼吸暂停：是指胎儿或新生儿窒息缺氧时，初起 1~2 分钟呼吸深快，如缺氧未能及时纠正，随即转为呼吸抑制和反射性心率减慢。此时患儿肌张力存在，血管轻微收缩，血压升高，循环尚可，但有发绀，如及时给氧或予以适当刺激，有时甚至在无外界帮助下仍能恢复自主呼吸。

（2）继发性呼吸暂停：如缺氧持续存在，则出现喘息样呼吸，心率持续减慢，血压开始下降，肌张力消失，面色苍白，呼吸运动减弱，最终出现一次深度喘息后进入继发性呼吸暂停，如无外界正压呼吸帮助则无法恢复呼吸从而导致死亡。

2. 各器官缺氧缺血性改变　窒息开始时，由于低氧血症和酸中毒，引起体内血液重新分布，肺、肠、肾、肌肉、皮肤等多处血管收缩，血流量减少，从而保证生命器官如心、脑、肾上腺等处的供血。如缺氧继续，无氧代谢时使酸性产物急剧增加，导致重度代谢性酸中毒。此时体内储存糖原耗尽，血流代偿机制丧失，心脏功能受损，心率减慢和动脉压下降，重要器官供血减少，发生脑损伤；其他已处于缺血情况下的器官，则因血内含氧量的进一步下降而更易受到缺氧缺血的伤害。

3. 血液生化和代谢改变　缺氧导致血 $PaCO_2$ 升高，pH 和 PaO_2 降低。在窒息应激状态时，儿茶酚胺及胰高血糖素释放增加，使血糖正常或增高；当缺氧情况持续时，糖原消耗增加、贮存空虚，继而出现低血糖。

【辅助检查】

1. 血气分析　pH 和 PaO_2 分压降低，$PaCO_2$ 升高。

2. 头颅 B 超或 CT 检查　B 超检查无创伤、廉价、可床边操作，多普勒超声还可检测脑血流速度及阻力指数，对诊断和预后有一定的帮助；CT 扫描对肿瘤、颅内出血类型及病灶部位有诊断价值。

3. 脑电图　可协助临床确定窒息的诊断和判断预后。

根据病情需要还可选择性地检测血糖和血电解质、血尿素氮及肌酐等生化指标。

【治疗要点】

1. 预防　应及早预防并积极治疗孕母疾病。

2. 早期预测　估计胎儿娩出后有窒息危险的，应充分做好准备工作，包括人员、仪器、物品等。

3. 及时复苏　采用国际公认的 ABCDE 复苏方案，即 A（airway）：清理呼吸道；B（breathing）：建立呼吸，增加通气；C（circulation）：维持正常循环，保证足够心输出量；D（drugs）：药物治疗；E（evaluation and environment）：评价和环境（保温）。其中 ABC 三项最为重要，A 是根本，B 是关键，评价和保温贯穿于整个复苏过程。

4. 复苏后处理　评估和监测呼吸、心率、血压、尿量、肤色、经皮动脉血氧饱和度及窒息所致的神经系统症状等，注意维持内环境稳定，控制惊厥，治疗脑水肿。

【护理评估】

1. 健康史

（1）母体因素：了解孕母年龄、孕期健康史，孕母有无缺氧因素、有无影响胎盘血流灌注的疾病。

（2）分娩因素：脐带并发症，如脐带脱垂、打结、绕颈等；各种手术产助产，如产钳、臀位、胎头吸引不顺利、剖宫产、滞产、急产、产程延长等。

（3）胎儿因素：早产、宫内发育迟缓、呼吸中枢受抑制、各种畸形、羊水或胎粪吸入、宫内感染等。

2. 身体状况

（1）胎儿宫内窘迫：早期有胎动增加，胎心率增快≥160次/分；晚期胎动减少，甚至消失，胎心率变缓或不规则，<100次/分，羊水被胎粪污染呈黄绿色或墨绿色。

（2）窒息程度判断：新生儿 Apgar 评分用以判断有无新生儿窒息及窒息的严重程度。内容包括心率、呼吸、肌张力、皮肤颜色和对刺激的反应5项；每项0~2分，满分10分，8~10分为正常，4~7分为轻度窒息，0~3分为重度窒息。生后1分钟评分可区别窒息程度，5分钟及10分钟评分有助于判断复苏效果和预后（表5-2）。

表5-2　新生儿 Apgar 评分标准

体 征	评分标准		
	0分	1分	2分
心率（次/分）	无	<100	>100
呼吸	无	慢、不规则	规则、啼哭
肌张力	松弛	四肢略屈曲	活动活跃
皮肤颜色	青紫或苍白	躯干红,四肢青紫	全身红
对刺激的反应	无反应	有反应,如皱眉	哭声响亮

（3）各器官受损表现。窒息、缺氧缺血可造成多器官损伤，但发生的频率和程度则存在差异（表5-3）。

表5-3　窒息对各系统可能的损伤

系统	损 害
呼吸系统	易发生羊水或胎粪吸入综合征，肺出血和持续肺动脉高压，低体重儿常见肺透明膜病、呼吸暂停等
心血管系统	轻症时有心脏传导系统和心肌受损；严重者出现心源性休克或心力衰竭
中枢神经系统	缺氧缺血性脑病、颅内出血、脑水肿
泌尿系统	肾小球滤过率和（或）肾小管重吸收功能下降，肾小管坏死，肾衰竭。急性肾衰时有尿少、蛋白尿、血尿素氮及肌酐增高
消化系统	应激性溃疡、坏死性小肠结肠炎、肝功能损害
代谢系统	酸中毒、低血糖、低钠、低钙血症

3. 心理－社会状况　了解家属对患儿治疗预后的担忧和焦虑程度，对后遗症康复护

理知识的了解程度。

【护理诊断和护理措施】

1. 自主呼吸障碍

（1）相关因素：与缺氧引起呼吸中枢抑制有关。

（2）护理目标：患儿无呼吸困难。

（3）护理措施：及时复苏，积极配合医生按 ABCDE 程序进行复苏。

1）复苏基本程序："评估－决策－措施"的程序在整个复苏过程中不断重复。启动复苏程序后的评估主要基于 3 个指标：呼吸、心率、脉搏血氧饱和度。通过评估这 3 项确定每一步骤是否有效，其中心率是最重要的指标。

2）复苏流程：

A = 清理呼吸道　①保暖：产房温度 24～26 ℃，提前预热辐射保暖台；用温热干毛巾快速擦干新生儿头部及全身；新生儿体温（腋下）应维持在 36.5～37.5 ℃。②体位：新生儿肩部以布卷垫高 2～2.5 cm，使其颈部轻微仰伸，呈鼻吸气位。③吸引：如新生儿呼吸道有较多分泌物且呼吸不畅，可用吸引球或吸痰管清理呼吸道，先口后鼻，吸引负压 80～100 mmHg，吸引时间不超过 10 秒。

B = 建立呼吸　①触觉刺激：用手轻拍或手指弹新生儿足底或摩擦其背部 2 次以诱发自主呼吸。②正压通气：指征为呼吸暂停或喘息样呼吸；心率 <100 次/分，要求在黄金时间（1 分钟）内实施有效的正压通气。面罩应密闭遮盖新生儿下巴尖端、口鼻，但不盖住其眼睛；通气频率 40～60 次/分，用"吸－2－3"的节律大声计数以保持正确的速率；压力以可见胸部起伏和听诊呼吸音正常为宜，吸气峰压通常为 20～25 cmH$_2$O。有效的正压通气表现为胸廓起伏良好、心率迅速增加。③气管插管：指征是气管内吸入胎粪者；面罩气囊正压通气无效或需长时间正压通气；需胸外按压；经气管注入药物（肾上腺素、肺表面活性物质）；特殊复苏情况如先天性膈疝等。

C = 恢复循环　胸外心脏按压：有效通气 30 秒后，心率 <60 次/分，在正压通气的同时，开始胸外按压；按压的位置为胸骨下 1/3（两乳头连线中点下方），避开剑突；按压深度 1.5～2 cm，按压范围为胸廓前后径的 1/3；按压方法采用拇指法，操作者双手拇指端按压新生儿胸骨，双拇指重叠或并列，双手环抱新生儿胸廓以支撑其背部；胸外按压与正压通气的比例应为 3∶1，即每 2 秒有 3 次胸外按压和 1 次正压通气，频率达到每分钟约 120 个动作；胸外按压者大声喊出"1－2－3－吸"。

D = 药物治疗　建立有效的静脉通路，保证药物的应用。有效的正压通气和胸外按压 60 秒后，心率持续 <60 次/分，应立即给予 1∶10000 肾上腺素，静脉用量 0.1～0.3 ml/kg，给药后用 1～2 ml 生理盐水冲管；气管内用量 0.5～1 ml/kg，给药后快速挤压气囊几次，确保药物迅速进入体内。必要时 3～5 分钟后重复给药。若出现低血容量表现，如皮肤苍白、毛细血管再充盈时间延长（3 秒）、心音低钝和大动脉搏动微弱等，可给予扩容剂，常用生理盐水，首次剂量 10 ml/kg。如有代谢性酸中毒存在，在保证通气良好的条件下给予 5% 碳酸氢钠 3～5 ml/kg，加等量 5% 葡萄糖后缓慢静脉推注（ >5 分钟）。

E = 评价　评价贯穿新生儿窒息复苏整个过程，通过呼吸、心率、肤色的不断评估，采取相应的处理措施，详细观察并做好记录。

3）复苏后监护：监护的主要内容为体温、呼吸、心率、血压、尿量、肤色和窒息所导致的神经系统症状；注意酸碱失衡、电解质紊乱、大小便异常、感染和喂养等问题。

认真观察并做好相关记录。

2. 体温过低

（1）相关因素：与缺氧、产热少、环境温度低有关。

（2）护理目标：患儿体温维持在正常范围。

（3）护理措施：整个治疗护理过程中应注意患儿的保温，可将患儿置于辐射保暖台或婴儿暖箱中，头戴绒线帽等，新生儿体温（腋下）应维持在 36.5 ~ 37.5 ℃。

3. 缺乏疾病知识、焦虑

（1）相关因素：与病情危重及家长缺乏疾病知识，担心预后不良有关。

（2）护理目标：患儿家长了解患儿的病因、治疗及预后。

（3）护理措施：心理护理和健康指导。

及时告知家长患儿目前的病情及可能的预后，耐心、详细地解答疑问，帮助家长树立信心，促进父母角色的转变。

任务四　新生儿缺氧缺血性脑病患儿的护理

【疾病概述】

新生儿缺氧缺血性脑病（hypoxic – ischemic encephalopathy，HIE）是指由于各种围生期因素引起的部分或完全缺氧、脑血流减少或暂停，导致胎儿和新生儿脑损伤。HIE 是引起新生儿急性死亡和慢性神经系统损伤的主要原因之一。少数幸存者可产生永久性神经功能缺陷，如智力障碍、癫痫、脑性瘫痪等。

【病因】

1. 缺氧　围生期窒息、反复发作的呼吸暂停、严重的呼吸系统疾病、右向左分流型先天性心脏病等。其中围生期窒息是引起新生儿缺氧缺血性脑病的主要原因。

2. 缺血　心跳停止或严重的心动过缓、重度心力衰竭或周围循环衰竭等。

【发病机制】

1. 脑血流改变　窒息缺氧为不完全性时，体内出现器官间血液重新分布，以保证脑组织血液供应；如缺氧持续存在，这种代偿机制失效，脑血流灌注下降，遂出现第 2 次血流重新分布，即供应大脑半球的血流减少，以保证丘脑、脑干和小脑的血灌注量（脑内血液分流），此时，大脑皮质矢状沟旁区和其下面的白质（大脑前、中、后动脉灌注的边缘带）最易受损。缺氧及酸中毒还可导致脑血管自主调节功能障碍，形成压力被动性脑血流，当血压升高过大时，可造成脑室周围毛细血管破裂出血；而低血压时脑血流量减少，又可引起缺血性损伤。

2. 脑组织生化代谢改变　脑所需的能量来源于葡萄糖的氧化过程，缺氧时无氧糖酵解增加、乳酸堆积，导致低血糖和代谢性酸中毒；ATP 产生减少，细胞膜钠泵、钙泵功能不足，使 Na^+、Ca^{2+} 与水进入细胞内，导致细胞毒性脑水肿，激活某些受其调节的酶，从而进一步破坏脑细胞膜的完整性。

3. 神经病理学改变　足月儿常见的神经病理学改变是脑皮质梗死及深部灰质核坏死；早产儿则以脑室周围出血和脑室内出血多见，其次是白质病变，包括标志脂类沉着、星形细胞反应性增生和脑室周围白质营养不良，后者发展为囊性改变。

【临床分度】

HIE 根据病情可分为轻、中、重 3 度（表 5-4）。

表 5-4　我国 HIE 临床分度

指标	轻度	中度	重度
意识	兴奋、抑制交替	嗜睡	昏迷
肌张力	正常或稍增高	减低	松软或间歇性伸肌张力增高
拥抱反射	活跃	减弱	消失
吸吮反射	正常	减弱	消失
惊厥	可有肌痉挛	常有	有，可呈持续状态
中枢性呼吸衰竭	无	有	明显
瞳孔改变	正常或扩大	常缩小	不对称或扩大，对光反射迟钝
EEG	正常	低电压，可呈痫样放电	爆发抑制，等电压
病程及预后	症状在 72 小时内逐渐消失，预后良好	症状在 14 天内消失，可能有后遗症	症状可持续数周，病死率高，存活者多有后遗症

【护理评估】

1. 健康史　详细询问病史，了解患儿有无围产期窒息史，出生后有无肺部疾患、心脏病变以及严重失血或贫血史，患儿有无意识、肌张力、原始反射等改变，有无惊厥等。了解患儿家庭成员中有无类似疾病。

2. 身体状况　评估患儿有无意识障碍、惊厥、肌张力及原始反射改变、脑水肿颅内高压、脑干功能障碍等神经系统损害。

3. 心理-社会状况　询问家长对 HIE 的病因和防护知识以及对该病后遗症康复治疗的了解程度；评估患儿居住环境及家庭经济状况；该病可能导致永久性神经损伤，家长是否有恐惧、焦虑等不良心理反应。

4. 辅助检查

（1）血气分析：了解缺氧、酸中毒程度。

（2）血生化：血糖、血钠、血钙、血尿素氮（BUN）、肌酐、肝功能、心肌酶谱。血清磷酸肌酸激酶脑型同工酶（CPK-BB）在脑组织损伤后，血和脑脊液中均可敏感反应，可以判断脑损伤的严重程度。

（3）影像学检查：可协助临床了解 HIE 脑功能和结构的变化及明确 HIE 的神经病理类型，有助于对病情判断，作为估计预后的参考。如脑电图、头颅超声、CT、MRI 检查。

5. 治疗要点

（1）支持疗法（三支持）：①维持良好的通气、换气功能，使血气和 pH 保持在正常范围，保持 PaO_2 在 50~70 mmHg（6.7~9.3 kPa），$PaCO_2$<40 mmHg（5.32 kPa），但防止 PaO_2 过高或 $PaCO_2$ 过低；可给予不同方式的氧疗，纠正酸中毒和电解质紊乱。②维持良好的循环功能，维持各脏器足够的血流灌注，使心率、血压在正常范围，根据病情应用多巴胺、多巴酚丁胺等。③维持血糖在正常高值（5 mmol/L），以保证神经细胞代谢所需能源，及时监测血糖，调整静脉输入的葡萄糖浓度，根据病情尽早开奶或喂糖水，保证热量摄入。

（2）对症（三对症）：①控制惊厥首选苯巴比妥，负荷量 20 mg/kg，15～30 分钟静脉滴注，若不能控制惊厥，1 小时后可加用 10 mg/kg。12～24 小时后给予维持量，每日 3～5 mg/kg。地西泮（安定）作用时间短，疗效快，在上述药物治疗不明显时可加用，剂量为 0.1～0.3 mg/kg，静脉滴注，两药合用时应注意抑制呼吸的可能性。②治疗脑水肿首选呋塞米（速尿）1 mg/kg，静脉推注。也可用 20% 甘露醇，首剂 0.5～0.75 g/kg 静脉注射，以后可用 0.25～0.5 g/kg，每 4～6 小时 1 次。限制液体摄入量，补液 60～80 ml/（kg·d）。③控制及缓解脑干症状，纳洛酮每次 0.05～0.1 mg/kg，连用 2～3 天。

（3）亚低温治疗：采用人工诱导方法将体温降低 2～4 ℃，减少脑组织的基础代谢，保护神经细胞，降温可采用全身性或选择性头部降温。此法仅适用于足月儿，对早产儿不宜采用。

（4）促进神经细胞代谢药物：胞磷胆碱、脑活素、果糖-1，6-双磷酸等。

（5）高压氧治疗。

案例分析

案例一：患儿，女，出生后 3 天，因"激惹、尖叫 3 天，抽搐 1 天"入院。

现病史：患儿系 G2P2，足月剖宫产（因胎儿宫内窘迫，胎心 <100 次/分），羊水 I 度污染，出生时不会哭，面色苍白，皮肤被胎粪染黄，Apgar 评分 1 分钟 ≤3 分，5 分钟 ≤5 分；出生时脐动脉血气 pH≤7.0，经抢救后好转。从出生后 6 小时左右出现易激惹、嗜睡、吐奶、尖叫、抽搐，今日出现哭声低，口唇青紫。查体：体温 36 ℃，呼吸 32 次/分，心率 140 次/分，血氧饱和度 90%。易激惹，反应差，呼吸不规则，面色苍白，皮肤无黄染，前囟稍饱满，双侧瞳孔同圆等大，对光反射迟钝，心肺正常，脐部无渗出。四肢肌张力低，吸吮反射消失，拥抱反射消失。足跟部毛细血管再充盈时间正常。

辅助检查：头颅 MRI 示双侧侧脑室前后角及体部白质内点片状异常信号，提示局灶性缺氧缺血灶可能性大。

案例二：患儿，女，出生后 45 分钟，因"生后窒息复苏后 45 分钟"入院。

现病史：患儿系 G4P1，胎龄 40 周，因孕母第二产程延长，持续性枕横位，硬外麻无痛分娩产钳助产娩出，羊水清，娩出时患儿无自主呼吸，皮肤颜色青紫，心跳每分钟约 10 余次，心音极钝，即予气管插管接复苏囊正压供氧通气及持续胸外心脏按压，并气管内滴入肾上腺素液等心肺复苏的措施，转入 NICU，转入时呈昏睡状，反应差，无抽搐，可见四肢活动，肌张力增高，有自主呼吸，肤色苍白，无发绀，未开奶。

护理任务：

（1）请列出该患儿的护理问题。

（2）如何进行护理？

【护理诊断和护理措施】

1. 低效性呼吸形态

（1）相关因素：与缺氧缺血致呼吸中枢损害有关。

（2）护理目标：患儿呼吸型态正常，无异常呼吸型态。

（3）护理措施：

1）氧疗：及时清除患儿呼吸道分泌物，保持呼吸道通畅。根据患儿缺氧情况，可给予鼻导管吸氧或头罩吸氧，如缺氧严重，可考虑气管插管机械通气。

2）监护：严密监测患儿的呼吸、血压、心率、血氧饱和度等，注意观察患儿的神

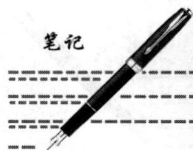

志、瞳孔、前囟张力及抽搐等症状，观察药物反应。

2. 潜在并发症 颅内压增高、呼吸衰竭。

（1）相关因素：与缺氧缺血导致脑血流改变、中枢损伤有关。

（2）护理目标：预防并发症的发生。

（3）护理措施：

1）一般护理：①环境：保持环境安静，温度、湿度适宜。各项治疗及护理尽量集中进行，动作轻柔，减少对患儿的刺激。②体位护理：头部抬高 15°～30°，头部取中轴位，更换体位时保证头部及整个身体同时移动，尽量少搬动患儿。③合理喂养：保证热量供给，喂养前评估患儿的吸吮、吞咽能力，必要时给予管饲；喂养时观察其生命体征、面色，有无呕吐及胃食管反流。④基础护理：加强眼睛、口腔、脐部及臀部的基础护理。

2）对症护理：三支持、三对症，做好亚低温治疗的护理。

3. 有废用综合征的危险

（1）相关因素：与缺氧缺血导致的后遗症有关。

（2）护理目标：减少废用综合征的机会及程度，早期康复干预。

（3）护理措施：高压氧治疗及康复训练。

1）高压氧治疗：做好高压氧治疗的护理。

2）抚触：患儿病情稳定后可给予抚触。

3）运动训练：主要包括肢体训练及视听训练，以促进脑功能恢复。肢体训练即帮助患儿进行前臂、下肢的屈伸运动以及上臂交叉运动等。视听训练主要利用色彩鲜艳、带声音的物体刺激患儿的视听觉，促进视听觉的发育。

4. 知识缺乏、焦虑

（1）相关因素：患儿家长缺乏本病的预防及护理知识。

（2）护理目标：家长获得本病的相关知识和心理支持，配合治疗与护理。

（3）护理措施：心理护理和健康指导。

1）向患儿家长解释本病相关知识，以取得合作。

2）对可能有后遗症的患儿，要向家长讲解康复治疗方法及其重要性，尽可能减轻后遗症。0～2 岁儿童的脑处于快速发育的灵敏期，可塑性极强，因此对 HIE 患儿及早开始感知刺激和动作训练可促进脑结构和功能代偿，有利于患儿的恢复和减轻后遗症。

3）指导家长在患儿出院后坚持定期随访以及在康复科进行康复干预。

任务五　新生儿颅内出血患儿的护理

【疾病概述】

新生儿颅内出血（intracranial hemorrhage of newborn，ICH）是常见的一种脑损伤，主要因缺氧或产伤引起，早产儿发病率较高，是新生儿早期的重要疾病与死亡原因之一。ICH 预后较差。

【病因和发病机制】

1. 产伤性颅内出血 分娩过程中胎头所受压力过大、局部压力不均或头颅在短时间内变形过速者均可导致大脑镰、小脑幕撕裂而致硬脑膜下出血；脑表面静脉撕裂常伴蛛网膜下腔出血。

2. 缺氧缺血性颅内出血　①缺氧和酸中毒直接损伤毛细血管内皮细胞，使其通透性增加或破裂出血。②缺氧和酸中毒损伤脑血管自主调节功能，形成压力被动性脑血流，当体循环压力升高时，脑血流量增加而致毛细血管破裂。相反，在血压下降时，脑血流量减少而致缺血性改变，缺血坏死区内可有出血灶。③小于等于 32 周早产儿在大脑侧脑室和第四侧脑室周围的室管膜下以及小脑软脑膜下的外颗粒层均留存有胚胎生发层基质，该组织是一个未成熟的毛细血管网，其血管壁仅有一层内皮细胞，缺乏胶原组织支撑，小毛细血管脆弱，当动脉压突然升高时即可导致毛细管破裂出血，室管膜下血液向内可穿破室管膜引起脑室内出血，脑室周围纤溶系统活跃，故向外可扩散到白质致脑实质出血。

3. 其他　不适当地输注高渗液体、频繁吸引和气胸等均可使血压急剧上升，导致脑血流变化而造成颅内出血。新生儿肝功能不成熟，凝血因子不足，也是引起出血的一个原因。此外，一些出血性疾病也可引起新生儿颅内出血。

【各类型颅内出血的特点】

1. 硬脑膜下出血　多数为产伤所致。小脑幕、大脑镰撕裂和大脑表浅静脉破裂所造成的急性大量出血，在数分钟或几小时内神经系统症状恶化、呼吸停止而死亡；亚急性者，在出生 24 小时后出现症状，以惊厥为主，有局灶性脑征，如偏瘫、眼斜向瘫痪侧等；也有症状在新生儿期不明显，而在出生数月后产生慢性硬脑膜下积液，出现惊厥、发育迟缓和贫血等表现。

2. 原发性蛛网膜下腔出血　出血起源于蛛网膜下腔内的桥静脉，典型症状是在出生后第 2 天发生惊厥，发作间歇情况良好，大多数预后良好。

3. 脑室周围 - 脑室内出血　多见于早产儿，大部分在出生后 3 天内发病，最常见症状为拥抱反射消失，肌张力低下，神志淡漠及呼吸暂停。

4. 小脑出血　多发生在胎龄 <32 周的早产儿，常合并肺透明膜病、肺出血，临床症状不典型，大多数有频繁呼吸暂停、心动过缓，最后因呼吸衰竭而死亡。

【护理评估】

1. 健康史　详细询问病史，是否有缺氧、产伤因素存在；了解有无医源性损伤，如在出生后快速输注高渗液体、机械通气不当等；评估患儿的病情，观察有无兴奋或抑制症状等。询问患儿母亲有无出血性疾病病史及孕期是否曾使用过苯巴比妥、利福平、阿司匹林等药物。

2. 身体状况　颅内出血的症状和体征与出血部位和出血量有关，轻者可无症状，大量出血者可在短期内死亡。一般生后 1 ~ 2 天内出现。常见症状有：①意识形态改变：如易激惹、过度兴奋或表情淡漠、嗜睡、昏迷等。②眼症状：如凝视、斜视、眼球上转困难、眼震颤等。③颅内压增高表现：如脑性尖叫、前囟隆起、惊厥等。④呼吸改变：出现增快、减慢、不规则或暂停等。⑤肌张力改变：早期增高，以后减低。⑥瞳孔：不对称，对光反应差。⑦其他：黄疸和贫血。

3. 心理 - 社会状况　询问家长对新生儿颅内出血的病因和预防知识的了解程度，以及家长是否有恐惧、焦虑、悲伤、担忧、失望等不良心理反应，甚至有遗弃孩子的可能；评估患儿居住环境及家庭经济状况。

4. 辅助检查　脑脊液检查、影像学检查，CT 和 B 超等有助于诊断和判断预后。

5. 治疗要点

（1）止血：可选择使用维生素 K_1，酚磺乙胺（止血敏）、卡巴克络（安络血片）和立止血等。

（2）镇静、止惊：可选用地西泮、苯巴比妥等。

（3）降低颅内压，有颅内高压者：可选用呋塞米。如有瞳孔不等大、呼吸节律不整、叹息样呼吸或双吸气等，可使用甘露醇。

（4）应用脑代谢激活剂：出血停止后，可给予胞磷胆碱、脑活素静脉滴注，10～14天为1疗程。恢复期可给吡拉西坦。

（5）外科处理：足月儿伴有症状的硬脑膜下出血，可用腰穿针从前囟边缘进针吸出积血。脑积水早期有症状者可行侧脑室穿刺引流，进行性加重者行脑室–腹腔分流。

案例分析

患儿，女，2天，因"反复抽搐1天"入院。

现病史：患儿系 G1P1，孕周39周，因臀位行胎吸助产，出生体重 4.13 kg，生后 Apgar 评分1分钟7分，5分钟10分，生后母乳喂养，吃奶少，出生后第1天出现间歇抽搐，表现为双眼凝视，四肢抖动，每次持续数秒或数分钟，共发作4次。

查体：T 36.6 ℃，P 132 次/分，R32 次/分，BP 69/33 mmHg，BS 2.5 mmol/L，反应差，哭声高尖，呼吸不规则，皮肤黄染，前囟饱满，颈部略有抵抗，双肺呼吸音略粗，四肢肌张力减低，握持反射、拥抱反射、吸吮反射未引出。

护理任务：

（1）请列出该患儿的护理问题。

（2）如何进行护理？

【护理诊断和护理措施】

1. 低效性呼吸形态

（1）相关因素：与呼吸中枢损害有关。

（2）护理目标：患儿呼吸型态正常，无异常呼吸型态。

（3）护理措施：①及时清除呼吸道分泌物，保持呼吸道通畅。②合理用氧：根据患儿缺氧情况，可给予鼻导管吸氧，流量 1～2 L/min；头罩吸氧，流量 4～8 L/min，浓度为40%～75%；如缺氧严重，可考虑气管插管机械通气。

2. 潜在并发症　颅内压增高、脑疝。

（1）相关因素：与缺氧缺血导致脑血流改变、中枢损伤有关。

（2）护理目标：预防并发症的发生。

（3）护理措施：

1）一般护理：①环境：保持安静，防止噪声，温湿度适宜。各项治疗及护理尽量集中进行，动作轻柔，减少对患儿的刺激。②体位：床头抬高15°～30°，头部保持中线位，更换体位时保证头部及整个身体同时移动，尽量少搬动患儿头部，避免引起患儿烦躁，加重出血，必要时遵医嘱给予镇静剂，用药时记录用药时间、剂量及效果。③合理喂养：保证热量供给，喂养前评估患儿的吸吮、吞咽能力，必要时给予管饲；喂养时观察其生命体征、面色，有无呕吐及胃食管反流。④基础护理：加强患儿眼睛、口腔、脐部及臀部的基础护理。

2）病情观察：①意识和精神状态有无烦躁、反应迟钝、嗜睡或昏迷现象；动态观

儿童护理

察，及时发现细微变化，做好记录并及时处理。②瞳孔大小不等，边缘不规则表示颅内压增高。③前囟饱满紧张提示颅内压增高。④生命体征观察：严密监测患儿呼吸、血压、心率、血氧饱和度等。

3）用药护理：静脉输液使用留置针，避免头皮穿刺输液，输液速度不宜过快，注意观察药物疗效。

3. 有窒息的危险

（1）相关因素：与惊厥、昏迷有关。

（2）护理目标：避免发生窒息。

（3）护理措施：①抬高床头，将患儿头偏向一侧，按需吸痰，保证呼吸道通畅。②加强喂养管理，防止胃食管反流。③及时镇静止痉。

4. 体温调节无效

（1）相关因素：与感染、体温调节中枢受损有关。

（2）护理目标：患儿体温在正常范围。

（3）护理措施：适度保暖，提供适中温度。

体温维持在 36.5 ~ 37 ℃。根据病情采取不同保暖方式，定时监测体温并记录；体温过高时予以物理降温。

5. 营养失调，低于机体需要量

（1）相关因素：与意识障碍、摄入减少和呕吐有关。

（2）护理目标：能摄入足够的营养，保证正常发育。

（3）护理措施：合理营养。

患儿出现惊厥持续状态时应禁食，危重患儿应通过静脉输入补充营养物质。当症状得到控制，病情稳定后开始喂奶，少量多次，喂奶时切忌将患儿抱起，观察其吸吮力、吞咽功能，必要时管饲喂养。

6. 知识缺乏、焦虑

（1）相关因素：患儿家长缺乏本病的预防及护理知识。

（2）护理目标：家长获得本病的相关知识和心理支持，配合治疗与护理。

（3）护理措施：心理护理和健康指导。

1）向患儿家长讲解本病的严重性、预后及可能出现的后遗症，取得家长的理解和信任，并给予支持和安慰，减轻其紧张和恐惧心理，改变家庭应对能力。

2）建议家长尽早进行新生儿行为测定，早期发现脑损伤引起的异常。

3）及早进行功能锻炼和智能开发，可减轻后遗症症状，教会家长对患儿进行功能锻炼，增强战胜疾病的信心。

任务六　新生儿黄疸患儿的护理

【疾病概述】

新生儿黄疸（neonatal jaundice）是指因胆红素在体内积聚引起的皮肤或其他器官黄染的现象，分为生理性和病理性，重者可致中枢神经系统受损，发生胆红素脑病，引起死亡或严重后遗症。

【新生儿胆红素代谢特点】

1. 胆红素生成较多　新生儿每日生成胆红素约 8.8 mg/kg，而成人仅为 3.8 mg/kg。有 3 个原因：①新生儿初生时红细胞数相对多，破坏亦多。②新生儿红细胞寿命比成人短 20～40 天，形成胆红素周期缩短。③其他来源胆红素生成较多。

2. 转运胆红素的能力不足　刚出生的新生儿常有不同程度的酸中毒，影响胆红素与白蛋白的联结；早产儿白蛋白含量比足月儿少。这些因素均使转运胆红素能力不足。

3. 肝细胞摄取、结合和排泄胆红素功能低　①新生儿肝细胞膜上 Y、Z 蛋白含量低，对胆红素摄取能力差。②肝细胞内尿苷二磷酸葡萄糖醛酸转移酶（UDPGT）含量低，形成结合胆红素的功能差。③出生时肝细胞将结合胆红素排泄到肠道的能力暂时低下，可出现暂时性肝内胆汁淤积。

4. 肠肝循环特殊性　新生儿出生时肠道内正常菌群尚未建立，不能将进入肠道的胆红素还原为尿胆原、粪胆原；且肠腔内 β - 葡萄糖醛酸苷酶活性较高，将肠道内的结合胆红素水解成葡萄糖醛酸和未结合胆红素，后者又被肠壁吸收经门静脉达肝，加重了肝的负担。

由于上述特点，新生儿摄取、结合、排泄胆红素能力仅为成人的 1%～2%，因此极易出现黄疸。尤其当新生儿处于饥饿、缺氧、胎粪排出延迟、脱水、酸中毒、头颅血肿或颅内出血等状态时黄疸加重。

【新生儿黄疸的分类】

（一）生理性黄疸

其特点为：①一般情况良好。②足月儿生后 2～3 天出现黄疸，4～5 天达高峰，5～7 天消退，最迟不超过 2 周；早产儿黄疸多于生后 3～5 天出现，5～7 天达高峰，7～9 天消退，最长可延迟到 3～4 周。③每日血清胆红素升高 <85 μmol/L（5 mg/dl）或每小时 <0.85 μmol/L（0.5 mg/dl）。④足月儿血清胆红素不超过 221 μmol/L（12.9 mg/dl），早产儿不超过 256 μmol/L（15 mg/dl）。

（二）病理性黄疸

常有以下特点：①黄疸在出生 24 小时内出现。②黄疸程度重，血清胆红素 >221～256.5 μmol/L（12.9～15 mg/dl）。③黄疸进展快：血清胆红素每天上升超过 85 μmol/L（5 mg/dl）。④黄疸持续时间长，足月儿 >2 周，早产儿 >4 周。⑤黄疸退而复现。⑥血清结合胆红素 >34 μmol/L（2 mg/dl）。

引起病理性黄疸的主要原因有：

1. 感染性

（1）新生儿肝炎：大多为宫内病毒感染所致，以巨细胞病毒最为常见，其他为乙型肝炎、风疹、单纯疱疹、梅毒螺旋体、弓形体等病原体所致。感染可经胎盘传给胎儿或通过产道分娩时被感染。常在生后 1～3 周或更晚出现黄疸，病重时粪便色浅或灰白，尿色深黄，患儿可有厌食、呕吐、肝轻至中度肿大等表现。

（2）新生儿败血症及其他感染：由于细菌毒素的侵入加快红细胞破坏、损坏肝细胞所致。

2. 非感染性

（1）新生儿溶血症：因母婴血型不合所致，母血中血型抗体通过胎盘进入胎儿循环，发生同族免疫反应导致胎儿或新生儿红细胞破坏而引起的溶血。以 ABO 血型不合最为多见，多为母亲 O 型，婴儿 A 型或 B 型。临床上以胎儿水肿和（或）黄疸、贫血为主要表现，重者可致死或遗留严重后遗症。

（2）新生儿胆道闭锁：本症多数是由于宫内病毒感染所导致的生后进行性胆管炎、胆管纤维化和胆管闭锁。多在生后 2 周开始出现黄疸并呈进行性加重。粪色由浅黄转为白色，肝进行性肿大，边硬而光滑，肝功能改变以结合胆红素增高为主。3 个月后可逐渐发展为肝硬化。

（3）母乳性黄疸：足月儿多见，以未结合胆红素升高为主，患儿一般状况良好，生长发育正常，肝脏不大，肝功能正常。

（4）遗传性疾病：红细胞葡萄糖－6－磷酸缺乏症（G6PD）在我国南方多见，胆红素脑病发生率较高。

（5）药物性黄疸：由维生素 K_1、维生素 K_4、新生霉素等药物引起。

【护理评估】

1. 健康史　了解患儿胎龄、分娩方式、Apgar 评分、母婴血型、体重、喂养及保暖情况。询问患儿体温变化及大便颜色、药物服用情况、有无诱发因素等。

2. 身体状况　观察患儿的反应、精神状态、吸吮力、肌张力等情况，监测体温、呼吸、患儿皮肤黄染的部位和范围，注意有无感染灶，有无抽搐等。了解患儿胆红素的变化。有无贫血、肝脾肿大、胆红素脑病表现。

胆红素脑病为新生儿黄疸的严重并发症，根据临床表现将其分为四期（表 5－5）。

表 5－5　胆红素脑病临床分期

分期	表现
警告期	嗜睡、肌张力减低、吸吮反射减弱或消失，持续 12～24 小时
痉挛期	出现痉挛或迟缓、角弓反张、发热等，严重者因呼吸衰竭而死亡。此期持续 12～24 小时，早产儿或低体重儿发生胆红素脑病时常缺乏典型的痉挛症状
恢复期	存活病例在约 2 周内上述症状逐渐消退
后遗症期	出现黄疸四联症：手足徐动症、听力障碍、眼球运动障碍和牙釉质发育不全。此外尚有智力低下、癫痫、运动发育障碍等

3. 心理－社会状况　了解家长的心理状况，对本病病因、性质、护理与预后的认识程度，尤其是胆红素脑病患儿家长的心理状况。

4. 辅助检查

（1）肝功能、血清总胆红素和结合胆红素浓度测定。

（2）检查血型、血红蛋白、血细胞比容、网织红细胞及抗人球蛋白试验等。

5. 治疗要点

（1）找出引起病理性黄疸的原因，采取相应的措施，治疗基础疾病。

（2）降低血清胆红素，给予蓝光疗法；早期喂养，诱导正常菌群的建立，减少肠肝循环；保持大便通畅，减少肠壁对胆红素的再吸收。

（3）保护肝脏，不使用对肝脏有损害及可能引起溶血、黄疸的药物。

（4）控制感染、注意保暖、供给营养、及时纠正酸中毒和缺氧。

（5）适当使用酶诱导剂、输血浆和白蛋白，降低游离胆红素。

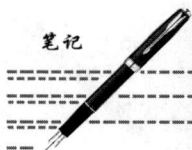

案例分析

患儿，男，3天，因"发现皮肤黄染2天"入院。

现病史：患儿系G4P1，胎龄39周，因孕母"瘢痕子宫"剖宫产分娩，出生体重3.5 kg，无胎膜早破史，无宫内窘迫史，羊水清，Apgar评分1分钟9分，5分钟10分。2天前发现皮肤黄染，家长未在意，皮肤黄染逐渐加重，1天前经皮胆红素值达10.0 mg/dl，给予口服"茵陈五菱糖浆"，皮肤黄染加重。发病以来，患儿精神、反应可，吃奶可，大小便正常，母亲O型血。

体格检查：足月儿貌，反应可，全身皮肤及巩膜中重度黄染，口唇红润，呼吸平稳，心率142次/分，心律齐。

辅助检查：总胆红素356.3 μmol/L，直接胆红素23.6 μmol/L，血型为A型，游离抗体试验及释放抗体试验均为阳性。

护理任务：

（1）请列出该患儿的护理问题。

（2）如何进行护理？

【护理诊断和护理措施】

1. 潜在并发症　胆红素脑病。

（1）相关因素：与血中游离胆红素通过血脑屏障进入中枢神经系统，导致神经细胞中毒变性有关。

（2）护理目标：患儿血清胆红素下降，不发生胆红素脑病。

（3）护理措施：

1）实施光照疗法和换血疗法，并做好相应护理。

2）遵医嘱给予白蛋白和酶诱导剂。纠正酸中毒，以利于胆红素和白蛋白结合，减少胆红素脑病的发生。

3）合理安排补液计划，根据不同补液内容调节相应的速度，切忌快速输入高渗性药物，以免血脑屏障暂时开放，使已与白蛋白联结的胆红素进入脑组织。

4）合理喂养：提早喂养可刺激肠蠕动，以利胎粪排出。黄疸期间患儿常表现吸吮乏力、食欲减退，应耐心喂养，按需调整喂养方式，如少量多次、间歇喂养等，保证奶量的摄入。

5）密切观察患儿病情：注意皮肤、巩膜的色泽，根据患儿皮肤黄染的部位和范围，估计血清胆红素的近似值，评价进展情况。注意神经系统的表现，如患儿出现拒食、嗜睡、肌张力减退等胆红素脑病的早期表现，应及时通知医生，做好抢救准备。观察患儿大小便次数、量及性质，如存在胎粪延迟排出，应予抚触及灌肠处理，促进粪便及胆红素排出。

6）预防感染：严格无菌操作，尤其防止交叉感染。医护人员接触患儿前后应洗手，集中进行各种治疗护理操作，防止皮肤破损后细菌侵入引起感染，细菌毒素可加速破坏红细胞并抑制葡萄糖醛酸转移酶的活性，使血中未结合胆红素浓度增高。应注意患儿皮肤、脐部及臀部清洁，防止破损感染。

2. 知识缺乏、焦虑

（1）相关因素：患儿家长缺乏黄疸的预防及护理知识。

（2）护理目标：家长能根据黄疸的原因，出院后采取正确的护理方式。

（3）护理措施：心理护理和健康指导。

使家长了解病情，取得家长的配合；若为母乳性黄疸，嘱可继续母乳喂养，如吃母乳后仍出现黄疸，可改为隔次母乳喂养逐步过渡到正常母乳喂养。若黄疸严重，患儿一般情况差，可考虑暂停母乳喂养，黄疸消退后再恢复母乳喂养。若为红细胞 G6PD 缺陷者，需忌食蚕豆及其制品，保管患儿衣物时勿放樟脑丸，并注意选用合适的药物，以免诱发溶血。发生胆红素脑病者应注意后遗症的出现，及时给予康复治疗和护理。

任务七　新生儿寒冷损伤综合征患儿的护理

【疾病概述】

新生儿寒冷损伤综合征（neonatal cold injure syndrome）简称新生儿冷伤，亦称新生儿硬肿症。主要由寒冷或感染引起，其临床特征是低体温和皮肤、皮下脂肪变硬、伴有水肿，严重可继发肺出血、休克、多器官功能衰竭，早产儿发病率高。

【病因和发病机制】

寒冷、早产、感染和窒息为其主要病因。

1. 新生儿体温调节与皮下脂肪组成特点　新生儿体温调节功能不足：①体温调节中枢发育不成熟。②皮肤体表面积相对较大，血流丰富，易散热。③能量储备少，产热不足，尤以早产儿、低体重儿和小于胎龄儿为明显。④以棕色脂肪组织的化学产热方式为主，缺乏寒战等物理产热方式。胎龄越小棕色脂肪含量越少，产热能力差，易发生低体温。⑤新生儿皮下脂肪组织的饱和脂肪酸比不饱和脂肪酸多，前者熔点高，当受寒冷或其他原因引起体温降低时，皮脂容易发生硬化，出现硬肿症。

2. 寒冷损伤　寒冷环境或保暖不当可使新生儿失热增加，当产热不抵失热时，新生儿体温随即下降，继而引起外周小血管收缩，皮肤血流量减少，出现肢端发冷和微循环障碍，更进一步引起心功能低下。低体温和低环境温度导致缺氧、各种能量代谢紊乱和代谢性酸中毒，严重时发生多器官功能损害。

3. 其他　新生儿严重感染、早产、颅内出血和红细胞增多症等时也易发生体温调节和能量代谢紊乱，出现低体温和硬肿。

【临床表现】

本病多发生在冬、春寒冷季节，以出生 3 日内或早产新生儿多见。发病初期表现为体温降低、吮乳差或拒乳、哭声弱等症状；病情加重时发生皮肤硬肿和多器官损害体征。

1. 一般表现　吮乳差或拒乳，哭声弱或不哭，反应低下，体重不增。

2. 低体温　体核体温常 $<35\ ℃$，重度 $<30\ ℃$。由于新生儿腋下含有较多棕色脂肪，寒冷时氧化产热，局部温度升高，腋温高于或等于肛温，腋温 – 肛温差值 $\geqslant 0$。因此，腋温 – 肛温差值（腋 – 肛温差，T_{A-R}）可作为判断棕色脂肪产热状态的指标。正常状态下，棕色脂肪不产热，$T_{A-R}<0℃$；新生儿硬肿症初期，棕色脂肪代偿产热增加，则 $T_{A-R}\geqslant 0\ ℃$；重症硬肿症时，因棕色脂肪耗尽，$T_{A-R}<0℃$。

3. 皮肤硬肿　其特点为皮肤硬肿，紧贴皮下组织，不易提起，按之有橡皮样感，严重时肢体僵硬不能活动。皮肤先呈深红色后转为暗红色，严重者呈青紫色，伴水肿者有指压凹陷，硬肿呈对称性。

硬肿发生顺序为：小腿→大腿外侧→整个下肢→臀部→面颊→上肢→全身。

硬肿面积估计：头颈部20%，双上肢18%，前胸及腹部14%，背部及腰骶部14%，臀部8%，双下肢26%计算。

4. 多器官功能损害　早期常有心音低钝、心率减慢、尿少，微循环障碍表现；严重时可出现休克、DIC、急性肾衰竭和肺出血等多器官功能衰竭的表现。

5. 病情分度　根据临床表现，病情可分为轻、中、重3度（表5-6）。

表5-6　新生儿寒冷损伤综合征的病情分度

分度	肛温	腋-肛温差	硬肿范围	全身情况及器官功能改变
轻度	≥35℃	>0℃	<20%	无明显改变或轻度功能低下
中度	<35℃	≥0℃	25%~50%	反应差、功能明显低下
重度	<30℃	<0℃	>50%	休克、DIC、肺出血、急性肾衰

【护理评估】

1. 健康史　询问患儿低体温、硬肿出现的时间及变化情况，是否有拒乳、不哭、少尿、反应低下等情况；了解新生儿胎龄、分娩方式、Apgar评分、出生体重；喂养及保暖等情况；出生后是否有感染，缺氧的病史。

2. 身体状况　测量体温、脉搏、呼吸、心率、尿量等的变化，观察皮肤颜色，评估患儿全身硬肿范围及程度；观察是否有多器官的损伤。

3. 心理-社会状况　了解患儿家长的心理状况，对本病病因、护理、预后知识的了解程度，评估其家庭居住环境及经济情况等。

4. 辅助检查

（1）根据血常规判断有无感染，若白细胞计数低于3×10^9/L，而中性粒细胞比例升高，提示病情严重，应密切观察。

（2）疑有DIC应做血小板计数、凝血酶原时间、血浆凝血酶原时间以及"3P"试验等检查。

（3）必要时，应根据病情检测动脉血气、血糖、血电解质、血尿素及肌酐。

5. 治疗要点

（1）复温：是治疗低体温患儿的关键措施。复温原则是逐步复温，循序渐进。

（2）支持疗法：足够的热量有利于体温恢复，根据患儿情况选择经口喂养或静脉营养。

（3）合理用药：有感染者使用抗菌药物；纠正代谢紊乱；有出血倾向者用止血药；高凝状态时考虑用肝素；休克时除扩容纠酸外，可用多巴胺。

案例分析

患儿，女，5天，因"全身冰凉，拒奶、吐沫1天"入院。

现病史：患儿系G1P1，孕周33+4周，胎膜早破经阴道分娩，出生体重2.13kg，羊水清，Apgar评分1分钟8分，5分钟10分。生后予母乳喂养，吸吮力稍弱。生后3天出院回家，家中室温16℃左右。1天前出现哭声低，吐沫，拒奶，全身凉。

入院查体：T34.3℃，P106次/分，R32次/分，BP57/29mmHg，BS2.4mmol/L，

体重 1.76 kg，早产儿貌，反应差，哭声低弱，全身皮肤黄染，双小腿、大腿外侧及臀部皮肤硬肿，呈暗紫色。前囟略凹陷，颈软，呼吸浅表，双肺呼吸音清，心律齐，心音低钝；腹软，四肢肌张力低下，拥抱反射、吸吮反射减低。

护理任务：

（1）请列出该患儿的护理问题。

（2）如何进行护理？

【护理诊断和护理措施】

1. 体温过低

（1）相关因素：与新生儿体温调节功能低下、寒冷、早产、感染、窒息等有关。

（2）护理目标：患儿在 12～24 小时内体温逐渐恢复正常。

（3）护理措施：复温目的是在体内产热不足的情况下，通过提高环境温度（减少散热或外加热）以恢复和保持正常体温。

1）肛温 >30 ℃，腋 - 肛温差≥0 ℃的轻中度患儿可放入预热 30 ℃暖箱中，根据体温恢复情况逐渐调整到 30～34 ℃的范围内，6～12 小时恢复正常体温。

2）肛温 <30 ℃，腋 - 肛温差 <0 ℃的重度患儿，先将患儿置于比肛温高 1～2 ℃的暖箱中，每小时升高 1 ℃，于 12～24 小时内恢复正常体温。

3）无上述条件者，可采用温水浴、热水袋、电热毯或母亲怀抱等方式复温，防止烫伤。

2. 营养失调，低于机体需要量

（1）相关因素：与吸吮无力，能量摄入不足有关。

（2）护理目标：患儿能摄入足够的能量和营养，体重开始增长。

（3）护理措施：①合理喂养：轻症能吸吮者可经口喂养；吸吮无力者用滴管、管饲喂养。②热量和液体补充：保证液体供应，应用输液泵控制液速，防止输液速度过快引起心衰和肺水肿。

3. 有感染的危险

（1）相关因素：与免疫、皮肤黏膜屏障功能低下有关。

（2）护理目标：患儿住院期间未发生继发感染。

（3）护理措施：预防感染。

严格无菌操作；接触患儿前后要洗手；做好消毒隔离工作，感染性和非感染性患者要分开安置。

4. 皮肤完整性受损

（1）相关因素：与皮肤硬肿、水肿有关。

（2）护理目标：患儿皮肤硬肿逐渐消退，保持皮肤完整性。

（3）护理措施：评估皮肤硬肿范围及程度，可用维生素 E 制剂局部涂抹按摩；加强皮肤护理，动作轻柔，防止皮肤破损。

5. 潜在并发症　肺出血、DIC。

（1）相关因素：与低体温导致微循环障碍有关。

（2）护理目标：患儿住院期间不发生肺出血及 DIC 等并发症。

（3）护理措施：注意体温、脉搏、呼吸、皮肤硬肿范围及程度、尿量、有无出血症状等，详细记录，备好抢救药品和设备，以备及时抢救。发生肺出血呼吸衰竭者给予气管插管正压呼吸；休克时及时补充血容量，改善微循环，并严格控制补液速度和液体量，防止补液过快而引起肺水肿和心力衰竭。合并 DIC 时，慎用肝素治疗，有出血倾向或已有出血者可应用止血药。

6. 知识缺乏（家长）

（1）相关因素：与家长缺乏正确保暖及育儿知识有关。

（2）护理目标：家长能正确采取保暖措施，照护患儿。

（3）护理措施：介绍有关皮肤硬肿症知识，指导患儿家长加强护理，注意保暖，保持适宜温湿度，鼓励母乳喂养，保证足够热量。

任务八　新生儿脐炎患儿的护理

【疾病概述】

新生儿脐炎（omphalitis）是由于断脐时或出生后处理不当，脐残端被细菌入侵、繁殖所引起的急性炎症。可由任何化脓菌引起，但最常见的是金黄色葡萄球菌，其次为大肠埃希菌、铜绿假单胞菌、溶血性链球菌等。

【临床表现】

轻者脐轮与脐周皮肤轻度红肿，可伴有少量浆液脓性分泌物；重者脐部及脐周明显红肿发硬，脓性分泌物较多，常有臭味。病情危重者可形成败血症，并有全身中毒症状。可伴发热，吃奶差，精神不振，烦躁不安等。慢性脐炎常形成肉芽肿，表现为一小的樱红色肿物，表面可有脓性溢液，可经久不愈。

【护理评估】

1. 健康史　评估出生时及出生后脐带护理方式是否正确或存在消毒不严等情况，出生后有无细菌感染史。评估患儿一般反应、体重增长、体温变化等。

2. 身体状况　①局部症状：评估脐部红肿范围和程度、渗液量、有无臭味，观察有无脐部赘生物，脐带脱落时间。②全身症状：有无发热、腹胀、腹肌紧张、少吃、少哭、少动等。

3. 心理－社会状况　评估家长对该病病因、后果、治疗方法及脐部护理方法，可能导致并发症的认知程度。

4. 辅助检查　①血常规：白细胞总数升高，有中毒颗粒和核左移，少数重症者可出现白细胞减少，红细胞沉降率（ESR）加快。②细菌培养：在脐部护理及使用抗生素之前，采集脐部分泌物做培养和药敏试验，同时采集血培养标本。

5. 治疗要点　①轻症者需局部用 3% 过氧化氢和 75% 乙醇脐部护理。②脓液较多，有局部扩散或全身症状者，可根据涂片或细菌培养结果选用适当抗生素。③脐部有肉芽肿时可用 10% 硝酸银溶液局部涂搽。

案例分析

患儿，女，17 天，因："脐部红肿，有脓性分泌物，伴发热半天"入院。

现病史：患儿系 G2P1，胎龄 40 +6 周，经阴道分娩，出生体重 4.07 kg。半天前家长发现患儿脐部红肿，脐窝有黄色脓性分泌物，伴发热，体温最高达 37.9 ℃，无咳嗽、鼻塞、流涕，无呼吸困难，无呕吐、腹泻。入院查体：T 38.5 ℃，P 155 次/分，R 56 次/分，BP 65/34 mmHg，体重 4.09 kg，脐带已脱落，脐轮红肿，大小约 2 cm×3 cm，局部皮肤温度增高，无波动感。脐部有黄色分泌物。精神反应可。辅助检查：血常规：WBC $10.94×10^9$/L，中性粒细胞数目 $6.28×10^9$/L，CRP 12.6 mg/L，脐部分泌物培养结果：耐甲氧西林金黄色葡萄球菌（MRSA）。

护理任务：

（1）请列出该患儿的护理问题。

（2）如何进行护理？

【护理诊断和护理措施】

1. 皮肤完整性受损

（1）相关因素：与脐炎感染性病灶有关。

（2）护理目标：皮肤感染灶和脐部皮肤恢复正常。

（3）护理措施：脐部护理。

1）轻症：局部可用3%过氧化氢溶液清洗后，再用5%聚维酮碘液或75%乙醇消毒，从脐带根部由内向外环形彻底清洗消毒，每日2~3次。

2）重症：局部消毒处理再辅以抗生素治疗，若有波动感应及时切开引流。

3）慢性肉芽肿：可予10%硝酸银溶液局部烧灼。

4）脐部护理时应先洗手，注意腹部保暖。

5）保持脐部清洁干燥，勤换尿裤，避免大小便污染。

2. 潜在并发症 败血症、腹膜炎。

（1）相关因素：与细菌侵入血液循环有关。

（2）护理目标：预防并发症的发生。

（3）护理措施：

1）标本采集：入院后在脐部护理及使用抗生素之前取脐部分泌物做细菌培养和药敏试验，同时采集血培养标本。

2）脐部护理：

3）病情观察：监测体温变化，观察脐部潮湿、红肿、脓性分泌物好转及进展情况；如出现体温异常、少吃、少哭、少动等可能为败血症；腹胀、腹肌紧张、腹部触痛可能提示为腹膜炎。

3. 知识缺乏

（1）相关因素：患儿家长缺乏本病的预防及护理知识。

（2）护理目标：家长学会脐部护理及照料患儿。

（3）护理措施：健康指导。

1）向家长讲解脐部正确的消毒方法，必须从脐带根部由内向外环形彻底清洁消毒，保持局部干燥。

2）告知家长脐炎表现，出现炎症积极治疗，防止发生败血症。

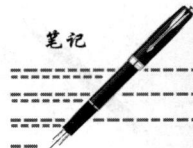

任务九　新生儿低血糖患儿的护理

【疾病概述】

新生儿低血糖是指足月儿出生 3 天内全血血糖 < 1.67 mmol/L（30 mg/dl），3 天后 < 2.2 mmol/L（40 mg/dl）；低体重儿出生 3 天内 < 1.1 mmol/L（20 mg/dl），1 周后 < 2.2 mmol/L（40 mg/dl）。目前认为凡全血血糖 < 2.2 mmol/L（40 mg/dl）可为新生儿低血糖。当血糖 ≤ 1.0 mmol/L（低血糖反复发作）持续 1~2 小时以上可致急性神经系统功能障碍，是脑损伤最大的风险。

【病因】

1. 葡萄糖产生过少，需要量增加　①早产儿、小于胎龄儿：肝糖原、脂肪、蛋白贮存不足，糖原异生功能低下。②败血症、寒冷损伤、先天性心脏病：能量摄入不足，基础代谢率高，而糖的需要量增加。③先天性内分泌和代谢缺陷病：常出现顽固性低血糖。

2. 葡萄糖消耗增加　多见于糖尿病母亲的婴儿、Rh 血型不合溶血病、窒息缺氧及胰岛细胞增生症。

【临床表现】

无症状或无特异性症状：表现为反应差或烦躁、易激惹、惊厥、喂养困难、哭声异常、肌张力低下、呼吸暂停等。

【护理评估】

1. 健康史　询问患儿出生后有无呼吸困难、哭声异常、肌张力低下等表现：了解胎龄、出生体重、喂养及保暖等情况；出生后是否有感染、缺氧病史；母亲是否有糖尿病史，家族中是否有遗传代谢病。

2. 身体状况　①监测生命体征。②观察患儿有无反应差，嗜睡、神志淡漠或易激惹、眼球震颤、肌张力异常、惊厥等神经系统症状。③是否有面色苍白、多汗、呼吸暂停、哭声异常、喂养困难。

3. 心理 - 社会状况　了解患儿家长对本病病因、护理、预后知识的了解程度，评估其家长有无焦虑等情绪改变。

4. 辅助检查　①血糖测定：常用末梢血微量纸片法，异常者静脉血糖明确诊断。②对持续顽固性低血糖者，进一步监测胰岛素、胰高血糖素、T_4、TSH、生长激素、皮质醇等，明确是否有先天性内分泌疾病或代谢性缺陷病。

5. 治疗要点　①补充葡萄糖：口服葡萄糖水，静脉输注葡萄糖，有症状者给予 6~8 mg/（kg·min）。②对症支持治疗：保暖、供氧、纠酸、纠正电解质紊乱，保证能量及水的供给。

案例分析

患儿，女，4 天，因"生后反应差，发现低血糖 4 天"入院。

现病史：患儿为 G2P1，胎龄 37 周，因"孕母胎位异常：臀位，妊娠期糖尿病"剖宫产出生，羊水清，无脐绕颈，出生时反应差，皮肤苍白，Apgar 评分 1 分钟 7 分（反应、肌张力、肤色各扣 1 分），5 分钟 8 分，10 分钟 10 分，后转入当地新生儿科。入科时血糖测不出，予 10% 葡萄糖及维持输液，当天母乳喂养，吸吮力稍差。生后 2 天糖速 7～10 mg/（kg·min）维持下，血糖难维持正常（1.0～2.0 mmol/L），第 3 天开始糖速调至 10.9 mg/（kg·min）维持，血糖维持在 3.3～4.2 mmol/L，生后第 7 日给予氢化可的松 24 mg 口服 1 次，血糖基本稳定。患儿生后一直有气促，呼吸约 70 次/分，第 2 天有低热，体温最高 38 ℃，入院体格检查：T 37.5 ℃，P 160 次/分，R 60 次/分，BP 61/30 mmHg，体重 4.2 kg，BS 1.6 mmol/L，反应偏低下，哭声响亮，偶见四肢抖动。呼吸浅促，无明显三凹征。四肢肌张力正常。

护理任务：

（1）请列出该患儿的护理问题。

（2）如何进行护理？

【护理诊断和护理措施】

1. 营养失调，低于机体需要量

（1）相关因素：与摄入不足、消耗增加有关。

（2）护理目标：患儿能摄入足够的能量和营养素。

（3）护理措施：保证营养供给。

①尽早开奶或人工喂养是预防低血糖发生和治疗无症状性低血糖的首要策略，根据病情给予 10% 葡萄糖或吸吮母乳。②早产儿或窒息儿尽快开放静脉通路，保证葡萄糖输入。③监测血糖，及时调整输注量及速度。

2. 潜在并发症　呼吸暂停、脑损伤。

（1）相关因素：与持续性低血糖导致神经系统受损有关。

（2）护理目标：预防并发症的发生。

（3）护理措施：

1）维持体温稳定：监测体温，体温偏低或不升时予以保暖；体温过高时以调节室温、松解包被、温水浴等物理降温为主。

2）控制感染：手卫生、无菌操作、消毒隔离措施、做好基础护理。

3）低血糖输液策略：一旦血糖 <2.6 mmol/L（47 mg/dl），则需立即进行临床干预，建立静脉通路，遵医嘱用药。无症状者静脉滴注 10% GS 6～8 mg/（kg·min），用后 15～30 分钟监测血糖，无效可增至 8～10 mg/（kg·min）；有症状者，10% GS 2 ml/kg，继之以 6～8 mg/（kg·min）静脉滴注，无效可每次增加 2 mg/（kg·min），最大至 12 mg/（kg·min）。

4）血糖监测：补充喂养或静脉推注葡萄糖后，或改变葡萄糖输注速度后 30 分钟复测血糖。

5）病情观察：监测生命体征及血氧饱和度，观察神经系统症状：有无烦躁、易激惹、抽搐、萎靡、哭声无力或高调、肌张力降低等。观察喂养：有无喂养不耐受、排便情况。观察有无呼吸增快、呼吸暂停、口唇发绀、心率增快等。

3. 知识缺乏

（1）相关因素：患儿家长缺乏低血糖的预防及护理知识。

（2）护理目标：家长了解低血糖的危害，合理喂养。

（3）护理措施：健康指导。

做好关于低血糖的宣教工作，正确认识低血糖的高危因素，及时识别并有效处理低血糖，避免新生儿低血糖脑损伤的发生。

任务十　新生儿低钙血症患儿的护理

【疾病概述】

新生儿低钙血症（neonatal hypocalcemia）是新生儿惊厥的常见原因之一，主要与暂时的生理性甲状腺功能减退有关。血清总钙低于1.8 mmol/L（7 mg/dl）或血清游离钙低于0.9 mmol/L（3.5 mg/dl）即为低钙血症。

【病因和发病机制】

胎盘能主动向胎儿转运钙，故胎儿通常血钙不低。妊娠晚期母血甲状旁腺激素（PTH）水平增高，分娩时脐血总钙和游离钙均高于母血水平，故使新生儿甲状腺功能暂时受抑制。出生后因来源于母亲的钙供应中断，外源性钙的摄入不足，加之新生儿PTH水平低，骨质中钙不能入血，导致低钙血症。

1. 早期低血钙　发生于生后3天内，多见于早产儿、小于胎龄儿、糖尿病及患妊娠高血压综合征母亲所生的婴儿。

2. 晚期低血钙　发生在生后3天后，高峰在第1周末，多见于牛乳喂养的足月儿。主要是牛乳中磷含量高（牛乳磷含量900 mg/L，人乳磷含量150 mg/L），钙磷比例不适宜，故不利于钙的吸收。同时新生儿肾小球滤过率低，肾小管对磷的重吸收能力强，导致血磷过高，血钙沉积于骨，发生低钙血症。

3. 先天性永久性甲状腺功能不全　是由于新生儿甲状旁腺先天缺如或发育不全所致，常合并胸腺缺如、免疫缺陷。

【护理评估】

1. 健康史　评估胎龄及出生情况，是否有早产、窒息、感染等因素存在；评估孕母有无糖尿病、妊高征、甲状旁腺功能亢进等疾病。

2. 身体状况　是否出现神经肌肉激惹表现，如惊厥、肌肉抽搐、手足抽搐等表现。有无心动过缓、呼吸暂停、心律失常等。

3. 心理-社会状况　评估家长对低钙血症的了解情况，应对态度及家庭经济状况。

4. 辅助检查　血清总钙<1.8 mmol/L（7 mg/dl），血清游离钙<0.9 mmol/dl），血磷>2.6 mmol/L（8 mg/dl），碱性磷酸酶多正常。

5. 治疗要点　静脉或口服补钙。晚期低血钙患儿应给予母乳或配方奶。甲状腺功能不全者除补钙外，加服维生素D。

案例分析

患儿，女，2天，因"抽搐1次"入院。

现病史：患儿系G2P1，胎龄36+5周，剖宫产娩出，羊水清，出生体重2350 g，生后母乳喂养，生后第二天15:10，患儿出现抽搐，表现为意识丧失，双眼凝视，上翻，伴口周发绀，手足徐动，持续12s。父母精神紧张，要求住院，入院查体：T 36.3 ℃，P 120次/分，R 42次/分，BP 67/36 mmHg，BS 3.5 mmol/L，入院查血液电解质总钙1.4 mmol/L。

护理任务：

（1）请列出该患儿的护理问题。

（2）如何进行护理？

【护理诊断和护理措施】

1. 抽搐

（1）相关因素：与低钙血症造成神经肌肉兴奋性增加有关。

（2）护理目标：患儿住院期间不发生抽搐。

（3）护理措施：防止抽搐发作。

①鼓励母乳喂养，保证钙的摄入。②监测血钙浓度，及时补钙，观察用药效果。③口服补钙时应在两次喂奶间给药，禁忌与奶同服，以免影响钙的吸收。④观察患儿生命体征、精神状态、面色、反应、肌张力、抽搐表现等，有无烦躁不安、肌肉抽动及震颤等。

2. 有窒息的危险

（1）相关因素：与低血钙造成喉痉挛有关。

（2）护理目标：患儿不发生窒息。

（3）护理措施：积极补钙，防止低钙血症；备好吸引器、氧气、气管插管、气管切开等急救物品，一旦发生喉痉挛等紧急情况，争分夺秒组织抢救。

3. 有局部组织钙化或坏死的危险

（1）相关因素：与钙剂损伤血管引起外渗有关。

（2）护理目标：静脉补钙防止钙剂外渗。

（3）护理措施：静脉补钙管理。

①临床常用10%葡萄糖酸钙，用5%～10%葡萄糖液稀释至少1倍，推注要缓慢，推注速度<1 ml/min，并予以心电监护，当心率<80次/分，应停用。②静脉补钙过程中确保输液通畅，最好选择大静脉重新穿刺。③输液结束后立即用生理盐水2～3 ml脉冲式冲管。④一旦发现液体外渗立即停止注射，回抽液体并拔除留置针，局部用25%硫酸镁湿敷或用透明质酸酶对症处理。

4. 知识缺乏、焦虑

（1）相关因素：患儿家长缺乏低钙血症的预防及护理知识。

（2）护理目标：家长学会照护患儿，预防低钙血症的方法。

（3）护理措施：心理护理和健康指导。

介绍育儿知识，鼓励母乳喂养，多晒太阳。在不允许母乳喂养的情况下应给予母乳化配方奶粉喂养，或加服钙剂和维生素D。

（葛红艳）

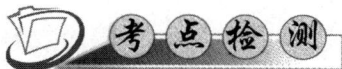

A₁/A₂型题

说明：以下每一道考题下面有ABCDE五个备选答案，请从中选择一个最佳答案。

1. 36孕周新生儿，体重2100 g，羊水Ⅲ度污染，出生时Apgar评分1分钟0分，以下处理正确的是（　　）

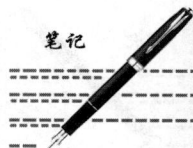

　　A. 首先胸外心脏按压　　　　　　　　　　B. 复苏时，每2分钟评估1次

　　C. 首先予以皮下或静脉注射肾上腺素　　　D. 注射纳洛酮

　　E. 首先保持呼吸道通畅，气管插管

2. 某新生儿出生时全身青紫，四肢伸展，无呼吸，心率80次/分，插鼻饲管时有皱眉动作。该新生儿Apgar评分是（　）

　　A. 0分　　　　　　　　　　　　　　　　B. 1分

　　C. 2分　　　　　　　　　　　　　　　　D. 3分

　　E. 4分

3. 新生儿脐炎最常见的致病菌为金黄色葡萄球菌，治疗应首选的抗生素是（　）

　　A. 庆大霉素　　　　　　　　　　　　　　B. 头孢呋辛

　　C. 林可霉素　　　　　　　　　　　　　　D. 红霉素

　　E. 阿米卡星

4. 以下哪项不是病理性黄疸的特点（　）

　　A. 黄疸在24小时内出现　　　　　　　　　B. 黄疸程度重或进行性加重

　　C. 足月儿>2周未消退　　　　　　　　　　D. 早产儿>3周未消退

　　E. 黄疸消退后再出现

5. 新生儿室的温度与湿度波动范围，分别为（　）

　　A. 18 ~ 22 ℃，20% ~ 30%　　　　　　　B. 18 ~ 20 ℃，30% ~ 40%

　　C. 22 ~ 24 ℃，50% ~ 60%　　　　　　　D. 22 ~ 24 ℃，40% ~ 50%

　　E. 24 ~ 26 ℃，60% ~ 70%

6. 新生儿胎龄35周，出生体重2000 g，按新生儿分类应属于（　）

　　A. 极低出生体重儿　　　　　　　　　　　B. 低体重儿

　　C. 正常体重儿　　　　　　　　　　　　　D. 足月小样儿

　　E. 足月儿

7. 患儿，女，早产儿，胎龄32周。出生后6天，近3日患儿哭声减弱，活动减少，拒乳、反应低下。体温34 ℃，双面颊、肩部、臀部、下腹部、大腿及小腿外侧皮肤发硬，硬肿范围>60%，按之如橡皮样，属重度新生儿寒冷损伤综合征。恢复正常体温需要时间是（　）

　　A. 1 ~ 2 小时　　　　　　　　　　　　　B. 2 ~ 4 小时

　　C. 4 ~ 8 小时　　　　　　　　　　　　　D. 8 ~ 10 小时

　　E. 12 ~ 24 小时

8. 某新生儿出生时全身青紫，四肢伸展，呼吸浅表、哭声轻，心率90次/分，用洗耳球插鼻有皱眉动作。该患儿Apgar评分为（　）

　　A. 0分　　　　　　　　　　　　　　　　B. 1分

　　C. 2分　　　　　　　　　　　　　　　　D. 3分

　　E. 4分

9. 某女婴，新生儿，生后5天，其家人在尿布上发现血迹，检查发现新生儿饮食可，精神佳，无其他异常。其家长十分焦虑，询问责任护士，该护士解释该现象为（　）

　　A. 月经　　　　　　　　　　　　　　　　B. 尿路感染

　　C. 假月经　　　　　　　　　　　　　　　D. 外阴损伤

E. 肾病综合征

10. 某新生儿，出生 5 天。面部黄染，血清胆红素 5 mg/dl，吃奶好，大小便正常。家属询问出现黄疸的原因，护士正确的回答是（　　）

    A. 生理性黄疸   B. 新生儿肝炎

    C. 新生儿败血症   D. 新生儿溶血症

    E. 新生儿胆道闭锁

11. 早产的新生儿住儿科病房，病房的温度多少合适（　　）

    A. 18～22 ℃   B. 22～24 ℃

    C. 24～26 ℃   D. 26～28 ℃

12. 足月臀位产儿，出生后即不安、前囟饱满，唇微发绀，双肺呼吸音清，心率 128 次/分，最可能的诊断是（　　）

    A. 新生儿颅内出血   B. 新生儿败血症

    C. 感染性肺炎   D. 化脓性脑膜炎

    E. 维生素 D 缺乏性手足搐搦症

13. 新生儿，滞产，产后出现呼吸不规则，肌张力好，喉反射好，该新生儿发生了（　　）

    A. 新生儿窒息   B. 缺氧缺血性脑病

    C. 新生儿颅内出血   D. 低钙血症

    E. 新生儿寒冷损伤综合征

14. 某早产儿，胎龄 34 周，生后 2 小时出现呼吸困难、呻吟。X 线胸片提示肺透明膜变早期，应首先给予的处理措施是（　　）

    A. 气管插管   B. 氧气枕吸氧

    C. 纠正酸中毒   D. 给予地塞米松

    E. 机械通气

15. 对新生儿颅内出血的护理，下列哪项是错误的（　　）

    A. 保持安静，避免各种惊扰

    B. 头肩部抬高 15°～30°，以减轻脑水肿

    C. 注意保暖，必要时给氧

    D. 经常翻身，防止肺部淤血

    E. 喂乳时应在床上，不要抱起患儿

16. 新生儿寒冷损伤综合征复温措施中，错误的是（　　）

    A. 重度低体温，暖箱温度从比患儿体温高 1～2 ℃开始

    B. 轻度低体温，可立即把患儿放入 30 ℃暖箱中

    C. 无论轻、重度低体温，均要求在 6～12 小时恢复正常体温

    D. 观察暖箱温度及湿度变化

    E. 监测肛温、腋温

17. 新生儿寒冷损伤综合征复温的原则是（　　）

    A. 逐步升温，循序渐进   B. 供给足够液量，帮助复温

    C. 立即升温，使体温迅速达正常   D. 立即放入 34 ℃暖箱，逐步升温

    E. 保证体温每小时升高 1 ℃

18. 黄疸在出生后 24 小时内出现者应首先考虑（　　）

A. 新生儿生理性黄疸 　　　　　　　　B. 新生儿溶血症

C. 新生儿肝炎 　　　　　　　　　　　D. 新生儿败血症

E. 新生儿胆道闭锁

19. 不属于新生儿颅内出血抑制状态的是（　　）

A. 脑性尖叫 　　　　　　　　　　　　B. 嗜睡

C. 昏迷 　　　　　　　　　　　　　　D. 肌张力低下

E. 觅食反射消失

20. 新生儿特殊生理现象不包括（　　）

A. 生理性体重下降 　　　　　　　　　B. 生理性贫血

C. 生理性黄疸 　　　　　　　　　　　D. 马牙

E. 假月经

▮▮▮● A₃/A₄ 型题 ●▮▮▮

（1~3题共用题干）

患儿，6日龄，足月儿。发热，拒乳，哭闹不安。体格检查：体温 38.2 ℃，皮肤、巩膜黄染，脐带根部红肿，脐窝有渗液，血常规示白细胞增高。

1. 该患儿最可能为（　　）

A. 病理性黄疸 　　　　　　　　　　　B. 新生儿颅内出血

C. 新生儿脐炎 　　　　　　　　　　　D. 新生儿破伤风

E. 新生儿败血症

2. 引起该疾病最常见的病原菌是（　　）

A. 破伤风杆菌 　　　　　　　　　　　B. 铜绿假单胞菌

C. 溶血性链球菌 　　　　　　　　　　D. 金黄色葡萄球菌

E. 真菌

3. 针对该患儿的治疗措施是（　　）

A. 75%乙醇消毒脐部 　　　　　　　　B. 0.1%苯扎溴铵消毒脐部

C. 2%乳酸消毒脐部 　　　　　　　　 D. 0.02%氯己定消毒脐部

E. 遵医嘱使用抗生素

参考答案

▮▮▮● A₁/A₂ 型题 ●▮▮▮

1. E　　2. C　　3. B　　4. D　　5. C　　6. B　　7. E　　8. D　　9. C　　10. A

11. C　　12. A　　13. A　　14. E　　15. D　　16. C　　17. A　　18. B　　19. A　　20. B

▮▮▮● A₃/A₄ 型题 ●▮▮▮

1. C　　2. D　　3. E

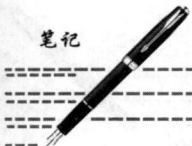

项目六　呼吸系统疾病患儿的护理

识记
1. 说出儿童呼吸系统解剖、生理特点。
2. 列举急性上呼吸道感染、急性支气管炎、肺炎和支气管肺炎的概念和病因。

理解
1. 解释儿童易患呼吸系统感染性疾病的原因。
2. 简述急性上呼吸道感染、急性支气管炎、肺炎及支气管哮喘的发病机制、临床表现和治疗原则。
3. 比较几种特殊病原体所致肺炎的特点。

应用
1. 为哮喘持续状态的患儿提供急救措施。
2. 评估肺炎和支气管哮喘患儿，并应用所学知识为患儿提供整体护理。

　　小儿呼吸道疾病中急性呼吸道感染最为常见，约占儿科门诊的 60% 以上，在住院患儿中，上、下呼吸道感染占 60% 以上，绝大部分为肺炎，且仍是我国 5 岁以下儿童第一位的死亡原因。因此需积极采取措施，降低呼吸道感染的发病率和死亡率。

基础知识

儿童呼吸系统解剖、生理、免疫特点

　　呼吸系统是机体与外界环境进行气体交换的主要场所，通过体循环和肺循环两套血液循环系统与心血管系统有序连接，为机体提供基础支持。从解剖结构上，呼吸系统可分为气体流动的呼吸道和气体交换的肺泡。

　　小儿呼吸系统解剖、生理、免疫特点与小儿时期易患呼吸道疾病密切相关。以环状软骨下缘为界，将呼吸系统分为上、下呼吸道两个部分。上呼吸道包括鼻、鼻窦、咽、咽鼓管、喉，下呼吸道包括气管、支气管、毛细支气管及肺泡。

一、解剖特点

　　1. 上呼吸道　包括鼻、鼻窦、鼻泪管、咽、咽鼓管及喉。小儿上呼吸道解剖特点及临床意义见表 6 – 1。

笔记

表6-1　小儿上呼吸道解剖特点及临床意义

部位	特点	临床意义
鼻	鼻腔短小,无鼻毛,后鼻道狭窄,鼻黏膜柔嫩,血管丰富	易感染,感染后黏膜肿胀,易造成堵塞致呼吸困难或张口呼吸,影响吸吮
鼻窦	鼻腔黏膜与鼻窦黏膜相连续,鼻窦口相对较大	急性鼻炎常累及鼻窦,以上颌窦和筛窦最常见
鼻泪管	较短,开口接近内眦部,且瓣膜发育不全	鼻腔感染常易侵入结膜引起结膜炎
咽	狭窄、垂直。咽扁桃体又称腺样体,生后6个月已发育;腭扁桃体在1岁末逐渐增大,4~10岁时发育达高峰,14~15岁时逐渐退化	严重的腺样体肥大是小儿阻塞性睡眠呼吸暂停综合征的重要原因;扁桃体炎常见于年长儿,1岁内少见
咽鼓管	宽、短、直,呈水平位	鼻咽炎时易致中耳炎
喉	呈漏斗状,喉腔狭窄,声门狭小,喉骨柔软,黏膜柔嫩且富含血管及淋巴组织	感染后易发生充血、水肿,引起喉头狭窄,出现声音嘶哑或吸气性呼吸困难

2. 下呼吸道　包括气管、支气管、肺、胸廓及纵隔。小儿下呼吸道解剖特点及临床意义见表6-2。

表6-2　小儿下呼吸道解剖特点及临床意义

部位	特点	临床意义
气管、支气管	气管、支气管管腔相对狭窄,软骨柔软,缺乏弹力组织,支撑作用差;黏膜柔软,血管丰富,黏液腺分泌不足,气道干燥,纤毛运动差,清除能力较弱;左主支气管细长,右主支气管粗、短、直,为气管的直接延伸	易感染,致呼吸道阻塞,感染后痰液黏稠不易咳出;异物易进入右支气管,引起右肺不张和右侧肺炎
肺	弹力纤维发育较差,血管丰富,间质发育旺盛,肺泡小且数量少,肺含血量多而含气量少	肺部易感染,可引起间质性肺炎、肺不张、肺气肿等
胸廓、纵隔	呈桶状,肋骨水平位,膈肌位置较高,胸腔小而肺相对较大,呼吸肌发育差;纵隔相对较大,组织松软	呼吸时肺扩张受限,肺部病变时易出现呼吸困难,导致缺氧,出现口唇发绀;胸腔积液或积气时易致纵隔移位

二、生理特点

1. 呼吸频率和节律　小儿呼吸中枢发育不完善,易出现呼吸节律不整、间歇、暂停等现象,早产儿、新生儿尤为明显。由于小儿代谢旺盛,需氧量高,但其解剖特点使肺扩张受到一定限制,肺活量小,只能通过加快呼吸频率来满足生理需要,因此年龄越小,呼吸频率越快。各年龄小儿呼吸和脉搏频率比较见表6-3。

表6-3　各年龄小儿呼吸和脉搏频率比较

年龄	呼吸/（次/分）	脉搏/（次/分）	呼吸∶脉搏
新生儿	40~45	120~140	1∶3
1岁以内	30~40	110~130	1∶(3~4)
2~3岁	25~30	100~120	1∶(3~4)
4~7岁	20~25	80~100	1∶4
8~14岁	18~20	70~90	1∶4

儿童护理

2. 呼吸类型　小儿呼吸肌发育不完善，呼吸时胸廓的活动受限而膈肌活动明显，呈腹式呼吸。随着年龄的增长，呼吸肌发育日趋完善，膈肌下降，肋骨由水平位逐渐变为斜位，胸廓前后径和横径增大，逐渐出现胸腹式呼吸。

3. 呼吸功能的特点　小儿肺活量、潮气量、每分通气量和气体弥散量均较成人小，如小儿的肺活量仅为成人的1/3；同时小儿气道管径细小，呼吸道阻力较成人大，故小儿各项呼吸功能的储备能力较低，患呼吸道疾病时，易发生呼吸道功能不全。

4. 血气分析　新生儿及婴幼儿的肺功能不易测定，但可以通过检测血气分析了解血氧饱和度水平及血液酸碱平衡状态，为诊断和治疗提供依据。

通常2岁以上儿童血气的正常值，$PaCO_2$（mmHg）：35~45；HCO_3（mmol/L）：22~24；BE（mmol/L）：-4~+2；PaO_2（mmHg）：80~100；SaO_2：0.96~0.98。而2岁以下的儿童所对应值都偏低。

三、免疫特点

小儿呼吸道的特异性和非特异性免疫功能均较差，如咳嗽反射和纤毛运动功能差，对吸入呼吸道的尘埃及异物颗粒不能有效清除。

婴幼儿体内免疫球蛋白含量低，尤以分泌型IgA（SIgA）为低；肺泡巨噬细胞功能不足，乳铁蛋白、溶菌酶、干扰素、补体等数量和活性不足，故易发生呼吸道感染。

知识拓展

1. 呼吸频率　呼吸频率加快，是婴幼儿呼吸困难的第一征象。年龄越小越明显。在呼吸系统疾病过程中出现慢或不规则的呼吸是危险的征象，需特别引起重视。

WHO对儿童急性呼吸道感染防治规划特别强调呼吸增快是儿童肺炎的主要表现。呼吸急促指：婴幼儿<2月龄：呼吸≥60次/分；2~12月龄：呼吸≥50次/分；1~5岁：呼吸≥40次/分；5岁以上：呼吸≥30次/分。

2. 呼吸音　儿童特别是小婴儿胸壁薄，容易听到呼吸音，需特别注意其强度，可以此估计进气量的多少。在严重气道梗阻时，几乎听不到呼吸音，称为沉默肺，是病情危重的征象。

3. 发绀　是血氧下降的重要表现。由于毛细血管床还原血红蛋白增加所致。毛细血管内还原血红蛋白量达40~60g/L可出现发绀。末梢性发绀指血流较慢，动、静脉氧差较大部位（如肢端）的发绀；中心性发绀指血流较快，动、静脉氧差较小部位（如舌、黏膜）的发绀。后者更有意义，由于发绀与还原血红蛋白量有关，所以严重贫血时虽血氧饱和度明显下降，但不一定出现发绀。

4. 吸气时胸廓凹陷　婴幼儿上呼吸道梗阻或肺实变时，由于胸廓软弱，用力吸气时胸腔内负压增加。可引起胸骨上、下及肋间隙、锁骨上窝凹陷，即"三凹征"，其结果吸气时胸廓不但不能扩张，反而下陷，成为矛盾呼吸。在增加呼吸肌能量消耗的同时，并未能增加通气量。

5. 吸气喘鸣　伴吸气性延长是上呼吸道梗阻表现。

6. 呼气呻吟　是小婴儿下呼吸道梗阻和肺扩张不良的表现。常见于早产儿呼吸窘迫综合征。其作用是在声门半关闭情况下，声门远端呼气时压力增加，有利于已萎缩的肺泡扩张。

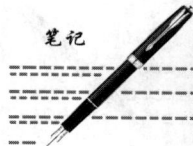

7. 杵状指（趾）　指（趾）骨末端背侧软组织增生，使甲床抬高所致。常见于支气管扩张，也可见于迁延性肺炎、慢性哮喘等慢性肺疾患。肺外因素有青紫型先天性心脏病等，在除外肺外原因后，杵状指（趾）可反映肺病变的进展情况。

任务一　急性上呼吸道感染患儿的护理

【疾病概述】

急性上呼吸道感染（acute upper respiratory infection，AURI）简称"上感"，俗称"感冒"。是小儿最常见的疾病，主要指鼻、鼻咽和咽部的急性感染，根据感染部位不同也可诊断为急性鼻炎、急性咽炎、急性扁桃体炎等。该病在冬、春季和气候骤变时为多见。

【病因】

本病90%以上是由病毒引起，如鼻病毒、呼吸道合胞病毒、流感病毒、副流感病毒、腺病毒、冠状病毒、柯萨奇病毒等。病毒感染后也可继发细菌感染，最常见的是溶血性链球菌，其次为肺炎链球菌、流感嗜血杆菌等。肺炎支原体不仅可以引起肺炎，亦可引起上呼吸道感染。

婴幼儿时期由于上呼吸道的解剖、生理和免疫特点易患本病。儿童有维生素D缺乏性佝偻病、营养不良、先天性心脏病、锌或铁缺乏症等，或有免疫缺陷病、被动吸烟、护理不当、气候改变和环境不良等因素，易反复发生上呼吸道感染或使病程延长。

【临床表现】

临床症状轻重不一，与年龄、病原体、机体抵抗力不同有关，轻症约持续一周左右后自愈。一般年长儿症状较轻，婴幼儿重症较多见。如治疗不及时，易合并鼻窦炎、中耳炎和颈部淋巴结炎等。

【护理评估】

1. 健康史

（1）居住环境：评估气候季节变化、气温骤降、常住家庭环境卫生情况，通风是否良好。

（2）个人病史：评估患儿有无营养障碍性疾病、贫血、先天性心脏病及免疫功能低下等疾病，有无高热惊厥史，近期有无受凉感冒或与类似疾病接触史。

（3）评估有无使用免疫抑制药物，长期抗生素使用史。

2. 身体状况　评估患儿体温，了解热度、热型、持续时间；有无畏寒、皮肤发花、皮疹及热性惊厥表现；评估患儿有无咳嗽、咳痰；咽部充血、疼痛，咽峡部有无疱疹；有无咽眼结合膜热及颈部、耳后、颌下淋巴结肿大伴触痛表现；评估患儿有无心悸、乏力、胸闷及胸痛表现。

年长儿症状较轻，主要以局部症状为主；婴幼儿局部症状不显著而全身症状重，伴发热，体温可达39～40℃，严重时可因高热引起惊厥。

（1）一般类型急性上呼吸道感染：婴幼儿局部症状不显著而全身症状相对较重，多骤然起病，高热、咳嗽、食欲差，可伴呕吐、腹泻，甚至热性惊厥。

局部症状：流涕、鼻塞、喷嚏、轻咳、咽部不适或咽部疼痛等；全身症状：发热，体温可高达39℃以上，可因发热引起惊厥。头痛、烦躁不安、乏力、全身不适等，有些患儿有食欲减退、呕吐、腹泻、腹痛等消化道症状。腹痛多为脐周或其附近阵发性或持续性疼痛，可能由于肠痉挛或肠系膜淋巴结炎所致。

体征：体检可见咽部充血、扁桃体肿大及表面可有炎性渗出物，部分患儿可有下颌和颈淋巴结肿大，肺部听诊一般无异常，肠道病毒感染也可出现不同形态的皮疹。

（2）两种特殊类型急性上呼吸道感染：①疱疹性咽峡炎（herpetic angina）是由柯萨奇 A 组病毒引起，好发于夏、秋季。起病急骤，临床可出现高热、咽痛、拒食、流涎等；体检可见咽部充血，在咽腭弓、悬雍垂、软腭上有 2~4 mm 大小的灰白色疱疹，周围有红晕，破溃后形成小溃疡，疼痛明显。病程 1 周左右。②咽眼结合膜热（pharyngocon-junctival fever）：病原体为腺病毒 3 型、7 型，多发生在春、夏季。以发热、咽炎、眼结合膜炎为临床特征，可表现为高热、咽痛、流泪、眼部刺痛等症状；体检发现咽部充血并可见白色点块状分泌物，一侧或双侧滤泡性眼结合膜炎、球结膜充血，颈部及耳后淋巴结肿大。病程 1~2 周。可散发也可引起小流行。

（3）急性感染性喉炎是指喉部黏膜的急性弥漫性炎症。以犬吠样咳嗽，声嘶、喉鸣、吸气性呼吸困难为临床特征。冬春季节多发，多见于 6 个月~3 岁婴幼儿。由病毒或细菌感染引起，亦可并发于麻疹、百日咳和流感等急性传染病。由于小儿喉部解剖特点，炎症时易充血、水肿而出现喉梗阻。临床表现为起病急、症状重。可有发热、犬吠样咳嗽、声嘶、吸气性喉鸣和三凹征。严重时可出现发绀、烦躁不安，体检见咽喉部不同程度的充血、水肿。一般白天症状轻，夜间入睡后加重，喉梗阻者若不及时抢救，可窒息死亡。按吸气性呼吸困难的轻重，将喉梗阻分为 4 度。Ⅰ度：活动后出现吸气性喉鸣和呼吸困难，肺部听诊呼吸音及心率无改变。Ⅱ度：安静时亦出现喉鸣和吸气性呼吸困难，肺部听诊可闻及喉传导音或管状呼吸音，心率加快。Ⅲ度：除上述喉梗阻症状外，因缺氧而出现烦躁不安、口唇及指（趾）发绀、双眼圆睁、惊恐万状、头面部出汗，肺部呼吸音明显降低，心率快，心音低钝。Ⅳ度：渐显衰竭、昏睡状态，由于无力呼吸，三凹征可不明显，面色苍白发灰，肺部听诊呼吸音几乎消失，仅有气管传导音，心律不齐，心音钝、弱。

知识拓展

流行性感冒

流行性感冒由流感病毒引起，分为 A（甲）、B（乙）、C（丙）3 型。患者和隐性感染者是流感的主要传染源，主要通过其呼吸道分泌物的飞沫传播，也可以通过口腔、鼻腔、眼睛等黏膜直接或间接接触传播。潜伏期 1~4 天（平均 2 天）。从潜伏期末到发病的急性期均有传染性。流感有明显的流行病史，局部症状较轻，全身症状较重。主要症状为发热，体温可达 39~40℃，多伴头痛、四肢肌肉酸痛、乏力、食欲减退等全身症状，常伴有咳嗽、咽痛、流涕，或鼻塞、恶心、呕吐、腹泻等。儿童消化道症状多于成人。婴幼儿流感的临床症状不典型，新生儿流感少见，但易合并肺炎，常有脓毒症表现，如嗜睡、拒奶、呼吸暂停等。大多数无并发症的流感患儿症状在 3~7 天缓解，但咳嗽和体力恢复常需 1~2 周。流感口服磷酸奥司他韦（oseltamivir phosphate）治疗，最佳给药时间是症状出现 48 小时内，每次 2 mg/kg，每日 2 次。

（4）并发症：婴幼儿多见，炎症侵及邻近器官或向下蔓延，可引起中耳炎、鼻窦炎、咽后壁脓肿、喉炎、支气管炎及肺炎等。高热可致高热惊厥。若年长儿患上感的病原菌为 A 组 β 溶血性链球菌，可引起急性肾小球肾炎和风湿热。

3. 心理 – 社会状况　该病起病急，少数患儿易出现高热惊厥。应注意评估家长是否有焦虑情绪，对该病病因、预防及护理知识的了解程度。

4. 辅助检查

（1）血常规病毒感染患儿外周血白细胞总数正常或偏低，中性粒细胞减少，淋巴细胞计数相对增高。细菌感染患儿白细胞总数增高，中性粒细胞增高。

（2）鼻咽分泌物病毒分离及血清学检查可明确病原。

（3）免疫荧光、免疫酶及分子生物学技术可做出早期病原学诊断。

5. 治疗要点　以对症支持疗法为主，注意预防并发症。

（1）一般治疗：单纯的病毒性上呼吸道感染为自限性疾病，勿需特殊治疗。注意休息，居室通风，多饮水，做好呼吸道隔离，防止交叉感染及并发症。

（2）抗感染治疗：病毒感染多采用中药治疗，细菌感染则用抗菌药物。①抗病毒药物：急性上呼吸道感染以病毒感染多见，普通感冒目前尚无特异性抗病毒药物，部分中药制剂有一定的抗病毒疗效。病毒性结膜炎者，可用 0.1% 阿昔洛韦滴眼液滴眼。②抗菌药物：如细菌性上呼吸道感染或病毒性上呼吸道感染继发细菌感染时，可选用抗生素治疗，常用青霉素类、头孢菌素类或大环内酯类。确定为链球菌感染或既往有风湿热、肾炎病史者，青霉素疗程为 10 ~ 14 天。

（3）对症治疗：2 月龄以上儿童体温 ≥38.2 ℃ 伴明显不适时，可采用退热药，高热时应用对乙酰氨基酚或布洛芬，对患有慢性疾病或病重、有重要脏器功能障碍者，如心力衰竭、呼吸衰竭等，因发热可导致基础代谢率增高，导致病情恶化，应积极降温。发生惊厥者可予镇静、止惊等处理。鼻塞严重者可用 0.5% 麻黄碱液滴鼻。急性喉炎给予糖皮质激素，烦躁不安者及时镇静，必要时进行气管插管、呼吸机辅助通气治疗或气管切开。

案例分析

案例一：患儿，女，9 个月，因"发热、轻咳 3 天"入院。

患儿入院 3 天前接触感冒家人后出现发热，体温最高 39.1 ℃，无寒战，未见惊厥。口服退热药物后体温可降至正常，退热后精神反应好。伴轻咳，每次 2 ~ 3 声，无犬吠样咳嗽及鸡鸣样回声，无明显喉喘，呼吸稍促，无发绀。患儿病程中无流涕、打喷嚏；无恶心、呕吐；无阵发性哭闹、腹泻。

体格检查：体温 38.7 ℃，脉搏 103 次/分，呼吸 38 次/分，体重 8.0 kg，身长 69.0 cm，头围 44.0 cm，胸围 43.0 cm，精神差，神志清楚，呼吸急促，营养中等。咽部可见充血，肺部呼吸音正常。

辅助检查：血常规化验结果显示白细胞计数偏低，淋巴细胞数增高。

护理任务：

（1）请列出该患儿的主要护理问题。

（2）患儿发热应如何护理？

案例二：患儿，男，2 岁，以"发热半天伴犬吠样咳嗽"入院。

就诊当日下午出现发热，体温 38 ℃，晚上入睡后出现喉鸣及呼吸困难，咳嗽呈犬吠样，遂来急诊就诊。

体格检查：体温 38 ℃，脉搏 132 次/分，呼吸 33 次/分，安静状态下面色、口唇尚红润，可见轻度吸气性三四征，吸气性喉鸣，咽部充血，肺部听诊可闻及喉传导音，心音有力，心率增快。

辅助检查：血常规化验结果显示白细胞计数正常，淋巴细胞数增高，C 反应蛋白不高。

护理任务：

（1）请列出该患儿的主要护理问题？

（2）应如何护理该患儿？

【护理诊断和护理措施】

1. 体温过高

（1）相关因素：与上呼吸道感染有关。

（2）护理目标：减轻发热所致的不适，患儿体温逐渐降低至恢复正常体温。

（3）护理措施：改善舒适度，维持正常体温。

体温管理：主要是为了缓解患儿因发热引起的不适，而非单纯地恢复正常体温，目的是提高患儿的整体舒适度。若患儿虽有发热甚至高热，但精神状态较好，玩耍如常，在严密的观察下可暂不处置。若有高热惊厥史应及早给予处置，对 ≥2 月龄，腋温 ≥38.2 ℃因发热导致不舒适或情绪低落的发热儿童，应给予退热药物，缓解不适症状，使其安全、相对舒适地度过急性发热期。

发热一般护理：卧床休息，保持室内安静。在体温上升期，如患儿出现寒战、四肢末梢凉，应适当增加衣被为其保暖；高热期及体温下降期，需松解衣被为其散热。室温保持在 18 ~ 22 ℃，湿度 50% ~ 60%，保持空气清新，每日通风 1 ~ 2 次，每次大于 30 分钟，但应避免空气对流。保证营养和水分的摄入，鼓励患儿多饮水。因发热、呼吸增快而增加水分消耗，会使患儿的排汗与散热能力降低，影响退热药的退热效果，也可因严重脱水导致体温过高，入量不足者进行静脉补液。给予易消化和富含维生素、高营养、易消化的饮食。婴儿哺乳困难时取头高卧位或抱起喂，呛咳重者用滴管或小勺慢慢喂，以免进食用力或呛咳加重病情。按医嘱给予退热药物后 30 ~ 60 分钟监测体温，观察降温效果，忌用量过大以致体温骤降、多汗发生虚脱，如体温过高或有高热惊厥史的患儿需 30 分钟至 1 小时监测体温 1 次并记录。

发热伴随症状观察：观察患儿咳嗽性质、神经系统症状、口腔黏膜改变、皮肤有无皮疹等，以便早期发现麻疹、百日咳、流行性脑脊髓膜炎、儿童新型冠状病毒肺炎等急性传染病，注意观察咽部充血、水肿、化脓情况，疑有咽喉壁脓肿时，应及时报告医师，同时注意防止脓肿破溃后脓液流入气管引起窒息。

2. 舒适度降低　咽痛、鼻塞。

（1）相关因素：与上呼吸道感染有关。

（2）护理目标：咽痛、鼻塞等症状好转，舒适度增加。

（3）护理措施：促进舒适。

室温保持在 18 ~ 22 ℃，湿度 50% ~ 60%，减少空气对呼吸道黏膜的刺激。保持室内空气清新，避免对流风。注意休息，减少活动，发热期应卧床休息。依据患儿发热分期增减患儿衣被，出汗后及时更换衣被。

保持呼吸道通畅，及时清除分泌物。及时清除鼻腔及咽喉分泌物和干痂，保持鼻孔周围的清洁，可用凡士林、液体石蜡等涂抹鼻翼部的鼻腔及咽喉部黏膜及鼻下皮肤，以减轻分泌物的刺激；鼻塞严重时应先清除鼻腔分泌物后用0.5%麻黄碱液滴鼻，每日2~3次，每次1~2滴，对因鼻塞而妨碍吮奶的婴儿，宜在哺乳前15分钟滴鼻，使鼻腔通畅，保证吮吮；嘱患儿及家长不要用力擤鼻，以免炎症经咽鼓管至中耳发展引起中耳炎。

加强口腔护理，保证口腔清洁。婴幼儿饭后喂少量温开水清洁口腔，年长儿饭后漱口，咽部不适或咽痛时可用温盐水或复方硼酸液漱口、含服润喉片或应用咽喉喷雾剂等。

3. 潜在并发症　高热惊厥。

（1）相关因素：与高热有关。

（2）护理目标：患儿住院期间未发生惊厥或发生时得到及时处理。

（3）护理措施：严密观察病情，备齐抢救物品。

对有可能发生惊厥的患儿应加强巡视，密切观察病情变化，床边设置床挡，以防患儿坠床；备好急救物品和药品。必要时可按医嘱预防性应用镇静剂。当高热患儿出现惊跳等惊厥先兆时，立即通知医生。发生惊厥时就地抢救，保持安静。

4. 低效型呼吸形态

（1）相关因素：与急性喉炎引起的喉头水肿有关。

（2）护理目标：喉头水肿减轻，呼吸道通畅。

（3）护理措施：维持呼吸道通畅，缓解呼吸困难。

保持呼吸道通畅，置患儿坐位或半坐位。保持安静，卧床休息，少说话，避免哭闹或大量活动，缺氧者给予吸氧。遵医嘱给予糖皮质激素，病情轻者可口服泼尼松，Ⅱ度以上喉梗阻给予静脉滴注地塞米松、氢化可的松或甲泼尼龙、吸入型糖皮质激素，如布地奈德混悬液雾化吸入。严密观察病情，备齐抢救物品及药品，必要时配合医生气管插管、呼吸机辅助通气治疗或气管切开。

5. 知识缺乏

（1）相关因素：患儿家长缺乏本病的预防及护理知识。

（2）护理目标：患儿家长基本掌握本病的预防要点及护理知识。

（3）护理措施：心理护理和健康指导。

居室要经常通风，保持室内空气清新；在集体小儿机构中，应早期隔离患儿，多进行户外活动；在呼吸道疾病流行期间，尽量避免去人多拥挤的公共场所；气候骤变时应及时增减衣物，避免过冷或过热；合理饮食起居，保证充足的营养和睡眠；提倡母乳喂养；按时预防接种。另外，要积极防治各种慢性病，如佝偻病、营养不良、贫血等。体弱儿童建议注射流感疫苗。

知识拓展

发热管理

1. 儿童发热管理的目标　①退热治疗的主要目标是减轻发热所致的不适，即改善舒适度，而非单纯恢复正常体温。②特殊情况下，为保护脏器功能应积极降温。③查找引起发热的原因并进行治疗。

2. 降温措施的选择　①2月龄以上儿童体温>38.2℃伴明显不适时，可采用退热药，高热时推荐应用对乙酰氨基酚或布洛芬。解热镇痛药不能有效地预防热性惊厥发生。②2月龄以内婴儿禁用任何解热镇痛药。③不推荐对乙酰氨基酚与布洛芬联合或交替使用。④不推荐解热镇痛药与含有解热镇痛药的复方感冒药合用。⑤哮喘患儿应在对其病情进行全面评估后使用退热药。⑥肝功能异常伴发热时可选用布洛芬。⑦肾功能损伤中度及以上异常或肾功能不全患儿伴发热时禁用布洛芬，必要时可选用对乙酰氨基酚。⑧布洛芬不用于心功能不全、心力衰竭患儿的解热镇痛治疗，必要时可选用对乙酰氨基酚。⑨出血性疾病患儿伴发热时，需权衡利弊，必要时可选用对乙酰氨基酚等对凝血功能影响较小的药物。⑩KD急性期应用大剂量阿司匹林抗炎治疗，无需使用其他解热镇痛药。⑪对乙酰氨基酚等解热镇痛药在G6PD缺乏症的患儿属禁忌。⑫不推荐在疫苗接种后预防性使用退热药。⑬不推荐使用解热镇痛药治疗全身麻醉术后恶性高热、中枢性发热、外胚层发育不良。⑭恶性肿瘤患儿使用解热镇痛药时需权衡利弊。

有些物理降温方法（包括乙醇擦身、冰水灌肠等）不再推荐应用。虽然对乙酰氨基酚联合温水擦浴短时间内退热效果更好些，但会明显增加患儿不适感（寒战、起鸡皮疙瘩、哭闹），同时过度或大面积使用物理方法冷却身体，反而会导致机体通过加强产热（寒战）和进一步减少散热（皮肤毛细血管收缩，立毛肌收缩出现皮肤鸡皮疙瘩）来克服物理降温的作用。对发热儿童进行恰当的护理，可改善患儿的舒适度，如温水外敷儿童额头、温水浴、减少穿着的衣物、退热贴、退热毯、风扇和降低室内温度等，这些方法均通过传导、对流及蒸发作用带走身体的热量，使发热儿童感到舒适。

不能用发热的温度和发热的持续时间来判断病情的危重程度，也不能根据应用退热药后体温下降的快慢和程度来判断疾病的危重程度。要根据年龄，结合精神反应、呼吸、心率、血压、毛细血管再充盈时间和外周经皮血氧饱和度，有无咳嗽、吐泻、皮疹等伴随症状来进行综合判断。

糖皮质激素不能作为退热药用于儿童退热。

知识拓展

超声雾化器使用注意事项

注意雾化吸入疗法的呼吸道交叉感染。雾化器在使用前必须严格消毒，不使用时雾化器整个装置内不应有液体残留，以免滋生细菌，雾化治疗时应使用无菌药液。长期持续雾化治疗的患儿，雾化量应适中，避免湿化过度，以防止痰液过度稀释和痰量过多。

任务二　肺炎患儿的护理

【疾病概述】

肺炎（pneumonia）是由不同病原体或其他因素所致的肺部炎症。临床表现以发热、咳嗽、气促、呼吸困难和肺部固定性中、细湿啰音为主要特征。该病是儿童时期重要的常见病，被国家卫健委列为我国儿童保健重点防治的"四病"之一。

目前肺炎的分类方法尚未统一，常用的有以下几种：

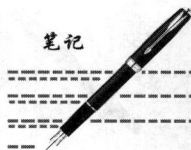

1. **按病理分类** 可分为大叶性肺炎、支气管肺炎、间质性肺炎，其中以支气管肺炎最为多见。

2. **按病因分类** 可分为感染性肺炎如病毒性肺炎、细菌性肺炎、支原体肺炎、衣原体肺炎、真菌性肺炎、原虫性肺炎等；非感染性肺炎如吸入性肺炎、坠积性肺炎、过敏性肺炎等。

3. **按病程分类** 可分为急性肺炎（病程在1个月）、迁延性肺炎（病程为1~3个月）和慢性肺炎（病程在3个月以上）。

4. **按病情分类** 可分为轻症肺炎和重症肺炎。轻症肺炎指除呼吸系统外，其他系统仅轻微受累并且无全身中毒症状；重症肺炎指除呼吸系统外，其他系统也受累并伴有明显全身中毒症状。

【病因与发病机制】

1. **病因** 感染性肺炎的病原体以细菌和病毒最为常见，部分为病毒和细菌的"混合感染"。在发达国家是病毒为主，如呼吸道合胞病毒、腺病毒、流感病毒、副流感病毒等。在发展中国家则以细菌为主，以肺炎链球菌常见。天气较冷的季节，人们常紧闭门窗，易致室内致病微生物较多，导致免疫能力较低的儿童发生肺炎。此外，佝偻病、营养不良、先天性心脏病、传染性疾病及免疫功能缺陷的患儿更易并发本病。

2. **发病机制** 一般致病菌由呼吸道入侵，也可经血行入侵肺脏，导致支气管、肺泡、肺间质炎症。支气管因黏膜充血、水肿而致管腔变窄，造成通气功能障碍。肺泡壁因充血水肿而增厚，肺泡腔内炎性渗出物聚集，造成换气功能障碍。通气功能障碍可引起动脉血氧分压（PaO_2）降低和动脉血二氧化碳分压（$PaCO_2$）增高；换气功能障碍则易引起低氧血症，PaO_2及动脉血氧饱和度（SaO_2）均降低。为代偿缺氧，患儿呼吸及心率增快，以增加每分钟通气量；为增加潮气量，辅助呼吸肌也参与呼吸运动，出现鼻翼扇动和三凹征。重症可导致循环系统、消化系统、神经系统的并发症及水、电解质和酸碱平衡的紊乱。

（1）循环系统：缺氧使肺小动脉反射性收缩，肺循环阻力增高，形成肺动脉高压；病原体和毒素侵袭心肌，引起中毒性心肌炎。肺动脉高压和中毒性心肌炎是诱发心力衰竭的主要原因。

（2）消化系统：低氧血症和病原体毒素可引起胃黏膜屏障功能受损，导致胃肠功能紊乱，严重者可引起中毒性肠麻痹和消化道出血。

（3）中枢神经系统：缺氧、高碳酸血症或病原体毒素使脑血管扩张、血流减慢、血管通透性增加，可致脑水肿和颅内压增高。

（4）水、电解质和酸碱平衡紊乱：重症肺炎常表现为混合性酸中毒。由于严重缺氧时体内需氧代谢障碍，酸性代谢产物增加，可引起代谢性酸中毒；而CO_2潴留和H_2CO_3增加可引起呼吸性酸中毒。缺氧和二氧化碳潴留导致肾小动脉痉挛而引起水、钠潴留，重者可致稀释性低钠血症。

【护理评估】

1. **健康史** 了解患儿出生史、评估生长发育情况，有无先天性畸形或营养障碍性疾病。询问有无引起肺炎的诱因，或近期是否有上呼吸道感染、麻疹、水痘等呼吸道传染病的接触史。

2. **身体状况** 评估患儿有无发热、咳嗽、气促、鼻翼扇动、三凹征、唇周发绀及肺部啰音等症状和体征，并注意观察热型、咳嗽性质及痰液情况，观察有无循环、神经、消化系统受累的临床表现。

（1）支气管肺炎（bronchopneumonia）是儿童时期最常见的肺炎病理类型，多见于2岁以内的婴幼儿。

1）轻症肺炎：大多数起病急，以呼吸系统症状为主。主要表现为发热、咳嗽、气促、肺部固定的中、细湿啰音。

①发热：热型不一，多为不规则发热，新生儿及重度营养不良患儿可不发热，甚至出现体温不升或下降。

②咳嗽：较频繁，初为刺激性的干咳，以后有痰，新生儿及早产儿仅表现为口吐白沫。

③气促：呼吸增快多发生在发热、咳嗽之后及缺氧时，表现为呼吸频率加快，同时出现呼吸困难，出现鼻翼扇动，点头呼吸、口周发绀，严重者出现三凹征。

④肺部听诊可闻及固定的干、湿性啰音，尤以脊柱两侧及肺底较显著。

2）重症肺炎：除呼吸系统症状加重外，常有全身中毒症状及循环、中枢神经和消化等系统受累的临床表现。

循环系统：常见心肌炎和心力衰竭。心肌炎可出现面色苍白、心动过速或过缓、心音低钝、心律不齐，心电图见 ST 段下移和 T 波低平、倒置。心力衰竭表现为：①呼吸频率突然加快，>60 次/分。②心率突然加快，安静状态下婴儿 >180 次/分，幼儿 >160 次/分。③突然出现烦躁不安、明显发绀、面色苍白或发灰，指（趾）甲微血管充盈时间延长。以上 3 项不能用发热、肺炎本身和其他合并症解释。④心音低钝，有奔马律。⑤肝脏迅速增大超过肋下 3.0 cm 或短时间内增加 1.5 cm 以上。⑥少尿或无尿、颜面或下肢水肿等。

神经系统：表现为不同程度的中毒性脑病，轻度缺氧时表现为精神萎靡、烦躁不安或嗜睡。脑水肿时出现意识障碍、惊厥、前囟膨隆、可有脑膜刺激征、呼吸不规则、瞳孔对光反射迟钝或消失。

消化系统：受累轻时常有腹胀、呕吐、腹泻等；重症可引起中毒性肠麻痹，肠鸣音消失，严重的腹胀可加重呼吸困难；消化道出血时出现咖啡色呕吐物及血便。

（2）几种不同病原体所致肺炎的特点：

1）呼吸道合胞病毒性肺炎：呼吸道合胞病毒（RSV）感染所致，是造成 5 岁以下儿童急性下呼吸道感染的最常见的病因。本病多见于 3 岁以下的婴幼儿，尤以 1 岁以内的婴儿多见，重症患儿主要见于 6 个月以下。主要症状为咳嗽、喘息、气促。轻者发热及呼吸困难等症状不显著，中重症患儿有明显的呼吸困难、喘憋、口唇发绀、鼻翼扇动、三凹征及不同程度的发热（低、中或高热）。肺部听诊多有细小或粗、中湿啰音，约 2/3 患儿有喘鸣音。叩诊一般无浊音。胸部 X 线检查表现为两肺可见小点片状、斑片状阴影，部分患儿有不同程度的肺气肿。白细胞总数大多正常。

毛细支气管炎：呼吸道合胞病毒是最常见的病原体，副流感病毒（3 型较常见）、腺病毒、鼻病毒、人偏肺病毒（hMPV）、博卡病毒（bocavirus）、肺炎支原体也可引起本病。多见于 2 岁以下婴幼儿，多数是 6 个月以内，常为首次发作，咳与喘同时发生是本病的特点。常在上呼吸道感染后 2 ~ 3 天出现持续干咳、阵发性呼气性呼吸困难、间歇期喘息消失。严重发作者：面色苍白、烦躁不安、口周和口唇发绀、鼻翼扇动、三凹征、全身中毒症状轻，高热少见。体格检查：呼吸浅而快，60 ~ 80 次/分，甚至 100 次/分，伴鼻翼扇动和三凹征；心率加快，可达 150～200 次/分。肺部可闻及中细湿啰音，叩诊可呈过清音。重度喘憋者可有 PaO_2 降低，$PaCO_2$ 升高。病程一般为 1～2 周。

2）腺病毒性肺炎：由腺病毒 3 型、7 型为主要病原体，其次为 11 型、21 型。临床特点为：①多见于 6 个月～2 岁儿童，以冬春季节多发。②全身中毒症状明显，体温多达 39 ℃以上，呈稽留热或弛张热，可持续 2～3 周。③咳嗽频繁，可出现喘憋、呼吸困难、发绀等。④肺部体征出现较晚，多于高热 3～7 天后开始出现湿啰音。⑤X 线胸片改变较肺部体征出现得早，特点为大小不等的片状阴影或融合成大病灶。

3）金黄色葡萄球菌性肺炎：新生儿、婴幼儿及免疫功能低下的儿童发病率较高。临床特点为起病急、病情重、进展快及全身中毒症状明显。热型多呈弛张热，患儿可出现面色苍白、烦躁不安、呻吟、呼吸困难等中毒症状，并常累及循环、神经、消化系统，严重者可发生休克，皮肤可见一过性猩红热样或荨麻疹样皮疹。肺部体征出现早，双肺可闻及中、细湿啰音，易并发脓胸、脓气胸及肺大疱等。

4）肺炎支原体肺炎：学龄儿童及青少年较常见。刺激性咳嗽为本病突出症状，初为干咳，后转为顽固性、痉挛性咳嗽。常有发热，体温可达 39 ℃以上，可持续 1～3 周。肺部体征与临床表现常不一致（肺部体征常不明显）。部分患儿可出现肺外表现，如心肌炎、心包炎、溶血性贫血、胸膜炎、格林－巴利综合征、肝炎等。胸部 X 线片可出现 4 种改变：①肺门阴影增浓。②支气管肺炎改变。③间质性肺炎改变。④均匀一致的肺实变影。

3. 心理－社会状况　评估患儿及家长对该病的认识程度，是否出现急躁、抱怨、易怒等不良情绪。评估家长对患儿的照顾能力及家庭经济状况。

4. 辅助检查

（1）血常规：白细胞总数和中性粒细胞计数增高，通常提示细菌性肺炎；病毒性肺炎的白细胞总数大多正常或降低，有时可见淋巴细胞计数增高或出现异型淋巴细胞。

（2）胸部 X 线检查：支气管肺炎早期表现为肺纹理增粗，以后出现大小不等的斑片状阴影，可融合成片，以双肺下野、中内带居多。并发脓胸、脓气胸、肺大疱时则出现相应的 X 线改变。

（3）病原学检查：可采集痰液做细菌培养，鼻咽拭子或气管分泌物做病毒分离，以明确病原体。50%～70% 支原体肺炎的患儿血清冷凝集试验可呈阳性。

5. 治疗要点　治疗原则为采取综合治疗措施，积极控制感染、改善通气功能、防治并发症。

（1）一般治疗：保持室内空气温度、湿度适宜，加强营养，避免交叉感染。及时清除呼吸道分泌物或异物，保持呼吸道通畅。

（2）控制感染：

细菌性肺炎：可根据不同病原体选择相应敏感的抗生素及时控制感染，抗生素使用原则为早期、联合、足量、足疗程，对重症患儿宜静脉给药。①肺炎链球菌：青霉素敏感者首选青霉素或阿莫西林钠；耐药者首选头孢曲松、头孢噻肟、万古霉素；青霉素过敏者可选用大环内酯类抗生素，如红霉素等。②金黄色葡萄球菌：甲氧西林敏感者首选苯唑西林钠或氯唑西林，耐药者选用万古霉素或联用利福平。③流感嗜血杆菌：首选阿莫西林/克拉维酸、氨苄西林/舒巴坦。④大肠埃希菌和肺炎克雷伯菌：不产生超广谱β－内酰胺酶菌首选头孢他啶、头孢哌酮；产生超广谱 β－内酰胺酶菌首选亚胺培南、美罗培南。⑤肺炎支原体和衣原体：首选大环内酯类抗生素，如阿奇霉素、红霉素及罗红霉素。

抗生素一般用药时间应持续至体温正常后 5 ~ 7 日，或临床症状、体征基本消失后 3 日。葡萄球菌肺炎疗程较长，至体温正常后继续用药 2 周，总疗程 6 周。支原体肺炎至少用药 2 ~ 3 周。

病毒性肺炎：可用利巴韦林或干扰素，若为流感病毒感染，可用磷酸奥司他韦口服。部分中药制剂有一定的抗病毒作用。

（3）对症治疗：止咳、平喘、纠正酸碱平衡紊乱，维持体液平衡。缺氧严重者给予氧气吸入。中毒症状明显、严重喘憋、脑水肿、感染性休克、呼吸衰竭，可短期应用糖皮质激素，临床常用地塞米松，疗程 3 ~ 5 日。

（4）防治并发症：注意观察有无心肌炎、心力衰竭、中毒性脑病的发生并及时处理，脓胸和脓气胸应及时进行胸腔穿刺、引流。

案例分析

案例三：患儿，女，6 个月，以"咳嗽 2 天，发热伴喘憋 1 天"入院。患儿 2 天前开始偶有轻咳后逐渐次数增多，入院前发热，体温 38.2 ℃，呼吸增快，略喘，人工喂养，病后吃奶差，大小便正常。

体格检查：体温 39 ℃，呼吸 68 次/分，脉搏 160 次/分，可见鼻翼扇动及三四征，口唇发绀，两肺满布中小水泡音及少量痰鸣音，肝肋下 2 cm，神经系统正常。

辅助检查：Hb 112 g/L，WBC 30×10^9/L，N 80%。

护理任务：

（1）该病例的诊断是什么？病原体最可能是哪一类？

（2）列出主要护理诊断/问题。

（3）列出主要护理措施。

（4）该患儿哪些表现提示肺炎合并心力衰竭？

【护理诊断和护理措施】

1. 气体交换受损

（1）相关因素：与肺部炎症造成的通气和换气功能障碍有关。

（2）护理目标：患儿气促、发绀消失，呼吸平稳。

（3）护理措施：改善呼吸功能。

保持病室环境安静与舒适：定时打开门窗通风换气（避免对流风），保持室内空气新鲜。室温控制在 18 ~ 22 ℃，湿度 50% ~ 60% 为宜。定期空气消毒，防止病原体播散。按不同病原体或病情轻重分室居住，以防交叉感染。

注意休息，避免哭闹：被褥要轻暖，穿衣不要过多，内衣应宽松，以免影响呼吸；勤换尿布，保持皮肤清洁，使患儿感觉舒适，以利于休息。急性期应卧床休息，各项护理操作集中进行，尽量使患儿安静，以减少氧耗。

给氧：低氧血症表现，如气促、发绀者应尽早给氧。一般采用鼻导管给氧，氧流量为 0.5 ~ 1 L/min，氧浓度不超过 40%；缺氧明显者可用面罩给氧，氧流量为 2 ~ 4 L/min，氧浓度为 50% ~ 60%；出现呼吸衰竭时，应使用人工呼吸器或机械通气给氧。对于新生儿、婴幼儿，不主张持续高流量吸氧，氧浓度应小于 60%，以免氧中毒。

药物治疗：遵医嘱使用抗生素和抗病毒药物，以消除肺部炎症，改善呼吸功能，并注意观察药物的疗效和不良反应。

2. 清理呼吸道无效

（1）相关因素：与呼吸道分泌物过多、黏稠不易排出或无力排痰有关。

（2）护理目标：清除呼吸道分泌物，保持呼吸道通畅。

（3）护理措施：保持呼吸道通畅。

根据病情采取相应的体位：在病情许可的情况下，可进行体位引流，如半卧位或高枕卧位，以利于呼吸运动和上呼吸道分泌物的排出；胸痛的患儿可鼓励其患侧卧位以减轻疼痛；指导患儿进行有效的咳嗽，排痰前协助转换体位，帮助清除呼吸道分泌物。

翻身拍背以助排痰：方法为手五指并拢，稍向内合掌，呈空心状，由下向上、由外向内的轻拍背部，边拍边鼓励患儿咳嗽，借助重力和震动作用促使呼吸道分泌物排出，拍背力量应适度，以不引起患儿疼痛为宜，拍背时间为 10 分钟，一般在餐前或餐后 2 小时进行为宜。

及时清除患儿口鼻分泌物：对于痰液黏稠者给予雾化吸入，每日 2～3 次，每次约 20 分钟，指导患儿深呼吸以达到最佳雾化效果；必要时予以吸痰，吸痰不宜在患儿进食后 1 小时内进行，以免引起恶心、呕吐，吸痰压力应小于 40.0 kPa。

遵医嘱给予祛痰剂、平喘剂。

3. 体温过高

（1）相关因素：与肺部感染有关。

（2）护理目标：减轻发热所致的不适，患儿体温逐渐降低至恢复正常体温。

（3）护理措施：密切监测体温变化，采取相应护理措施（参见项目六任务一急性上呼吸道感染患儿的护理的相关内容）。

4. 潜在并发症

（1）心力衰竭：与肺动脉高压及中毒性心肌炎有关。

（2）中毒性脑病：与缺氧和二氧化碳潴留有关。

（3）中毒性肠麻痹：与毒血症及严重缺氧有关。

（4）脓胸、脓气胸：与金黄色葡萄球菌所致肺炎有关。

密切观察患儿病情，要特别注意观察是否出现下列情况。

心力衰竭：出现烦躁不安、发绀、气促、呼吸（幼儿 >60 次/分）、心率加速（幼儿 >160 次/分，婴儿 >180 次/分）、肝在短时间内急剧增大等心功能衰竭的表现，应考虑肺炎合并心衰，立即给予半卧位、氧气吸入并减慢输液速度，报告医生，遵医嘱给予强心剂、利尿剂、镇静剂等药物。若患儿突然咳出粉红色泡沫痰，应考虑肺水肿，立即嘱患儿取端坐位，双腿下垂，给患儿吸入经 20%～30% 乙醇湿化的氧气，间断吸入，每次吸入不宜超过 20 分钟。

知识拓展

强心苷类药物应用注意事项

强心苷的治疗剂量已接近中毒剂量，因而必须准确抽取药液；若同时应用排钾利尿剂时，很容易出现中毒反应。通常表现为恶心、呕吐、腹泻等消化系统症状，或表现为头痛、眩晕、黄视症（看东西时呈黄色）或绿视症（看东西时呈绿色）等中枢神经系统症状，或表现为各种心律失常。因此，凡遇到上述中毒先兆症状，应随时停药，并马上通知医生，以免发生意外。

中毒性脑病：应密切观察意识、瞳孔及肌张力等的变化，若患儿出现烦躁或嗜睡、惊厥、昏迷、呼吸不规则、肌张力增高等颅内高压表现时，应考虑中毒性脑病，应立即与医师共同抢救。

中毒性肠麻痹及胃肠道出血：观察有无腹胀、肠鸣音是否减弱或消失、呕吐物的性质、是否有便血，以便及时发现中毒性肠麻痹及胃肠道出血。

脓胸或脓气胸：发热持续不退或退而复升，中毒症状加重，呼吸困难，咳大量脓性痰提示并发肺脓肿；若病情突然加重，出现剧烈咳嗽、呼吸困难、胸痛、发绀、脉率加快、烦躁不安、患侧呼吸运动受限时，考虑并发脓胸或脓气胸。

5. 焦虑

（1）相关因素：与家长缺乏有关本病的护理及预后知识有关。

（2）护理目标：患儿家长了解疾病相关知识和预后，焦虑缓解。

（3）护理措施：心理护理。

对于患儿及患儿家长出现的焦虑、恐惧等心理，医护人员应态度和蔼，耐心解释疾病的发生、转归、预后。在进行诊疗操作过程中，尽量集中进行各种操作，对年长儿应做好解释工作，缓解其紧张情绪；对于急重症患儿，在抢救前应向患儿家长解释操作的必要性，取得家长配合，避免产生恐惧的心理反应。

6. 知识缺乏

（1）相关因素：与家长缺乏有关本病的护理及预后知识有关。

（2）护理目标：患儿及家长了解相关知识并配合治疗和护理。

（3）护理措施：健康指导。

指导家长合理喂养，养成良好的卫生习惯。多进行户外活动。增强体质，提高机体的抗病能力。对易患呼吸道感染的患儿，在季节交替时，应注意保暖，避免着凉，且不要到人群密集的场所，减少呼吸道感染的发生。指导家长正确用药，教会家长正确拍背协助患儿排痰的方法。教会家长处理呼吸道感染的方法，使患儿的病情在疾病早期能得到有效控制。定期做健康检查，按时接种疫苗。

任务三　急性呼吸衰竭患儿的护理

【疾病概述】

急性呼吸衰竭（acute respiratory failure，ARF）简称呼衰，是儿童常见的急症之一，系各种原因导致的中枢性或外周性的呼吸生理功能障碍，以致动脉血氧分压降低，伴或不伴二氧化碳分压升高。

急性呼吸衰竭主要分为中枢性呼吸衰竭和周围性呼吸衰竭两大类。

中枢性呼吸衰竭是因病变累及呼吸中枢引起呼吸运动发生障碍，通气量明显减少，如新生儿窒息、新生儿缺氧缺血性脑病、颅内感染、颅内出血、颅脑损伤、颅内肿瘤、药物中毒及各种原因所致的颅内压增高导致呼吸中枢受损。

周围性呼吸衰竭是因呼吸器官的严重病变或呼吸肌麻痹所致，可同时发生通气与换气功能障碍，如急性喉炎、气管异物、肺炎等各种呼吸道疾病；心肌炎、先天性心脏病、充血性心力衰竭等心血管疾病；气胸、脓胸等胸廓及胸腔疾病；急性感染性多发性神经根炎、脊髓灰质炎等所致呼吸肌麻痹等。

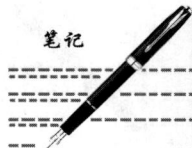

【病理生理】

呼吸衰竭的基本病理生理改变主要由于通气不足和换气障碍，使呼吸系统不能有效地进行空气－血液间的氧气和二氧化碳交换，导致机体氧供和二氧化碳排出不能满足机体代谢的需要。低氧血症和高碳酸血症会对全身造成影响。

呼吸系统不能有效地在空气－血液间进行氧气和二氧化碳的交换，导致机体低氧血症和高碳酸血症；引起机体代谢紊乱和重要脏器功能障碍：①心肌收缩力减弱、心律不齐，甚至右心衰竭。②出现肾功能障碍，甚至肾衰竭。③可出现脑水肿、颅内高压和脑功能障碍。④出现肝细胞功能障碍，还可造成胃肠道黏膜损害。

【护理评估】

1. 健康史　评估患儿的年龄及发病原因。

2. 身体状况　除原发病的表现外，主要是呼吸系统症状及低氧血症和高碳酸血症引起的脏器功能紊乱。中枢性呼吸衰竭主要为呼吸节律的改变。周围性呼吸衰竭主要为呼吸困难和缺氧的表现。本症预后较差，死亡率高。

（1）原发病的表现：如脑炎、肺炎等症状及体征。

（2）呼吸系统症状：

中枢性呼吸衰竭：主要表现为呼吸节律和频率的改变。呼吸快慢深浅不均，可出现各种异常呼吸，如潮式呼吸、比奥呼吸、双吸气、呼吸暂停和下颌式呼吸等。

周围性呼吸衰竭：主要表现为呼吸困难。呼吸增快是婴儿呼吸衰竭的最早表现，鼻翼扇动、三凹征非常明显。早期呼吸多浅快，但节律齐，之后出现呼吸无力及缓慢。呼吸减至 8～10 次/分，提示病情极其严重，一旦减至 5～6 次/分，则数分钟内呼吸即可停止。新生儿及婴儿呼气时会出现呻吟。

（3）低氧血症表现：

①发绀：是缺氧的典型表现。SaO_2 低于 80% 时出现发绀，以唇、口周、甲床等处最为明显。但当严重贫血、血红蛋白低于 50 g/L 时，可不出现发绀。休克时，由于末梢循环不良，SaO_2 即使高于 80% 也可有发绀。

②神经系统：早期可有睡眠不安、烦躁、易激惹，继而出现神志模糊、嗜睡、意识障碍，严重时出现颅内压增高、惊厥及脑疝的表现。

③循环系统：早期可有血压升高、心率增快；严重时可有心音低钝、心率减慢、心律不齐、血压下降引起休克。

④肾功能障碍：出现少尿或无尿，甚至发生肾衰竭。

⑤消化系统：可有食欲减退、恶心等胃肠道表现，严重时出现消化道出血。肝功能损害时出现氨基转移酶增高等。

⑥高碳酸血症表现：$PaCO_2$ 轻度增高时，患儿出现多汗、摇头、不安，出现四肢潮湿、皮肤潮红、瞳孔缩小、脉速、血压升高、口唇暗红；当 $PaCO_2$ 进一步增高时，则表现为昏睡、肢体颤动、心率减慢、球结膜充血；如继续增高则出现惊厥、昏迷、视乳头水肿等。

⑦电解质紊乱与酸碱失衡。

3. 心理－社会状况　该病起病急重，死亡率高。应注意评估患儿及家长焦虑、恐惧程度。

4. 辅助检查　评估动脉血气分析结果，判断是Ⅰ型呼吸衰竭或Ⅱ型呼吸衰竭。Ⅰ型呼吸衰竭：即低氧血症型呼吸衰竭，$PaO_2 \leqslant 50$ mmHg （6.67 kPa），$PaCO_2$ 正常，常见于呼吸衰竭早期或轻症；Ⅱ型呼吸衰竭：即高碳酸低氧血症型呼吸衰竭，$PaO_2 \leqslant 50$ mmHg （6.67 kPa），$PaCO_2 \geqslant 50$ mmHg （6.67 kPa），常见于呼吸衰竭的晚期和重症。

5. 治疗要点　改善呼吸功能；治疗原发病及防治感染；纠正酸碱失衡及电解质紊乱；维持心、肺、脑、肾功能；及时进行辅助呼吸。

（1）呼吸管理：保持呼吸道的通畅，及时吸痰、翻身、拍背促进痰液的排出；有自主呼吸的患儿给予吸氧；严重呼吸衰竭的患儿要及时机械通气。

（2）病因治疗：积极治疗原发疾病。如肺部感染者选用敏感抗生素；心力衰竭所致的肺水肿要采用强心剂和利尿剂；哮喘持续状态应解除气道痉挛。

（3）药物治疗：

①呼吸兴奋剂：直接兴奋呼吸中枢，增加呼吸频率。常用尼可刹米、洛贝林、二甲弗林等。对严重广泛肺部病变或神经肌肉病变引起的呼吸衰竭应慎用。

②血管活性药物：常用酚妥拉明、东莨菪碱等，可改善循环障碍、减轻心脏负荷、减轻肺动脉高压和肺水肿，并可增加肾脏灌流量。并发心力衰竭时，及时使用洋地黄制剂，以增强心肌收缩力，减慢心率，减少心肌氧耗。

③脱水剂和利尿剂：脑水肿时可用20%甘露醇，每次 0.25 ~ 0.5 g/kg，每 4 ~ 6 小时静脉推注。急性心功能不全伴有肾功能不全或尿少时可用呋塞米（速尿），每次 1 mg/kg 静脉推注。

④肾上腺皮质激素：可减少炎症渗出，增加患儿应激功能，缓解支气管痉挛，改善通气。常选用地塞米松每天 0.5 ~ 1 mg/kg，疗程不超过 3 ~ 5 天。

（4）纠正酸碱失衡及电解质紊乱：电解质的补给应根据血清电解质结果调整，静脉补充能量、水、电解质，防止脱水和电解质失衡，呼吸性酸中毒时以改善通气为主，若同时伴有代谢性酸中毒时，在改善通气的同时适当补充碱性药物。

案例分析

案例四：患儿，女，3个月，因发热、咳嗽4天，加剧伴气急1天入院。4天前开始出现发热同时咳嗽呈阵发性，体温波动于39 ~ 40 ℃。今晨出现气促，尿量可。

体格检查：体温 39.0 ℃，呼吸 80 次/分，脉搏 150 次/分。可见鼻翼扇动、三凹征、口周轻度发绀，面色苍灰。气管略偏向右侧。右肺可闻及细湿啰音，左肺触觉语颤消失、呼吸音减弱，叩诊呈鼓音，腹平软，肝肋下 3.5cm，质软，脾未及，颈软，克氏征阴性、布氏征阴性、巴宾斯基征阳性。血常规：WBC 22.5×10^9/L，N 85%，L 15%。血气分析：pH 7.29，PaO_2 48 mmHg，$PaCO_2$ 52 mmHg，BE 5mmol/L，Na^+ 133mmol/L、K^+ 3.9mmol/L。

护理任务：

（1）哪些依据说明该患儿出现了急性呼吸衰竭？

（2）对该患儿如何制订护理措施？

【护理诊断和护理措施】

1. 气体交换障碍

（1）相关因素：与肺通气或换气功能障碍有关。

（2）护理目标：患儿呼吸困难和发绀消失，呼吸平稳。

（3）护理措施：保持呼吸道通畅。

1）一般护理。①休息：绝对卧床休息，诊疗护理操作集中进行，患儿烦躁不安遵医嘱适当镇静，保证患儿休息，以减少氧气的需要。保持环境安静、整洁、通风良好。②病情观察：密切观察患儿生命体征、血氧饱和度、神志变化，注意呼吸频率、节律、深浅度，有无喘鸣、发绀、三凹征等表现，机械通气的患儿注意有无人机对抗、气管导管位置，避免发生非计划性拔管。③体位：取半卧位、臀部垫以支撑物，肩颈部垫一小枕，床头抬高 30°~45°使头颈部处于轻度仰伸位，拉直气管。如患儿病情允许，可采用俯卧位可能对通气及患儿的预后更为有利。勤翻身，盖被宜轻薄，衣物宜宽松，不可过紧、过多，以免影响呼吸及病情观察。④呼吸道管理：采用加温湿化器湿化呼吸道。必要时予雾化吸入治疗。胸部物理治疗：包括体位引流、翻身、拍背、吸痰等，可减少呼吸道阻力和呼吸做功。气管插管者根据吸痰指征适时吸痰，吸痰前 30~60 秒充分给氧（儿童 100% 纯氧，婴儿采用高于基线 10%~20% 的氧气吸入），以避免低氧血症的发生。吸痰时依序吸出口、鼻咽部及气管内的分泌物。儿童吸引负压 <40 kPa，新生儿 <13.3 kPa，吸引时间 <15 秒，以防损伤气道黏膜。注意观察咳嗽、咳痰性状、呼吸音等。⑤药物护理：使用输液泵严格控制输液速度；输注血管活性药物和纠酸时，计量要准确，注意监测血压和动脉血气，随时观察穿刺部位的皮肤防止渗漏；其他药物使用脱水利尿剂时观察有无电解质紊乱，使用洋地黄制剂时注意观察有无心律失常，恶心呕吐等不良反应。⑥遵医嘱给予镇静剂以减少呼吸肌做功。留置胃管，防止吃奶费力及呕吐窒息引起吸入性肺炎。及时处理影响因素，如腹胀时给予肛管排气或胃肠减压。患儿烦躁时适当遵医嘱使用镇静剂，一般使用水合氯醛，地西泮等因可抑制呼吸应慎用。⑦基础护理：做好口腔及眼部皮肤等基础护理，保持床单位清洁平整。

2）专科护理。根据血气结果选择给氧方式，并注意氧气的加温、加湿。观察患儿有无 CO_2 潴留、肺不张、氧中毒、呼吸抑制等不良反应。必要时建立人工气道。维持 PaO_2 在 8.67~11.33 kPa。氧疗方法包括：①鼻导管给氧：儿童的氧流量为 1~2 L/min，婴幼儿 0.5~1 L/min，氧浓度 25%~40%；②面罩吸氧：儿童的氧流量为 3~5 L/min，婴幼儿 2~4 L/min，氧浓度 40%~60%；③头罩吸氧：流量可根据需要调节，通常为 4~6 L/min，氧浓度 40%~50%；④持续气道正压通气（CPAP）：新生儿常用经鼻 CPAP，年长儿可用面罩和鼻罩 CPAP。备好抢救药物及器械。

2. 自主呼吸障碍

（1）相关因素：与呼吸肌麻痹及呼吸中枢功能障碍有关。

（2）护理目标：患儿呼吸节律规整，呼吸平稳，无缺氧征。

（3）护理措施：机械通气的护理。

一般护理：见项目六关于气体交换障碍一般护理的相关内容。

监测呼吸机运行状态，观察呼吸机送气与患儿呼吸是否同步；监测血气，根据血气结果调整呼吸机参数并及时记录。每班记录气管插管的深度，妥善固定气管导管及呼吸机管道，每班测量气管导管外露长度，固定导管的胶布松动时及时更换，避免非计划性拔管、堵管的发生；做好呼吸道温湿化，气管内吸痰时注意无菌操作，按需吸痰，详细记录痰液的色、量、质，必要时正确收集痰液标本，及时送检。遵医嘱给适当的镇静剂、肌肉松弛剂、止痛剂，以减少患儿呼吸肌做功。做好呼吸机清洁和消毒，及时更换呼吸机管路及湿化液，预防呼吸机相关性肺炎。每天评估是否可以撤机，减少机械通气本身引起的相关性肺损伤和肺炎。帮助患儿进行呼吸肌功能锻炼。监测病情：观察呼吸频率和节律、心率、心律、血压、血氧饱和度、意识、皮肤颜色、末梢循环等。

3. 清理呼吸道无效

（1）相关因素：与呼吸道分泌物黏稠、无力咳痰有关。

（2）护理目标：及时清除呼吸道分泌物，保持呼吸道通畅。

（3）护理措施：取有利于呼吸和排痰体位。

观察患儿咳嗽、咳痰情况，详细记录痰液的色、量、质。帮助患儿采取有利于呼吸和排痰的体位：咳嗽及呼吸困难的患儿取半卧位，呼吸道分泌物多者取头高侧卧位；如无禁忌，每2小时变换体位，以减少肺部淤血，防止肺不张。保持呼吸道通畅，及时清除口鼻分泌物，痰液黏稠时给予雾化吸入、振动排痰及拍背，必要时吸痰；指导并鼓励年长儿有效咳嗽、咳痰。遵医嘱给予抗生素、止咳祛痰药，观察药物疗效及不良反应。

4. 营养失调，低于机体需要量

（1）相关因素：与摄入不足及疾病消耗有关。

（2）护理目标：满足机体需要量。

（3）护理措施：肠内、肠外营养支持。

评估患儿营养状况，给予高热量、高蛋白、易消化和富含维生素饮食。无法进食者可管饲或肠外营养支持。

5. 潜在并发症 多器官功能衰竭。

（1）相关因素：与呼吸衰竭有关。

（2）护理目标：无并发症发生，或发生后及时处理。

（3）护理措施：密切观察病情，做好危重患儿护理。

急性呼吸衰竭，尤其是Ⅱ型呼吸衰竭容易引起各种并发症，密切观察病情，及时发现并正确处理可改善预后。①应激性溃疡：从胃内抽出咖啡色液体时，遵医嘱给予1.4%的碳酸氢钠洗胃，西米替丁、奥美拉唑胃内保留。②感染：肺部感染和败血症为常见并发症。原因：免疫功能低下，肺清除功能受损、吸氧治疗、机械通气导管的放置及其器械污染所致，加强消毒，隔离和无菌操作是关键。③心律失常：遵医嘱及时纠正低氧血症，低钾血症和心力衰竭，并防止pH大幅度的波动，可减少心律失常的发生。④出血：AIDS及重症腺病毒肺炎患儿较易发生，应注意及时发现有无凝血功能障碍。⑤静脉血栓及肺栓塞：长期卧床的患儿及血液浓缩的患儿容易发生，遵医嘱给予小量肝素，但应注意有无出血倾向。

6. 恐惧

（1）相关因素：与病情危重有关。

（2）护理目标：患儿家长了解呼吸衰竭的有关知识并能积极配合治疗及护理，恐惧心理缓解并逐渐消除。

（3）护理措施：心理护理及健康指导。

1）心理护理：患儿因气管插管机械通气无法进行语言沟通，可出现焦虑及恐惧心理，鼓励家长和年长儿说出问题，并耐心解答，尽可能保持安静和轻松的环境，拥抱或抚摸患儿使其得到安慰。提供有效的沟通方式，如写字板、手势等。患儿家长因担心患儿病情及预后而焦虑，护士应讲解相关疾病知识及治疗方法，提供心理支持和信息支持。

2）健康指导：①需告知神智清楚、使用呼吸机的年长儿，不能随意移动头部及用手抓拔气管导管。护士要多与患儿沟通，鼓励其说出自身的需求和身体的不适。②指导年长儿做有效的咳嗽训练及呼吸功能训练。③告知年长儿预防上呼吸道感染的知识，针对原发病进行健康教育。④告知家长出院后避免带患儿去人口流动性大，聚集密度高的公共场合。⑤加强营养以增强体质，出汗后及时更换衣物，避免感冒受凉。

知识拓展

辅助机械通气指征

持续严重的呼吸困难；呼吸音减低或几乎听不到哮鸣音及呼吸音；因过度通气和呼吸肌疲劳而使胸廓运动受限；意识障碍、烦躁或抑制，甚至昏迷；吸氧状态下发绀进行性加重；$PaCO_2 \geq 65$ mmHg。

任务四　支气管哮喘患儿的护理

【疾病概念】

支气管哮喘（bronchial asthma）简称哮喘，是一种由多种细胞（如嗜酸性粒细胞、肥大细胞、中性粒细胞、T淋巴细胞及气道上皮细胞等）和细胞因子共同参与的慢性呼吸道炎症和气道高反应性为特征的异质性疾病，以反复发作的喘息、气促、胸闷或咳嗽等症状为特点，常在夜间和（或）清晨发作或加剧，症状可经治疗缓解或自行缓解。本病预后较好，到成年期后，70%～80%病例症状体征完全消失，部分可留有轻度肺功能障碍。

知识拓展

据世界卫生组织（WHO）统计，全球约有3亿人罹患哮喘，发达国家高于发展中国家，城市高于农村。20余年来我国儿童哮喘的患病率呈明显上升趋势。全国城市14岁以下儿童哮喘的累计患病率于1990年、2000年和2010年分别为1.09%、1.97%和3.02%。70%～80%的儿童哮喘首发于5岁以前，约20%的患儿有家族史，特应质或过敏体质对本病的形成关系很大，多数患儿有婴儿湿疹、变应性鼻炎和（或）食物（药物）过敏史。儿童哮喘如诊治不及时，随病程的延长可产生气道不可逆性狭窄和气道重塑。因此，早期防治至关重要。为此，WHO与美国国立卫生研究院心肺血液研究所制定了全球哮喘防治创议（Global Initiative for Asthma，GINA）方案，目前已成为防治哮喘的重要指南，该方案不断更新，最近数年每年均有更新，目前已出版GINA 2018版。中华医学会儿科学分会呼吸学组制定了《儿童支气管哮喘诊断与防治指南》2016年版本。

哮喘的病因复杂，至今尚未完全清楚。目前认为与遗传、免疫、神经、精神和内分泌因素有关。哮喘是一种多基因遗传病，过敏体质与本病有密切的关系，但是哮喘的形成和反复发作又受环境因素的综合作用。常见的诱因有以下几种：

1. 吸入过敏原，如尘螨、动物毛屑、花粉、真菌等。

2. 食入过敏原异体蛋白，如鱼、虾、蛋、奶等。

3. 呼吸道感染病原体是诱发儿童哮喘反复发作的重要病因，肺炎支原体和肺炎衣原体与哮喘发作也有密切关系。

4. 运动和过度通气运动和情绪过度激动（大笑、大哭、生气、惊恐等极度情绪表达）引起，过度通气是常见的触发因素，引起哮喘短暂发作。

5. 其他，如空气寒冷、干燥、强烈气味（被动吸烟）、化学制剂、职业粉尘和气体等，都与哮喘发作有关。

发病机制复杂，主要为慢性气道炎症、气流受限及气道高反应，气道的慢性炎症是哮喘的本质。哮喘发作时有急性支气管痉挛、气道壁肿胀、慢性黏液栓形成、气道壁重塑4种原因致气流受限。

【护理评估】

1. 健康史　询问患儿有无家族史、过敏史、是否有湿疹、病前有无呼吸道感染史、既往有无哮喘病史。家中是否养宠物、家具和玩具的类型，询问过去哮喘的发作情况及严重程度，曾用过的药物。运动后是否有呼吸短促及喘鸣现象。评估有无营养不良、胸部畸形等。

2. 身体状况　评估患儿有无咳嗽、气促、发绀、反复发作的喘息及肺部哮鸣音、三凹征等症状和体征，密切观察哮喘持续状态的出现。

咳嗽、喘息、呼吸困难为典型症状，反复发作，以夜间和清晨为重。在发作间歇期可无任何症状和体征。发作前有刺激性干咳、打喷嚏和流涕，发作时呼气性呼吸困难、喘鸣。重症患儿端坐呼吸，烦躁不安，大汗淋漓，面色青灰。查体见胸廓饱满、三凹征，叩诊呈过清音，听诊两肺布满哮鸣音。反复发作常伴营养障碍和生长发育落后。

哮喘发作在合理应用常规缓解药物治疗后，仍有严重或进行性呼吸困难，呼吸音明显减弱，哮鸣音可消失，称"闭锁肺"，是哮喘最危险的体征，称为哮喘危重状态（哮喘持续状态）。患儿由呼吸严重困难的挣扎状态转为软弱无力，甚至死于急性呼吸衰竭。

（1）儿童支气管哮喘。喘息儿童如具有以下临床症状特点时高度提示哮喘的诊断：①多于每月1次的频繁发作性喘息；②活动诱发的咳嗽或喘息；③非病毒感染导致的间歇性夜间咳嗽；④喘息症状持续至3岁以后。

（2）咳嗽变异性哮喘。特点为：①长期咳嗽，无喘息症状。②咳嗽在夜间或清晨以及剧烈运动后加重。③抗生素治疗无效。④支气管扩张药及糖皮质激素有特效。⑤部分患儿存在呼吸道过敏。⑥一些患儿最终发展成支气管哮喘。

3. 辅助检查

（1）血常规：可发现嗜酸性粒细胞增高。

（2）胸部X线检查：可见哮喘急性发作时肺部过度充气伴血管影增加，缓解期大多正常。

（3）肺通气功能检查：是诊断哮喘的重要手段，也是评估哮喘控制水平和病情严重程度的重要依据。用于5岁以上患儿。一秒用力呼气容积占用力肺活量（FEV_1/FVC）及呼气峰流速（PEF）值均降低。

（4）过敏原测试：常用方法为变应原皮肤点刺试验。变应原检测用多种吸入性过敏原或食物性变应原提取液所做的变应原皮肤试验是诊断变态反应性疾病的首要工具，提示患者对该变应原过敏与否。

血清特异性IgE测定了解患儿过敏状态，血清总IgE测定只能反映是否存在特应质。

4. 治疗要点

治疗原则：坚持长期、持续、规范、个体化治疗原则。

治疗目标：尽快控制哮喘急性发作。选择合适的药物进行个体化治疗和避免或降低哮喘治疗药物的不良反应。

（1）祛除病因：避免接触过敏原，去除各种诱发因素，积极治疗和清除感染病灶。

（2）急性发作期：解痉和抗炎，药物缓解支气管痉挛，减轻气道黏膜水肿和炎症，减少黏痰分泌。常用药物：①糖皮质激素。②支气管扩张剂（β_2 受体激动剂、茶碱类药物、抗胆碱类药物）。③抗生素。

（3）哮喘持续状态：①吸氧、补液、纠正酸中毒。②静脉滴注糖皮质激素。③应用支气管扩张剂。④静脉滴注异丙肾上腺素。⑤给予镇静剂。⑥必要时采用机械呼吸。

（4）哮喘慢性持续期：①吸入型糖皮质激素：吸入治疗是首选的药物治疗方法。②白三烯受体拮抗剂：具有舒张支气管平滑肌，预防和减轻黏膜炎性细胞浸润等作用。③缓释茶碱。④长效 β_2 受体激动剂。⑤肥大细胞膜稳定剂。⑥全身性糖皮质激素，可短期使用。

（5）预防复发：①避免接触过敏原，积极治疗和清除感染灶，去除各种诱发因素。②吸入维持量糖皮质激素，控制呼吸道反应性炎症。③特异性免疫治疗，如脱敏疗法。④加强体格锻炼，增强患儿体质。

5. 心理－社会状况　评估患儿有无因反复哮喘而产生焦虑、抑郁或恐惧。评估家长对本病的了解情况和应对的心态，有无因患儿哮喘发作导致不能正常进食及睡眠而出现焦虑、紧张、不知所措等状况。评估家庭有无良好的居住环境及经济状况。

病例分析

病例五：患儿，男，3 岁 8 个月，因"咳嗽，喘息"入院。

患儿于 3 天前受凉后喘息咳嗽较剧烈，说话不能成句，于当地医院门诊对症治疗后效果不佳。据家长介绍，患儿 3 岁以来曾发作过多次都能自行缓解，为进一步治疗住院，诊断为支气管哮喘。

体格检查：体温 36.8 ℃，脉搏 122 次/分，呼吸 40 次/分，患儿精神萎靡，鼻翼扇动，口唇发绀，三凹征明显，双肺呼吸音粗，可闻及满肺哮鸣音，伴呼气相延长。

辅助检查：WBC 10×10^9/L，N 0.73，E 0.06。抗肺炎支原体抗体（＋），胸部 X 线检查双肺及心隔未见明显异常。

护理任务：

（1）目前存在的护理诊断和问题是什么？

（2）如何给患儿进行药物吸入疗法？

（3）指导呼吸运动的方法有哪些？

【护理诊断和护理措施】

1. 低效性呼吸型态

（1）相关因素：与气道高反应性致气管管腔狭窄和呼吸道阻力增加有关。

（2）护理目标：患儿呼吸困难缓解。

（3）护理措施：维持呼吸道通畅，缓解呼吸困难。

体位与吸氧：置患儿于坐位或半卧位，以利于呼吸；给予鼻导管或面罩吸氧，氧浓度以 40% 为宜。定时进行血气分析，及时调整氧流量，保持 PaO_2 为 9.3～12.0 kPa（70～90 mmHg）。

药物治疗：给予支气管扩张剂和糖皮质激素，吸入治疗是首选的药物治疗方法。吸入型速效 β 受体激动剂是缓解哮喘急性症状的首选药物，严重发作时可重复吸入。常用药物有沙丁胺醇（salbutamol，舒喘灵）、特布他林（terbutaline，喘康速）等。使用时嘱患儿及家长充分摇匀药物，再按压喷药于咽喉部后，闭口屏气 10 秒。然后用鼻呼气，最后清水漱口。糖皮质激素是目前长期控制哮喘的首选药。

促进痰液排出：给予雾化吸入、胸部叩击或体位引流等，以促进排痰；鼓励患儿多饮水，保证摄入充足的水分，防止呼吸道分泌物黏稠形成痰栓；对痰液多而无力咳出者及时吸痰。

教会并鼓励患儿做深而慢的呼吸运动。

2. 活动无耐力

（1）相关因素：与缺氧有关。

（2）护理目标：满足生活需要。

（3）护理措施：加强生活护理，适当限制活动。

生活护理：提供安静、舒适的环境：保持病室空气流通，温湿度适宜，室温可维持在 18 ~ 22℃，湿度在 50% ~ 60%，避免有害气味、花草、地毯、皮毛、烟及尘土飞扬等诱因。安抚患儿、护理操作尽可能集中进行，避免情绪激动。

饮食护理：给予营养丰富、高维生素、清淡流质或半流质饮食，避免食用鱼、虾、蛋等可能诱发哮喘的食物。

3. 潜在并发症　如呼吸衰竭、心力衰竭等。

（1）相关因素：与哮喘反复不能缓解有关。

（2）护理目标：无并发症发生。

（3）护理措施：密切观察病情，及时有效处理。

密切观察患儿病情变化及哮喘发作情况。患儿有无大量出汗、疲倦、发绀，是否有烦躁不安、气喘加剧、心率加快、肝脏在短时间内有无急剧增大等情况。有无心力衰竭、呼吸骤停及哮喘危重状态的发生，及时报告医师共同抢救。

4. 焦虑

（1）相关因素：与哮喘反复发作有关。

（2）护理目标：患儿及家长得到心理支持，缓解焦虑。

（3）护理措施：心理护理。

哮喘发作时，鼓励患儿将不适及时告诉医护人员，并守护和安抚患儿，尽量满足患儿合理的需求。向患儿家长解释哮喘的诱因、治疗过程及预后，指导他们以正确的态度对待患儿，并发挥患儿的主观能动性，采取措施缓解患儿的恐惧心理。

5. 知识缺乏

（1）相关因素：与家长缺乏哮喘用药及监测方面的相关知识有关。

（2）护理目标：患儿及家长了解相关知识并配合治疗和护理。

（3）护理措施：健康指导。

指导呼吸运动，以加强呼吸肌的功能；在进行呼吸运动前，应先清除呼吸道分泌物。①平躺，双手平放在身体两侧，膝弯曲，脚平放于地板；用鼻连续吸气，但胸部不扩张；缩紧双唇，慢慢吐气直到吐完。②向前弯曲运动：坐在椅上，背伸直，头向前倾，双手放在膝上；由鼻吸气，扩张腹部，胸部保持直立不动，由口将气慢慢吹出。③胸部扩张运动：坐在椅子上，将手掌放在左右两侧的最下肋骨上，吸气，扩张下肋骨，然后由嘴吐气，收缩上胸部和下胸部，用手掌下压肋骨，可将肺底部的空气排出。每项运动方法重复做 10 次。

　　介绍用药方法及预防知识：指导家长给患儿增加营养，多进行户外活动，多晒太阳，增强体质，预防呼吸道感染；指导患儿及家长找出每次哮喘发作的诱因及规律，避免接触过敏原，去除各种诱发因素（如避免寒冷刺激、避免摄入鱼虾等易致过敏的蛋白质、避免呼吸道感染等）预防哮喘发作；如患儿发生哮喘发作、喘憋应及时就医；教会患儿及家长对病情进行监测，辨认哮喘发作的早期征象、发作表现及掌握适当的处理方法；教会患儿及家长选用长期预防与快速缓解的药物，正确、安全用药；教会患儿自我护理技能，预防哮喘复发。

（赵　珺）

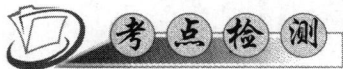

A₁ 型题

1. 支气管哮喘发作禁用（　）
   A. 麻黄素　　　　　　　　　　　　B. 肾上腺素
   C. 吗啡　　　　　　　　　　　　　D. 氨茶碱
   E. 沙丁胺醇（舒喘灵）

2. 急性支气管炎的主要症状为（　）
   A. 发热　　　　　　　　　　　　　B. 咳嗽
   C. 腹泻　　　　　　　　　　　　　D. 发绀
   E. 气促

3. 急性上呼吸道感染的治疗原则是（　）
   A. 早期使用足量抗生素
   B. 以支持疗法及对症治疗为主，预防并发症
   C. 发生并发症者，可对症处理
   D. 确定为链球菌感染时，应用广谱抗生素
   E. 鼻塞严重时可用1%麻黄碱滴鼻

4. 急性上呼吸道感染的治疗原则是（　）
   A. 支持治疗　　　　　　　　　　　B. 中药治疗
   C. 抗感染治疗　　　　　　　　　　D. 抗病毒治疗
   E. 抗生素使用

5. 急性上呼吸道感染以支持疗法及对症治疗为主，如病毒感染常用（　）
   A. 利巴韦林　　　　　　　　　　　B. 青霉素
   C. 阿昔洛韦　　　　　　　　　　　D. 红霉素
   E. 伐昔洛韦

6. 上呼吸道感染的治疗措施错误的是（　）
   A. 中医中药治疗　　　　　　　　　B. 补充水分
   C. 对症处理　　　　　　　　　　　D. 适当休息
   E. 常规应用抗生素

7. 婴幼儿急性上呼吸道感染直接蔓延不引起哪种疾病（　）
   A. 急性肾炎　　　　　　　　　　　B. 中耳炎

C. 支气管炎 D. 肺炎

E. 咽后壁脓肿

8. 下列哪种病毒引起的急性上呼吸道感染可出现不同形态的皮疹 （ ）

    A. 腺病毒 B. 呼吸道合胞病毒

    C. 鼻病毒 D. 流感病毒

    E. 肠道病毒

9. 年长儿发生急性上呼吸道感染时，症状较突出的是 （ ）

    A. 发热 B. 畏寒

    C. 乏力 D. 烦躁不安

    E. 咳嗽

10. 婴儿发生急性上呼吸道感染时，症状较突出的是 （ ）

    A. 流涕 B. 咳嗽

    C. 头痛、烦躁不安 D. 咽部不适

    E. 咽痛

11. 疱疹性咽峡炎的病原体为 （ ）

    A. 柯萨奇 A 组病毒 B. 腺病毒

    C. 溶血性链球菌 D. 葡萄球菌

    E. 鼻病毒

12. 小儿金黄色葡萄球菌肺炎的临床特点为 （ ）

    A. 起病缓慢 B. 肺部体征出现较晚

    C. 多为低热 D. 较易发展成脓胸、脓气胸、肺大疱

    E. 氨苄西林有特效

13. 小儿肺炎应用抗菌药物治疗时，其停药时间一般是 （ ）

    A. 体温正常，咳嗽消失

    B. 体温正常后 3～4 天，症状消失

    C. 体温正常后 5～7 天，肺部体征消失

    D. 体温正常后 6～10 天，症状消失

    E. 体温正常后 5～7 天，临床症状基本消失后 3 天

14. 有关急性支气管炎的治疗措施不当的是 （ ）

    A. 雾化 B. 控制感染

    C. 平喘 D. 镇咳

    E. 化痰

15. 重症肺炎和轻型肺炎的区别是 （ ）

    A. 持续高热 B. 唇周发绀，伴三凹征

    C. 肺实变体征 D. 咳嗽气促明显

    E. 中毒症状明显，并累及全身其他系统

16. 急性感染性喉炎咳嗽的特点是 （ ）

    A. 喘息性咳嗽 B. 阵发性咳嗽

    C. 刺激性干咳 D. 犬吠样咳嗽

    E. 痉挛性咳嗽

17. 腺病毒肺炎发病年龄最多见于 （ ）

A. 新生儿　　　　　　　　　　　B. 2～6 个月婴儿

C. 6～12 个月婴儿　　　　　　　D. 6～24 个月小儿

E. 任何年龄

18. 急性感染性喉炎患儿出现喉头水肿时宜用（　　）

A. 吸氧　　　　　　　　　　　　B. 泼尼松

C. 青霉素　　　　　　　　　　　D. 异丙嗪

E. 氯丙嗪

19. 支气管肺炎区别于支气管炎的关键是（　　）

A. 咳嗽、气促　　　　　　　　　B. 发热、频咳

C. 呼吸音减弱　　　　　　　　　D. 白细胞增高

E. 两肺细湿啰音

20. 咽眼结合膜热的病原体为（　　）

A. 柯萨奇病毒　　　　　　　　　B. 腺病毒

C. 葡萄球菌　　　　　　　　　　D. 溶血性链球菌

E. 鼻病毒

21. 毛细支气管炎的病原体是（　　）

A. 呼吸道合胞病毒　　　　　　　B. 腺病毒

C. 柯萨奇病毒 B 组　　　　　　　D. 柯萨奇病毒 A 组

E. 流感病毒

22. 有关咽眼结合膜热的特点的描述，不正确的是（　　）

A. 由柯萨奇 A 组病毒引起　　　　B. 春夏季多发

C. 可在集体儿童中流行　　　　　D. 颈部或耳后淋巴结肿大

E. 病程 1～2 周

►►►► A₂ 型题 ◄◄◄◄

1. 患儿，男，6 岁，反复咳嗽 3 个月，活动后加重，常于夜间咳醒，痰不多，无发热。抗生素治疗无效，既往有湿疹史。查体：双肺呼吸音粗，余无异常。最可能的诊断是（　　）

A. 支气管炎　　　　　　　　　　B. 支气管异物

C. 咳嗽变异性哮喘　　　　　　　D. 支气管肺炎

E. 喘息性支气管炎

2. 患儿，女，4 个月。因咳喘 3 天，诊断为支气管肺炎，体温持续 39～40 ℃，近 2 小时来两眼上翻，惊厥多次，神志半昏迷，前囟门紧张。可能合并（　　）

A. 癫痫　　　　　　　　　　　　B. 高热惊厥

C. 中毒性脑病　　　　　　　　　D. 婴儿手足搐搦症

E. 低血糖

3. 某急性感染性喉炎患儿安静时有喉鸣及吸气性呼吸困难，肺部听诊可闻喉传导音或管状呼吸音，该患儿可能患有喉梗阻（　　）

A. Ⅰ级　　　　　　　　　　　　B. Ⅱ级

C. Ⅲ级　　　　　　　　　　　　D. Ⅳ级

E. Ⅴ级

4. 患儿，女，8 岁，患有哮喘。昨日上午因感冒受凉再次发作，气急明显、口唇发绀、鼻翼扇动、不能平卧、经抗感染、口服氨茶碱仍不能控制，下午来医院急诊，应拟诊为（　　）
  A. 内源性哮喘　　　　　　　　　　B. 外源性哮喘
  C. 心源性哮喘　　　　　　　　　　D. 哮喘持续状态
  E. 混合性哮喘

5. 新生儿，日龄 5 天，反应差，拒奶，口吐白沫，呼吸浅促，唇绀。肺部听诊，双肺呼吸音粗，未闻及干、湿啰音，经血培养检查（+），诊断为肺炎链球菌性肺炎，首选的抗生素应为（　　）
  A. 青霉素　　　　　　　　　　　　B. 阿米卡星
  C. 头孢菌素　　　　　　　　　　　D. 红霉素
  E. 阿奇霉素

6. 患儿，8 个月。发热 6 天，体温高达 39 ~ 39.8 ℃，咳嗽频繁，呼吸困难，左肺可闻及湿啰音，X 线片示左肺大小不等的片状阴影，白细胞偏低，最可能的诊断为（　　）
  A. 金黄色葡萄球菌性肺炎　　　　　B. 呼吸道合胞病毒肺炎
  C. 腺病毒肺炎　　　　　　　　　　D. 急性支气管炎
  E. 支原体肺炎

7. 患儿，女，生后 5 天。患新生儿感染性肺炎。其早期最主要临床特点是（　　）
  A. 发热伴剧咳　　　　　　　　　　B. 气急伴鼻翼扇动
  C. 肺部密布细湿啰音　　　　　　　D. 反应差，口吐泡沫
  E. X 线胸片正常

8. 患儿，女，12 个月，因发热咳嗽 3 天以支气管肺炎收住院，护士在巡视病房时发现该患儿烦躁喘憋加重，面色苍白，唇紫，查：R 70 次/分，两肺广泛细湿啰音，心音低钝，HR 180 次/分，肝肋下 3.5 cm，考虑患儿发生了（　　）
  A. 脓气胸　　　　　　　　　　　　B. 气胸
  C. 中毒性脑病　　　　　　　　　　D. 心力衰竭
  E. 循环衰竭

9. 因咳嗽 5 天伴发热 2 天的支气管炎患儿，不应采取的措施是（　　）
  A. 减少患儿活动　　　　　　　　　B. 经常变换体位
  C. 室内湿度 60%　　　　　　　　　D. 给予雾化吸入
  E. 给予镇咳剂

10. 护士在观察肺炎患儿的病情时，发现其发热持续不退，中毒症状加重，呼吸困难，频繁咳嗽，咳出大量脓痰，多提示可能并发了（　　）
  A. 心力衰竭　　　　　　　　　　　B. 呼吸衰竭
  C. 肺大疱　　　　　　　　　　　　D. 肺脓肿
  E. 肺不张

11. 患儿，男，1 岁。突发声音嘶哑，犬吠样咳嗽，吸气性喉喘鸣和三凹征，烦躁，口周发绀。查体：吸气性呼吸困难，肺无湿啰音。喉镜检查有声带肿胀，声门下黏膜梭形肿胀。该患儿最可能的临床诊断是（　　）
  A. 急性咽炎　　　　　　　　　　　B. 急性喉炎

C. 急性支气管炎　　　　　　D. 肺炎

E. 支气管哮喘

12. 患儿，6个月，支气管肺炎。2小时前突然烦躁，喘憋加重，鼻周发绀，心率180次/分，心音低钝，此表现符合（　　）

A. 脓胸　　　　　　　　　　B. 脓气胸

C. 肺大疱　　　　　　　　　D. 肺不张

E. 心力衰竭

◆ A₃/A₄ 型题 ◆

（1~2题共用题干）

患儿，2岁，小儿，发热、流涕干咳3周。查体：体温39 ℃，浅表淋巴结不大，咽红，双肺呼吸音粗，无湿啰音，呼吸30次/分，心率125次/分，WBC 7.5×10^9/L。

1. 最可能的诊断为（　　）

A. 上呼吸道感染　　　　　　B. 支气管肺炎

C. 急性喉炎　　　　　　　　D. 急性咽炎

E. 支气管炎

2. 该患儿的哪项护理措施不正确（　　）

A. 卧床休息　　　　　　　　B. 保证充足的水分及营养的供给

C. 给予广谱抗生素治疗　　　D. 病室空气清新

E. 给予物理降温

（3~5题共用题干）

患儿，女，1岁。发热3天，咳嗽、声音嘶哑半天入院，闻及犬吠样咳嗽，吸气性喉鸣和三凹征，查体体温38 ℃，吸气性呼吸困难，心率130次/分，肺部可闻及喉传导音。

3. 该患儿最可能的诊断为（　　）

A. 急性喉炎　　　　　　　　B. 急性支气管炎

C. 百日咳　　　　　　　　　D. 哮喘持续状态

E. 心力衰竭

4. 目前该患儿最主要的治疗为（　　）

A. 气管切开　　　　　　　　B. 吸氧

C. 雾化　　　　　　　　　　D. 控制感染的同时予肾上腺皮质激素

E. 给予异丙嗪

5. 该患儿的健康指导下列哪项说法不正确（　　）

A. 温湿度适宜，减轻呼吸困难　　B. 保持患儿安静，治疗集中进行

C. 使用氯丙嗪镇静　　　　　　　D. 注意体格锻炼

E. 喂养少食多餐为宜

（6~7题共用题干）

患儿，男，2岁，突发高热38.5 ℃，伴有腹泻、呕吐来院就诊，查体肺部听诊正常，咽部充血，扁桃体肿大，诊断为上感。

6. 如患儿继发链球菌感染者应用（　　）

A. 链霉素　　　　　　　　　B. 青霉素

C. 红霉素　　　　　　　　　D. 利巴韦林

E. 阿昔洛韦

7. 用青霉素疗程为（　　）

A. 3～5 天　　　　　　　　　　B. 5～7 天

C. 7～9 天　　　　　　　　　　D. 7～14 天

E. 10～14 天

（8～9 题共用题干）

患儿，10 个月，发热 2 天伴声音嘶哑，犬吠样咳嗽，吸气性喉鸣及吸气性呼吸困难，烦躁不安、口周发绀。

8. 患儿最可能是患有（　　）

A. 上呼吸道感染　　　　　　　　B. 急性感染性喉炎

C. 喘憋性支气管炎　　　　　　　D. 支气管肺炎

E. 支气管哮喘

9. 该患儿不适宜的护理措施是（　　）

A. 减少活动，避免哭闹　　　　　B. 保持呼吸道通畅

C. 抬高床头　　　　　　　　　　D. 持续高流量吸氧

E. 超声雾化吸入

（10～12 题共用题干）

患儿，女，8 个月。因发热，咳嗽、咳痰 2 天，气急伴发绀 2 小时入院。体检：体温 38.9 ℃，呼吸 80 次/分，双肺闻及细湿啰音，心率 180 次/分，心音低钝，肝肋下 4 cm。

10. 该患儿的临床诊断可能是（　　）

A. 毛细支气管炎　　　　　　　　B. 腺病毒肺炎

C. 支原体肺炎　　　　　　　　　D. 支气管肺炎合并心力衰竭

E. 肺炎合并中毒性脑炎

11. 患儿最主要的护理问题是（　　）

A. 活动无耐力　　　　　　　　　B. 心排出量减少

C. 低效性呼吸型态　　　　　　　D. 体温过高

E. 有体液不足的危险

12. 给予患儿下列哪种体位（　　）

A. 端坐位　　　　　　　　　　　B. 平卧位

C. 半卧位　　　　　　　　　　　D. 侧卧位

E. 头低足高位

■■■◆ B 型题 ◆■■■

（1～2 题共用题干）

A. 阵发性咳嗽　　　　　　　　　B. 喘息反复发作

C. 犬吠样咳嗽　　　　　　　　　D. 喘憋明显

E. 清晨发作性咳嗽，痰少

1. 婴幼儿咳嗽变异性哮喘的表现是（　　）

2. 婴幼儿支气管哮喘的表现是（　　）

（3～4 题共用题干）

A. 肺炎中毒症　　　　　　　　　B. 上感

C. 休克　　　　　　　　　　　　　D. 肺炎伴肠麻痹

E. 肺炎脓胸

3. 糖皮质激素（　　）

4. 穿刺引流（　　）

（5～7题共用题干）

A. 腺病毒肺炎　　　　　　　　　　B. 金黄色葡萄球菌肺炎

C. 呼吸道合胞病毒肺炎　　　　　　D. 肺炎支原体肺炎

E. 肺炎球菌肺炎

5. 病情重，稽留热多见于（　　）

6. 多见于2～6个月婴儿，起病急，喘憋重（　　）

7. 弛张热，易合并脓胸、脓气胸（　　）

答案及解析

◄◄◄ A₁型题 ►►►

1. C。【解析】由于吗啡能抑制呼吸及抑制咳嗽反射以及释放组胺而致支气管收缩，故禁用于支气管哮喘及肺心病患者。

2. B。【解析】急性支气管炎临床表现：大多先有上呼吸道感染症状，咳嗽为主要症状，初为干咳，以后有痰。婴幼儿全身症状较明显，常有发热、乏力、食欲减退、呕吐、腹泻等症状，一般无气促和发绀。体征随疾病时期而异，双肺呼吸音粗，或有不固定、散在的干湿啰音。

3. B。【解析】急性上呼吸道感染以支持疗法及对症治疗为主，注意预防并发症。抗病毒药物常用利巴韦林，中药治疗有一定效果。有继发细菌感染或发生并发症者可选用抗生素，如确诊为链球菌感染者应用青霉素，疗程10～14日。

4. A。【解析】急性上呼吸道感染以支持疗法及对症治疗为主，注意预防并发症。抗病毒药物常用利巴韦林，中药治疗有一定效果。有继发细菌感染或发生并发症者可选用抗生素，如确诊为链球菌感染者应用青霉素，疗程10～14日。

5. A。【解析】急性上呼吸道感染以支持疗法及对症治疗为主，注意预防并发症。抗病毒药物常用利巴韦林，中药治疗有一定效果。

6. E。【解析】以支持疗法及对症治疗为主，注意预防并发症。抗病毒药物常用利巴韦林，中药治疗有一定效果。有继发细菌感染或发生并发症者可选用抗生素，如确诊为链球菌感染者应用青霉素，疗程10～14日。无并发症的上呼吸道感染患者并不需要抗生素治疗。

7. A。【解析】婴幼儿上感可并发中耳炎、鼻窦炎、咽后壁脓肿、颈淋巴结炎、喉炎、支气管炎及肺炎等。年长儿可因链球菌感染而并发急性肾炎及风湿热。

8. E。【解析】上感的体征：可见咽部充血，扁桃体肿大，颌下淋巴结肿大、触痛。肠道病毒感染者可出现不同形态皮疹。肺部听诊一般正常。

9. E。【解析】婴幼儿局部症状不明显而全身症状重；年长儿全身症状轻，以局部症状为主。①局部症状：流涕、鼻塞、喷嚏、咳嗽、咽部不适和咽痛等。②全身症状：发热、畏寒、头痛、烦躁不安、拒奶、乏力等，可伴有呕吐、腹泻、腹痛，甚至高热惊厥。

10. C。【解析】婴幼儿局部症状不明显而全身症状重；年长儿全身症状轻，以局部症状为主。①局部症状：流涕、鼻塞、喷嚏、咳嗽、咽部不适和咽痛等。②全身症状：发热、畏寒、头痛、烦躁不安、拒奶、乏力等，可伴有呕吐、腹泻、腹痛，甚至高热惊厥。

11. A。【解析】疱疹性咽峡炎病原体为柯萨奇 A 组病毒，好发于夏秋季。

12. D。【解析】金黄色葡萄球菌肺炎多见于新生儿及婴幼儿，起病急、病情重、发展快。多呈弛张热，婴幼儿可呈稽留热。中毒症状明显，肺部体征出现早，双肺可闻及中、细湿啰音，易并发脓胸、脓气胸、肺大疱。

13. E。【解析】治疗支气管肺炎，抗生素应持续用至体温正常后 5 ~ 7 天，临床症状消失后 3 天。

14. D。【解析】主要是控制感染和止咳、化痰、平喘等对症治疗。常口服的祛痰剂如复方甘草合剂等以镇咳祛痰，口服氨茶碱平喘，也可行超声雾化吸入。一般不用镇咳药或镇静剂，以免抑制咳嗽反射，影响痰液咳出。

15. E。【解析】轻型肺炎病变只局限在呼吸系统，重症肺炎中毒症状明显，并累及全身其他系统。

16. D。【解析】犬吠样咳嗽是急性感染性喉炎的临床特点之一。

17. D。【解析】腺病毒肺炎最多见于 6 ~ 24 个月的小儿。

18. B。【解析】用肾上腺皮质激素，可减轻喉肿，缓解症状。

19. E。【解析】湿啰音固定于肺的某部位提示该部位有炎症如肺炎，而患有支气管炎时啰音不固定。

20. B。【解析】咽眼结合膜热：病原体为腺病毒（3 型、7 型），好发于春夏季，可在集体小儿机构中流行。临床以发热、咽炎、眼结合膜炎为特征，主要表现为高热、咽痛、眼部刺痛、畏光、流泪等。

21. A。【解析】呼吸道合胞病毒肺炎，以 2 ~ 6 个月多见。胸部 X 线检查以肺间质病变为主。临床表现有两种类型：喘憋性肺炎和毛细支气管炎。

22. A。【解析】咽眼结合膜热由腺病毒引起。而柯萨奇 A 组病毒可引起疱疹性咽峡炎。

A₂ 型题

1. C。【解析】既往有湿疹史，提示患儿为过敏性体质，因此支气管哮喘的可能性大。患儿反复咳嗽，痰不多，夜间加重，抗生素治疗无效，应诊断为咳嗽变异性哮喘。支气管炎、支气管肺炎、喘息性支气管炎对抗生素治疗有效。支气管异物多表现为吸气性呼吸困难，三凹征等。

2. C。【解析】小儿肺炎神经系统表现：发生脑水肿中毒性脑病时出现烦躁或嗜睡、意识障碍、惊厥、前囟隆起、瞳孔对光反射迟钝或消失、呼吸节律不齐甚至停止。

3. B。【解析】①Ⅰ度：安静时无症状，活动后出现吸气性喉鸣和呼吸困难，肺部听诊呼吸音清晰，心率无改变。②Ⅱ度：安静时有喉鸣和吸气性呼吸困难，肺部听诊可闻及喉传导音或管状呼吸音，心率增快（120 ~ 140 次/分）。③Ⅲ度：除上述喉梗阻症状外，患儿因缺氧而出现烦躁不安、口唇及指（趾）发绀，双眼圆瞪，惊恐状，头部出汗，肺部听诊呼吸音明显减弱，心音低钝，心率快（140 ~ 160 次/分）。④Ⅳ度：患儿呈衰竭状态，昏迷或昏睡、抽搐、面色苍白，由于无力呼吸，三凹征不明显，肺部呼吸音几乎消失，仅有气管传导音，心音低钝，心律不齐。

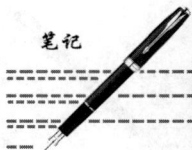

4. D。【解析】哮喘发作以夜间更为严重，一般可自行或用平喘药后缓解。若哮喘急剧严重发作，经合理应用拟交感神经药物仍不能在24小时内缓解，称为哮喘持续状态。

5. A。【解析】肺炎链球菌、B 组 β 溶血性链球菌肺炎选用青霉素；金黄色葡萄球菌肺炎可选用头孢菌素；大肠埃希菌肺炎可选用阿米卡星；呼吸道合胞病毒肺炎可选用利巴韦林（病毒唑）；衣原体肺炎可选用红霉素。

6. C。【解析】腺病毒肺炎：以腺病毒为主要病原体，临床特点：①本病多见于6个月~2岁幼儿。②起病急骤、全身中毒症状明显；体温达39 ℃以上，呈稽留热或弛张热，重症可持续2~3周。③肺部体征出现较晚，咳嗽频繁，可出现喘憋、呼吸困难、发绀；多在发热4~5日后开始出现肺部湿啰音，以后因肺部病变融合而出现肺实变体征。④胸片改变出现较肺部体征为早，特点为肺有大小不等的片状阴影或融合成大病灶，肺气肿多见，病灶吸收需数周至数月。

7. D。【解析】新生儿感染性肺炎患儿的一般症状不典型，主要表现为反应差、哭声弱、拒奶、口吐白沫、呼吸浅促不规则等，肺部体征不明显。

8. D。【解析】呼吸、心率的增快，心音低钝，肝脏的进行性增大是心力衰竭的表现。

9. E。【解析】镇咳剂对呼吸中枢有抑制作用，抑制咳嗽不利于排痰，故小儿不主张使用。

10. D。【解析】发热持续不退或退而复升，中毒症状加重，呼吸困难，频繁咳嗽，咳出大量脓痰，是肺脓肿的表现。

11. B。【解析】发热，声音嘶哑，犬吠样咳嗽，吸气性喉鸣，吸气性呼吸困难等是急性感染性喉炎的临床表现。

12. E。【解析】呼吸、心率的增快，心音低钝，肝脏的进行性增大是心力衰竭的表现。

▷▷▷● A₃/A₄ 型题 ●◁◁◁

1. E。【解析】支气管炎临床表现：大多先有上呼吸道感染症状，咳嗽为主要症状，初为干咳，以后有痰。婴幼儿全身症状较明显，常有发热、乏力、食欲减退、呕吐、腹泻等症状，一般无气促和发绀。体征随疾病时期而异，双肺呼吸音粗，或有不固定、散在的干湿啰音。

2. C。【解析】按医嘱使用抗生素、镇咳祛痰及平喘剂，并注意观察药物疗效及不良反应。

3. A。

4. D。【解析】目前患儿需要控制感染，并且减轻喉头水肿。

5. C。【解析】急性喉炎患儿避免使用氯丙嗪，以免使喉头肌松弛，加重呼吸困难。

6. B。

7. E。【解析】急性上呼吸道感染以支持疗法及对症治疗为主，注意预防并发症。抗病毒药物常用利巴韦林，中药治疗有一定效果。有继发细菌感染或发生并发症者可选用抗生素，如确诊为链球菌感染者应用青霉素，疗程10~14日。

8. B。【解析】发热、声音嘶哑、犬吠样咳嗽、吸气性喉鸣、吸气性呼吸困难等是急性感染性喉炎的临床表现。

9. D。【解析】该患儿的缺氧是由于喉头水肿造成的呼吸道不通畅，持续高流量吸氧没有作用。

10. D。【解析】根据患儿发热，咳嗽咳痰 2 天，气急伴发绀，双肺闻及细湿啰音可诊断为支气管肺炎，呼吸 80 次/分，心率 180 次/分，心音低钝，肝肋下 4cm 可判断患儿已发生心力衰竭。

11. B。【解析】根据题干提示患儿已患肺炎合并心衰。

12. C。【解析】发生心力衰竭时宜采取半卧位。

▪▪▪● B 型题 ●▪▪▪

1~2. EB。【解析】婴幼儿咳嗽变异性哮喘也称过敏性咳嗽，唯一症状是慢性咳嗽，其诊断标准为：咳嗽持续超过 4 周，常在夜间和清晨发作，以干咳为主（痰少）；临床上无感染征象，抗生素治疗无效。婴幼儿支气管哮喘的主要症状是喘息，常反复发作，以夜间或清晨发作或加重最常见。有反复喘息样症状者，在排除其他疾病后，诊断应首先考虑哮喘。阵发性咳嗽常见于衣原体肺炎。犬吠样咳嗽常见于急性感染性喉炎。喘憋明显常见于毛细支气管炎。

3~4. A。【解析】肺炎中毒症状明显或严重喘憋、脑水肿、感染性休克、呼吸衰竭者，可应用糖皮质激素，常用地塞米松，疗程 3~5 日。

E【解析】肺炎发生感染性休克、心力衰竭、中毒性肠麻痹、脑水肿等，应及时处理。脓胸和脓气胸者应及时进行胸腔穿刺引流。

5~7. ACB。【解析】腺病毒肺炎一般病情较严重，热型多为稽留热。呼吸道合胞病毒肺炎以小婴儿多见，尤其 2~6 个月婴儿发病率高，临床上起病急骤，以喘憋重为特点。金黄色葡萄球菌肺炎的热型以弛张热多见，合并症以脓胸、脓气胸为多见。

项目七 循环系统疾病患儿的护理

识记
1. 列出儿童心率、血压的正常值范围。
2. 复述法洛四联症、差异性发绀、缺氧发作、蹲踞、杵状指（趾）和周围血管征的概念。
3. 复述先天性心脏病的分类。

理解
1. 说明正常胎儿血液循环和出生后血液循环的改变。
2. 说明室间隔缺损、房间隔缺损、动脉导管未闭、法洛四联症的血流动力学改变和治疗原则。

应用
针对先天性心脏病患儿的护理问题，采取妥善的护理措施。

基 础 知 识

儿童循环系统解剖及生理学特点

原始心脏于胚胎第 2 周开始形成，约于第 4 周起有循环作用，至第 8 周形成四腔心。因此，妊娠第 2~8 周是心脏胚胎发育的关键时期，也是预防先天性心血管发育畸形的重要时期。在此期间儿童心脏如果受到某些物理、化学和生物因素的影响，则易引起先天性心血管发育畸形，导致先天性心脏病。

一、胎儿血液循环及出生后的改变

1. 正常胎儿血液循环　胎儿的营养代谢和气体交换是通过脐血管连接胎盘与母体之间以弥散的方式进行的，由含氧量较多的动脉血经脐静脉进入胎儿体内。其在肝脏下缘分成两支：一支入肝脏与门静脉血汇合，经肝静脉至下腔静脉；另一支经静脉导管直接注入下腔静脉，与来自下半身的静脉血混合后，流入右心房。此混和血（以动脉血为主）约 1/3 经卵圆孔入左心房，再经左心室流入升主动脉，主要供应心脏、脑及上肢，转换为静脉血后经上腔静脉流回右心房，再入右心室。由于胎儿肺脏处于压缩状态，肺动脉压力高于主动脉，故由右心室进入肺动脉的血（以静脉血为主）只有小部分流入肺再经肺静脉回流到左心房，约 80% 的血液经动脉导管与来自升主动脉的血液汇合后，进入降主动脉（以静脉血为主），供应腹腔脏器及下肢，转换成静脉血后经脐动脉回至胎盘，重新进行营养与氧气交换（图7-1）。故胎儿血液循环有以下特点：①胎儿通过脐血管在胎盘与母体间进行物质交换，以完成新陈代谢。②静脉导管、卵圆孔、动脉导管是胎儿血液循环的特殊通道。③婴儿时期左、右心都向全身输送血液，右心室的容量负荷较左心室重；由于双肺处于萎缩状态，肺循环仅有少量血液运行，胎儿以体循环为主而无有效的肺循环；肺动脉压力高于主动脉。④肝脏血液含氧量最高，心脏、脑及上肢次之，腹腔脏器及下肢血氧含量最低。

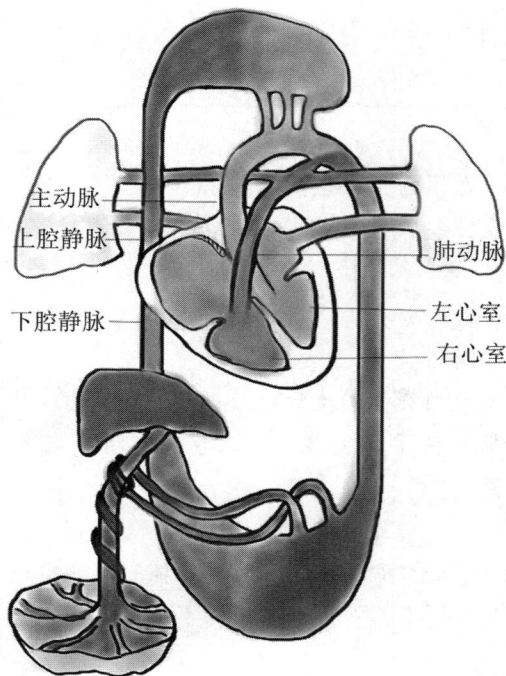

图7-1 胎儿血液循环

2. 胎儿、新生儿循环转换

（1）胎脐循环终止：胎儿娩出脐带结扎后，脐血管在脐带结扎6~8周完全闭锁，形成韧带。

（2）卵圆孔关闭：出生后新生儿自主呼吸建立，肺泡扩张，肺小动脉管壁变薄、扩张，肺循环压力下降，流入肺循环进行气体交换的血液增多，经肺静脉流入左心房的血液也相应增多，从而使左心房的压力增高。当左心房压力高于右心房时，开向左心房的卵圆孔瓣膜功能性关闭，至出生后5~7个月时，卵圆孔解剖上大多关闭。

（3）动脉导管关闭：由于脐带结扎而使体循环阻力增高，使流经动脉导管的血量减少直至停止。而自主呼吸建立后血氧含量增高，使动脉导管平滑肌收缩，加上出生后体内前列腺素含量减少，故动脉导管关闭。足月儿约80%在出生后10~15小时内动脉导管形成功能性关闭；约80%婴儿于出生后3~4个月、95%于出生后1年内动脉导管形成解剖性关闭。

二、正常各年龄儿童心脏、心率、血压的特点

1. 心脏大小 新生儿心脏重量为20~25 g，心脏重量与体重的比值较成人大，随着年龄的增长，此比值逐渐下降。出生时左右心室厚度几乎相等，出生后左心室壁较右心室壁增厚更快。

2. 位置　小于 2 岁婴幼儿心脏多呈横位，心尖搏动位于左侧第 4 肋间、锁骨中线外侧，心尖部主要为右心室；以后心脏逐渐由横位转为斜位，3 ~ 7 岁时心尖搏动已位于左侧第 5 肋间、锁骨中线处，左心室形成心尖部；到 7 岁以后心尖的位置逐渐移到锁骨中线以内 0.5 ~ 1.0 cm。

3. 心率　由于儿童新陈代谢旺盛和交感神经兴奋性较高，所以心率较快。随着年龄的增长，心率逐渐减慢。新生儿期 120 ~ 140 次/分，婴儿期 110 ~ 130 次/分，幼儿期 100 ~ 120 次/分，学龄前期 80 ~ 100 次/分，学龄期 70 ~ 90 次/分。儿童心率易受各种内外因素的影响，如进食、活动、哭闹和发热等。一般体温每升高 1℃，心率增加 10 ~ 15 次/分。因此，应在儿童安静或睡眠时测量心率和脉搏。

4. 血压　由于儿童心搏出量较少，动脉壁的弹性较好和血管口径相对较大，故血压偏低，随着年龄的增长而逐渐升高。新生儿收缩压平均 60 ~ 70 mmHg，1 岁时 70 ~ 80 mmHg。1 岁以后收缩压可按公式计算：收缩压 = （年龄 × 2 + 80）mmHg，舒张压为收缩压的 2/3。收缩压高于此标准 20 mmHg 为高血压，低于此标准 20 mmHg 为低血压。正常情况下，下肢的血压比上肢约高 20 mmHg。

任务一　先天性心脏病患儿的护理

【疾病概述】

先天性心脏病简称先心病，由于胎儿时期心脏及大血管发育异常而出现的心血管畸形，是儿童最常见的心脏病，在活产婴儿中发病率为 6‰ ~ 10‰。随着心导管检查、心血管造影术和超声心动图等检查的普遍应用，以及在低温麻醉、体外循环下心脏直视手术和心脏介入技术的发展，术后监护技术的提高，对先天性心脏病的诊断、治疗和预后都大为改观。

【病因】

先天性心脏病的确切病因尚未明了，目前认为与下列因素相关性较强：

1. 遗传因素　主要与染色体异常或多基因突变有关。

2. 感染因素　母亲在妊娠早期患病毒性疾病，如风疹、流行性感冒、流行性腮腺炎和柯萨奇病毒感染等，尤其是风疹病毒感染，使胎儿致畸的概率较高。

3. 理化因素　母亲在妊娠早期服用某些药物（抗癌药、抗癫痫药等）和接触大剂量放射线等均可使胎儿心血管发生畸形。

4. 疾病影响　母亲患有某些代谢性疾病（糖尿病、高钙血症、苯丙酮尿症等），缺乏叶酸以及患有可引起宫内缺氧的慢性疾病等，均可使胎儿心血管发生畸形。

【血流动力学及其分型】

临床上根据左、右心腔及大血管之间有无血液分流、临床有无青紫，将先天性心脏病分为 3 类：

1. 左向右分流型（潜伏青紫型）　儿童出生后，通常情况下，体循环压力高于肺循环，血液通过异常通道从左向右分流，体循环血量减少但还原血红蛋白还未增加，故机体不出现青紫。但当剧烈哭闹、屏气或任何病理情况下使肺循环或右心室压力增加并超过左心时，可使血液自右逆向左分流而出现暂时性青紫，又称潜伏青紫型。如室间隔缺损、房间隔缺损和动脉导管末闭等。

2. 右向左分流型（青紫型）　由于畸形的存在，使大量的静脉血流入体循环，出现持续性青紫，这是临床病情重、死亡率高的类型，常见的有法洛四联症和大动脉错位等。

3. 无分流型（无青紫型）　因心脏左右两侧及主、肺动脉之间无异常通道，故无血液分流，也不出现青紫。如肺动脉狭窄及主动脉缩窄等。

一、室间隔缺损

【疾病概述】

室间隔缺损（ventricular septal defect，VSD）是先天性心脏病中最常见的类型，约占我国先天性心脏病总数的50%。室间隔缺损可单独存在，也可与心脏其他畸形并存。根据缺损位置不同分为：膜周部缺损、漏斗部缺损和肌部缺损。根据缺损大小可分为：小型室间隔缺损（缺损直径<0.5 cm）、中型室间隔缺损（缺损直径0.5～1.0 cm）和大型室间隔缺损（缺损直径>1.0 cm）。见图7-2。

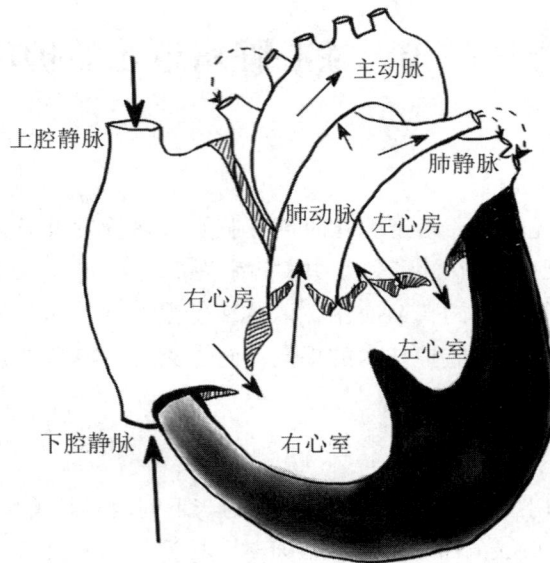

图7-2　室间隔缺损示意图

【临床表现】

临床表现取决于缺损的类型及大小。小型缺损的患儿多无明显症状，仅在体检时发现胸骨左缘第3、4肋间有响亮的收缩期杂音。中型缺损时体循环供血不足，患儿喂养困难，体重不增，生长发育落后、乏力、多汗、气促、心悸；易患肺部感染和心力衰竭。小婴儿分流量大时，肺部感染和心力衰竭不易控制。室间隔缺损易并发支气管肺炎、充血性心力衰竭、肺水肿及亚急性细菌性心内膜炎。

【辅助检查】

1. 心电图　缺损小时心电图可正常或仅有左室高电压，中型缺损者心电图表现为左心室肥厚，大型缺损者可见左、右心室肥大波形或右心室肥厚，提示肺动脉压明显升高。

2. X线检查　小型缺损者心肺 X 线检查仅可见左心室轻度增大或肺充血。大、中型缺损者左、右心室增大，左心房也增大；肺动脉段凸出，肺门血管影增粗、搏动增强；主动脉影缩小。

3. 超声心动图　彩色多普勒血流显像可直接显示缺损的数目、位置、血液分流的大小和方向。合并复杂畸形者需进一步做心导管检查。

4. 心导管检查　右心导管检查在较大室间隔缺损继发肺动脉高压时，对测量肺动脉高压的确切程度、评估是否有手术适应证及判断治疗预后有重要的参考意义。

【治疗要点】

缺损较小的手术最佳年龄是 2 岁左右。小型缺损，无临床症状，辅助检查未见异常者，可不必手术，定期随访。缺损较大、症状明显、反复肺炎或心力衰竭经内科治疗不理想的患儿手术时间不受年龄限制，明确诊断后应及时进行关闭室间隔缺损的治疗。

缺损较大的患儿，随着年龄增长肺血管病变加重，肺动脉高压形成，心室间分流转为右向左逆向分流，临床表现为发绀，形成艾森曼格综合征，最终进展为右心衰竭。

二、房间隔缺损

【疾病概述】

房间隔缺损（atrial septal defect，ASD）占先天性心脏病总数的 5% ~ 10%。胚胎期第 4 ~ 8 周，由于内因（基因突变、染色体异常）或外因（病毒感染、药物、放射性物质、宫内缺氧或代谢性疾病）影响房间隔发育，使第一房间隔吸收过多，或第二房间隔发育停顿所致。根据解剖病变的不同分为：原发孔型房间隔缺损、继发孔型房间隔缺损、静脉窦型房间隔缺损。见图 7 - 3。

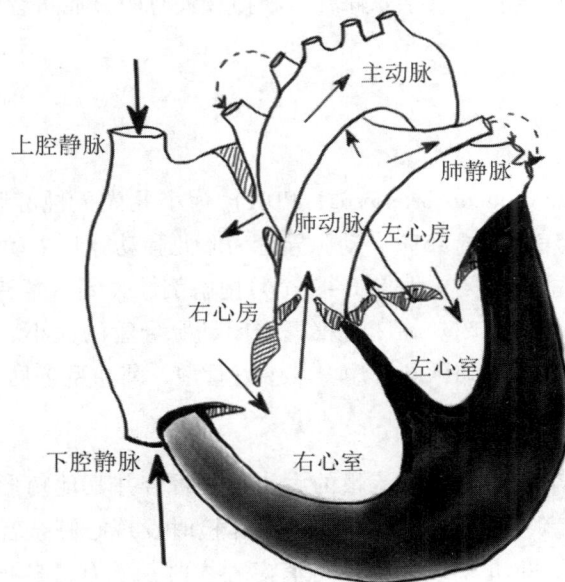

图 7 - 3　房间隔缺损示意图

【临床表现】

症状出现的迟早和轻重取决于房间隔缺损的大小和左右心室的充盈阻力。新生儿期，左右心室顺应性差别很小，分流量也很小，随着年龄增长，右心室壁变薄，充盈阻力下降，左心室充盈阻力增加，分流量随之增大。缺损小者终身无症状，仅在体检时发现胸骨左缘第2~3肋间有收缩期杂音。缺损较大者或原发孔缺损者，右心血容量增加，早期即可表现右心室扩大。肺循环血流量增加，肺血管扩张，肺动脉压力升高。体循环减少，影响儿童生长发育，表现为活动后心悸、气促、易疲劳，部分患儿有咳嗽，频发呼吸道感染，声音嘶哑等。体检：心前区隆起，胸骨左缘第2~3肋间有Ⅱ~Ⅲ级喷射性收缩期杂音，特征性的听诊为肺动脉区第二音亢进，较大的左向右分流且肺动脉压正常者可闻及第二心音固定分裂音。

【辅助检查】

1. 心电图　典型的房间隔缺损心电图表现为电轴右偏和不完全性右束支传导阻滞。部分病例可有右心房和右心室肥大。

2. X线检查　大型缺损分流量大者可见右心房右心室增大，呈梨形心，肺动脉段凸出、肺门血管影增粗、肺门"舞蹈"，肺野充血、主动脉影缩小。

3. 超声心动图　二维超声可观察到房间隔断端及右心房、右心室和肺动脉的大小。彩色多普勒血流成像可见血液分流的位置、方向和大小。

4. 心导管检查　右心导管检查可发现右心房血氧含量高于上、下腔静脉平均血氧含量。导管可通过缺损从右心房进入左心房。

【治疗要点】

直径小于5 mm的缺损，在1岁以内有自行闭合的可能，不必治疗，定期随访。中等以下的房间隔缺损宜在学龄前予以手术修补，缺损较大有明显症状者应尽早进行根治术。

三、动脉导管未闭

【疾病概述】

动脉导管未闭（patent ductus arteriosus，PDA）为小儿先天性心脏病常见类型之一，其发病率占先天性心脏病总数的15%。动脉导管为胎儿肺动脉与主动脉之间的正常通道，出生后数小时至数天功能性关闭，大多1~2个月内解剖性关闭。若持续开放，并产生病理生理改变，称为动脉导管未闭。临床上根据未闭动脉导管的大小、长短和形态分为管型、漏斗型、窗型、哑铃型或动脉导管瘤，其中以管型、漏斗型多见。见图7-4。

【临床表现】

临床表现因动脉导管的粗细、分流量的大小、是否合并其他畸形或疾病、有无发绀而不同。导管口径较细者，临床可无症状，仅在体检时发现心脏杂音。动脉导管粗或肺循环阻力大者分流量大，患儿多表现为体格消瘦、苍白、乏力、多汗、心悸等；体检时胸骨左缘第2肋间可闻及Ⅱ~Ⅳ级粗糙响亮的连续性机器样杂音，以收缩末期最响，晚期可向左锁骨下、颈部和肩部传导，最响处可扪及震颤，肺动脉瓣区第二音亢进。可出现甲床毛细血管搏动、水冲脉、脉压增宽及股动脉枪击音等周围血管征。有显著肺动脉高压时出现差异性青紫。动脉导管未闭的常见并发症为支气管肺炎、亚急性细菌性心内

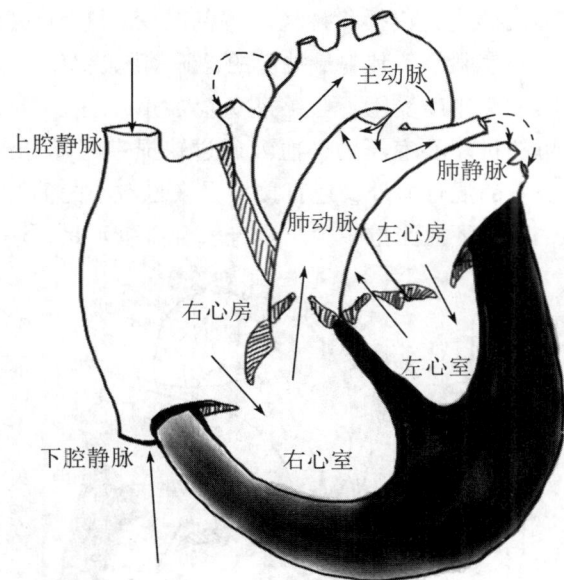

图 7-4　动脉导管未闭示意图

膜炎，分流量大者左心肥厚、扩大，最终可导致充血性心力衰竭。

【辅助检查】

1. 心电图　可以正常或有不同程度的左心室肥大或双室大。

2. X 线检查　肺血增多，分流量大者可见左心室、左心房增大；合并肺动脉高压者，右心室也增大。主动脉弓影增大，根据这一点可与房间隔缺损和室间隔缺损加以鉴别。肺动脉段凸出，肺野充血，肺门血管影增粗。

3. 超声心动图　彩色多普勒血流成像可直接观察到血液分流的位置、方向和大小。

4. 心导管检查　肺动脉血氧含量高于右心室；部分病例导管可通过未闭的动脉导管从肺动脉插入降主动脉。

【治疗要点】

动脉导管未闭可以单独存在，也可以与其他疾病和先心病同时存在，若不治疗可以引起充血性心力衰竭、反复呼吸道感染、生长发育落后、肺动脉高压。目前临床治疗动脉导管未闭的经验较为成熟，包括手术、导管介入、胸腔镜、药物等，治疗效果良好。

手术结扎或截断导管即可治愈该病，简单、安全，经验成熟，但损伤较大，宜于学龄前期施行。必要时任何年龄均可手术。非开胸手术治疗可选择介入导管以塑料塞子或微型弹簧伞堵闭，损伤小，安全，但费用较高。新生儿、早产儿可试用吲哚美辛或阿司匹林口服促使动脉导管关闭。

手术和介入治疗效果好，动脉导管瘤预后差。

四、法洛四联症

【疾病概述】

法洛四联症（tetralogy of Fallot，TOF）是存活婴儿中最常见的青紫型先天性心脏病，其发病率占先天性心脏病总数的 10%。是一组先天性心血管的复合畸形，由于胎儿期心室漏斗部间隔发育旋转不良形成，包括 4 种病理解剖改变：①肺动脉狭窄；②室间隔缺损；③主动脉骑跨；④右心室肥厚。其中最关键的是肺动脉狭窄。见图 7 - 5。

由于肺动脉狭窄，右心室排出受阻，收缩期负荷加重，右心室代偿性肥厚，右心室压力升高，狭窄严重时可超过左心室压力，血液通过缺损室间隔分流至左心室，骑跨的主动脉除了接受来自左心室的混合血外，还直接接受来自右心的静脉血，临床表现青紫。同时体循环血流量增加，肺循环血流量减少，全身氧合血量不足，进一步加重青紫。

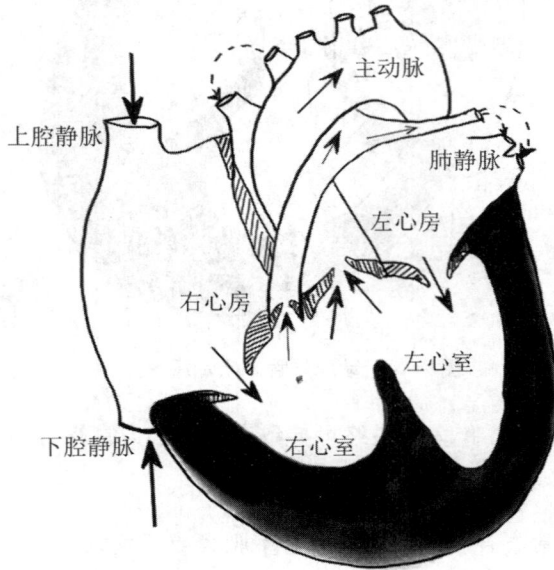

图 7 - 5　法洛四联症示意图

【临床表现】

1. 青紫　青紫是该病最主要的表现，多为全身性、进行性加重，以唇、指（趾）甲、耳垂、鼻尖等毛细血管丰富的浅表部位发绀最明显，多数患儿在出生时青紫不明显，出生后 3 ~ 6 个月逐渐出现，活动耐力差，稍活动即呼吸困难，青紫加重。肺动脉严重狭窄者在新生儿期即可出现明显的青紫。

2. 脑缺氧症状　患儿在吃奶、哭闹、排便或惊恐时，交感神经兴奋性增强，使右心室流出道肌肉痉挛，引起一过性肺动脉梗阻，导致脑缺氧加重出现阵发性呼吸困难，发绀加重，突然昏迷或抽搐，甚至猝死。20% ~ 70% 的法洛四联症患儿有缺氧发作史。年长儿常诉头痛、头昏。

3. 蹲踞症状　患儿因机体缺氧，活动耐力差，当长时间站立或活动后会主动蹲下休息片刻。这是因为下蹲时，下肢屈曲受压，体循环阻力增加，减少右向左分流量，增加肺循环血量，同时下肢屈曲时静脉回心血量减少，减轻心脏负荷，使缺氧症状暂时得以缓解。

查体：多数患儿生长发育落后，发绀持续 6 个月以上者，由于长期缺氧，指（趾）端毛细血管增生与扩张，局部软组织及骨组织增生肥大引起杵状指（趾），甲床发绀明显。胸骨左缘第 2 ~ 4 肋间可闻及 Ⅱ ~ Ⅲ 级收缩期粗糙的喷射性杂音，向心尖区及左锁骨下传导，多可触及收缩期震颤。肺动脉瓣区第二音减弱或消失。

法洛四联症常见的并发症：因缺氧易引起脑血栓，若为感染性血栓，则易形成脑脓肿。也可合并感染性心内膜炎。

【辅助检查】

1. 血常规　红细胞计数和血红蛋白量增加。

2. 心电图　电轴右偏，右心室肥厚，右心房肥大。

3. X线检查　典型"靴型心"，右心室增大，心尖圆钝上翘，肺动脉段凹陷或平直，主动脉影增宽，肺门血管影减少，肺野清晰。

4. 超声心动图　主动脉内径增宽，根部前移，骑跨于室间隔之上。肺动脉发育不良，可累及肺动脉瓣，右心室流出道肌束增生肥厚导致流出道狭窄。彩色多普勒血流成像可见右心室直接将血液注入骑跨的主动脉内。

5. 心导管造影检查　导管可自右心室直接插入主动脉和左心室，但不易进入肺动脉。主动脉血氧饱和度降低。造影可以直观了解肺血管发育情况，为手术选择提供参考。

【治疗要点】

法洛四联症患儿都需要手术治疗，自然转归概率很低，尤其青紫严重，缺氧发作频繁的患儿应尽早手术，婴儿期即可行根治手术。症状较轻的患儿应于2岁内手术根治。

1. 内科疗法　主要是急症处理脑缺氧发作，即解除右心室流出道肌肉痉挛。轻者取膝胸卧位即可缓解，重者需静脉注射普萘洛尔0.1 mg/kg或皮下注射吗啡0.1～0.2 mg/kg，并及时给予吸氧和纠正代谢性酸中毒。从新生儿期开始用前列腺素以维持动脉导管的开放。

2. 手术疗法　低温体外循环下手术解除右心流出道狭窄，修补室间隔缺损。肺血管发育极差的患儿先行姑息手术，增加肺循环血量，促进肺血管发育，改善青紫发绀。

知识拓展

先天性心脏病的导管介入治疗

心导管的介入技术是治疗先天性心脏病的一种重要手段。介入性心导管术是通过非开胸途径，将特种的导管及装置由外周血管插入，到达所需治疗的心血管腔内，以代替外科手术治疗的技术，经皮股静脉或股动脉穿刺介入是最常用的途径。介入治疗方法包括：球囊房间隔造口术及房间隔切开术、经皮腔内球囊肺动脉瓣成形术等。这些治疗可以使狭小的部位变宽、关闭的结构开放。除以上方法之外，还有介入封堵术，是用封堵装置使本来开放的结构关闭，可治疗房间隔缺损、室间隔缺损、动脉导管未闭和侧支血管等。

【护理评估】

1. 健康史　评估家庭遗传病史，尤其是母亲在妊娠早期是否患过病毒感染性疾病、是否应用过某些药物、接触过大剂量的放射线；母亲是否患有代谢性疾病及引起宫内缺氧的慢性疾病，其家族中是否有心脏病患者；详细询问患儿青紫的出现时间，有无喂养困难、声音嘶哑、反复呼吸道感染，是否喜欢蹲踞姿势，有无阵发性呼吸困难或突然昏厥发作。

2. 身体状况　评估患儿的生命体征有无异常；评估患儿有无生长发育落后、喂养困难、咳嗽、气促、乏力、多汗等症状；检查患儿有无心前区隆起、心尖搏动弥散、震颤、心脏杂音、肺动脉瓣区第二音有无亢进或减弱及分裂，有无杵状指（趾）及周围血管征；检查有无青紫及其范围和程度等。

3. 心理 – 社会状况　应注意评估家长及年长患儿对该病知识的了解程度,患儿是否因本病使其活动、学习受到影响而产生抑郁、自卑等心理;家长是否因本病治疗风险大、费用高、预后难以预测等,产生自责、焦虑、恐惧心理;评估患儿家庭的经济状况。

4. 辅助检查

(1) 血液检查:法洛四联症患儿周围血红细胞数增多,血红蛋白量增加,血细胞比容增高。

(2) X线检查:常见先天性心脏病的X线表现见表7-1。

表7-1　常见先天性心脏病的X线表现

		室间隔缺损	房间隔缺损	动脉导管未闭	法洛四联症
		左向右分流(潜伏青紫型)			右向左分流(青紫型)
房室	小型:无明显变化 大型:左、右室增大,左 　　　心房增大		右房、右室大 "梨形心"	左室大 左房可大	右室大 "靴型心"
肺动脉段		凸出	凸出	凸出	凹陷
肺野		充血	充血	充血	清晰
肺门"舞蹈"		有	有	有	无

(3) 心电图检查:小型缺损可无改变,中、大型缺损可表现出心房、心室肥大及心脏传导系统、电轴的异常。

(4) 其他:超声心动图、心血管造影、心导管检查,以确定畸形的部位、性质及进行血流动力学检查。

>**知识拓展**
>
>### 超声心动图检查
>
>　　超声心动图是一种无创伤性检查技术,能为绝大多数的先天性心脏病做出准确的诊断,并为外科手术提供足够的信息,已部分取代了心脏导管及造影术,而且能在胎儿期做出部分先天性心脏病的诊断。有以下几种:①M型超声心动图:能显示心脏各层结构,特别是瓣膜的活动,常用于测量心腔、血管内径。②二维超声心动图:可实时地显示心脏和大血管各解剖结构的活动情况,以及它们的空间毗邻关系。③多普勒超声:可以检测血液的方向及速度,用于评估瓣膜、血管的狭窄程度,估算血液分流量及肺动脉压力,评价心功能等。④三维超声心动图:成像直观、立体感强、易于识别,还可对图像进行任意切割,充分显示感兴趣区,为外科医师模拟手术进程与切口途径选择提供丰富的信息。

案例分析

　　患儿,女,6岁,因气促、乏力5年,加重5天入院。患儿出生后较同龄儿少动,稍活动后便气促、乏力,停止活动休息后可缓解。随着年龄增长症状愈发明显,5天前活动后病情突然加重,面色苍白、四肢乏力、多汗、口唇青紫。体格检查:神志清、消瘦,面色苍白,口唇青紫,杵状指,甲床发绀,听诊双肺呼吸音清晰,心界扩大,胸骨左缘第2~4肋间有喷射性收缩期杂音,肺动脉第二音减弱。心电图:右心室高电压。胸部X线片:心影增大,心尖圆钝上翘,肺动脉段凹陷,呈"靴型"心,肺门血管影减少,肺

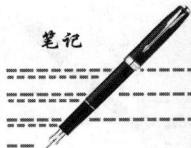

野清晰。

护理任务：

（1）该患儿存在哪些护理问题？

（2）应该采取哪些护理措施？

【护理诊断】

1. 活动无耐力　与体循环供血不足或缺氧有关。

2. 营养失调，低于机体需要量　与体循环供血不足、组织缺氧及喂养困难有关。

3. 有感染的危险　与肺循环充血及心脏畸形易致心内膜损伤有关。

4. 潜在并发症　心力衰竭、脑栓塞、感染性心内膜炎。

5. 焦虑　与对手术的担忧和疾病的威胁有关。

【护理目标】

（1）患儿活动耐力逐渐增强，活动后气促与疲乏得到改善，满足基本生活需求。

（2）患儿住院期间获得足够的营养，体重逐渐接近正常。

（3）患儿住院期间未发生感染，或虽发生感染，但被及时发现与控制。

（4）患儿住院期间未发生并发症，或虽发生但被及时发现与处理。

（5）家长及年长患儿的焦虑情绪逐渐消除，端正对疾病预后的态度，积极配合检查及治疗。

【护理措施】

1. 一般护理

（1）舒适的环境：病室要阳光充足，空气清新，安静整洁，温度、湿度适宜。

（2）营养与喂养：供给患儿足够的热量、蛋白质、各种维生素、铁、钾；饮食要清淡，容易消化吸收，少量多餐，勿食过饱，勿吃刺激性食物，钠盐应适当限制，要供给一定量的粗纤维食物。人工喂养的婴儿，奶嘴孔的大小要合适，以免吸吮费力或呛咳、窒息，必要时用滴管哺喂。

（3）建立合理的生活制度：安排患儿作息时间，保证睡眠和休息。根据病情适当限制活动量，以减少心脏负担。适度的户外活动是有益的，但要禁止剧烈活动；诊疗护理操作要集中进行，尽量减少患儿哭闹及情绪激动。

（4）预防感染：患儿心功能正常且机体健康时，可以进行预防接种，预防各种传染病。对患儿实行保护性隔离，病室要定期消毒，严格探视制度，勿与感染性疾病患儿同住一室，避免医院内感染；随气温的变化，根据患儿的体质及时增减衣被，防止受凉感冒，预防肺炎的发生；患儿接受任何手术，均应遵医嘱给予足量抗生素，预防感染性心内膜炎。

2. 症状护理

（1）预防心力衰竭、脑缺氧发作和脑血栓：对左向右分流型先天性心脏病患儿，应记录24小时出入量，需静脉输液者，应严格控制输液量与速度。避免剧烈哭闹与情绪激动；保持大便通畅，如有2日未排大便者，应予开塞露通便；对法洛四联症患儿应供给充足的液体，必要时可静脉输液，以预防脑血栓。

（2）脑缺氧发作时的处理：法洛四联症患儿发生脑缺氧发作时，应立即将患儿置于胸膝卧位，及时清除呼吸道分泌物，并给予氧气吸入，同时立即报告医生，配合医生做好抢救工作。

（3）发现和处理并发症：观察和记录体温、脉搏、呼吸、青紫等的变化，检查有无肝脾肿大、颈静脉怒张、下肢水肿、有无栓塞；听诊肺部有无湿性啰音等。发现异常变化，立即报告医生，积极配合处理。

3. 心理护理　关心爱护患儿，建立良好的护患关系，耐心地向家长及年长患儿介绍近年来先天性心脏病诊疗技术的进展，消除患儿及家长的紧张和焦虑情绪，取得他们的理解和配合。

【健康指导】

1. 向患儿及家长介绍本病的基本知识、关心爱护患儿，建立良好护患关系，消除紧张心理，取得他们的理解和配合，树立信心。

2. 指导家长掌握先天性心脏病的日常护理，根据病情建立合理的生活制度，保证充足营养，遵医嘱合理用药，预防感染和其他并发症。

3. 术前定期到医院复查，调整心功能到最佳状态，使患儿能安全到达手术年龄，平安度过手术关。

知识拓展

先天性心脏病儿童疫苗接种

可以接种：①生长发育良好，无临床症状，心功能无异常，如左心室射血分数（LVEF）≥60%。②先心病患儿介入治疗术后，复查心功能无异常。③先心病患儿外科术后3个月，复查心功能无异常。

暂缓接种：①伴有心功能不全、严重肺动脉高压等并发症的先心病患儿。②复杂发绀（紫绀）型先心病患儿，需要多次住院手术者。③需要专科评估的其他情形，如免疫缺陷、感染、严重营养不良、免疫抑制剂使用等的先心病患儿。

《特殊健康状态儿童预防接种专家共识》2018. 国家疾病预防控制中心

任务二　充血性心力衰竭患儿的护理

【疾病概述】

充血性心力衰竭简称心衰，是多种原因导致的心脏结构和（或）功能的异常改变，使心室收缩和（或）舒张功能发生障碍，心输出量不能满足机体的需求，同时引起神经内分泌调节障碍，对心脏及全身各器官造成影响的一组复杂临床综合征。心衰是儿童常见的急危重症之一，病因呈高度异质性，可为先天性或获得性，不同年龄段的病因亦不相同，心肌炎、心肌病、严重心律失常和代谢性疾病等在任何年龄段均可能导致心衰。儿童心力衰竭1岁以内发病率最高，其中先天性心脏病引起者最为多见，重症肺炎及毛细支气管炎并发的也较为常见。感染、运动、贫血、电解质紊乱和酸中毒等是诱发心衰的常见因素。

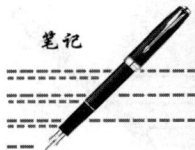

【病因与发病机制】

（一）病因

1. 心室功能不良

（1）心源性疾病或因素：①心肌病（扩张型心肌病、肥厚型心肌病、心内膜弹力纤维增生症、代谢性心肌病等）。②心肌损伤（感染性疾病、风湿性疾病）。③心肌缺血或梗死（伴冠状动脉瘤的川崎病、冠状动脉炎等）。④心律失常（完全性心脏传导阻滞伴心动过缓、完全性左束支传导阻滞、室上性心动过速、室性心动过速）。⑤先天性心脏病（伴心室功能不良的复杂先心病及其术后）。⑥药物、毒物或放射线暴露（抗肿瘤药、抗精神病药物、重金属中毒、药物滥用、放射性损伤）。

（2）非心源性疾病或因素：脓毒症、肾衰竭、呼吸系统异常、营养性疾病、应激因素。

2. 非心室收缩功能不良

（1）容量超负荷：①左向右分流先心病（室间隔缺损、动脉导管未闭、房室间隔缺损等）。②瓣膜功能不良（主动脉瓣反流、二尖瓣反流、肺动脉瓣反流、三尖瓣反流）。③非心源性（容量过剩、动静脉瘘、慢性贫血、甲状腺功能亢进）。

（2）压力超负荷：①左心系统（主动脉狭窄、主动脉缩窄、体循环高血压）。②右心系统（肺动脉狭窄、肺高血压）。

（3）机械性因素：心脏压塞、心脏肿瘤、缩窄性心包炎、心包囊肿、心包憩室、先天性心包缺如。

（二）发病机制

上述各种致病因素通过损害心肌、增加心室前后负荷、心室充盈不足或高排血量等，使心肌收缩和（或）舒张功能发生障碍，引起心力衰竭，导致机体静脉系统淤血，动脉系统则供血不足，使组织缺血、缺氧，交感神经兴奋，出现一系列临床症状和体征。组织缺氧，使肾血管收缩，肾血流量减少，引起肾素和醛固酮分泌增多，导致钠水潴留、血容量增加，使心力衰竭加重，形成恶性循环。

【临床表现】

儿童心衰症状有鲜明的年龄特点，婴幼儿心衰以呼吸困难、多汗、烦躁、喂养困难及生长发育落后为主要表现；而儿童及青少年心衰则以运动后气促、乏力、纳差和腹痛为主。生长发育落后是儿童慢性心衰特有的表现之一。

1. 心脏功能障碍　心脏扩大、心动过速、第一心音低钝，重者可出现舒张期奔马律；还可表现为外周灌注不良、血压低、脉压窄、尿量减少，表现为精神萎靡、乏力、多汗、心慌、气短、食欲减退和青紫等症状。

2. 肺循环淤血表现　由左心衰竭引起。患儿呼吸急促，重者有呼吸困难与发绀，咯泡沫血痰，新生儿与小婴儿多表现为吸乳时气急加重、吸奶中断。肺部听诊可闻及湿啰音及哮鸣音。

3. 体循环淤血　由右心衰竭引起。患儿肝脏肿大伴触痛（短时间内进行性肿大更有意义），颈静脉怒张，肝颈静脉回流征阳性。婴儿可见头皮静脉怒张表现。水肿可表现为短期体重增长较快，年长儿为双下肢水肿，婴儿常为全身性水肿，以眼睑与骶尾部为著，极少表现为周围凹陷性水肿。

4. 婴幼儿心力衰竭的特点　常急骤发生，多为左、右心力衰竭同时或相继发生；颈静脉怒张多不显现，水肿多不明显而体重却迅速增加。可有以下 4 个表现：①突发呼吸困难。②心率显著增快。③肝脏急剧肿大。④突发烦躁不安、面色苍白或发灰、呻吟、要竖抱，须伏在成人肩上才稍能安睡。

【诊断】

（1）安静时心率显著增快，婴儿 >180 次/分，幼儿 >160 次/分，不能用发热和缺氧解释者。

（2）呼吸困难及发绀突然加重，安静时呼吸，婴儿 >60 次/分，幼儿 >40 次/分。

（3）肝脏肿大，超过肋缘下 3 cm 以上，或肝脏在短期内较前肿大，不能以横膈下移等原因解释者。

（4）心音明显低钝或出现奔马律。

（5）突然烦躁不安，面色苍白或发灰，不能用原有疾病解释者。

（6）少尿或下肢水肿，除外其他原因造成者。其中前 4 项为主要临床诊断依据。

【辅助检查】

血常规、动脉血气、电解质、肝肾功能、血糖、血乳酸、甲状腺激素水平、血清铁及铁蛋白为心衰初诊时的常规检查项目。特异性检查包括：

1. B 型利钠肽（B – type natriuretic peptide，BNP）或 N 末端 B 型利钠肽前体（NT – proBNP）　是重要的心衰标志物，有助于心衰的诊断与鉴别诊断以及心衰严重程度、疗效和预后的评估；肌钙蛋白用于急性心衰的病因诊断和预后评估；肌酸激酶同工酶 MB 为心肌酶指标，对心衰病因诊断有参考意义。

2. 12 导联心电图　有助于心衰的病因诊断、预后评估及药物监测。怀疑存在心律失常、心肌缺血或心肌病随诊时，应行 24 小时动态心电图检查。

3. X 线胸片　有助于心脏大小形态及肺充血情况的评估，并鉴别肺部疾病或其他引起呼吸困难的疾病。

4. 超声心动图　是评估心脏结构和功能的首选方法。射血分数（ejection fraction，EF）是反映心室收缩功能的常用指标。斑点追踪技术、三维或四维超声亦可用于心室功能的测定。超声心动图的动态监测是心衰治疗效果及预后的主要评估方法。

5. 特殊检查

（1）心脏功能磁共振成像（cardiac magnetic resonance，CMR）能提供准确的心脏解剖与功能信息，可用于心室的容量与质量、收缩与舒张功能、局部心肌功能、心肌缺血及组织特性的评估。

（2）心导管检查可精确测量心腔内压力和容积，定性和定量评估左、右心室的收缩和舒张功能。

（3）代谢筛查有助于病因诊断和制定针对性治疗方案，对疑诊遗传代谢病的心衰患儿，应行代谢筛查。

（4）基因检测有助于病因诊断和指导再生育的遗传咨询。对疑诊遗传性心脏病患儿或病因不明的心衰患儿，应行基因检测。

【治疗要点】

主要是去除病因，治疗原发病，增强心功能。

1. 一般治疗　限制活动调整体位，均衡饮食，保证患儿的休息和睡眠，限制钠和水的摄入量，必要时应用镇静剂、给予吸氧。

2. **急性心衰治疗**　治疗目标是稳定血流动力学状态，维护脏器血流灌注和功能。治疗原则为减轻心脏前后负荷，改善心脏收缩和舒张功能，积极治疗诱因和病因。治疗方案以限制入量、利尿、正性肌力药及扩张容量血管为主（图7-6）。

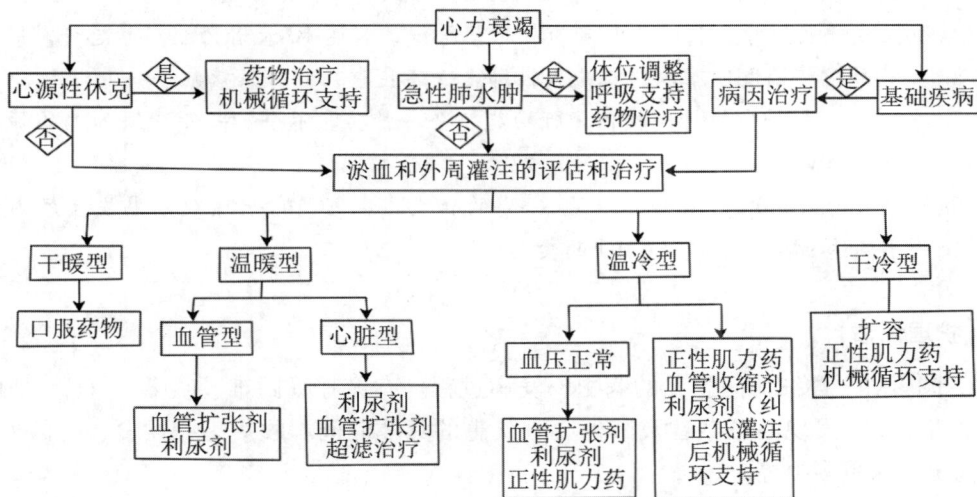

图7-6　急性心力衰竭患儿处理流程

3. **正性肌力药应用**　包括β肾上腺素能受体激动剂、磷酸二酯酶抑制剂和洋地黄制剂等。①β肾上腺素能受体激动剂主要有多巴胺、多巴酚丁胺，可增强心肌收缩力和舒张血管，快速起效而作用时间短，为急性心衰的一线抢救药物。肾上腺素和去甲肾上腺素对外周动脉有显著缩血管作用，可用于难治性低血压和器官低灌注。②磷酸二酯酶抑制剂通过抑制磷酸酯酶产生强心和舒张血管作用，主要药物为米力农。③洋地黄制剂能增强心肌的收缩力，减慢心率，从而增加心搏出量，改善体、肺循环，常用药物为地高辛和西地兰。室上性心动过速或房性心动过速、心房颤动伴快速心室率者合并急性心衰时推荐"洋地黄化"，但暴发性心肌炎、严重心肌缺血或缺氧所致心衰以及合并室性心律失常、完全性房室传导阻滞等使用洋地黄应慎重，以防发生洋地黄中毒或诱发新的致命性心律失常。

4. **利尿剂的应用**　利尿剂能使水、钠潴留排除，减轻心脏负荷。急性心衰或肺水肿者选用快速强效的呋塞米或依他尼酸，不可过量，以防低钠、低钾、低血压的发生。慢性心力衰竭则采用间歇疗法联合应用噻嗪类与保钾利尿剂。

5. **血管扩张剂的应用**　目的是扩张小动脉，以减轻心脏的后负荷，扩张静脉以减轻心脏的前负荷，从而改善心功能。常用的药物有卡托普利、硝普钠、酚妥拉明等。

6. **心肌能量代谢药应用**　用于改善心肌细胞能量代谢，常用药物有磷酸肌酸钠、果糖-1，6-二磷酸和左卡尼汀等。

7. **非药物治疗**　超滤治疗主要用于临床出现严重肺水肿、严重外周组织水肿、严重电解质紊乱和肾功能进行性下降的急性心衰患儿。主动脉内球囊反搏、左心室辅助装置、体外膜氧合器（extracorporeal membrane oxygenator，ECMO）等主要用于经药物治疗后心衰仍难以控制者。ECMO是儿童短期机械循环支持的首选，作为急性危重期向恢复期、接受外科手术或心脏移植和延缓决策时间的过渡。

知识拓展

ECMO 的禁忌证

1. 出血　ECMO 时需肝素化，加上运转过程中凝血因子被消耗，所以对于出血的或有出血倾向的患儿是危险的。

2. 时间　长时间的人工呼吸可导致肺组织纤维化和严重的气压伤等不可逆改变，所以单纯机械呼吸治疗已长达 7 天者为相对禁忌证，长达 10 天者为绝对禁忌证。

3. 先天缺陷　ECMO 难以纠正先天性肺发育不良患儿的呼吸病症。

4. 合并症　合并中枢神经损伤、肝功能不全、肾功能不全、一侧肾缺如、马蹄肾等均不宜行 ECMO。

5. 体重小于 2000 g，或胎龄不足 32 周的新生儿在 ECMO 肝素化后易发生颅内出血，死亡率高达 94%，也是 ECMO 的禁忌证。

【护理评估】

1. 健康史　详细询问患儿的病史、发病过程。有无呼吸困难、咳嗽、气喘、胸闷、浮肿及青紫史，发现心脏杂音及其他心脏疾患的具体时间。收集患儿饮食、生活方式，活动情况，尿量多少等。

2. 身体状况　检查患儿精神状态，测量呼吸、脉搏及血压，观察患儿四肢末梢循环情况。记录心音、心率及心律的变化，呼吸形式及节律，肝脏大小，有无水肿及腹水。还应注意评估患儿心功能状态。

3. 心理－社会状况　评估家长对本病的认识程度、预后与护理常识的了解情况。是否有焦虑和恐惧，家庭经济条件如何。

4. 辅助检查　及时了解患儿胸片、心电图及超声心动图检查结果，有无心影扩大，肺纹理增多，心室、心房扩大，心室收缩期时间间期延长等，判断心功能情况。

知识拓展

儿童心功能状态评价

Ⅰ级：仅有心脏病体征，无症状，活动不受限，心功能代偿。

Ⅱ级：活动量较大时出现症状，活动轻度受限。

Ⅲ级：活动稍多即出现症状，活动明显受限。

Ⅳ级：不能参加任何体育性活动。休息时也有心力衰竭症状，并于活动后加重，存在继发性生长障碍。

【护理诊断】

1. 心排血量减少　与心肌收缩力下降有关。

2. 体液过多　与心排血量下降、静脉回流受阻，体内水钠潴留有关。

3. 气体交换受损　与肺淤血、肺水肿有关。

4. 活动无耐力　与组织灌注不良和循环淤血致缺氧有关。

5. 潜在并发症　肺水肿、洋地黄中毒等。

【护理目标】

（1）患儿心肌功能逐渐恢复，心排出量增加。

（2）患儿心排出量增加，静脉回流通畅，水肿消退。

（3）患儿肺淤血、肺水肿消除，呼吸道通畅。

（4）患儿能进行适当的活动，满足基本生活需要，学会适量活动。

（5）患儿不发生并发症或发生时能被及时发现并得到及时处理。

【护理措施】

（一）减轻心脏负担

1. 休息与卧位　休息是减轻心脏负荷的主要方法。患儿应卧床休息，病室安静舒适，空气清新，温度、湿度适宜。尽量避免患儿哭闹、烦躁不安、情绪激动，必要时遵医嘱用适量镇静剂。体位宜取半坐位，双腿下垂，减少回心血量，从而减轻心脏负荷。诊疗护理操作集中迅速完成，避免对患儿不必要的扰动，避免患儿过多活动而劳累。

2. 合理喂养　轻者给予低盐饮食，钠盐摄入量每日不超过 0.5~1 g，重症者给无盐饮食。宜少量多餐，避免过饱。婴儿喂奶所用乳头孔稍大，以免吸吮费力，但须防止呛咳；喂养困难者可用滴管喂，必要时可用鼻饲。

3. 保持大便通畅　鼓励患儿多食蔬菜、水果，必要时给予开塞露通便，避免用力排便。

4. 控制液体入量　尽量减少静脉输液或输血，输液速度宜慢，以每小时 <5 ml/kg 为宜。

5. 遵医嘱使用洋地黄制剂、利尿剂及血管扩张剂。

（二）吸氧

呼吸困难、发绀、低氧血症者给予吸氧。急性肺水肿的患儿吸氧时，湿化瓶内放入 20%~30% 乙醇，间歇吸入，每次 10~20 分钟，间隔 15~30 分钟可重复 1~2 次。

（三）密切观察病情

密切观察生命体征变化，定时测量呼吸、血压、脉搏，注意心律、心率的变化，必要时进行心电监护，化验血清钠、钾、氯及检测血气分析。病情变化及时与医生联系，防止继发感染，处理并发症。

（四）用药护理

1. 应用洋地黄制剂　应注意给药方法、剂量、密切观察有无洋地黄中毒的症状。①用药前了解患儿在 2~3 周内的洋地黄使用情况，以防药物过量引起中毒。②每次用药前测量患儿脉搏，必要时听心率。婴儿脉率 <90 次/分，年长儿 <70 次/分，应暂停用药并报告医生。③用药时静脉注射速度要慢（不能少于 5 分钟），不能与其他药物混合注射，以免发生药物间的相互作用。若患儿服药后呕吐，应与医生联系决定是否补服或用其他途径给药。钙剂与洋地黄制剂有协同作用，应避免同时使用。④用药期间观察毒副作用。儿童洋地黄中毒最常见的表现是心律失常，如房室传导阻滞、期前收缩、阵发性心动过速、心动过缓；其次是胃肠道反应，有食欲减退、恶心、呕吐等。一旦出现中毒表现应立即停药，并报告医生，同时备好钾盐、利多卡因等药物，积极配合救治。

2. 应用利尿剂的护理　根据利尿剂的作用时间安排用药，尽量在早晨及上午给药，以免夜间多次排尿而影响休息。观察水肿体征的变化，每日测量体重，记录入量，长期应用者注意心音、心律及电解质变化。用药期间鼓励患儿多食含钾丰富的食物，如牛奶、柑橘、菠菜、豆类等，以免出现低钾血症，而增加洋地黄的毒性反应，同时注意观察低血钾表现，如四肢软弱无力、心音低钝、腹胀等。

3. 应用血管扩张剂　应用血管扩张剂治疗顽固性心衰有一定疗效。小动脉和静脉的扩张可使心脏前后负荷降低，从而可增加心搏出量，使心室充盈量下降，肺部充血的症状也可得到缓解。常用的药物有卡托普利、硝普钠、酚妥拉明等。必须密切观察心率和血压的变化，避免血压过度下降。给药时要避免药液外渗，以防局部组织坏死。硝普钠的使用和保存应避光，药液需现配现用。

【健康指导】

向患儿和家长介绍心衰的有关知识、诱发因素及防治措施，指导家长根据病情制订合理的生活休息制度和饮食方案，避免不良刺激和过度活动，加强营养，防止受凉感冒。教会年长儿自我监测脉搏的方法，使患儿和家长了解所用药物的名称、剂量、给药时间、方法及常见不良反应。为家长提供急救中心及医院急诊室电话，以便紧急时使用。

任务三　心跳呼吸骤停患儿的护理

【疾病概述】

心跳骤停是指心脏射血功能突然停止。儿童心跳呼吸骤停是最危急的危重症，表现为心跳、呼吸突然停止，意识消失或抽搐，脉搏消失，血压测不出。若不及时而正确地抢救，患儿很快会因严重缺氧致死。对心跳呼吸骤停采取的急救措施称为心肺复苏（cardiopulmonary resuscitation，CPR），由于影响儿童脏器功能的慢性病较少见，故心肺复苏的成功率较成人高。

【病因及发病机制】

心跳呼吸骤停首先导致机体缺氧，无氧糖酵解增加，引起代谢性酸中毒，加重心肌损伤，造成心律失常，导致心脏停搏。同时，脑组织对缺氧十分敏感，一旦呼吸、心跳停止，脑血流中断，即出现昏迷，2~4分钟后可造成脑细胞不可逆损害，6~8分钟可致脑细胞死亡。心跳、呼吸骤停数分钟后，体内即出现 CO_2 潴留，导致呼吸性酸中毒，进行性抑制窦房结功能和心肌收缩力，同时引起脑血管扩张和脑水肿，加重脑损伤。常见的病因如下：

1. 神经系统疾病　颅内出血、颅内肿瘤、严重颅脑损伤、癫痫持续状态、感染性多发性神经根炎。

2. 感染性疾病　重症肺炎、中毒性菌痢、颅内感染、败血症、感染性休克等。

3. 呼吸道疾病　各种原因所致窒息或呼吸衰竭，如喉水肿、喉痉挛、气管异物，痰液堵塞、哮喘持续状态、胸腔积液、气胸、血胸等。

4. 循环系统疾病　先天性心脏病、心肌炎、严重心律失常、心源性休克、心脏压塞等。

5. 水、电解质平衡紊乱　严重脱水、酸中毒、高钾或低钾血症、低钙血症等。

6. 中毒或意外伤害　溺水、触电、严重创伤、烧伤、交通事故、药物或食物过敏、中毒等。

7. 其他　手术或麻醉意外、婴儿猝死综合征等。

知识拓展

脑死亡

　　脑死亡是脑细胞广泛、永久地丧失了功能，范围涉及大脑、中脑、小脑、脑桥及延髓。脑死亡可分为原发性脑死亡和继发性脑死亡，原发性脑死亡是由原发性脑疾病或损伤引起；继发性脑死亡是由心、肺等脑外器官的原发性疾病或损伤致脑缺氧或代谢障碍所致。

【临床表现】

1. 患儿突然意识丧失或伴有短暂抽搐。

2. 心音消失或减弱。

3. 脉搏摸不到，血压测不出。

4. 呼吸停止，或呈叹息样后即停止。胸部无起伏，鼻孔无气流通过。

5. 瞳孔散大，固定。

6. 面色苍白兼有发绀。

【辅助检查】

根据病情需行心电图检查。

【治疗要点】

　　现场抢救是重要的一环。抢救的目的是尽快恢复气体交换和重建循环。抢救措施归纳为 A、B、C、D、E、F 六点：A（airway）：通畅呼吸道；B（breathing）：人工呼吸；C（circulation）：胸外按压，建立人工循环；D（drugs）：复苏药物应用；E（ECG）：心电图监护；F（defibrillation）：消除心室纤颤。详述如下。

　　1. 心肺复苏

　　（1）建立通畅呼吸道（A）：首先清除口、鼻、咽腔和气管内分泌物，使患儿去枕仰卧位，肩背部稍垫高，使头颈伸展，用托下颌法或仰头抬颏法避免舌根后坠以开放呼吸道。

　　（2）人工呼吸（B）：呼吸道通畅后若仍无自主呼吸时应立即进行口对口人工呼吸。操作时，一手将患儿下颌向前上方托起，另一手捏住其鼻孔，对准患儿口内吹气，直到患儿胸部稍膨起，停止吹气，放松鼻孔，使肺部气体排出。若患儿为 1 岁以下婴儿，可用口对患儿口鼻吹气。吹气与排气的时间之比应为 1:2。呼吸频率儿童为 20~24 次/分，婴幼儿为 30~40 次/分。应避免过度通气。如有可能，尽快做气管插管。气管插管，加压给氧，插管后接呼吸机，有利于加压给氧和辅助通气。

　　（3）胸外按压和建立人工循环（C）：将患儿平卧于硬板上，抢救者以手掌根部压两乳头连线中点，另一只手压在该手背上，对较小婴儿可用双手环抱患儿胸部，将手掌及第 2 至第 5 指并拢置于背部，双手大拇指重叠放在胸骨下 1/3 处，然后用两手拇指与其余 4 指同时相对按压。为便于记忆，美国心脏协会建议儿童胸外按压深度至少为其胸部前后径的 1/3（婴儿大约为 4 cm，儿童大约为 5 cm），按压频率至少为 100 次/分。每一次按压后让胸廓充分回弹以保障心脏血流的充盈。应保持胸外按压的连续性，尽量减少胸外按压的中断（<10 秒）。

　　心脏复苏成功的标志：①扪到颈、股动脉搏动，测得血压 >60 mmHg（8 kPa）。②听到心音，心律失常转为窦性心律。③瞳孔收缩，对光反射恢复。④口、唇、甲床颜色转红。

（4）药物治疗（D）：遵医嘱用药。常用的药物有肾上腺素、阿托品、碳酸氢钠、葡萄糖酸钙、利多卡因、异丙基肾上腺素、脱水剂等。呼吸兴奋剂应慎用，因大量呼吸兴奋药可加重神经细胞的缺氧损伤。

（5）心电监护（E）：心电监护有利于发现心跳骤停的原因和心律失常的类型，以指导治疗。

（6）除颤（F）：心室颤动可采用胸外直流电除颤。除颤前应保证供氧，纠正酸中毒。

2. 大脑复苏　脑完全缺血超过 4~6 分钟可导致不可逆的损害，故应积极抢救。常用的方法有：氧疗、人工冬眠法、降低颅内压、肾上腺素及肾上腺糖皮质激素的应用、控制过度通气及钙通道阻滞剂的应用等。

【护理评估】

1. 健康史　先进行抢救，心肺复苏后再收集资料，尽快明确引发心跳、呼吸骤停的原因。

2. 身体状况　观察患儿意识、对声音的反应、瞳孔、呼吸运动、皮肤颜色，并同时触诊大动脉以明确有无脉搏，检查血压，以明确是否出现心跳骤停。

3. 心理 - 社会因素　因本病死亡率高，预后较差，应注意评估患儿及家长对本病的了解程度，能否配合医院的治疗和护理要求，减缓其焦虑及恐惧。

4. 辅助检查结果　心电图显示心脏完全停跳，呈一水平直线或仅有 P 波；缓慢而无效的心室波；心室纤颤；室性心动过速。

【护理诊断】

1. 心排出量急剧减少与心跳骤停有关。
2. 组织器官血流灌注不足与心跳骤停有关。
3. 气体交换受损与心跳骤停、肺血循环障碍有关。
4. 潜在并发症为脑死亡、肋骨骨折、心脏破裂、多脏器功能衰竭。
5. 恐惧与家长担心患儿的抢救是否成功有关。

【护理目标】

1. 患儿心跳、呼吸恢复，心排出量逐渐增加。
2. 患儿心跳、呼吸恢复，各组织器官血流正常。
3. 患儿呼吸平稳，发绀逐渐改善。
4. 患儿未发生并发症或者能及时发现并处理。
5. 抢救成功，家长恐惧感减轻。

【护理措施】

心肺复苏仅是抢救心跳、呼吸骤停患儿的第一步，心肺复苏后患儿仍面临多种威胁，如脑缺氧、心律失常、低血压、电解质紊乱及继发性感染等。因此必须有专人护理，严密观察病情变化。

1. 心电监护　注意心率变化及异常波形，防止心脏再次骤停。
2. 呼吸管理　保持呼吸道通畅，必要时做气管插管，使用呼吸机。根据患儿情况及时吸痰，所供氧气要湿化。疑有感染者，应及时送痰菌培养及进行细菌药敏试验。

3. 维持有效循环血量及水、电解质平衡　监测血压、周围循环、血气和电解质。严格记录出入量，保证热量供给，纠正酸中毒、低钾、高钠等。

4. 加强基础护理　保证口腔、皮肤、会阴的清理，防止发生继发性感染。

5. 给予患儿及家庭支持　精心护理患儿，保证患儿的安全和舒适；多与患儿父母交谈，客观准确地介绍病情，聆听其父母的诉求，鼓励患儿父母参与可能的护理活动。

【健康指导】

普及心跳、呼吸骤停的急救知识，解释心跳呼吸骤停的病因、主要表现、抢救及预后。能识别并排除潜在的危险因素。如有异常及时通知医护人员进行抢救。做好患儿家长工作，消除恐惧心理。指导家长在恢复期给患儿加强营养，正确护理，促进患儿恢复。

（赵　洋）

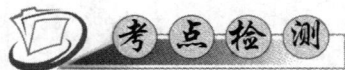

案例分析

患儿，男，5岁。发现心脏杂音4年，婴儿期喂养困难，生长发育落后，哭闹或活动后嘴唇发绀，多次因肺炎住院，病程迁延。患儿G1P1，足月顺产，1分钟Apgar评分10分，出生体重3 kg，母亲否认孕早期疾病感染史及射线接触史。体格检查：消瘦，神志清，全身皮肤未见青紫，心前区隆起，胸骨左缘第3~4肋间可闻及3/6级全收缩期吹风样杂音，向周围广泛传导，第二心音亢进，可扪及震颤，心电图示双室肥厚。

请思考：

(1) 该患儿最可能的诊断是什么？对家长应进行怎样的健康教育？

(2) 该患儿若出现心力衰竭时应如何实施护理？

1. 影响心脏形成的关键时期是胚胎的（　　）

    A. 2 周前   B. 4 周前

    C. 6 周前   D. 8 周前

    E. 4 个月前

2. 一个4岁小儿体检心脏大小，哪一个结果是正常的（　　）

    A. 心尖部在左第4肋间，锁骨中线外2 cm

    B. 心尖部在左第4肋间，锁骨中线外1 cm

    C. 心尖部在左第5肋间，锁骨中线处

    D. 心尖部在左第5肋间，锁骨中线内0.5 cm

    E. 心尖部在左第5肋间，锁骨中线内1 cm

3. 左向右分流型先心病最常见的并发症是（　　）

    A. 支气管肺炎   B. 感染性心内膜炎

    C. 脑栓塞   D. 脑脓肿

    E. 脑膜炎

4. 法洛四联症患儿喜蹲踞主要是因为这能使（　　）

    A. 心脑供血量增加   B. 缓解漏斗部痉挛

    C. 腔静脉回心血量增加   D. 休息、缓解疲劳

E. 增加体循环阻力、减少右向左分流血量

5. 护理青紫型先心病患儿，要注意保证入量防止脱水，其目的是（   ）

　　A. 防止心力衰竭　　　　　　　　B. 防止肾功能衰竭

　　C. 防止休克　　　　　　　　　　D. 防止血栓栓塞

　　E. 防止便秘

6. 法洛四联症患儿突然昏厥抽搐的常见原因是（   ）

　　A. 长期脑缺氧　　　　　　　　　B. 合并脑血栓

　　C. 合并脑脓肿　　　　　　　　　D. 合并脑膜炎

　　E. 肺动脉漏斗部肌肉痉挛

7. 出现以下症状不符合先天性心脏病的是（   ）

　　A. 发育落后、消瘦　　　　　　　B. 反复肺炎

　　C. 持续青紫　　　　　　　　　　D. 嗜睡

　　E. 声音嘶哑

8. 婴儿时期最易出现心力衰竭的是患有（   ）

　　A. 房间隔缺损　　　　　　　　　B. 室间隔缺损

　　C. 法洛四联症　　　　　　　　　D. 急性肾小球肾炎

　　E. 风湿性心脏病

9. 脉压增大伴有毛细血管搏动，提示（   ）

　　A. 室间隔缺损　　　　　　　　　B. 房间隔缺损

　　C. 动脉导管未闭　　　　　　　　D. 法洛四联症

　　E. 肺动脉狭窄

10. 患儿，男，4岁，婴儿期开始发现紫绀，逐渐加重，有昏厥及抽搐史。查体：胸骨左缘第3肋间有Ⅱ级收缩期杂音，P2减弱，有杵状指。最可能的诊断是（   ）

　　A. 房间隔缺损　　　　　　　　　B. 室间隔缺损

　　C. 动脉导管未闭　　　　　　　　D. 法洛四联症

　　E. 肺动脉狭窄

11. 患儿，女，3岁。出生后即发现心脏有杂音，婴儿期喂养困难，易疲乏。经常咳嗽，每年冬天患肺炎。查体：生长发育落后，心前区隆起，心界向左下扩大，心率160次/分，胸骨左缘第3~4肋间有Ⅵ级粗糙收缩期杂音，P2亢进。该患儿最可能的诊断是（   ）

　　A. 房间隔缺损　　　　　　　　　B. 室间隔缺损

　　C. 动脉导管未闭　　　　　　　　D. 法洛四联症

　　E. 肺动脉狭窄

12. 患儿，女，3岁。出生后即发现心脏有杂音，婴儿期喂养困难，易疲乏。经常咳嗽，每年冬天患肺炎。查体：生长发育落后，心前区隆起，心界向左下扩大，心率160次/分，胸骨左缘第3~4肋间有Ⅵ级粗糙收缩期杂音，P2亢进。该患儿最首要的护理诊断是（   ）

　　A. 气体交换受损　　　　　　　　B. 清理呼吸道无效

　　C. 潜在的合并症：心力衰竭　　　D. 活动无耐力

　　E. 营养失调

13. 室间隔缺损 （　　）

    A. 肺血少，肺动脉段突出 　　　　B. 由肺动脉狭窄等 4 种畸形组成

    C. 易合并肺炎和心力衰竭 　　　　D. 易出现心律紊乱

    E. 肺动脉第 2 音固定分裂

14. 病毒性心肌炎 （　　）

    A. 肺血少，肺动脉段突出 　　　　B. 由肺动脉狭窄等四种畸形组成

    C. 易合并肺炎和心力衰竭 　　　　D. 易出现心律紊乱

    E. 肺动脉第 2 音固定分裂

15. 左向右分流先心病的症状不包括 （　　）

    A. 生长发育落后 　　　　　　　　B. 活动耐力差，易疲乏

    C. 肺动脉瓣第二心音亢进 　　　　D. 易反复发生肺部感染

    E. 可有血红蛋白增高和喜欢蹲踞

16. 护理使用洋地黄的患儿时，以下叙述除哪项外都是正确的 （　　）

    A. 每次给药前应数脉搏或听心率

    B. 患儿应单独服用洋地黄，不要与其他药物混合

    C. 如出现心率减慢、肝脏缩小、呼吸改善、尿量增加说明洋地黄有效

    D. 服用洋地黄时应避免使用排钾利尿剂，以免钾低

    E. 如发现心率过缓、心律失常、恶心呕吐、视力模糊、色视、嗜睡、头晕，提示洋地黄中毒的可能，应先停药，报告医生处理

参考答案

1. D　　2. B　　3. A　　4. E　　5. D　　6. E　　7. D　　8. B　　9. C　　10. D

11. B　　12. C　　13. C　　14. D　　15. E　　16. D

项目八　消化系统疾病患儿的护理

识记

1. 复述儿童消化系统解剖生理特点。
2. 说出鹅口疮及疱疹性口炎的病因。
3. 说出定义：婴幼儿腹泻、急性腹泻、迁延性腹泻、慢性腹泻、生理性腹泻。

理解

1. 比较鹅口疮及疱疹性口炎临床异同点。
2. 说明婴幼儿腹泻的病因和发病机制。
3. 比较轻型腹泻与重型腹泻的临床特点。

应用

1. 评估口炎患儿并为其制订护理计划。
2. 评估腹泻患儿并为其制订护理计划。

基础知识

一、儿童消化系统解剖生理特点

儿童处于不断的生长发育时期，营养物质的需要量相对较成人多，消化系统的负担较重，但其功能尚未发育完善，这就形成了儿童生理功能和机体需要补充相适应的矛盾，具体表现在儿童消化系统解剖生理特点（表8-1），而这些特点与消化系统疾病的发生、预后及防治有着密切的关系。掌握这些特点对预防儿童消化道疾病的发生非常有益。

表8-1　儿童消化系统解剖生理特点

口腔	足月新生儿出生时已具有较好的吸吮和吞咽功能，两颊脂肪垫发育良好，有助于吸吮活动，早产儿则吸吮和吞咽功能较差。新生儿及婴幼儿口腔黏膜薄嫩，血管丰富，唾液腺发育不够完善，唾液分泌较少，口腔黏膜干燥，因此易受损伤和发生局部感染；3～4个月时唾液分泌开始增多，由于婴儿口底浅，不能及时吞咽所分泌的全部唾液，因此常发生生理性流涎
食管	新生儿和婴儿的食管呈漏斗状，黏膜纤弱、腺体缺乏弹力组织及肌层发育不完善，食管下段括约肌发育不成熟，故10个月以下小儿常发生胃食管反流

胃	婴儿胃呈水平位,贲门括约肌发育不成熟而幽门括约肌发育良好,吸乳时又常吸入空气,故易发生溢乳和呕吐。胃黏膜有丰富的血管,但腺体和杯状细胞较少,胃酸和各种酶的分泌少且酶活力较低,消化功能差。新生儿胃容量为30～60 ml,1～3个月时为90～150 ml,1岁时为250～300 ml,5岁时为700～850 ml;由于哺乳后不久幽门即开放,胃内容物即可陆续进入十二指肠,故实际胃容量不受上述容量限制。胃排空时间因食物种类不同而异,水的排空时间为1.5～2小时,母乳为2～3小时,牛乳为3～4小时;早产儿胃排空更慢,易发生胃潴留
肠	儿童肠道相对较成人长,一般为身长的5～7倍,或为坐高的10倍。肠黏膜血管丰富,分泌面积及吸收面积较大,有利于消化吸收,但肠壁薄,通透性高,屏障功能差,肠内毒素、消化不全产物和过敏原等可经肠黏膜进入体内,易发生全身感染和变态反应性疾病。婴幼儿肠黏膜肌层发育差,肠系膜柔软而且相对较长,升结肠与后壁固定差,肠活动度大,易发生肠套叠和肠扭转。由于婴幼儿大脑皮质功能发育不完善,进食时常引起胃－结肠反射,产生便意,所以大便次数多于成人
肝	儿童年龄越小,肝脏相对越大,婴幼儿正常肝脏可在右肋下1～2cm处触及,6岁后肋下触不到。婴儿肝脏结缔组织发育较差,肝细胞再生能力强,不易发生肝硬化,但肝细胞发育尚未完善,肝功能亦不成熟,解毒能力差,在感染、缺氧、中毒等情况下易使肝细胞发生肿胀、变性而肿大,影响其正常生理功能。婴儿期胆汁分泌较少,对脂肪的消化和吸收功能较差
胰腺	出生时胰液分泌量少,3～4个月时胰腺发育较快,胰液分泌量随之增多,并随年龄增长而增加,至成人每日可分泌1～2 L。婴幼儿时期胰液及其消化酶的分泌极易受炎热天气和疾病的影响而受抑制,容易发生消化不良;新生儿和小婴儿胰蛋白酶和胰脂肪酶的活性较低,胰淀粉酶的活性更低,故对蛋白质和脂肪的消化功能较差,因此,3个月以下的儿童不宜喂淀粉类食物
肠道细菌	在母体内,胎儿肠道是无菌的,出生后数小时细菌即从空气、乳头、用具等经口、鼻、肛门进入肠道,主要分布在结肠和直肠。肠道菌群受食物成分影响,母乳喂养者以双歧杆菌为主,人工喂养和混合喂养者肠内的大肠杆菌、嗜酸杆菌、双歧杆菌及肠球菌所占比例几乎相等。正常肠道菌群对侵入肠道的致病菌有一定的拮抗作用,但婴幼儿肠道正常菌群脆弱,易受许多因素影响,发生菌群失调,导致消化功能紊乱
粪便	人乳喂养儿粪便　呈黄色或金黄色,多为均匀糊状,偶有细小乳凝块,较稀薄,不臭,有酸味,每日排便2～4次,一般在添加辅食后排便次数减少,周岁后减少到每日1～2次
	人工喂养儿粪便　呈淡黄色或灰黄色,较干稠,多成形,含乳凝块较多、较臭,呈中性或碱性反应,每日排便1～2次,易发生便秘
	混合喂养儿粪便　与单纯牛乳喂养儿相似,但质地较软、颜色较黄,添加谷类、蛋、肉、蔬菜等辅食后,粪便性状逐渐接近成人,大便每日1次左右
	无论人乳或牛、羊乳喂养,添加淀粉类、蛋、肉、蔬菜等辅食后,粪便性状逐渐接近成人

二、儿童体液平衡的特点

体液是人体的重要组成部分,保持其生理平衡是维持生命的重要条件。体液中水、电解质、酸碱度、渗透压等的动态平衡依赖于神经、内分泌、呼吸,特别是肾脏等系统的正常调节功能。小儿的水、电解质、酸碱及食物成分按单位体重的进出量大,尤其是婴儿在生后数月内肾功能不如成人健全,常不能抵御及纠正水或酸碱平衡紊乱,其调节功能极易受疾病和外界环境的影响而失调。由于这些生理特点,水、电解质和酸碱平衡紊乱在儿科临床中极为常见。

（一）体液的总量与分布

体液分布于血浆、组织间隙及细胞内,前两者合称为细胞外液。年龄愈小,体液总量相对愈多,这主要是间质液的比例较高,而血浆和细胞内液量的比例则与成人相近。不同年龄儿童的体液分布见表8－2。

表8-2 不同年龄的体液分布（占体重的%）

年龄	细胞外液		细胞内液	体液总量
	血浆	间质液		
足月新生儿	6	37	35	78
1岁	5	25	40	70
2~14岁	5	20	40	65
成人	5	10~15	40~45	55~60

（二）体液的电解质组成

细胞内液和细胞外液的电解质组成有显著的差别。细胞内液阳离子以 K^+、Ca^{2+}、Mg^{2+} 和 Na^+ 为主，其中 K^+ 占78%；细胞内液阴离子以蛋白质、HCO_3^-、HPO_4^- 和 Cl^- 等离子为主。细胞外液的电解质成分能通过血浆精确地测定。正常血浆阳离子主要为 Na^+、K^+、Ca^{2+} 和 Mg^{2+}，其中 Na^+ 含量占该区阳离子总量的90%以上，对维持细胞外液的渗透压起主导作用；血浆主要阴离子为 Cl^-、HCO_3^- 和蛋白质。

（三）小儿水的代谢特点

健康小儿水的出入量与体液保持动态平衡，水的摄入量大致等于排泄量。

1. 水的生理需要量　水的需要量与新陈代谢、摄入热量、食物性质、经肾排出溶质量、不显性失水、活动量及环境温度有关。儿童水的需要量大，交换率快，其主要原因为小儿生长发育快；活动量大，机体新陈代谢旺盛；摄入热量、蛋白质和经肾排出的溶质量均较高；体表面积相对大，呼吸频率快，使不显性失水较成人多。细胞组织增长时需积蓄水分也可增加水的摄入。年龄愈小，每日需水量愈多。不同年龄小儿每日所需水量见表8-3。

表8-3 小儿每日水的需要量

年龄	需水量/（ml/kg）
0~1岁	120~160
2~3岁	100~140
4~9岁	70~110
10~14岁	50~90

2. 水的排出　机体主要通过肾（尿）途径排出水分，其次为经皮肤和肺的不显性失水和消化道（粪）排水，另有极少量的水贮存于体内供新生组织生长。正常情况下，水通过皮肤和肺的蒸发，即不显性失水，主要用于调节体温。汗液属显性失水，也是调节体温的重要机制，与环境温度及机体的散热机制有关。每天人体产生热量的1/4左右是通过皮肤和肺蒸发水分而丧失的，且往往是失去纯水，不含电解质。小婴儿尤其是新生儿和早产儿要特别重视不显性失水量，新生儿成熟度愈低、体表面积愈大、呼吸频率快、体温及环境温度高、环境的水蒸气压越小以及活动量大，不显性失水量就多。不显性失水量不受体内水分多少的影响，即使长期不进水，机体也会动用组织氧化产生的和组织中本身含有的水分来抵偿，故在供给水分时应将其考虑在常规补液的总量内。小儿不同年龄的不显性失水量见表8-4。

表8-4 不同年龄的不显性失水量

不同年龄或体重		不显性失水量/［ml/（kg·d）］
	750~1000 g	82
早产儿或	1001~1250 g	56
足月新生儿	1251~1500 g	46
	>1500 g	26
<1岁		19~24
1~3岁		14~17
4~14岁		12~14

小儿排泄水的速度较成人快，年龄愈小，出入量相对愈多。婴儿每日水的交换量为细胞外液量的1/2，而成人仅为1/7。故婴儿体内水的交换率比成人快3~4倍。因婴儿对缺水的耐受力差，在病理情况下如进水不足同时又有水分持续丢失时，由于肾脏的浓缩功能有限，将比成人更易脱水。

3. 水平衡的调节 肾脏是唯一能通过其调节来控制细胞外液容量与成分的重要器官。小儿的体液调节功能相对不成熟。正常情况下，水分排出的多少主要靠肾脏的浓缩和稀释功能调节。小儿年龄愈小，肾脏的浓缩和稀释功能愈不成熟。新生儿和幼婴由于肾小管重吸收功能发育尚不够完善，其最大的浓缩能力只能使尿液渗透压浓缩到约700 mOsm/L（比重1.020），即在排出1 mmol溶质时需带出1.0~2.0 ml水；而成人的浓缩能力可使渗透压达到1400 mOsm/L（比重1.035），只需0.7 ml水即可排出1 mmol溶质，因此小儿在排泄同等量溶质时所需水量较成人为多，尿量相对较多。当入水量不足或失水量增加时，易超过肾脏浓缩能力的限度，发生代谢产物滞留和高渗性脱水；当摄入水量过多时，由于肾小球滤过率低，水的排泄速度较慢，易致水肿和低钠血症。年龄愈小，肾脏排钠、排酸和产氨能力也愈差，愈容易发生高钠血症和酸中毒。

三、儿童常见的水、电解质和酸碱平衡紊乱

（一）脱水

脱水是指水分摄入不足或丢失过多所引起的体液总量尤其是细胞外液量的减少。脱水时除丧失水分外，尚有钠、钾和其他电解质的丢失。体液和电解质丢失的严重程度取决于丢失的速度和幅度，而丢失体液和电解质的种类反映了水和电解质（主要是钠）的相对丢失率。

1. 脱水的程度 以丢失液体量占体重的百分比来表示，临床上主要根据患儿的前囟、眼窝凹陷与否、皮肤弹性、循环情况、尿量和精神状态等临床表现综合分析判断，将脱水分为轻度、中度、重度，不同程度脱水的临床表现见表8-5。

表8-5 不同脱水程度的临床表现

指标	轻度	中度	重度
失水量占体重百分比（%）	<5	5~10	10~12
体液丢失量（ml/kg）	30~50	50~100	100~120
精神状态	无明显改变	烦躁易激惹、萎靡	昏睡或昏迷

（续表）

指标	轻度	中度	重度
呼吸	正常	深、可快	深和快
脉搏	可触及	减弱	明显减弱
血压	正常	直立性低血压	低血压
前囟、眼窝	正常	轻度凹陷	明显凹陷
皮肤弹性	正常	轻度减低	降低
口腔黏膜	湿润	干燥	极干燥
眼泪	有	有或无	无
口渴	稍口渴	明显口渴	严重口渴
尿量	正常	明显减少	无尿或极少
酸中毒	无	有	严重
周围循环障碍	无	四肢稍凉	休克（血压下降、四肢厥冷、表情淡漠、皮肤花纹状）

2. 脱水的性质　常常反映了水和电解质的相对丢失量，临床常根据血清钠及血浆渗透压水平，将脱水分为等渗性脱水、低渗性脱水和高渗性脱水 3 种，其中以等渗性脱水最为常见，其次为低渗性脱水，高渗性脱水少见。低渗性脱水时，血清钠 < 130 mmol/L；等渗性脱水时，血清钠在 130 ~ 150 mmol/L；高渗性脱水时血清钠 > 150 mmol/L。但在某些情况下，如糖尿病患儿发生酮症酸中毒时因血糖过高或在患儿应用甘露醇后，血浆渗透压异常增高，此时的高渗性脱水也可发生在血清钠水平 < 150 mmol/L 的情况。不同性质的脱水其临床表现不尽相同，见表 8 - 6。

表 8 - 6　不同脱水性质的临床表现

病因及表现	低渗性脱水	等渗性脱水	高渗性脱水
病因	以失盐为主,常见于迁延性或慢性腹泻,营养不良腹泻,补非电解质液过多	水与电解质丢失大致相同,常见于急性腹泻、呕吐、胃肠引流者	以失水为主,常见于高热,入水量少,大量出汗者、补电解质液过多
血清钠检测	< 130 mmol/L	130 ~ 150 mmol/L	> 150 mmol/L
口渴	早期不明显	明显,与脱水程度有关	早期极明显
尿量	早期减少不明显	减少	早期极明显减少
皮肤弹性、湿度	弹性极差、湿冷	弹性差、干燥	弹性正常、明显干燥
精神	极度萎靡,嗜睡或昏迷	萎靡、烦躁	兴奋、烦躁易激惹
血压	很低	低	正常或稍低

（二）钾代谢异常

1. 低钾血症　儿童腹泻出现低钾血症的原因、临床表现和治疗原则见表 8 - 7 所示。

表8-7　低钾血症的原因、临床表现和治疗原则

定义	血清钾浓度<3.5 mmol/L
原因	①钾的摄入量不足。②消化道丢失钾过多:如呕吐、腹泻、胃肠道引流或频繁灌肠而又未及时补充钾。③肾脏排出过多:如长期应用排钾利尿剂。④钾在体内分布异常:如在家族性周期性低钾麻痹,纠酸治疗过程中钾由细胞外移入细胞内所致
临床表现	不仅决定于血钾的浓度,而更重要的是缺钾发生的速度。当血清钾下降1 mmol/L时,体内总钾下降可达10%~30%。此时大多数患儿能耐受;起病缓慢者,体内缺钾虽达到严重的程度,而临床症状不一定很重。一般当血清钾低于3 mmol/L时即可出现症状。包括:①神经、肌肉:神经、肌肉兴奋性降低,表现为骨骼肌、平滑肌及心肌功能的改变,如肌肉软弱无力,重者出现呼吸肌麻痹或麻痹性肠梗阻、胃扩张;膝反射、腹壁反射减弱或消失。②心血管:出现心律失常、心肌收缩力降低、血压降低、甚至发生心力衰竭;心电图表现为T波低宽、出现U波、QT间期延长,T波倒置以及ST段下降等。③肾损害:低血钾使肾脏浓缩功能下降,出现多尿,重者有碱中毒症状;长期低血钾可致肾单位硬化、间质纤维化
治疗原则	①一般每天可给钾3 mmol/kg,严重低钾者可给4~6 mmol/kg。补钾常以静脉输入,但如患者情况允许,口服缓慢补钾更安全。口服氯化钾100~300 mg/kg,10% KCl液1~3 ml/kg。②不宜过浓,浓度小于40 mmol/L(≤0.3%)(新生儿0.15%~0.2%)。③不宜过快,每日补钾总量静脉滴注需要时间>6~8小时,一般补钾的输注速度应小于每小时0.3 mmol/kg,在补钾时应多次监测血清钾水平,有条件者给予心电监护。④不宜过久,持续4~6日,但能进食半量正常饮食时停用改口服。⑤不宜过早,入院前6小时有尿者见尿补钾,但具体情况具体分析。⑥切忌静脉推注。⑦当低钾伴有碱中毒时,常伴有低氯血症,故采用氯化钾液补充可能是最佳策略

2. 高钾血症

（1）常见原因：①钾摄入量过多：如静脉输液注入钾过多、过快,静脉输入大量青霉素钾盐或库存过久的全血。②肾脏排钾减少：如肾功能衰竭、长期使用保钾利尿剂。③钾分布异常：钾由细胞内转移到细胞外,如严重溶血、缺氧、休克、代谢性酸中毒和严重组织创伤等。

（2）临床表现：①神经、肌肉兴奋性降低：如精神萎靡、嗜睡、反应低下、全身无力、腱反射减弱或消失,严重者呈弛缓性瘫痪,但脑神经支配的肌肉和呼吸肌一般不受累。②心脏损害：如心率缓慢、心肌收缩无力、心音低钝、心律失常,早期血压偏高,晚期常降低,心电图显示T波高尖等。③消化系统症状：常有恶心、呕吐、腹痛等。

（3）治疗要点：积极治疗原发病,停用含钾药物和食物,供应足够的能量以防止内源性蛋白质分解释放钾,同时应用10%葡萄糖酸钙、5%碳酸氢钠、胰岛素、呋塞米等拮抗高钾。碱化细胞外液,促进蛋白质和糖原合成加速排钾,在用药过程中应注意监测心电图。病情严重者可采用阳离子交换树脂、腹膜透析或血液透析。

3. 低钙血症和低镁血症　小儿腹泻出现低钙血症和低镁血症的原因、临床表现和治疗原则见表8-8。

表8-8　低钙血症和低镁血症的原因、临床表现和治疗原则

定义	血清钙<1.85 mmol/L,血清镁<0.58 mmol/L
原因	腹泻患儿进食少,吸收不良,从粪便中丢失钙、镁,可使体内钙、镁减少,活动性佝偻病和营养不良患儿更多见。脱水、酸中毒纠正后易出现低钙、低镁血症
临床表现	二者常同时存在,表现为神经肌肉兴奋性增强、手足搐搦、惊厥或喉痉挛
治疗原则	①10%葡萄糖酸钙每次1~2 ml/kg加等量葡萄糖稀释后静注,最大量10毫升/次。②使用钙剂治疗无效时,应想到低镁血症的可能。③低镁血症者用25%硫酸镁每次0.1 mg/kg深部肌肉或静脉注射,q6h,症状缓解后停用

（三）酸碱平衡紊乱

1. 代谢性酸中毒　是儿童最常见的酸碱平衡紊乱类型，主要是由于细胞外液中 H^+ 增加或 HCO_3^- 丢失所致。代谢性酸中毒的原因、临床表现和治疗原则见表 8-9 所示。

表 8-9　代谢性酸中毒的原因、临床表现和治疗原则

代谢性酸中毒			
原因	①腹泻使体内大量碱性物质丢失。②进食少或吸收不良致酮体形成增多。③失水致血容量减少，组织灌注不良而缺氧，导致乳酸堆积。④肾血流量减少，尿量减少而致酸性代谢产物潴留		
分度	轻度	中度	重度
HCO_3^-（mmol/L）	13～18	9～13	<9
精神	无明显改变	精神萎靡、嗜睡、烦躁不安	反应迟钝、昏睡或昏迷
口唇颜色	变化不明显	面色苍白，口唇樱桃红色	面色灰青，口唇发绀
呼吸	稍加深加快	深而快，可闻到酮味	节律不整齐，有酮味
循环	心率稍快	心率明显加快，血压正常	心率减慢，心排出量减少，血压降低，可发生心力衰竭
治疗原则	见酸补碱、宁酸勿碱①轻度酸中毒：不需纠酸。②5% NaHCO₃：稀释 3.5 倍，配成 1.4% 的 NaHCO₃。③pH <7.3 时可用。④先补 1/2，余量视临床情况而定		

2. 代谢性碱中毒　是由于体内 H^- 丢失或 HCO_3^- 蓄积所致。

（1）常见原因：严重呕吐，低血钾、使用过量的碱性药物等。

（2）临床表现：典型表现为呼吸慢而浅，头痛、烦躁、手足麻木、低钾血症，血清游离钙降低而导致手足抽搐。

（3）治疗要点：去除病因，停用碱性药物，纠正水、电解质平衡失调。轻症可用 0.9% 氯化钠溶液，严重者可给予氯化铵治疗。给予 0.9% 氯化铵 3 ml/kg，可降低 HCO_3^- 1 mmol/L，肝肾功能不全和合并呼吸性酸中毒时禁用。

3. 呼吸性酸中毒　是因通气障碍致体内 CO_2 潴留和 H_2CO_3 增高而引起。

（1）常见原因：呼吸道阻塞、肺部和胸腔疾病、呼吸中枢抑制、呼吸肌麻痹或痉挛、呼吸机使用不当等。

（2）临床表现：常伴有低氧血症和呼吸困难。高碳酸血症可引起血管扩张，颅内出血、颅内血流增加，致头痛及颅内压增高。

（3）治疗要点：主要治疗原发病，改善通气和换气功能，解除呼吸道阻塞。重症患儿可行气管插管或气管切开、人工辅助通气、低流量氧气吸入。有呼吸中枢抑制者酌情使用呼吸兴奋剂。镇静剂可抑制呼吸，一般禁用。

4. 呼吸性碱中毒　是因通气过度致体内 CO_2 过度减少，H_2CO_3 下降而引起。

（1）常见原因：剧烈啼哭、高热、中枢神经系统疾病、水杨酸制剂中毒及肺炎等所致的通气过度，均可使血中 CO_2 过度减少。

（2）临床表现：典型表现为呼吸深快，其他症状与代谢性碱中毒相似。

（3）治疗要点：去除病因，碱中毒可随呼吸改善而逐渐恢复。对伴有其他电解质紊乱者应采取相应措施，予以纠正。

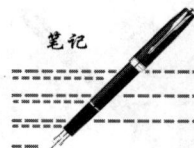

任务一　口炎患儿的护理

【疾病概述】

口炎（stomatitis）是指口腔黏膜的炎症，若病变仅局限于舌、齿龈、口角亦可称为舌炎、齿龈炎或口角炎等。本病多见于婴幼儿，可单独发病，亦可继发于急性感染、腹泻、营养不良、维生素 B 或维生素 C 缺乏等全身性疾病。感染常由微生物（细菌、病毒、真菌等）引起，亦可因局部受理化因素刺激而引起。食具消毒不严、口腔不卫生或由于各种疾病导致机体抵抗力下降等因素可诱发本病。

临床常见的口炎有鹅口疮、疱疹性口炎和溃疡性口炎。鹅口疮又名雪口病，为白念珠菌感染所致。多见于新生儿，营养不良、腹泻、长期应用广谱抗生素或糖皮质激素的患儿。疱疹性口炎亦称疱疹性齿龈口炎，由单纯疱疹病毒感染引起，传染性强，在卫生条件差的家庭和集体托幼机构容易传播。溃疡性口炎，主要由链球菌、金黄色葡萄球菌、肺炎链球菌、铜绿假单胞菌或大肠埃希菌等感染引起的口腔炎症。

【护理评估】

1. 健康史　重点评估患儿家长有无奶具消毒的习惯，有无不适当擦拭患儿口腔等病史；患儿有无急性感染、营养不良等疾病史；有无长期使用广谱抗生素及肾上腺皮质激素史。评估患儿有无发热、流涎等症状及出现时间。

2. 身体状况　评估患儿是否有烦躁、哭闹、发热、拒乳等症状及出现时间；观察患儿口腔黏膜的局部特征，有无局部淋巴结肿大等。

（1）鹅口疮：新生儿多由产道感染或哺乳时奶头不洁及经污染的奶具获得感染。口腔黏膜表面覆盖白色乳凝块样小点或小片状物，可逐渐融合成大片，不易拭去，强行剥离后局部黏膜潮红、粗糙，可伴有溢血。最常见于颊黏膜，其次是舌、齿龈、上腭。患处不痛、不流涎，一般无全身症状，不影响吃奶。重症可累及食管、肠管、喉、气管、肺等，出现低热、拒食、呕吐、吞咽困难、声音嘶哑或呼吸困难。

（2）疱疹性口炎：起病时发热，体温 38～40 ℃，常有上呼吸道感染症状。齿龈红肿，触之易出血，继而在齿龈、舌、唇内和颊黏膜处出现散在或成簇的黄白色小水疱，直径 2～3 mm，周围有红晕，迅速破溃后形成溃疡，由黄白色纤维素性分泌物覆盖，有时累及上腭及咽部，口角及唇周皮肤亦可发生疱疹。局部疼痛剧烈，患儿可表现为拒食、流涎、烦躁，颌下淋巴结肿大，病程 1～2 周。

本病应与疱疹性咽峡炎鉴别，后者多由柯萨奇病毒引起，疱疹主要发生在咽部和软腭，有时见于舌，但不累及齿龈和颊黏膜。

（3）溃疡性口炎：多见于婴幼儿，常发生于急性感染、长期腹泻等机体抵抗力降低时，口腔不洁利于细菌繁殖而致病。口腔各部位均可发生，常见于舌、唇内及颊黏膜处，可蔓延到唇及咽喉部。初起时口腔黏膜充血水肿，随后形成大小不等的糜烂面或溃疡，上有纤维素性渗出物形成的假膜，呈灰白色，边界清楚，易拭去，露出溢血的创面，但不久又被假膜覆盖，涂片染色可见大量细菌。局部疼痛、流涎、拒食、烦躁，常有发热，可达 39～40℃，局部淋巴结肿大，全身症状轻者 1 周左右恢复正常。

3. 心理－社会状况　口炎患儿可有明显口痛，常烦躁哭闹；疱疹性口腔炎传染性强，可在托幼机构引起小流行，应注意评估托幼机构有无相应预防措施；家长因对口炎的病因、护理方法不了解，常有焦虑情绪。

4. 辅助检查　鹅口疮取白膜少许放玻片上加 10% 氢氧化钠一滴，在显微镜下可见真菌的菌丝和孢子。评估白细胞有无变化，溃疡性口炎血常规显示白细胞总数和中性粒细胞增多。

5. 治疗原则及主要措施　以保持口腔清洁、局部涂药、对症处理为主，注意水分及营养的补充，严重者可全身用药。

（1）鹅口疮：可用 2% 碳酸氢钠溶液于哺乳前后清洁口腔，或局部涂抹 10 万 ~ 20 万 U/ml 制霉菌素鱼肝油混悬溶液，每日 2 ~ 3 次。

（2）疱疹性口炎：可用 3% 过氧化氢溶液清洗口腔，避免刺激性食物，局部可涂碘苷（疱疹净）抑制病毒，亦可喷西瓜霜、锡类散等。为预防继发感染可涂 2.5% ~ 5% 金霉素鱼肝油。疼痛严重者可在进食前用利多卡因涂抹局部。发热者给予物理或药物降温，补充足够的营养和水分。

（3）溃疡性口炎：可用 3% 过氧化氢溶液或 0.1% 依沙丫啶（利凡诺）溶液清洁口腔，溃疡面可涂 5% 金霉素鱼肝油软膏、锡类散等，或者选用有效抗生素治疗。

知识拓展

预防儿童口炎的主要方法

注意科学喂养；重视口腔卫生；做好饮食及奶具、乳头的清洁消毒；疱疹性口炎流行期间预防性服用板蓝根；合理应用抗生素。

案例分析

案例一：某日，护士小李到所辖社区进行新生儿访视，发现有一出生后 18 天的新生儿口腔颊黏膜上有散在的白色奶块状物附着，不易擦去，强行擦去局部有红色创面。经询问新生儿家长诉其吃奶不受影响，不发热，大小便正常。

案例二：患儿，男，2 岁，因发热、嘴痛、咽痛 1 天就诊，查体：体温 38 ℃，口唇黏膜处可见一个直径约 5 mm × 3 mm 的水疱疹，水疱周围发红，剧烈疼痛，流口水，伴同侧齿龈潮红肿胀、出血，上腭、咽部成群疱疹破溃后形成浅表溃疡糜烂，剧痛。颈部淋巴结肿痛。心肺腹（-），全身皮肤未见异常。发病以来患儿精神倦怠、食欲减退、大小便正常。

护理任务：

（1）请列出该患儿的护理问题。

（2）如何进行口腔护理？

【护理诊断和护理措施】

1. 口腔黏膜受损

（1）相关因素：与口腔感染有关。

（2）护理目标：使患儿口腔黏膜恢复完整性。

（3）护理措施：促进口腔黏膜愈合。

1）保持口腔清洁：鼓励患儿多饮水，进食后漱口，保持口腔黏膜湿润和清洁。根据不同病因选择不同溶液清洗口腔，每日 2 ~ 4 次，以餐后 1 小时左右为宜，动作应轻、快、准，以免引起呕吐；年长儿可用含漱液。对流涎较多的患儿，及时清除分泌物，保

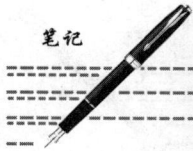

持口周皮肤清洁、干燥，避免引起皮肤湿疹及糜烂。

2）正确涂药：清洗口腔后，应先用无菌纱布或干棉球放在颊黏膜腮腺管口处或舌系带两侧，以隔断唾液，再用干棉球将病变黏膜表面吸干净后方可涂药。涂药后嘱患儿闭口 10 分钟，然后取出隔离唾液的纱布或棉球，叮嘱不可立即漱口、饮水或进食。小婴儿不配合时可直接涂药，另外在涂药时应注意手法，用棉签在溃疡面上滚动式涂药，切不可摩擦，以免扩大创面或疼痛加重。

2. 疼痛

（1）相关因素：与口腔黏膜糜烂、溃疡有关。

（2）护理目标：患儿口腔疼痛减轻或消失，能够正常进食。

（3）护理措施：减轻疼痛。

口炎患儿饮食以高热量、高蛋白、富含维生素的温凉流质或半流质食物为宜，避免酸、辣、粗、硬等刺激性食物，以减轻疼痛。对因口腔黏膜糜烂、溃疡引起疼痛影响进食者，可在进食前局部涂 2% 利多卡因；对不能进食者，可静脉或肠道外补充营养，以确保能量与液体的供给。

3. 体温过高

（1）相关因素：与口腔炎症有关。

（2）护理目标：患儿体温维持在正常范围。

（3）护理措施：维持正常体温。

密切监测体温变化，体温超过 38.5 ℃时，给予松解衣服、置冷水袋、冰袋等物理降温，必要时给予药物降温。

4. 知识缺乏、焦虑

（1）相关因素：患儿家长缺乏本病的预防及护理知识。

（2）护理目标：患儿家长能基本掌握口炎护理要点及预防知识。

（3）护理措施：心理护理和健康指导。

1）根据家长的认知水平，用通俗易懂的语言向家长讲解口炎发生的原因及诱因，告知家长疱疹性口炎具有较强的传染性，应注意与健康儿童隔离，患儿用过的玩具、食具、毛巾等要及时消毒，以防交互感染。

2）示教清洁口腔及局部涂药的方法；指导家长食具专用，做好清洁消毒工作，强调护理患儿前、后要洗手；鹅口疮患儿使用过的乳瓶及奶嘴，应放在 5% 碳酸氢钠溶液浸泡 30 分钟后再煮沸消毒。

3）宣传均衡饮食对提高机体抵抗力的重要性，避免挑食、偏食，培养良好的饮食习惯。教育儿童养成良好的卫生习惯，纠正患儿吮指、不刷牙等不良习惯。

任务二　腹泻患儿的护理

【疾病概述】

腹泻是由多病原体、多因素引起的以大便次数增多和大便性状改变为特点的消化道综合征，严重者可伴有脱水、酸碱失衡及电解质紊乱。本病是我国婴幼儿最常见的疾病之一，6 个月至 2 岁发病率高，1 岁以内约占半数，是造成儿童营养不良和生长发育障碍的主要原因之一，也是我国儿童保健重点防治的"四病"之一。

引起腹泻的原因可以由内外因素所致，具体如下：

（一）易感因素

1. 消化系统特点　①婴幼儿消化系统发育尚未成熟，胃酸和消化酶分泌少，消化酶活性低，不能适应食物质和量的较大变化。②生长发育快，所需营养物质相对较多，胃肠道负担重，因而容易发生消化功能紊乱。

2. 机体防御功能差　①婴儿胃酸偏低，胃排空快，杀菌能力较弱。②血清免疫球蛋白和胃肠道 SIgA 水平均较低，免疫功能较差。③新生儿出生后正常肠道菌群尚未完全建立，对入侵的致病微生物缺乏拮抗作用等因素，或由于使用抗生素等引起肠道菌群失调时，均易致肠道感染。

3. 人工喂养　牛乳等动物乳类含有的一些抗感染物质（SIgA、溶酶体等），在加热过程中会被破坏，且人工喂养的食物和食具易受污染，故人工喂养儿肠道感染发病率明显高于母乳喂养儿。

（二）感染因素

1. 肠道内感染　可由病毒、细菌、真菌、寄生虫等引起，尤以病毒、细菌多见。

（1）病毒感染：秋冬季节的婴幼儿腹泻80%由病毒感染引起，其中以人类轮状病毒引起者最常见，其次是星状和杯状病毒、埃可病毒、柯萨奇病毒、诺沃克病毒、冠状病毒等。

（2）细菌感染（不包括法定传染病病原体）：大肠埃希菌是引起夏季腹泻的主要病原体，包括致病性、产毒性、侵袭性、出血性和黏附－集聚性大肠埃希菌5种类型。其他有空肠弯曲菌、耶尔森菌、沙门菌、难辨梭状芽孢杆菌、金黄色葡萄球菌、铜绿假单胞菌、变形杆菌等。

（3）真菌：常见为白念珠菌，其次有弯曲菌、毛霉菌等。

（4）寄生虫：常见为蓝氏贾第鞭毛虫、阿米巴原虫和隐孢子虫等。

2. 肠道外感染　患上呼吸道感染、肺炎、中耳炎、肾盂肾炎、皮肤感染以及急性传染病时可引起腹泻，其发生机制为发热及病原体毒素作用使消化功能紊乱，偶有病原体同时感染肠道。

3. 肠道菌群紊乱　营养不良、免疫功能低下、长期应用肾上腺糖皮质激素或广谱抗生素，可引起肠道菌群紊乱，正常菌群减少，耐药性金黄色葡萄球菌、变形杆菌、铜绿假单胞菌、难辨梭状芽孢杆菌及白念珠菌等大量繁殖，引起药物较难控制的肠炎，称为抗生素相关性腹泻。

（三）非感染因素

1. 饮食因素　①喂养不当是引起腹泻的常见原因，多见于人工喂养儿，如饮食量不当、喂养不定时，或食物成分不适宜、过早喂给大量淀粉或脂肪类食品、突然改变食物品种等造成消化功能紊乱而引起腹泻。②对牛奶、大豆等食物过敏而引起腹泻。③原发性或继发性双糖酶（主要为乳糖酶）缺乏或活性下降，肠道对糖的消化吸收不良可致腹泻等。

2. 气候因素　天气突然变冷，腹部受凉使肠蠕动增加；天气过热使消化液分泌减少，而因口渴喂奶过多则增加消化道负担，易诱发腹泻。

发生腹泻的机制主要有：①肠腔内积聚大量不能吸收的具有渗透活性的物质导致渗透性腹泻。②肠腔内电解质分泌过多引起分泌性腹泻。③由炎症引起渗出性腹泻。④肠道运动功能异常引起肠道功能异常性腹泻。小儿腹泻大多非单一机制引起，而是多种机制共同作用的结果。

【护理评估】

1. 健康史 评估喂养史，如喂养方式、喂何种乳品、冲调浓度、喂哺次数及每次量、添加换乳期食物及断奶情况；注意有无不洁饮食史、食物过敏、腹部受凉或过热致饮水过多；询问患儿粪便长时期的性状变化情况，腹泻开始时间、次数、颜色、性状、量、气味，有无呕吐、腹胀、腹痛、里急后重等症状；了解是否有上呼吸道感染、肺炎等肠道外感染病史；既往有无腹泻史，有无其他疾病及长期使用抗生素病史。

2. 身体状况 评估患儿生命体征如神志、体温、脉搏、呼吸、血压等；仔细观察粪便性状；评估患儿体重、前囟、眼窝、皮肤黏膜、循环状况和尿量等；评估脱水程度和性质，有无低钾血症和代谢性酸中毒等症状；检查肛周皮肤有无发红、糜烂、破损。

不同病因引起的腹泻病各具临床特点和不同临床过程。根据病程可分为急性腹泻（病程2周以内）、迁延性腹泻（病程2周至2个月）和慢性腹泻（病程2个月以上）。

（1）急性腹泻：

1）轻型腹泻：多由饮食因素及肠道外感染引起。以胃肠道症状为主，主要表现为食欲缺乏，可有溢乳或呕吐，大便次数增多，每日多在10次以下，每次量不多，呈黄色或黄绿色稀便或水样便，可有白色或黄白色奶瓣和泡沫，有酸味。无脱水及明显全身中毒症状，偶有低热。多在数日内痊愈。

2）重型腹泻：多由肠道内感染引起或由轻型腹泻加重、转变而来。①胃肠道症状：食欲低下，常有呕吐，严重者可吐咖啡渣样物；腹泻频繁，每日大便10次以上，甚至可达数十次，为黄色水样或蛋花汤样便、量多，可有少量黏液。②明显全身中毒症状：发热、烦躁不安、精神萎靡、嗜睡甚至昏迷、惊厥、休克。③明显水、电解质及酸碱平衡紊乱。

3）不同病原体所致腹泻的临床特点：

①轮状病毒肠炎：是秋、冬季最常见的小儿腹泻，以秋季流行为主，又称秋季腹泻。多发生在6~24个月的婴幼儿，呈散发或小流行。起病急，常伴发热和上感症状，一般无明显感染中毒症状。病初即可发生呕吐，随后出现腹泻，大便次数多、量多，每日可达数十次，呈黄色或淡黄色水样便或蛋花汤样便，含少量黏液，无腥臭味。常伴有脱水、电解质紊乱和酸中毒。病程有自限性，一般3~8天。大便镜检偶有少量白细胞。

②产毒性大肠埃希菌肠炎：多发生于夏季。起病较急，轻症仅大便次数稍增多。重症腹泻频繁，大便呈蛋花汤样或水样、含有黏液，量多，常伴呕吐，易发生脱水、电解质紊乱和酸中毒。大便镜检无白细胞。本病为自限性疾病，病程多为3~7天。

③侵袭性细菌肠炎：多见于夏季，临床症状与细菌性痢疾相似。起病急，高热，腹泻频繁，大便呈黏液脓血便，有腥臭味；常伴恶心、呕吐、腹痛和里急后重，可出现严重的全身中毒症状，甚至休克。大便镜检可见大量白细胞及数量不等的红细胞，细菌培养可找到相应致病菌。其中空肠弯曲菌常侵犯空肠和回肠，腹痛剧烈，且有脓血便，易误诊为阑尾炎或肠套叠。鼠伤寒沙门菌肠炎，多见于新生儿和婴儿，有败血症型和胃肠型，新生儿多为败血症型，易在新生儿室流行。

④金黄色葡萄球菌肠炎：多继发于长期应用大量广谱抗生素后。主要表现为发热、呕吐、腹泻及不同程度的中毒症状、脱水和电解质紊乱，甚至发生休克。典型大便为暗绿色似海水样，量多，含有黏液，少数为血便。大便镜检有大量脓细胞和成簇的 G^+ 球菌，培养有葡萄球菌生长，凝固酶试验阳性。

⑤真菌性肠炎：多见于 2 岁以下婴儿，特别是营养不良、长期应用广谱抗生素患儿。多为白念珠菌感染所致，病程迁延，常伴鹅口疮。主要表现为大便次数多，为黄色稀便，泡沫较多带黏液，有时可见豆腐渣样细块（菌落）。大便镜检可见真菌孢子和菌丝，真菌培养可确定诊断。

⑥伪膜性肠炎：由难辨梭状芽孢杆菌引起，多种抗生素可诱发。主要表现为腹泻，轻者大便每日数次，停用抗生素后很快痊愈；重者腹泻频繁，黄色或黄绿色水样便，可有伪膜（为坏死毒素所致肠黏膜坏死组织）排出，伪膜脱落后，黏膜下层暴露，可大便带血。可出现脱水、电解质紊乱和酸中毒。伴有腹痛和全身中毒症状，甚至发生休克。大便厌氧菌培养可助诊断。

（2）迁延性和慢性腹泻：急性腹泻治疗不彻底、营养不良、免疫功能低下、感染、食物过敏、药物因素、肠道菌群紊乱、先天性肠道畸形等均可导致急性腹泻迁延不愈甚至转为慢性腹泻，其中以人工喂养和营养不良婴幼儿最为常见。患儿多无全身中毒症状，脱水、代谢性酸中毒及电解质紊乱也不明显，主要以消化功能紊乱和慢性营养紊乱为特点。营养不良患儿易致腹泻迁延不愈，持续腹泻又加重了营养不良，二者互为因果、互相影响形成恶性循环。

（3）生理性腹泻：多见于 6 个月以内的婴儿，外观虚胖，常有湿疹，表现为出生后不久即出现腹泻，但除大便次数增多外，无其他症状，食欲好，生长发育正常，添加换乳期食物后，大便即逐渐转为正常。近年研究发现此类腹泻可能为乳糖不耐受的一种特殊类型。

知识拓展

乳糖不耐受性腹泻

乳糖不耐受是由于乳糖酶分泌少，不能完全消化分解母乳或牛乳中的乳糖所引起的非感染性腹泻，又称乳糖酶缺乏症。婴幼儿腹泻后因肠道黏膜受损，会使小肠黏膜上的乳糖酶遭到破坏，导致奶中乳糖消化不良，引起乳糖不耐受性腹泻。特别是轮状病毒性肠炎后，容易继发乳糖不耐受。

母乳和牛乳中的糖类主要是乳糖，小肠尤其是空肠黏膜表面绒毛的顶端乳糖酶的分泌量减少或活性不高就不能完全消化和分解乳汁中乳糖，部分乳糖被结肠菌群酵解成乳酸、氢气、甲烷和二氧化碳。乳酸刺激肠壁，增加肠蠕动而出现腹泻。二氧化碳在肠道内产生胀气和增加肠蠕动，使儿童表现不安，偶尔还可能诱发肠痉挛出现肠绞痛。

乳糖不耐受患儿食用含双糖（包括乳糖、蔗糖、麦芽糖）的饮食可使腹泻加重，所以应采用无乳糖配方奶粉。

3. 心理-社会状况　评估家长对疾病的心理反应及认识程度、文化程度、喂养及护理知识等；评估患儿家庭的居住环境、经济状况、卫生习惯等。

4. 辅助检查

（1）大便检查：大便常规检查无或偶见白细胞者常为非侵袭性细菌肠炎；有较多白

细胞者多由各种侵袭性细菌感染引起。大便细菌培养可检出致病菌，真菌性肠炎大便涂片可发现真菌孢子和菌丝。病毒感染者可进行病毒分离、病毒抗体测定，或利用 PCR 及核酸探针技术检测病毒抗原。

（2）血常规：白细胞总数及中性粒细胞增多提示细菌感染，减低常提示病毒感染；嗜酸粒细胞增多可为过敏性病变或寄生虫感染。

（3）血液生化检查：血钠测定可提示脱水性质，血钾、钙、镁测定可反映体内电解质变化情况。血气分析及 CO_2CP 测定可了解酸碱失衡的程度和性质。

5. 治疗要点　腹泻的治疗原则为调整饮食，预防和纠正脱水；合理用药，控制感染，预防并发症的发生。

（1）调整饮食：强调继续进食，根据疾病的特殊病理生理状况、个体消化吸收功能和平时的饮食习惯进行合理调整，以满足生理需要，补充疾病消耗，缩短腹泻后的康复时间。

（2）纠正水电解质及酸碱平衡紊乱：口服补液盐（ORS）可用于预防脱水及纠正轻、中度脱水，中、重度脱水伴周围循环衰竭者需静脉补液。重度酸中毒或经补液后仍有酸中毒症状者，给予 5% 碳酸氢钠纠正酸中毒；有低钾血症者遵循"见尿补钾"的原则，可口服或静脉补充。

（3）药物治疗：

1）控制感染：病毒性肠炎以饮食疗法和支持疗法为主，一般不用抗生素。其他肠炎应对因选药，如大肠埃希菌肠炎可选用抗 G^- 杆菌抗生素；抗生素诱发性肠炎应停用原使用的抗生素，可选用万古霉素、新青霉素 II、抗真菌药物等；寄生虫性肠炎可选用甲硝唑、大蒜素等。

2）肠道微生态疗法：有助于恢复肠道正常菌群的生态平衡，抵御病原菌侵袭，控制腹泻，常用双歧杆菌、嗜酸乳杆菌等制剂。

3）肠黏膜保护剂：腹泻与肠黏膜屏障功能破坏有密切关系，因此维护和修复肠黏膜屏障功能是治疗腹泻的方法之一，常用蒙脱石散（思密达）。

4）补锌治疗：WHO/联合国儿童基金会建议，对于急性腹泻患儿，年龄 >6 个月者，应每日给予元素锌 20 mg；年龄 <6 个月者，应每日给予元素锌 10 mg。疗程 10 ~ 14 天，可缩短病程。

5）对症治疗：腹泻一般不宜用止泻剂，因止泻会增加毒素的吸收。腹胀明显者可肌注新斯的明或肛管排气；呕吐严重者可肌注氯丙嗪或针刺足三里等。

（4）预防并发症：迁延性、慢性腹泻常伴营养不良或其他并发症，病情复杂，必须采取综合治疗措施。

案例分析

患儿，男，10 个月，体重 9 kg。因"腹泻、呕吐 3 天，加重 1 天"入院。

患儿于入院前 3 天开始腹泻，呈黄色稀水样便，每日 5 ~ 6 次，量中等。有时呕吐，为胃内容物，呈非喷射状，量少，伴轻咳、流涕。1 天前大便次数增多，每日 10 余次。发病后患儿食欲减退，精神萎靡，尿量稍少。患儿系足月顺产，部分母乳喂养，6 个月始添加换乳期食物。

体格检查：T 38.2 ℃，P 138 次/分，R 42 次/分，体重 8.4 kg，精神萎靡，皮肤干燥，弹性差，前囟和眼窝凹陷。口腔黏膜干燥，咽红，出乳牙 4 颗，双肺（－），心音有力，稍腹胀，肠鸣音 4 次/分，四肢稍凉，膝腱反射正常，肛周皮肤发红。

辅助检查：血钠 132 mmol/L，血钾 3.2 mmol/L，血 HCO_3^- 16 mmol/L。

护理任务：

（1）根据病史考虑该患儿腹泻的可能原因是什么？

（2）儿童腹泻的临床表现有哪些？该患儿属于轻型还是重型腹泻？

（3）该患儿是否需要补液？在补液过程中，尤应注意观察哪些内容？

（4）如何做好该患儿的饮食护理和臀部皮肤护理？

【护理诊断和护理措施】

1. 腹泻

（1）相关因素：与感染、喂养不当、肠道功能紊乱等有关。

（2）护理目标：患儿腹泻、呕吐次数逐渐减少至停止，大便性状正常。

（3）护理措施。

1）调整饮食：继续喂养，但必须调整和限制饮食，停止喂不消化和脂肪类食物，母乳喂养者可限制哺乳次数，缩短每次哺乳时间，暂停辅食；人工喂养儿可喂养米汤、酸奶、脱脂奶等。待腹泻次数减少后给予流质或半流质饮食，如粥、面条，少量多餐，随着病情稳定和好转，逐步过渡到正常饮食。呕吐严重者，可暂时禁食 4～6 小时（不禁水），待其好转后继续喂食，由少到多，由稀到稠。病毒性肠炎多有双糖酶缺乏，不宜用蔗糖，并暂停乳类喂养，改用酸奶、豆浆等。腹泻停止后逐渐恢复营养丰富的饮食，并每月加餐一次，共 2 周。

2）控制感染：选用针对病原菌的抗生素以控制感染，严格执行消毒隔离，感染性腹泻与非感染性腹泻患儿应分室居住，护理患儿前后要认真洗手，腹泻患儿用过的尿布、便盆应分类消毒，以防交叉感染。

2. 体液不足

（1）相关因素：与腹泻、呕吐致体液丢失过多和摄入不足有关。

（2）护理目标：患儿脱水和电解质紊乱得以纠正。

（3）护理措施：

Ⅰ. 维持水、电解质及酸碱平衡

1）口服补液盐：ORS 用于腹泻时预防脱水及纠正轻、中度脱水。轻度脱水需 50～80 ml/kg，中度脱水需 80～100 ml/kg，于 8～12 小时内将累积损失量补足；脱水纠正后，可将 ORS 用等量水稀释，按病情需要随时口服。有明显腹胀、休克、心功能不全或其他严重并发症者及新生儿不宜口服补液。

2）静脉补液：用于中、重度脱水或吐泻严重或腹胀的患儿。根据不同的脱水程度和性质，结合患儿年龄、营养状况、自身调节功能，决定补给溶液的总量、种类和输液速度。

①第 1 天补液。a. 输液总量：包括累积损失量、继续损失量和生理需要量。对于营养不良以及心、肺、肾功能不全的患儿应根据具体病情分别进行精确计算；b. 输液种类：根据脱水性质而定，若临床判断脱水性质有困难时，可先按等渗性脱水处理；c. 输液速度：主要取决于累积损失量（脱水程度）和继续损失量，遵循"先快后慢"的原则，若呕吐、腹泻缓解，可酌情减少补液量或改为口服补液盐。

②第 2 天及以后补液。此时脱水和电解质紊乱已基本纠正，一般只补继续损失量和生理需要量，于 12～24 小时内均匀输入，能口服者应尽量口服。

Ⅱ. 密切观察病情

1）监测生命体征：如神志、体温、脉搏、呼吸、血压等。体温过高时应给患儿多饮水、擦干汗液、及时更换汗湿的衣服，并予头部冰敷等物理降温。

2）观察大便情况：观察并记录大便次数、颜色、气味、性状、量，做好动态比较，为输液方案和治疗提供可靠依据。

3）观察全身中毒症状：如发热、精神萎靡、嗜睡、烦躁等。

4）观察水、电解质和酸碱平衡紊乱症状：如脱水情况及其程度、代谢性酸中毒表现、低钾血症表现。

3. 营养失调，低于机体需要量

（1）相关因素：与腹泻、呕吐次数过多和摄入不足有关。

（2）护理目标：家长能对儿童进行合理喂养，体重恢复正常。

（3）护理措施：调整饮食。限制饮食过严或禁食过久常造成营养不良，并发酸中毒，造成病情迁延不愈而影响生长发育，故应继续进食，以满足生理需要，缩短病程，促进恢复。母乳喂养者可继续哺乳，减少哺乳次数，缩短每次哺乳时间。暂停换乳期食物添加；人工喂养者可喂米汤、酸奶、脱脂奶等，待腹泻次数减少后给予流质或半流质饮食，如粥、面条，少量多餐，随着病情稳定和好转，逐步过渡到正常饮食。呕吐严重者，可暂时禁食4~6小时（不禁水），待好转后继续喂食，由少到多，由稀到稠。病毒性肠炎多有双糖酶缺乏，不宜用蔗糖，并暂停乳类喂养，改用酸奶、豆浆等。腹泻停止后逐渐恢复营养丰富的饮食，并每日加餐1次，共2周。对少数严重病例口服营养物质不能耐受者，应加强支持疗法，必要时全静脉营养。

4. 体温过高

（1）相关因素：与肠道感染有关。

（2）护理目标：患儿体温逐渐恢复正常。

（3）护理措施：控制感染。按医嘱选用针对病原菌的抗生素以控制感染。严格执行消毒隔离，感染性腹泻与非感染性腹泻患儿应分室居住，护理患儿前后认真洗手，腹泻患儿用过的尿布、便盆应分类消毒，以防交叉感染。发热的患儿，根据情况给予物理降温或药物降温。

5. 有皮肤完整性受损的危险

（1）相关因素：与大便次数增多、刺激臀部皮肤有关。

（2）护理目标：患儿臀部皮肤保持完整、无破损。

（3）护理措施：保持皮肤完整性（尿布皮炎的护理）。选用吸水性强、柔软布质或纸质尿布，勤更换，避免使用不透气塑料布或橡皮布；每次便后用温水清洗臀部并擦干，以保持皮肤清洁、干燥；局部皮肤发红处涂以5%鞣酸软膏或15%氧化锌软膏并按摩片刻，促进局部血液循环；局部皮肤糜烂或有溃疡者，可采用暴露法，臀下仅垫尿布，不加包扎，使臀部皮肤暴露于空气中或阳光下。女婴尿道口接近肛门，应注意会阴部的清洁，预防上行尿路感染。

知识拓展

尿布皮炎的分度

尿布皮炎是指婴儿皮肤长期受尿液、粪便及漂洗不干净的湿尿布刺激、摩擦或局部湿热如用塑料膜、橡胶布等引起皮肤潮红、溃破甚至糜烂及表皮剥脱，多发生于肛门附近、臀部、会阴部等处，有散在斑丘疹或疱疹，俗称"臀红"。轻度尿布皮炎主要表现为皮肤的血管充血，发红；重度尿布皮炎根据其皮肤损害程度再分为三度：Ⅰ度主要表现为局部皮损并伴有少量皮疹；Ⅱ度主要表现为皮疹破溃并伴有脱皮；Ⅲ度主要表现为皮肤局部发生较大面积糜烂或表皮部分脱落，皮疹的面积也会增加，严重时会扩展到大腿及腹壁等部位。皮肤糜烂和表皮脱落部位容易使细菌繁殖，引起感染，甚至会导致败血症。

6. 知识缺乏

（1）相关因素：与患儿家长缺乏腹泻的预防及护理知识有关。

（2）护理目标：家长能掌握儿童喂养知识及腹泻的预防、护理知识。

（3）护理措施：实施健康指导。

1）指导护理：向家长解释腹泻的病因、潜在并发症以及相关的治疗措施；指导家长正确洗手并做好污染尿布及衣物的处理、出入量的监测以及脱水表现的观察；说明调整饮食的重要性；指导家长配制和使用 ORS 溶液，强调应少量多次饮用，呕吐不是禁忌证。

2）做好预防：①指导合理喂养，提倡母乳喂养，避免在夏季断奶，按时逐步添加换乳期食物，防止过食、偏食及饮食结构突然变动。②注意饮食卫生，食物要新鲜，食具要定时消毒。教育儿童饭前便后洗手，勤剪指甲，培养良好的卫生习惯。③加强体格锻炼，适当户外活动；注意气候变化，防止受凉或过热。④避免长期滥用广谱抗生素。

任务三　儿童液体疗法及其护理

液体疗法是儿科临床医学的重要组成部分，是通过补充液体及电解质来纠正体液容量及成分的紊乱，以保证机体正常生理功能的一种治疗方法。目的是恢复血容量，纠正水、电解质和酸碱平衡紊乱，补充部分热量。液体疗法包括口服补液与静脉补液两种。液体疗法补充的液体有三部分：累计损失量、继续损失量和生理需要量。

（一）常用溶液及配制

儿科常用液体包括非电解质溶液和电解质溶液。其中非电解质常用 5% 或 10% 葡萄糖溶液；电解质溶液包括氯化钠、氯化钾、碳酸氢钠、乳酸钠和氯化铵及它们的不同配制液体。儿科静脉补液中常用混合溶液的组成和配制见表 8-10。

表 8-10　常用混合溶液的组成（份）与简易配制（100 ml）

混合溶液名称	0.9%氯化钠	5% 或 10%葡萄糖	1.4%碳酸氢钠或1.87%乳酸钠	临床适应证
2:1 液（等张含钠液）	2(65)		1(35)	重度脱水伴休克时扩容
2:3:1 液（1/2 张含钠液）	2(33)	3(50)	1(17)	等渗性脱水伴明显酸中毒
4:3:2 液（2/3 张含钠液）	4(45)	3(33)	2(22)	低渗性脱水伴酸中毒
1:1 液（1/2 张含钠液）	1(50)	1(50)		等渗性脱水
1:2 液（1/3 张含钠液）	1(35)	2(65)		高渗性脱水/继续损失量
1:4 液（1/5 张含钠液）	1(20)	4(80)		生理需要量

206

（一）口服补液

1. 口服补液盐（oral rehydration salts，ORS）　是世界卫生组织推荐用以治疗急性腹泻合并脱水时的一种溶液，经临床应用取得了良好效果，对发展中国家尤其适用。ORS治疗脱水的理论基础是小肠黏膜细胞的 Na^+ - 葡萄糖偶联转运机制。ORS作用机制是：扩充血容量，调节体内电解质及酸碱平衡，改善心血管功能，提高全身各脏器的血流灌注。目前ORS有多种配方，2002年世界卫生组织推荐的低渗透压ORS配方与传统的配方比较同样有效，但更为安全。该配方为：氯化钠2.6 g，枸橼酸钠2.9 g，氯化钾1.5 g，葡萄糖13.5 g，临用前加温开水1000 ml溶解。ORS的总渗透压为245 mOsm/L，张力为1/2张，钾浓度为0.15%。

2. 补液方法　口服补液盐适用于脱水的预防和轻、中度脱水但无严重呕吐者的治疗，应作为儿童腹泻的一线治疗手段。当患儿无法进行口服补液时，采用鼻饲管途径补液同样有效。有明显休克、心肾功能不全或其他严重并发症者及新生儿不宜口服补液。预防脱水按20~40 ml/kg，4小时内服完。建议在每次稀便后补充一定量的液体（<6个月者，50 ml；6个月~2岁者，100 ml；2~10岁者，150 ml；10岁以上的患儿按需补液，直到腹泻停止。纠正脱水则需根据情况适当增减。ORS用量（ml）= 体重（kg）×（50 - 75），4小时内服完，密切观察患儿病情，并辅导母亲给患儿服用ORS液。4小时后重新评估脱水程度。以下情况提示口服补液可能失败：①持续、频繁、大量腹泻；②ORS液服用量不足。③频繁、严重呕吐，如果临近4小时，患儿仍有脱水表现，要调整补液方案，必要时改静脉补液。重度脱水时如无静脉输液条件，立即转运到就近医院进行静脉补液，转运途中可以用鼻饲管点滴方法进行补液。采用ORS液，以20 ml/（kg·h）的速度补充，如患儿反复呕吐或腹胀，应放慢鼻饲管点滴速度，总量不超过120 ml/kg，每1~2小时1次评估患儿脱水情况。

（二）静脉补液

静脉补液法适用于严重呕吐、腹泻伴中、重度脱水的患儿，目的是快速纠正脱水及电解质平衡紊乱。输注溶液的成分、量和滴注持续时间必须根据不同的脱水程度和性质决定。同时要注意个体化，结合年龄、营养状况而灵活掌握。在静脉补液的实施过程中需要做到三定（定量、定性、定速），三先（先盐后糖、先浓后淡、先快后慢）及见尿补钾原则。现以小儿腹泻脱水补液为例制订第一天的液体疗法。其他原因脱水视情况而调整，不可机械照搬。

1. 定输液量（定量）　根据脱水程度决定，包括累计损失量、继续损失量和生理需要量3方面。

（1）累计损失量：是指自发病以来累计损失的液体量，根据脱水程度而定。可根据临床检查结果来评估，婴儿期轻度脱水损失液体30~50 ml/kg、中度脱水损失液体50~100 ml/kg、重度脱水损失液体100~120 ml/kg，婴儿期以后不同程度的累计损失量补充较上述量减少1/3~1/2。如患儿发病前曾测体重，可根据患病时所测得的体重算出丢失水量。

（2）继续损失量：是指治疗过程中因呕吐、腹泻、胃肠引流等液体的继续丢失量，补充原则为"丢多少，补多少"。以腹泻为例，大便量的精确计算最好称每块尿布排便前后的重量，但一般难以做到，一般以每日大便量10~30 ml/kg计算。引流液的损失可根据记录量。各种体液丢失成分见表8-11，这部分液体一般用1/3~1/2张含钠液补充。

表 8 - 11 各种体液损失成分表（mmol/L）

损失体液	Na$^+$/（mmol/L）	K$^+$/（mmol/L）	Cl$^-$/（mmol/L）	蛋白质/（g/L）
胃液	20 ~ 80	5 ~ 20	100 ~ 150	—
胰液	120 ~ 140	5 ~ 15	90 ~ 120	—
小肠液	100 ~ 140	5 ~ 15	90 ~ 130	—
胆汁液	120 ~ 140	5 ~ 15	50 ~ 120	—
回肠造瘘口丢失液	45 ~ 135	5 ~ 15	20 ~ 115	—
腹泻液	10 ~ 90	10 ~ 80	10 ~ 110	—
正常出汗	10 ~ 30	3 ~ 10	10 ~ 25	—
烫伤	140	5	110	3 ~ 5

（3）生理需要量：指补充基础代谢率所需的量，涉及热量、水和电解质，包括显性（尿和大便）和不显性失水（通过皮肤和肺）丢失。有不同的估计方法，如按体重估计的 100/50/20 法。这部分液体应尽量口服补充，口服有困难者，补给 1/5 ~ 1/4 张液体，补液速度同继续损失量。

综合以上 3 部分，第 1 天的补液总量为：轻度脱水 90 ~ 120 ml/kg，中度脱水 120 ~ 150 ml/kg，重度脱水 150 ~ 180 ml/kg（表 8 - 12）。第 2 天以后的补液，一般只补继续损失量和生理需要量，于 12 ~ 24 小时内均匀输入，能口服者应尽量口服。

2. 定输液性质（定性） 根据脱水性质决定输液种类。原则是先补充电解质，后补充糖液。等渗性脱水时，累计损失量部分，其钠、水按比例丢失，应补充等张液体、继续损失量补充 1/3 张液体、生理需要量补充 1/4 张液体，故等渗性脱水时总液体应补充 1/2 张溶液；以此类推，低渗性脱水补充 2/3 张溶液；高渗性脱水补充 1/5 ~ 1/3 张溶液。如临床上难以确定脱水性质时，可先按等渗性脱水处理。高渗性脱水时细胞内有氯潴留，补氯的量要少一些。脱水一旦纠正，电解质正常后不必将原计划输的液体全部输完，应及时修正补液方案，改为 1/5 ~ 1/4 张溶液。

3. 定输液的速度（定速） 原则是三先即先盐后糖、先浓后淡、先快后慢。若患儿有循环衰竭、休克则应首先进行扩容，用 2∶1 等张含钠液（2 份生理盐水∶1 份 1.4% 碳酸氢钠）20 ml/kg（总量不超过 300 ml）于 30 ~ 60 分钟内静脉推注或快速滴注，改善有效循环血量和肾功能。如以呕吐为主，可接用等渗的生理盐水快速扩容。扩容所用的液体在总补液量中扣除。在扩容后根据脱水性质（等渗性脱水选用 1/2 张溶液，低渗性脱水选用 2/3 张溶液），按 80 ml/kg 继续静滴，先补 2/3 量，婴幼儿 5 小时，较大儿童 2.5 小时内补完；在补液过中，每 1/2 小时 1 次评估患儿脱水情况，如无改善，则加快补液速度；婴儿在补液后 6 小时，儿童在补液后 3 小时重新评估脱水情况，选择适当补液的方案继续治疗；记录最近一次排尿时间及尿量，以便考虑是否及时加入钾盐。对低渗性脱水纠正速度可稍快，高渗性脱水补液速度要放慢。因处于高渗状态的神经细胞内的钠离子未排出之前，输入水分过多，可致神经细胞水肿而引起惊厥，病情恶化。根据患儿的情况，速度为约每小时 5 ml/kg。一旦患儿可以口服（通常婴儿在静脉补液后 3 ~ 4 小时，儿童在静脉补液后 1 ~ 2 小时），即给予 ORS 液。

表 8－12　液体疗法的定量、定性、定速　　　　　　　　　　　　　　单位：ml/kg

补液	脱水	累计损失量	继续损失量	生理需要量		总量
定量	轻度	30～50	10～30	0～10 kg	100 ml/kg	90～120
	中度	50～100	10～30	11～20 kg	1000 ml + 超 10 kg 体重×50 ml/kg	120～150
	重度	100～120	10～30	20 kg	1500 ml + 超 20 kg 体重×20 ml/kg	扩容 20 150～180
定性	低渗性	2/3 张				
	等渗性	1/2 张	1/3～1/2 张	1/4～1/5 张		
	高渗性	1/3 张				
定速		于 8～12 小时内输入 8～10 ml/(kg·h)	在补完累计损失量后的 12～16 小时内输入 5 ml/(kg·h)			

4. 纠正酸中毒　轻度酸中毒一般不需另行纠正，输液中已经含有一部分碱性液体，随着循环与肾功能改善，酸中毒即可纠正；中度以上酸中毒要注意纠正，具体方法见代谢性酸中毒治疗内容。

5. 补钾　原则为见尿补钾。①一般每天可给钾 3 mmol/kg，严重低钾者可给 4～6 mmol/kg。补钾常以静脉滴注，绝不可静脉推注。但如患儿情况允许，口服缓慢补钾更安全。口服氯化钾 100～300 mg/kg，10% KCl 液 1～3 ml/kg。②不宜过浓，浓度小于 40 mmol/L（≤0.3%）（新生儿 0.15%～0.2%）。③不宜过快，日总量需要时间 >6～8 小时，一般补钾的输注速度应小于每小时 0.3 mmol/kg，在补钾时应多次监测血清钾水平，有条件者给予心电监护。④不宜过久，持续 4～6 日，但能进食半量正常饮食时停用改口服。⑤不宜过早，入院前 6 小时有尿者见尿补钾，但具体情况具体分析。⑥切忌静脉推注。⑦当低钾伴有碱中毒时，常伴有低血氯，故采用氯化钾液补充可能是最佳策略。

6. 补钙、镁　营养不良、佝偻病患儿补液过程中易发生手足搐搦，可用 10% 葡萄糖酸钙 5～10 ml，加等量葡萄糖溶液稀释后静脉滴注，必要时可重复使用。补钙后手足搐搦不见好转而加重时要考虑低镁血症，可测定血镁浓度，同时用 25% $MgSO_4$ 每次 0.1～0.2 ml/kg 深部肌内注射或静脉注射，每 6 小时 1 次，症状缓解后停用。

第二天的补液量需根据病情估计脱水情况来决定，一般需补充继续损失量和生理需要量。

（三）补液护理

1. 补液前的准备阶段　应全面了解患儿的病史、病情、补液目的及其临床意义；应有高度的责任心、迅速认真地做好补液的各项准备工作。向家长解释补液目的，以取得配合；同时也要做好年长患儿的解释和鼓励工作，以消除其恐惧心理，不合作患儿加以适当约束或给予镇静剂。

2. 输液过程中注意事项

（1）按医嘱要求全面安排 24 小时的液体总量，并遵循补液原则分期分批输入。

（2）严格掌握输液速度，明确每小时输液量，计算出每分钟的输液滴数，防治输液速度过快或过缓。有条件者最好使用输液泵，以便更精确地控制输液速度。

（3）密切观察病情变化：①观察生命体征及一般情况，警惕心力衰竭和肺水肿的发生。②注意有无输液反应，若发现应及时与医生联系，并寻找原因和采取措施。③观察静脉点滴是否通畅，有无堵塞、出血和漏出血管外等。④观察脱水是否改善及尿量情况，比较输液前后的变化，判断输液的效果。⑤观察酸中毒的表现，注意酸中毒纠正后有无出现血惊厥，补充碱性溶液时勿漏出血管外，以免引起局部组织坏死。⑥观察低血钾的表现，并按照"见尿补钾"的原则，严格掌握补钾的浓度与速度，绝不可直接静脉推注。

（4）记录 24 小时出入量。液体入量包括口服液体量、静脉输液量和食物中含水量。液体出量包括尿量、呕吐和大便丢失的水量、不显性失水量。婴幼儿大小便不易收集，可用"称尿布法"计算液体排出量。

（5）新生儿补液应注意以下几点：①新生儿尤其是出生后的最初几天，每天生理需要的水量比婴儿少，每日总液量要适当减少。肾脏对水的调节能力差，补液速度要慢，太快会出现水肿。②新生儿电解质调节能力差，肾脏排泄氯、钠少，补入的电解质成分要适当减少。③新生儿生后几天内血钾浓度较高，一般计算液体疗法时不必另外补充钾盐。即使补钾，其量比婴儿少，浓度不超过 20 mmol/L。④新生儿肝脏未发育成熟，尤其未成熟儿对乳酸盐的代谢速度较慢，酸中毒时首选磷酸氢钠。⑤新生儿脱水和酸中毒的症状不明显，有时需从病史及液体出入量来评价。

（6）婴幼儿一般肺炎时不会发生明显的体液及电解质紊乱；重症肺炎时会出现水钠潴留及呼吸性酸中毒，所以液体疗法时应该：①如进食不足，仅补充每日的需要 60 ~ 80 ml/kg。为了避免增加心脏负担，静脉滴入的速度要慢，选用低张溶液（1/5 ~ 1/3 张），以防止出现心功能不全。②出现呼吸性酸中毒、碱中毒或混合性酸中毒时，首先要改善肺内气体交换功能，不必急于纠正电解质紊乱。③肺炎合并腹泻时，补液量按腹泻补液总量的 3/4 计算。

（7）营养不良伴腹泻的小儿在临床处理时需注意以下几点：①重度营养不良者原先体重已经明显下降，当腹泻伴有脱水时往往脱水程度估计过高，在计算补液总量时宜减少 1/3 的量。补液速度要慢，以免增加心脏负担。②脱水多为低渗性，血钠低，补入的液体张力要偏高，以 2/3 张力为宜。③营养不良小儿腹泻前机体常伴有低血钙及低血钾，腹泻后可加重其程度，补液过程中见尿后要及时补充钾盐及钙盐，尤其是酸中毒纠正后更需及时补充。必要时可输入氨基酸、血浆或全血、白蛋白纠正低蛋白血症。

任务四　肠套叠患儿的护理

【疾病概述】

肠套叠是指部分肠管及其肠系膜套入邻近肠腔内造成的一种绞窄性肠梗阻，是婴幼儿时期常见的急腹症之一。约 60% 的患儿年龄在 1 岁以内，约 80% 患儿年龄在 2 岁以内，但新生儿罕见；男孩发病率多于女孩，约为 4:1，健康肥胖儿多见。

肠套叠根据发生病因可分为原发性和继发性两种。95% 为原发性，多见于婴幼儿，病因尚未完全明了。有人认为与婴儿回盲部系膜固定未完善、活动度大有关；约 5% 为继发性，多为年长儿，发生肠套叠的肠管可见明显的器质性原因，如与肠息肉、肠肿瘤等牵拉有关。此外，有些促发因素，如饮食改变、腹泻及其病毒感染等可导致肠蠕动紊乱，从而诱发近端肠管套入远端肠腔内而套叠。由于鞘层肠管的持续痉挛，挤压套入肠

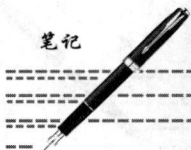

管，牵拉和压迫肠系膜，使静脉和淋巴回流受阻，套入部肠管淤血、水肿，肠壁增厚、颜色变紫，并有血性渗液及腺体黏液分泌增加，进入肠腔内，产生典型的果酱样血便。随着肠壁水肿、静脉回流障碍加重，从而引起动脉供血不足，最终导致肠壁缺血性坏死并出现全身中毒症状，严重者可并发肠穿孔和腹膜炎。

【护理评估】

1. 健康史　评估患儿的年龄、喂养史；注意有无饭后剧烈运动、哭闹等；询问患儿粪便颜色、性状、量、气味，有无呕吐、腹胀、腹痛等不适。

2. 身体状况　分为急性肠套叠和慢性肠套叠，2 岁以下婴幼儿多为急性发病。

（1）急性肠套叠：

1）腹痛：由于肠系膜受牵拉和外层肠管发生强烈收缩所致。患儿突然发生剧烈的阵发性肠绞痛，哭闹不安，屈膝缩腹，面色苍白，出汗，拒食。持续数分钟后腹痛缓解，可安静或入睡，间歇 10～20 分钟腹痛又反复发作。

2）呕吐：在腹痛后数小时发生。早期为反射性呕吐（因肠系膜受牵拉所致）。呕吐物为胃内容物，初为乳汁、乳块或食物残渣，后可含胆汁；晚期为梗阻性呕吐，可吐出粪便样液体。

3）血便：为重要症状，约 85% 病例在发病后 6～12 小时排出果酱样黏液血便，或做直肠指检时发现血便。

4）腹部包块：多数病例在右上腹部触及腊肠样肿块，表面光滑，略有弹性，稍可移动。晚期病例发生肠坏死或腹膜炎时，可出现腹胀、腹水、腹肌紧张及压痛，不易扪及肿块。

5）全身情况：患儿在早期一般状况尚好，体温正常，无全身中毒症状。随着病程延长，病情加重，并发肠坏死或腹膜炎时，全身情况恶化，常有严重脱水、高热、嗜睡、昏迷及休克等中毒症状。

（2）慢性肠套叠：以阵发性腹痛为主要表现，腹痛时上腹或脐周可触及肿块，缓解期腹部平坦柔软无包块，病程有时长达十余日。由于年长儿肠腔较宽阔，可无梗阻现象，肠管也不易坏死。呕吐少见，血便发生也较晚。

3. 辅助检查

（1）腹部 B 超检查：在套叠部位横断扫描可见"同心圆"或"靶环状"肿块图像，纵断扫描可见"套筒征"。

（2）B 超监视下水压灌肠：可见靶环状肿块影退至回盲部，"半岛征"由大到小，最后消失，诊断治疗同时完成。

（3）空气灌肠：可见杯口阴影，能清楚看见套叠头的块影，并可同时进行复位治疗。

（4）钡剂灌肠：可见套叠部位充盈缺损和钡剂前端的杯口影，以及钡剂进入鞘部与套入部之间呈现的线条状或弹簧状阴影。只用于慢性肠套叠的疑难病例。

4. 治疗要点　急性肠套叠是急症，其复位是紧急的治疗措施，一旦确诊需立即进行。

（1）非手术治疗：灌肠疗法适用于病程在 48 小时以内，全身情况良好，无腹胀、无明显脱水及电解质紊乱者。包括 B 超监视下水压灌肠、空气灌肠、钡剂灌肠复位 3 种。首选空气灌肠，钡剂灌肠复位目前已很少用。

（2）手术疗法：用于灌肠不能复位的失败病例、肠套叠超过 48～72 小时、疑有肠坏死或肠穿孔以及小肠型肠套叠的病例。手术方法包括单纯手法复位、肠切除吻合术或肠造瘘术等。

【常见护理诊断】

1. 急性疼痛

（1）相关因素：与肠系膜受牵拉和肠管强烈收缩有关。

（2）护理目标：使患儿腹痛减轻或消失。

（3）护理措施：

1）密切观察病情：健康婴幼儿突然发生阵发性腹痛、呕吐、便血和腹部扪及腊肠样肿块时可确诊肠套叠，应密切观察腹痛的特点及部位，以助于诊断。

2）非手术治疗效果观察：密切观察患儿腹痛、呕吐、腹部包块情况。灌肠复位成功的表现：①拔出肛管后排出大量带臭味的黏液血便或黄色粪水。②患儿安静入睡，不再哭闹及呕吐。③腹部平软，触不到原有的包块。④复位后给予口服 0.5~1 g 活性炭，6~8 小时后可见大便内炭末排出。如患儿仍然烦躁不安，阵发性哭闹，腹部包块仍存，应怀疑是否套叠还未复位或又重新发生套叠，应立即通知医生做进一步处理。

3）手术护理：术前密切观察生命体征、意识状态，特别注意有无水电解质紊乱、出血及腹膜炎等征象，做好术前准备；对于术后患儿，注意维持胃肠减压功能，保持胃肠道通畅，预防感染及吻合口瘘。患儿排气、排便后可拔除胃肠引流管，逐渐恢复由口进食。

2. 知识缺乏

（1）相关因素：与患儿家长缺乏有关肠套叠疾病护理的相关知识有关。

（2）护理目标：家长能掌握儿童喂养知识及肠套叠的预防、护理知识。

（3）护理措施：向家长说明选择治疗方法的目的，消除其心理负担，争取对治疗和护理的支持与配合；宣传预防肠套叠的方法。

（张爱娥）

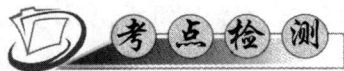

考点检测

一、选择题

1. 腹泻患儿脱水补液，累积丢失量应于多长时间内补完（　　）

    A. 0.5~1 小时　　　　　　　　　　B. 4~6 小时

    C. 6~8 小时　　　　　　　　　　　D. 8~12 小时

    E. 12~16 小时

2. 口服补液盐治疗腹泻适用于（　　）

    A. 频繁呕吐者　　　　　　　　　　B. 新生儿腹泻者

    C. 轻、中度脱水者　　　　　　　　D. 重度脱水者

    E. 腹胀明显者

3. 轻型腹泻与重型腹泻的主要区别是（　　）

    A. 恶心、呕吐　　　　　　　　　　B. 食欲减退

    C. 每天大便达 10 余次　　　　　　D. 大便镜检见脂肪球

    E. 水电解质紊乱及全身中毒症状

4. 对于腹泻患儿正确的饮食护理是（　　）

    A. 继续母乳喂养　　　　　　　　　　B. 禁食 12 小时

    C. 呕吐明显者鼻饲喂养　　　　　　　D. 继续添加辅食

    E. 禁食、禁水完全静脉补充营养

5. 小儿腹泻伴脱水，补液后出现眼睑水肿说明（　　）

    A. 输液速度过快　　　　　　　　　　B. 输液速度过慢

    C. 葡萄糖溶液比例过高　　　　　　　D. 液体中电解质比例过高

    E. 液体中电解质比例过低

6. 静脉补液的原则下列哪项除外（　　）

    A. 先快后慢　　　　　　　　　　　　B. 先浓后淡

    C. 先糖后盐　　　　　　　　　　　　D. 先晶后胶

    E. 见尿补钾

7. 4:3:2（2/3 张）混合液的组成是（　　）

    A. 4 份 10% 葡萄糖，3 份 0.9% 氯化钠，2 份 1.4% 碳酸氢钠

    B. 4 份 0.9% 氯化钠，3 份 10% 葡萄糖，2 份 5% 碳酸氢钠

    C. 4 份 5% 葡萄糖，3 份 0.9% 氯化钠，2 份 5% 碳酸氢钠

    D. 4 份 0.9% 氯化钠，3 份 5% 葡萄糖，2 份 11.2% 乳酸钠

    E. 4 份 0.9% 氯化钠，3 份 5% 葡萄糖，2 份 1.4% 碳酸氢钠

8. 患儿为重度低渗性脱水，应首先给下列哪种液体（　　）

    A. 2:1 等张含钠液　　　　　　　　　B. 1/2 张含钠液

    C. 1/3 张含钠液　　　　　　　　　　D. 1/4 张含钠液

    E. 2/3 张含钠液

9. 婴儿肺炎引起的高渗性脱水，第 1 补液宜用下列哪种张力的液体（　　）

    A. 1/3 张含钠液　　　　　　　　　　B. 1/2 张含钠液

    C. 1/6 张含钠液　　　　　　　　　　D. 2/3 张含钠液

    E. 等张含钠液

10. 静脉滴注氯化钾溶液时其浓度为（　　）

    A. 0.2%～0.3%　　　　　　　　　　B. 0.3%～0.4%

    C. 0.4%～0.5%　　　　　　　　　　D. 0.5%～1%

    E. 1%～2%

11. 轻度脱水累积损失量为（　　）

    A. 50 ml/kg　　　　　　　　　　　　B. 50～100 ml/kg

    C. 100～120 ml/kg　　　　　　　　D. 120～150 ml/kg

    E. 150～180 ml/kg

12. 判断脱水性质最有效的辅助检查是（　　）

    A. 测量体重　　　　　　　　　　　　B. 血钙浓度

    C. 血钠浓度　　　　　　　　　　　　D. 血钾浓度

    E. 尿量

13. 小儿年龄越小，哪种体液在体内占的百分比越高（　　）

    A. 胃液　　　　　　　　　　　　　　B. 血浆

    C. 间质液　　　　　　　　　　　　　D. 细胞内液

E. 脑脊液

14. 患儿，男，11 个月。因腹泻、呕吐入院，诊断为重型婴儿腹泻，经补液 6 小时后排尿，但出现精神萎靡，心音低钝、四肢无力、腹胀、肠鸣音减弱，应考虑
（   ）

    A. 酸中毒   B. 低血钠

    C. 低血钾   D. 低血钙

    E. 低血镁

15. 患儿，2 岁，因腹泻 3 天，呕吐 1 天、食欲差造成重度低渗性脱水，估计累积损失量应为（   ）

    A. 30～50 ml/kg   B. 50～70 ml/kg

    C. 50～100 ml/kg   D. 100～120 ml/kg

    E. 120～150 ml/kg

（1～2 题共用题干）

患儿，9 个月，呕吐、腹泻 3 天，尿量略少，皮肤弹性稍差，口唇微干，眼窝轻度凹陷。血清浓度为 140 mmo/L。

1. 其脱水的程度为（   ）

    A. 无脱水   B. 轻度脱水

    C. 中度脱水   D. 重度脱水

    E. 极重度脱水

2. 该患儿失水约占其体重的（   ）

    A. 4%   B. 8%

    C. 10%   D. 12%

    E. 14%

（3～4 题共用题干）

患儿，8 个月，发热 3 天，呕吐、腹泻 2 天入院。大便一天 20 余次，呈水样便，无腥臭味，尿少。查体：P 125 次/分，精神萎靡，皮肤弹性差，前囟、眼窝凹陷，唇干，心肺（－）。大便镜检：WBC 0～1/HP，脂肪滴（＋），血电解质正常。诊断为轮状病毒肠炎。

3. 该患儿脱水程度为（   ）

    A. 重度低渗性脱水   B. 中度低渗性脱水

    C. 重度高渗性脱水   D. 中度等渗性脱水

    E. 轻度等渗性脱水

4. 患儿出现臀部红、皮疹，其主要原因可有（   ）

    A. 消瘦   B. 长期卧床

    C. 粪便刺激   D. 衣服摩擦

    E. 尿液刺激

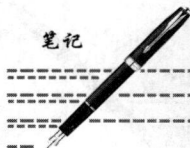

二、简答题

1. 如何区别轻、中、重度脱水？

2. 腹泻患儿如何调整饮食？

3. 液体疗法的目的、基本原则是什么？

4. 补钾的原则有哪些？

5. ORS溶液如何配置？它的适应证是什么？张力是多少？

参考答案

一、选择题

1. C　　2. C　　3. E　　4. A　　5. D　　6. C　　7. E　　8. A　　9. A　　10. A

11. A　　12. C　　13. C　　14. C　　15. D

■■■● A₃/A₄ 型题 ●■■■

1. B　　2. A　　3. D　　4. C

二、简答题

1. 轻、中、重度脱水的区别如下表。

不同脱水程度的临床表现

指标	轻度	中度	重度
失水量占体重百分比（％）	<5	5～10	10～12
体液丧失量 ml/kg	30～50	50～100	100～120
精神状态	无明显改变	烦躁易激惹、萎靡	昏睡或昏迷
呼吸	正常	深、可快	深和快
脉搏	可触及	减弱	明显减弱
血压	正常	直立性低血压	低血压
前囟、眼窝	正常	轻度凹陷	明显凹陷
皮肤弹性	正常	轻度减低	降低
口腔黏膜	湿润	干燥	极干燥
眼泪	有	有或无	无
口渴	稍口渴	明显口渴	严重口渴
尿量	正常	明显减少	无尿或极少
酸中毒	无	有	严重
周围循环障碍	无	四肢稍凉	休克（血压下降、四肢厥冷、表情淡漠、皮肤花纹状）

2. 调整饮食：继续喂养，但必须调整和限制饮食，停止喂不消化和脂肪类食物，母乳喂养儿可限制哺乳次数，缩短每次哺乳时间，暂停辅食；人工喂养儿可喂米汤、酸奶、脱脂奶等。待腹泻次数减少后给予流质或半流质饮食，如粥、面条等，少量多餐，随着

病情稳定和好转，逐步过渡到正常饮食。呕吐严重者，暂时禁食 4~6 小时（不禁水），待好转后继续喂食，由少到多，由稀到稠。病毒性肠炎多有双糖酶缺乏，不宜用蔗糖，并暂停乳类喂养，改用酸奶、豆浆等。腹泻停止后逐渐恢复营养丰富的饮食，并每月加餐一次，共 2 周。

3. 液体疗法的目的是纠正机体的脱水、电解质及酸碱失衡，恢复机体的正常生理功能。液体疗法的基本原则是首先要正确把握定量、定性、定速问题，同时考虑纠正酸碱失衡与电解质紊乱。

4. 补钾的原则是有尿补钾，尽量口服。静脉补钾应注意：不可直接推注，速度不可太快（静脉滴注时间不少于 6~8 小时），浓度不可太高（0.3% 即 40 mmol/L），量不可太大，中、重症每天可用 10% 氯化钾 3~4.5 m/kg（包括口服量）。

5. ORS 液是世界卫生组织推荐用于治疗急性腹泻脱水患儿的一种溶液。配方有：氯化钠 2.6 g，枸橼酸钠 29 g，氯化钾 1.5 g，葡萄糖 13.5 g，加温开水 1000 ml 制成，为 1/2 张液，ORS 液适于急性腹泻伴轻、中度脱水，无腹胀和呕吐患儿的累积损失量与继续损失量的补充，由于张力较高（约为 1/2 张），不宜用来补充生理需要。新生儿及有严重腹胀，心、肾功能不全，休克的患儿不宜使用。

项目九　内分泌系统疾病患儿的护理

识记
复述先天性甲状腺功能减退症、儿童糖尿病的概念、分类与病因。
理解
1. 解释先天性甲状腺功能减退症的临床表现与治疗原则。
2. 解释儿童糖尿病的病理生理变化、临床表现与治疗原则。
应用
能为先天性甲状腺功能减退症、糖尿病患儿制订护理计划，并实施护理。

任务一　先天性甲状腺功能减退症患儿的护理

【疾病概述】

先天性甲状腺功能减退症（congenital hypothyroidism，CH）简称先天性甲减，以往称为呆小病或克汀病。是由于患儿甲状腺先天性缺陷或因母亲孕期饮食中缺碘所致，前者称散发性甲状腺功能减退症，后者称地方性甲状腺功能减退症。常表现为智力落后、头大颈短、生长发育迟缓及基础代谢率低下等症状，如不在早期及时诊治会造成身体发育不可逆的损害，是儿童最常见的内分泌疾病。由于 CH 患儿在新生儿期缺乏特异的临床症状，因此对新生儿进行甲状腺功能筛查是早期诊断 CH 的主要途径。我国自 1981 年开始对新生儿进行先天性甲减的筛查，1995 年列入《中华人民共和国母婴保健法》，成为法定筛查的新生儿疾病。2006 年我国开展了新生儿先天性甲减的免费筛查。目前我国先天性甲减筛查的总体覆盖率在 60% 以上，发病率约为 1/2050，男女发病比例为 1∶2。地方性甲状腺功能减退症多见于甲状腺肿流行的山区，系由于该地区饮食中缺碘所致，随着我国碘化食盐的广泛使用，其发病率明显下降。

甲状腺的主要功能是合成甲状腺素（T_4）和三碘甲腺原氨酸（T_3），甲状腺素的主要原料为碘和酪氨酸，碘离子被摄取进入甲状腺上皮细胞后，经一系列酶的作用与酪氨酸结合。甲状腺素的合成与释放受下丘脑分泌的促甲状腺素释放激素（TRH）和垂体分泌促甲状腺激素（TSH）控制，而血清中 T_4 可通过负反馈作用降低垂体对 TRH 的反应性，减少 TSH 的分泌。甲状腺素加速细胞内氧化过程，促进新陈代谢，促进蛋白质合成，增加酶活性，增进糖的吸收和利用，加速脂肪分解氧化，促进钙、磷在骨质中的合成代谢，促进中枢神经系统的生长发育。因此，当甲状腺功能不足时，可引起代谢障碍、

儿童护理

生理功能低下、生长发育迟缓、智力低下等。

【病因】

地方性甲状腺功能减退症多因孕妇饮食中缺碘，致使胎儿在胚胎期即因碘缺乏而导致甲状腺功能低下，从而造成不可逆的神经损害。散发性甲状腺功能减退症主要是由于先天性甲状腺发育障碍或甲状腺激素合成途径中的缺陷所致，临床中较为常见。病因主要有以下几种。

（1）甲状腺不发育、发育不全或异位：是造成先天性甲状腺功能低下的最主要原因，约占90%，多见于女孩。患儿甲状腺在宫内阶段即因不明原因发育不全，或形成异位甲状腺。这类发育不全的甲状腺部分或完全丧失了分泌功能，大多数患儿在出生时即存在甲状腺激素缺乏，仅少数患儿可在出生后数年始出现甲状腺激素不足的症状。其原因可能与相关基因遗传缺陷和免疫介导机制有关。

（2）甲状腺激素合成途径障碍：亦称家族性甲状腺激素合成障碍。大多为常染色体隐性遗传病，是引起先天性甲状腺功能低下的第2位原因。多由于甲状腺激素合成途径中酶的缺陷，影响了碘的转运和氧化、碘与酪氨酸结合、甲状腺球蛋白的合成和水解、甲状腺素的脱碘等过程。

（3）促甲状腺激素（TSH）、促甲状腺激素释放激素（TRH）缺乏：亦称下丘脑–垂体性甲低或中枢性甲低，主要因垂体分泌TSH障碍而造成甲状腺功能低下，常见于特发性垂体功能低下或下丘脑、垂体发育缺陷，其中因TRH不足所致者较多见。TSH缺乏常与其他垂体激素缺乏并存。

（4）母亲因素：亦称暂时性甲低，因母亲在妊娠期服用抗甲状腺药物或母体存在抗甲状腺抗体，通过胎盘影响胎儿，造成暂时性甲低，通常可在3个月内好转。

（5）甲状腺或靶器官反应性低下：甲状腺反应低下是由于甲状腺细胞质膜上的 $Gs\alpha$ 蛋白缺陷，使 cAMP 生成障碍而对TSH不敏感，与促甲状腺素受体（TSH–R）基因缺陷有关；靶器官反应低下是由于甲状腺激素靶器官对 T_3、T_4 不敏感所致，与 β–甲状腺素受体基因缺陷有关。

【临床表现】

甲状腺功能减退症患儿症状出现的早晚及轻重程度与患儿残留的甲状腺组织的结构及其功能有关。先天性甲状腺缺如或酶缺陷的患儿，常在生后1~3月内出现症状，甲状腺异位或发育不良的患儿多于生后3~6个月时出现症状，偶亦有数年之后始出现症状者。主要临床特征为生长发育落后、智力低下、基础代谢率降低，具体临床表现如下：

（1）新生儿期：生理性黄疸时间延长多是新生儿最早出现的症状，同时伴有腹胀、便秘、脐疝、声音嘶哑、反应迟钝、喂养困难、哭声低，常有体温低、前囟较大、后囟未闭、末梢循环差、皮肤粗糙、心率缓慢、心音低钝等症状。

（2）典型症状：

1）特殊面容：表现为头大，颈短，皮肤粗糙，面色苍黄，头发稀少而干枯，眼睑水肿，眼距宽，鼻梁宽平，舌大而宽厚，常伸出口外，形成特殊面容。

2）生长发育落后：患儿身材矮小，四肢短而躯干长，囟门关闭迟，出牙迟。

3）生理功能低下：表现为精神、食欲缺乏，嗜睡，少哭，少动，低体温，脉搏与呼吸均缓慢，心音低钝，心脏扩大，可伴有心包积液、胸腔积液，心电图呈低电压，传导阻滞；腹胀，便秘，胃酸减少，第二性征出现迟等。

4）智力低下：表现为动作发育迟缓，智力发育低下，记忆力和注意力降低，表情呆板、淡漠等。

（3）地方性甲状腺功能减退症者：因胎儿期缺碘而不能合成足量的甲状腺激素，严重影响中枢神经系统的发育。临床表现有两种，一种以神经系统症状为主，出现共济失调、痉挛性瘫痪、聋哑和智力低下，而甲状腺功能减退症的其他表现不明显；另一种以黏液性水肿为主，有特殊的面容和体态，智力发育落后而神经系统检查正常。

【护理评估】

1. 健康史　评估家族中是否有类似患者，母亲怀孕期间有无饮食缺碘的情况，有无甲状腺疾病及使用抗甲状腺的药物史。患儿的出生史，有无早产、过期产，出生后生活状态，胎便排出时间，生理性黄疸消退的时间，有无喂乳困难、哭声低弱、嗜睡等表现。患儿的生长发育史，体格生长指标增长的情况，感知、动作、语言发育的情况。年长儿的记忆力、注意力有无低下，青春期儿童性发育情况。患儿的饮食、活动、睡眠、排便等情况。

2. 身体状况　应注意测量患儿生命体征，有无体温不升、心动过缓，皮肤花纹及肢端冷、囟门大及出牙迟、脐疝、肌张力低下，有无特殊面容和身材矮小等。注意观察患儿对外界刺激的反应，智力与同年龄儿童比是否正常。

3. 心理 - 社会状况　先天性甲低是儿童常见的内分泌疾病，严重地影响患儿的生长发育，尤其是智力发育，其预后与治疗的年龄有关。要能做到早治疗，除广泛开展新生儿疾病筛查外，还应有家长对疾病的正确认识，评估家长是否掌握本病的用药知识，及对患儿进行智力、体力训练的方法。

4. 辅助检查

（1）甲状腺功能检查：测定血清 T_3、T_4、TSH，若血清 TSH 明显增高，T_4 降低，即可确诊。新生儿筛查可采用出生后 2 天的新生儿干血滴纸片检查 TSH 浓度，结果 >20 mIU/L时，再采集血标本检测血清 T_4 和 TSH 浓度以确诊。此外，还可通过甲状腺碘^{131}（I^{131}）吸收率测定判断甲状腺功能状态。

（2）影像学检查：部分先天性甲低患儿出生时骨成熟延迟，而骨成熟延迟是评估疾病严重程度的重要指标之一。通过手腕和膝关节 X 线检查可见骨龄落后。甲状腺超声检查或放射性核素扫描可用来确定甲状腺是否存在病变。

5. 治疗原则及主要措施　由于先天性甲低在生命早期对神经系统功能损害重，因此早诊断、早治疗至关重要。治疗原则包括：

（1）不论病因在甲状腺或在下丘脑 - 垂体，一旦确诊应立即治疗。

（2）甲状腺发育异常导致的先天性甲低，需终身治疗。

（3）新生儿疾病筛查诊断的先天性甲低，治疗剂量应该一次给予足量，使血清游离 T_4（FT_4）维持在正常高值水平。而对大龄下丘脑 - 垂体性甲低患儿，甲状腺激素治疗需从小剂量开始，同时给予生理需要量皮质素治疗，防止突发性肾上腺皮质功能衰竭。

（4）疑为暂时性甲低者，可在治疗 2 年后减药或停药 1 个月复查甲状腺功能，功能正常者可停药，定期观察。

目前临床上治疗先天性甲低的最有效药物是左甲状腺素钠片，开始剂量应根据病情轻重及年龄大小而不同，并根据甲状腺功能及临床表现随时调整剂量，应使：①TSH 浓度正常，血清 T_4 正常或略偏高，以备部分 T_4 转化为 T_3。②每日一次正常大便，食欲好转，腹胀消失，心率维持在儿童 110 次/分、婴儿 140 次/分，智商有进步。治疗开始时间越早越好，一般在出生后 3 个月内即开始治疗者，80% 以上患儿智力发育可达正常水平，不至于遗留神经系统损害。

> **知识拓展**
>
> **新生儿甲状腺功能减退症的筛查方法**
>
> 测定新生儿足跟血 TSH（试纸法）是最可靠的筛查方法。可疑病例的标准是 TSH 15～20 mIU/L。对可疑病例应进一步测定血清 TSH 和 T_4。
>
> 诊断标准是：新生儿 1～4 周期间，TSH >7 mIU/L，TT_4 <84 nmol/L。采集标本时间应在产后 3～5 日内。采血过早，受到新生儿 TSH 脉冲分泌的影响，出现假阳性；筛查过晚则要延误启动治疗的时间，影响治疗效果。
>
> 目前有研究表示，对于存在先天性甲低发生风险的特殊新生儿（如早产儿、低体重儿及患病的新生儿），应在出生后 10～14 天进行二次筛查；对于双胞胎，也应在出生后 2 周或第一次筛查 2 周后进行二次筛查并随访。

案例分析

案例一：患儿，男，2 岁，因语言、运动发育迟缓来就诊。平时安静少动，腹胀，经常便秘，至今不能说话，不会独立行走。体检：体温 35.6 ℃，身高 60 cm，皮肤蜡黄粗糙，毛发干枯，反应差，舌大，伸出口外，心音低钝，腹膨隆，有脐疝，四肢肌张力低。

护理任务：

（1）该患儿护理诊断有哪些？

（2）应采取哪些护理措施？

【护理诊断和护理措施】

1. 体温过低

（1）相关因素：与基础代谢率降低有关。

（2）护理目标：患儿体温恢复正常。

（3）护理措施：保暖、防止感染。

患儿因基础体温低下，活动量少致体温低而怕冷；因机体抵抗力低，易患感染性疾病。注意室内温度，适时增减衣服，避免受凉；勤洗澡，防止皮肤感染；避免与感染性或传染性疾病患儿接触。

2. 营养失调，低于机体需要量

（1）相关因素：与喂养困难、食欲差有关。

（2）护理目标：患儿食欲增加，所进营养素能满足生长发育的需要。

（3）护理措施：保证营养供应。

向家长介绍病情，指导喂养方法，对吮吸困难、吞咽缓慢者要耐心喂养，提供充足的进餐时间，必要时用滴管喂奶或鼻饲。经治疗后，患儿代谢增强，生长发育加速，故必须供给高蛋白、高维生素、富含钙及铁剂的易消化食物，保证生长发育需要。

3. 便秘

（1）相关因素：与肌张力降低、肠蠕动减慢、活动量减少有关。

（2）护理目标：患儿便秘改善。

（3）护理措施：保持大便通畅。

向家长解释预防和处理便秘的必要措施。如为患儿提供充足液体入量，早餐前半小时喝1杯温开水，可刺激排便；每日顺肠蠕动方向按摩腹部数次，增加肠蠕动；适当引导患儿增加活动量，促进肠蠕动；养成定时排便习惯，必要时使用大便软化剂、缓泻剂或灌肠。

4. 生长发育迟缓

（1）相关因素：与甲状腺功能减低有关。

（2）护理目标：患儿语言、活动增多，智力和体格发育得到不同程度的发展。

（3）护理措施：加强训练，促进生长发育。

做好日常生活护理，患儿智力发育差，缺乏生活自理能力。把本病的知识教给患儿及家长，以取得合作，并增强战胜疾病的信心。加强患儿日常生活护理，防止意外伤害发生。通过各种方法加强智力、体力训练，以促进生长发育，使其掌握基本生活技能。对患儿多鼓励，不应歧视。

5. 知识缺乏

（1）相关因素：患儿父母缺乏本病相关知识。

（2）护理目标：患儿父母获得本病相关知识。

（3）护理措施：健康指导。

1）预防宣教：建议患有甲状腺疾病的女性避免受孕。加强孕期保健，母亲怀孕期间避免缺碘，孕妇避免使用抗甲状腺药物等。认真贯彻《中华人民共和国母婴保健法》，宣传对新生儿进行甲低筛查的意义，说明先天性甲低治疗越早，效果越好，若出生6个月后开始替代治疗尽管可改善生长，但智力仍会受到严重损害，使广大孕产妇能重视新生儿的甲低筛查，以早期确诊新生儿甲低，尽早开始治疗，避免患儿神经精神发育的严重缺陷。

2）健康指导：指导患儿的日常护理及用药知识，使其了解终生用药的必要性，以坚持用药治疗。甲状腺制剂作用较慢，用药1周左右方达最佳效力。用药剂量随儿童年龄增长而逐渐增加，如药量过小，疗效不佳，药量过大导致甲亢，消耗多，造成负氮平衡，并促使骨骼成熟过快，致生长障碍。药物发生副作用时，轻者发热、多汗、体重减轻、神经兴奋性增高；重者呕吐、腹泻、脱水、高热、脉速，甚至痉挛及心力衰竭。此时应立即报告医师并及时酌情减量，给予退热、镇静、供氧、保护心功能等急救护理。用药后效果观察是重点，服药后要密切观察患儿食欲、活动量及排便情况。

定期测体温、脉搏、智能和体格发育情况，并定期随访。治疗开始阶段每2周随访1次，查血清T_4和TSH；待T_4和TSH正常后，每3个月随访1次；服药1年后，每6个月随访1次。

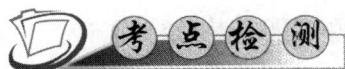

考点检测

A₁型题

1. 散发性先天性甲低除了哪项外均为发病病因（　　）

　A. 甲状腺发育异常　　　　　　　B. 甲状腺激素合成障碍

　C. 母亲妊娠期应用抗甲状腺药物　D. 垂体促甲状腺激素分泌不足

E. 母孕期碘缺乏

2. 下列为散发性先天性甲低的临床表现，应除外（　　）

A. 身材矮小，小指向内弯曲，通贯手，小指第二节指骨常不发育

B. 生后 1 ~ 3 个月内出现症状，生理性黄疸时间延长

C. 精神及动作反应都较迟钝，不爱活动

D. 吞咽缓慢，声音低哑，腹胀，常便秘

E. 皮肤粗糙，眼睑浮肿，舌大宽厚，常伸出口外

3. 散发性先天性甲低，下列何项措施是不需要的（　　）

A. 诊断后尽快用甲状腺素治疗

B. 用药后精神食欲好转，即可减量

C. 血清 T_4、TSH 可作为调节用药的参考

D. 用药后如有烦躁不安，多汗消瘦时宜减量

E. 用甲状腺素治疗时，应注意适当补充营养

4. 下列哪项不符合呆小病的临床表现（　　）

A. 智力障碍　　　　　　　　　　　B. 腹胀便秘

C. 皮肤细白　　　　　　　　　　　D. 黏液性水肿

E. 身材矮小，四肢粗短，特殊面容

◁◁◁◀◆ A₂ 型题 ◆▶▷▷▷

1. 患儿，女，1 个月，喂养困难，吃奶少，少哭，哭声低微，5 天排便一次。查体：仍有轻度皮肤黄染，血清 T_3 正常，T_4 降低，TSH 升高，对此患儿最有效的治疗措施是（　　）

A. 及早加含碘丰富的饮食　　　　　B. 碘化钾口服

C. 碘油肌注　　　　　　　　　　　D. 甲状腺片口服

E. 及早加碘化食盐

2. 男婴，足月儿，25 天龄，出生体重 4100 g，生后母乳喂养困难。T 35 ℃，P 100 次/分，R 30 次/分，皮肤黄染未退，少哭多睡，腹胀明显，大便秘结。摄膝部 X 线片未见骨化中心，最可能诊断是（　　）

A. 新生儿败血症　　　　　　　　　B. 先天性甲状腺功能减退症

C. 21 - 三体综合征　　　　　　　　D. 母乳性黄疸

E. 先天性佝偻病

3. 患儿，3 岁，身长 60 cm，喜静、便秘。体检：智力低下，面色苍黄，鼻梁宽平，舌厚，经常伸出口外，皮肤粗糙，腕部 X 线片可见一个骨化中心，最可能诊断是（　　）

A. 生长激素缺乏性侏儒症　　　　　B. 甲状腺功能减退症

C. 佝偻病　　　　　　　　　　　　D. 21 - 三体综合征

E. 软骨发育不良

4. 患儿，女 5 岁，身长 85 cm，表情呆滞，智力差，甲状腺不大，诊断为先天性甲状腺功能减退症。用甲状腺素治疗，下列方法哪一项最正确（　　）

A. 在儿童期定期调整剂量，终生用药

B. 治疗使症状好转后逐渐减量至停药

C. 治疗半年至 1 年后停药

D. 治疗至成年后停药

E. 治疗停用后，有症状时再停药

5. 患儿，男，2 岁。因身材矮小就诊，10 个月会坐，近 1 岁 10 个月会走，平时少哭多睡，食欲差，常便秘。体检：头大，前囟未闭，乳齿二个，反应较迟钝，喜伸舌，皮肤较粗糙有脐疝。心肺无特殊发现。对该病例，首先应做的检查是（　　）

A. 血钙，血磷测定　　　　　　　　B. T_3、T_4、TSH 测定

C. 智商测定　　　　　　　　　　　D. 染色体检查

E. 脑 CT 检查

6. 患儿，男，1 岁，身长 70 cm，腹胀、便秘、反应低下、少哭多睡，11 个月来诊。体检：T36.2 ℃，四肢稍凉，皮肤粗糙。毛发枯黄稀疏。心率 68 次/分，心音低钝。眼距宽，唇厚舌大，表情呆滞，哭声嘶哑，有脐疝。最可能的诊断是（　　）

A. 软骨发育不良　　　　　　　　　B. 黏多糖病

C. 苯丙酮尿症　　　　　　　　　　D. 甲状腺功能减退症

E. 染色体病

参考答案

▶ A₁ 型题 ◀

1. E　　2. A　　3. B　　4. C

▶ A₂ 型题 ◀

1. D　　2. B　　3. B　　4. A　　5. B　　6. D

任务二　儿童糖尿病患儿的护理

【疾病概述】

糖尿病（diabetes mellitus，DM）是由于胰岛素分泌绝对或相对缺乏引起的糖、脂肪、蛋白质、水及电解质代谢紊乱的慢性全身性内分泌代谢病。糖尿病可分为原发性和继发性两类，以原发性占绝大多数。原发性又分为两型：胰岛素依赖型糖尿病（IDDM，即 1 型糖尿病）和非胰岛素依赖型糖尿病（NIDDM，即 2 型糖尿病）。儿童糖尿病绝大多数为 1 型，病情多较成人重，易引起酮症酸中毒。近年来，儿童及青少年 1 型糖尿病的发病率呈全球上升趋势，15 岁以下儿童及青少年的患病率以平均每年 3% 左右的速度增长，且低年龄组（0～4 岁）的发病率增长较快。但随着肥胖儿童的增多，2 型糖尿病的发病率在许多国家开始呈上升趋势。

胰岛素具有促进糖利用，促进蛋白质、脂肪的合成等作用。当胰岛素分泌不足时，组织不能利用葡萄糖，能量不足使机体乏力、软弱，而产生饥饿感，引起多食。血糖不能利用，肝糖原合成减少，糖原异生增加使血糖增高，超过肾阈值时，引起渗透性利尿（多尿）、电解质失衡和慢性脱水，进而产生口渴多饮；因蛋白质合成减少，使生长发育

儿童护理

延迟和抵抗力降低，易继发感染；由于脂肪的分解使机体消瘦；因脂肪代谢障碍，中间产物不能进入三羧酸循环，使乙酸、β羟丁酸和丙酮酸等酮体在血中堆积，形成酮症酸中毒。

【病因和发病机制】

1型糖尿病的发病机制迄今尚未完全阐明，病因也尚未明确，目前认为是在遗传易感性和环境因素共同作用所导致，当胰岛素分泌减少至正常的10%时即出现临床症状。1型糖尿病为多基因遗传病，现仅证实位于第6号染色体短臂（6p213）上的人类白细胞抗原（HLA）的D区Ⅱ类抗原基因与这种易感性有关。近些年的研究发现，1型糖尿病患儿的胰腺有胰腺炎的病理改变，患儿血液中可查出多种自身免疫抗体，如谷氨酸脱羧酶抗体（GADA）、胰岛细胞抗体（ICA）等。这些异常的自身抗体可以损伤人体胰岛分泌胰岛素的β细胞，使之不能正常分泌胰岛素。新近的研究证实细胞免疫异常在1型糖尿病的发病中起重要作用，最终导致胰岛组织细胞的破坏。免疫系统对自身组织的攻击可认为是发生1型糖尿病的病理生理基础。除遗传、自身免疫因素外，尚有外来激发因子的作用，如病毒感染（风疹病毒、流行性腮腺炎病毒、柯萨奇病毒等）、化学毒素（如亚硝胺、链脲佐菌素等）、食物中某些成分（如牛奶蛋白）、胰腺遭到缺血损伤等因素的触发。

【临床表现】

儿童糖尿病起病较急，多数患儿常因感染、饮食不当或情绪激惹而诱发，典型症状为多饮、多尿、多食和体重下降，即"三多一少"。但婴儿多饮、多尿不易被发觉，很快会发生脱水和酸中毒；学龄儿童会因遗尿或夜尿增多而就诊；年长儿会表现为精神不振、疲乏无力、体重逐渐减轻等症状。体格检查除发现体重减轻、消瘦外，一般无阳性体征。酮症酸中毒时可出现呼吸深长、脱水症和神志改变。病程长，血糖控制不佳，则可出现生长落后、智能发育迟缓、肝大，称为Mauriac综合征。晚期可出现蛋白尿、高血压等糖尿病肾病表现，最后致肾功能衰竭，还可导致白内障和视网膜病变，甚至失明。

约有40%的患儿第一次就诊时表现为酮症酸中毒昏迷。多因急性感染、过食、诊断延误或突然中断胰岛素治疗等诱发，且年龄越小者发病率越高。表现为呕吐、腹痛、肝大、食欲减退，并迅速出现脱水和酸中毒征象，皮肤黏膜干燥，呼吸深长，呼气中有酮味，脉搏细速，血压下降，随即可出现嗜睡、昏迷甚至死亡。少数患儿起病缓慢，以精神呆滞、软弱、体重下降等为主，病程久而治疗不当者可影响生长发育。

【护理评估】

1. 健康史　询问患儿有无糖尿病家族史，既往身体状况，重点了解患儿有无多尿、多饮、多食和消瘦病史。询问病前有无急性感染史，是否经常发生皮肤疮疖及遗尿现象。

2. 身体状况　评估患儿是否有多尿、多饮、多食和体重下降等典型症状。但要注意，婴儿多饮多尿不易被发觉，儿童可因夜尿增多而发生遗尿。评估年长儿是否出现消瘦、精神不振、倦怠乏力等体质显著下降症状。部分患儿以酮症酸中毒为首发症状，年龄越小发生率越高。评估患儿有无合并呼吸道、消化道、泌尿道感染，以及皮肤疖肿和甲沟炎等。

3. 心理－社会状况　糖尿病是终身性疾病，需长期坚持治疗，因此需要定期对患儿及其家庭进行相应的评估筛查。筛查的内容包括家庭情况（家庭矛盾、团结力、父母心理)、糖尿病相关管理情况（父母的参与、主要的糖尿病管理者、患儿的自我管理情况），特别是过渡时期（确诊时、更换胰岛素方案时、青春早期），尤其关注长期血糖控制未达标的患儿。

4. 辅助检查

（1）尿糖：常为阳性，一般情况下，血糖浓度超过肾糖阈（160~180 mg/dl）时尿糖阳性。尿酮体阳性提示有酮症酸中毒。肾糖阈增高时，即使血糖达到糖尿病诊断可呈阴性。因此尿糖测定不作为诊断标准。

（2）血糖：一旦考虑到糖尿病的可能，通过检测静脉血糖即可确诊。糖尿病患儿的空腹全血或血浆血糖浓度增高分别≥6.7 mmol/L、≥7.8 mmol/L（120 mg/dl、140 mg/dl），1日内任意时刻（非空腹）血糖≥11.1 mmol/L（200 mg/dl）可诊断为糖尿病。但需注意，在无糖尿病症状的前提下单次的随机静脉血糖、空腹血糖达到糖尿病诊断标准并不能诊断，需择期重复检测。在急性感染、创伤、休克或其他应激状态下会出现暂时性的应激性高血糖，不能诊断糖尿病。

（3）口服葡萄糖耐量试验（OGTT）：仅用于无明显临床症状、尿糖偶尔阳性而血糖正常或稍增高的患儿。通常采用口服葡萄糖法：试验当日清晨空腹静脉采血测定血糖浓度，随后按1.75 g/kg口服葡萄糖，最大量不超过75 g，每克加水2.5 ml，于3~5分钟服完。服糖后的1/2、1、2小时（必要时可在3小时）各测血糖一次，分别采血测定血糖和胰岛素浓度。结果：正常人0分钟的血糖<6.2 mmol/L，口服葡萄糖60分钟和120分钟后血糖分别低于10.0 mmol/L和7.8 mmol/L。糖尿病患儿120分钟的血糖>11.1 mmol/L，且血清胰岛素峰值低下。

（4）糖化血红蛋白（HbA1c）。是葡萄糖与血红蛋白非酶促反应结合的产物，反应不可逆。HbA1c尚不能在儿童中用于糖尿病诊断，仅可反映取血前2个月的平均血糖水平。正常人HbA1c<7%，治疗良好的糖尿病患儿应<9%，如>12%表明血糖控制不理想。

（5）血气分析：酮症酸中毒时，pH<7.30，HCO_3^-<15 mmol/L。

5. 治疗原则及主要措施 儿童糖尿病治疗的目的是在保证正常生长发育基础上使血糖尽可能接近正常，消除临床症状，预防并纠正糖尿病酮症酸中毒，纠正代谢紊乱，防止糖尿病引起的血管损害，使患儿获得正常生长发育。一般采用胰岛素替代治疗、饮食治疗和运动锻炼相结合的综合治疗方案。针对1型糖尿病儿童及青少年而言，要根据其年龄、病程、生活方式、患者或者家庭情况、代谢控制目标等选取个体化的、高生活质量的糖尿病综合管理方案。

（1）胰岛素替代疗法：胰岛素适用于各个类型糖尿病，尽可能模拟正常生理模式的胰岛素治疗仍然是其主要的治疗方法。根据胰岛素的起效时间及作用时长将其分为超速效、速效、短效、中效、长效及超长效，具体见表9-1。新诊断的患儿，开始治疗时一般选用短效胰岛素（RI），用量为每日0.5~10 U/kg，分4次于早、中、晚餐前30分钟皮下注射，临睡前再注射1次（早餐前用量占30%~40%，中餐前20%~30%，晚餐前30%，临睡前10%），根据血糖调整胰岛素用量。

近年来胰岛素注射方式已有了较大改进，如注射针、注射笔、无针喷射装置、胰岛素泵等，目前推荐1型糖尿病患儿采用胰岛素泵治疗，可以平稳、有效地控制血糖，并能减少反复穿刺注射的痛苦。当采用注射针进行胰岛素皮下注射治疗时，每次注射应尽量用同一型号的注射器以保证剂量的绝对准确，注射部位可选用股前部、腹壁、上臂外侧、臀部，每次注射须更换部位，以免注射局部出现皮下硬结。

表9-1　胰岛素制剂类型

胰岛素类型	起效时间/h	高峰时间/h	持续时间/h
超速效胰岛素类似物（门冬胰岛素的超速剂型）	0.1~0.2	1~3	3~5
速效胰岛素类似物（赖脯胰岛素、门冬胰岛素、谷赖胰岛素）	0.15~0.35	1~3	3~5
短效胰岛素	0.5~1	2~4	5~8
中效胰岛素	2~4	4~12	12~24
基础长效胰岛素			
甘精胰岛素	2~4	8~12	22~24
地特胰岛素	1~2	4~7	20~24
甘精胰岛素 U300	2~6	更小的峰	30~36
德谷胰岛素	0.5~1.5	更小的峰	>42

（2）饮食治疗：饮食治疗是糖尿病综合管理的重要部分。儿童及青少年糖尿病营养治疗原则是供给营养充足的平衡膳食，保证正常生长和青春期发育，维持血糖尽可能接近正常。要结合患儿的年龄、体重、生活习惯、宗教信仰、喜好等采用个体化的方案，并且定期监测患儿的身高、体重、BMI 及腰围，酌情调整营养治疗方案。

（3）运动治疗：运动可以增加胰岛素的敏感性，改善血糖控制，减少心血管危险因素，降低血脂，有利于心理健康。如果患者运动前血糖水平高（>14 mmol/L）同时合并酮尿或酮血症时，任何运动都是危险的，应该避免运动。运动方式和运动量的选择应根据年龄、体力、体型、运动习惯和爱好制订个体化的运动方案。低龄患儿由于年龄特点往往不能配合建立规律的运动模式，其主要运动方式以游戏、玩耍为主。运动前、中、后需要进行血糖监测，通过摄入食物、调整胰岛素用量，尽量减少血糖波动，保证运动的安全。很多因素会影响血糖对运动的反应，包括活动类型、强度和持续时间，胰岛素用量的调整，摄入的碳水化合物等，所以要记录运动日记，不断分析血糖波动原因，最终建立安全合理的运动模式。

（4）糖尿病酮症酸中毒处理：液体疗法纠正脱水、酸中毒和电解质紊乱，酮症酸中毒时脱水量约为 100 ml/kg，可按此计算输液量，再加继续丢失量后为 24 小时总液量。补液开始先给生理盐水 20 ml/kg 快速静脉滴入，以扩充血容量，改善微循环，以后根据血钠决定给予 1/2 张或 1/3 张不含糖的液体，要求在开始 8 小时输入总液量的一半，余量在此后的 16 小时输入，同时见尿补钾，只有当 pH <7.2 时，才用碱性液纠正酸中毒。胰岛素采用小剂量持续静脉输入。

知识拓展

静脉注射葡萄糖耐量试验（IVGTT）

对于胃肠功能吸收异常，有胃肠疾病者，如胃手术后胃肠吻合而吸收过快或由于慢性腹泻影响胃肠的吸收等各种情况，用 OGTT 已不合适，可采用 IVGTT。其方法是，用 25% 或 50% 葡萄糖注射液，每公斤体重 0.5 g，在 2~4 分钟内静脉推注完毕。从开始注射时计算起，每 30 分钟取血一次，共 2~3 小时。正常人在 2 小时内血糖下降至正常范围，若 2 小时血糖超过正常值，表示有糖耐量减低。

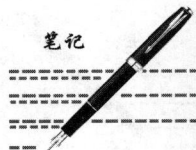

案例分析

案例一：患儿，女，10 岁，近两周来常感口渴，且有明显的饥饿感，频频喝水，进食量较平日大增，但日渐消瘦，常自觉精神不振，疲乏无力。查体：精神欠佳，体重 26 kg（发病前 31 kg），心肺未闻及异常。尿糖阳性，非空腹血糖 14.8 mmol/L，连续 3 天查尿糖均阳性，空腹血糖均高于正常值。

护理任务：

（1）请列出该患儿的护理问题。

（2）主要护理措施有哪些？

【护理诊断和护理措施】

1. 营养失调，低于机体需要量

（1）相关因素：与胰岛素缺乏致体内代谢紊乱有关。

（2）护理目标：患儿生长发育基本需要得到满足，营养正常。

（3）护理措施：饮食管理。

饮食管理是糖尿病综合管理的重要部分，结合合理的营养治疗可以有效改善血糖控制。用易懂的语言向患儿及家属讲解其重要性与具体做法，使之自觉遵守。能量摄入应遵循"总量控制"原则，定时定量进餐，每日总热卡（kcal）为：1000 + 年龄 ×（70 ~ 100），热量成分按碳水化合物 50% ~ 55%、脂肪 25% ~ 35%、蛋白 15% ~ 20% 进行分配。全日热量分三餐，早、中、晚分别占 1/5，2/5，2/5，每餐留少量食物作为餐间点心。每当患儿游戏、运动增多时可给少量加餐（加 20 g 糖类）或减少胰岛素用量。

应有足量的能量、碳水化合物、蛋白质的摄入以达到理想生长和维持理想体重，避免通过过度限制碳水化合物的摄入来降低血糖水平。食物应富含蛋白质和纤维素，限制纯糖和饱和脂肪酸，碳水化合物最好以糙米和玉米为主，脂肪以植物油为主，限制动物脂肪的摄入。提倡食用含纤维素多的食物，易饥饿者食物中应增加粗杂粮、豆类和新鲜蔬菜的比例。

饮食需定时定量，并督促患儿吃完每餐所给食物，勿吃额外食品，详细记录进食情况。生长监测是糖尿病营养管理的重要部分，建议定期监测患儿的身高、体重、BMI 及腰围，定期酌情调整营养治疗方案。

2. 有感染的危险

（1）相关因素：与抵抗力下降有关。

（2）护理目标：患儿无感染发生。

（3）护理措施：预防感染。

患儿因免疫功能低下易发生感染，特别是皮肤感染，应经常洗头、洗澡，保持皮肤清洁，勤剪指甲，避免皮肤抓伤、刺伤和其他损伤，如有毛囊炎或皮肤受伤时应及时治疗。做好会阴部护理，防止泌尿道感染，如发生感染，需用抗生素治疗，以免感染促发或加重酮症酸中毒。

3. 潜在并发症　酮症酸中毒、低血糖。

（1）相关因素：与血糖过高或过低有关。

（2）护理目标：患儿无酮症酸中毒及低血糖发生，或发生后得到及时处理。

（3）护理措施：血糖监测、并发症的处理。

1）血糖监测：血糖监测是评估患儿血糖情况的重要指标，是了解胰岛素剂量、饮食、运动是否匹配的重要措施。目前广泛应用的方法是指尖血自我血糖监测和持续葡萄糖监测,临床较为常用的是自我血糖监测。自我血糖监测就是患儿使用家庭式血糖仪在不同的时间检测血糖,查看糖尿病控制情况。监测血糖的常用时间一般选择空腹、餐前、餐后 2 小时、睡前以及凌晨 2 ~ 3 时,通常每天 4 ~ 6 次。而持续血糖监测是一种连续性的血糖监测手段,每间隔几分钟记录一次血糖,可以全面、客观、真实地反映患儿各时间段的血糖波动特点,准确地记录平均血糖、低血糖及高血糖所占时间比、目标血糖占比时间(time in range,TIR)等指标,更有利于血糖的控制,降低儿童轻、中度低血糖的发生频率,指导临床治疗。

2)酮症酸中毒患儿的护理:酮症酸中毒为儿童糖尿病急症死亡的主要原因,一旦发生应立即进行高血糖、脱水、电解质紊乱、酸中毒和感染 5 个方面的救护。

①立即建立 2 条静脉通路:一条为纠正脱水酸中毒快速输液用,常用生理盐水 20 ml/kg,在半小时至 1 小时输入,随后根据患儿脱水程度继续输液。另一条静脉通路输入小剂量胰岛素降血糖,最好采用微量输液泵调整滴速,保证胰岛素均匀滴入。在输液过程中随着酸中毒的纠正,胰岛素和葡萄糖的输入,钾从细胞外进入细胞内,此时可出现致死性低血钾,因此,在补液排尿后应立即补钾。对严重酸中毒患儿(pH < 7.1)可给予等渗碳酸氢钠溶液静脉滴注,静脉输液速度及用量须根据儿童年龄及需要调节,并详细记录出入水量,防补液不当导致脑水肿、低血糖、低血钾、心力衰竭而突发死亡。

②密切观察生命体征:详细记录体温、脉搏、呼吸、血压、神志、瞳孔、脱水体征和尿量等。

③及时观察化验结果:如取血化验血糖、二氧化碳结合力、尿素氮、血钠、血钾、血气分析,每次排尿均应查尿糖及尿酮。

④感染为本病常见诱因:应常规做血、尿培养,寻找感染源,并遵医嘱使用有效抗生素控制感染。

3)低血糖患儿的护理:当注射胰岛素过量或注射后进食过少而引起低血糖,表现为突发饥饿感、心慌、软弱、脉速、多汗,严重者出现惊厥、昏迷、休克甚至死亡。低血糖多发生于胰岛素作用最强时,有时可出现 Somogyi 效应,即午夜至凌晨出现低血糖而清晨血糖又增高,应教会患儿及家长识别低血糖反应,一旦发生立即平卧,进食糖水或糖块,必要时静脉注射 50% 葡萄糖液 40 ml。

4. 家庭执行治疗方案无效

(1)相关因素:与知识缺乏及患儿的自控能力差有关。

(2)护理目标:患儿及家长掌握血糖测定及结果判断、胰岛素注射方法、饮食控制及运动疗法等知识,树立战胜疾病的信心。

(3)护理措施:健康指导,心理护理。

1)患儿日常生活管理:教育患儿生活要有规律,注意个人卫生,应指导患儿每日做好口腔、皮肤、足部护理。如有毛囊炎或皮肤有伤口应及时治疗,以免诱发或加重病情。对患儿出现的症状进行护理,如多尿患儿及时提供便盆或协助排尿,对遗尿患儿定时夜间唤醒进行排尿,若患儿出现烦渴症状,要保证足够的饮用水。

2)基本知识教育:使患儿及家长了解糖尿病的相关知识,宣传严格遵守饮食控制、运动疗法和预防感染的重要性。鼓励和指导家长及患儿独立进行血糖和尿糖的监测,学会用纸片法检测末梢血糖值,班氏试剂或试纸法做尿糖监测。给家长及患儿示教正确抽吸和注射胰岛素的方法及使用胰岛素的注意事项。帮助患儿及家长学会观察低血糖反应,教育患儿随身携带糖块及卡片，写上姓名、住址、病名、膳食治疗量、胰岛素注射量、医院名称及负责医师，以便任何时候发生并发症可立即救治。

3）糖尿病患儿的心理状态维护：为了让糖尿病患儿树立战胜疾病的信心，让他们变得独立，学会自我管理，可以让患儿之间经常保持联系，或者参加一些专门为他们举办的活动。让他们及其家长互相交流经验，谈论病情，有助于成功地管理好自己的糖尿病及其身心健康。

（王庆林　李冰雪）

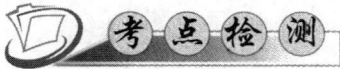

考点检测

A₁ 型题

1. 糖尿病的诊断是糖尿病症状加上随机血糖（　　）
   - A. ≥7.1 mmol/L
   - B. ≥9.1 mmol/L
   - C. ≥10.1 mmol/L
   - D. ≥11.1 mmol/L
   - E. ≥12.1 mmol/L

2. 标准口服葡萄糖耐量试验葡萄糖负荷量为（　　）
   - A. 60 g
   - B. 65 g
   - C. 70 g
   - D. 75 g
   - E. 80 g

3. 儿童 1 型糖尿病的长期治疗措施不包括（　　）
   - A. 饮食控制
   - B. 格列苯脲口服
   - C. 胰岛素治疗
   - D. 运动疗法
   - E. 监测血糖

4. 对糖尿病诊断首选（　　）
   - A. 24 小时尿糖测定
   - B. 餐后 2 小时血糖测定
   - C. 糖化血红蛋白测定
   - D. 口服葡萄糖耐量试验
   - E. 胰岛素释放试验

A₂ 型题

1. 下列哪项不是儿童糖尿病的典型症状（　　）
   - A. 多饮
   - B. 多食
   - C. 多尿
   - D. 血压下降
   - E. 体重下降

2. 糖尿病患儿饮食中营养成分的分配是怎样的（　　）
   - A. 糖 30%，蛋白质 30%，脂肪 40%
   - B. 糖 30%，蛋白质 40%，脂肪 30%
   - C. 糖 40%，蛋白质 30%，脂肪 30%
   - D. 糖 50%，蛋白质 30%，脂肪 20%
   - E. 糖 50%，蛋白质 20%，脂肪 30%

3. 患儿，10 岁，因多尿、烦渴、疲乏来院就诊，经检查空腹血糖 10 mmol/L。临床诊断为胰岛素依赖型糖尿病。护士指导其控制饮食时，每天正确的热卡摄入量是（　　）

A. 1200 kcal

B. 1500 kcal

C. 1900 kcal

D. 2100 kcal

E. 2400 kcal

4. 糖尿病患儿缺乏的激素是（　　）

A. 生长激素

B. 垂体前叶

C. 甲状腺素

D. 甲状腺

E. 胰岛素

▸◆ A₃/A₄ 型题 ◆◂

（1～2题共用题干）

患儿，男，3岁。多饮、多食半年，口服血糖经常高于 10.8 mmol/L。近日患儿拒食，且有腹痛、呕吐临床表现，患儿呼出气体有酮味，血压 70/50 mmHg。

1. 该患儿最可能的临床诊断是（　　）

A. 糖尿病肾病

B. 原发性高血压

C. 糖尿病合并肾盂肾炎

D. 糖尿病酮症酸中毒

E. 低血糖

2. 对此患儿进行对症处理时，不恰当的治疗是（　　）

A. 静脉输入 0.9% 氯化钠溶液

B. 见尿后补钾

C. 常规使用碳酸氢钠溶液纠酸

D. 小剂量胰岛素静滴

E. 控制感染

参考答案

▸◆ A₁ 型题 ◆◂

1. D　　2. D　　3. B　　4. B

▸◆ A₂ 型题 ◆◂

1. D　　2. E　　3. C　　4. E

▸◆ A₃/A₄ 型题 ◆◂

1. D　　2. C

项目十 血液系统疾病患儿的护理

学习目标

识记

1. 儿童造血特点、不同年龄段儿童血液特点。
2. 儿童贫血的分类与分度、不同年龄段儿童贫血的诊断标准。
3. 髓外造血、生理性贫血的概念。
4. 缺铁性贫血、巨幼红细胞贫血的常见原因。

理解

1. 营养性缺铁性贫血、营养性巨幼红细胞贫血、免疫性血小板减少性紫癜、血友病的临床表现、治疗要点。
2. 比较营养性缺铁性贫血和营养性巨幼红细胞贫血的发病机制。

运用

1. 正确解读血液病患儿的血象特点。
2. 对血液系统疾病患儿实施整体护理,提供有针对性的健康指导。
3. 有效开展营养性贫血的预防工作。

基础知识

一、儿童造血特点

1. 胚胎期造血　胚胎期的造血是一个动态的过程,根据造血组织发育情况和造血部位发生的先后,可分为 3 个不同的阶段。

（1）中胚叶造血期：在胚胎第 3 周开始出现卵黄囊造血,之后在中胚叶组织中出现广泛的原始造血成分,其中主要是原始的有核红细胞。在胚胎第 6 周,中胚叶造血开始减退。

（2）肝脾造血期：肝脏自胚胎第 6~8 周开始出现活动的造血组织,是胎儿中期的主要造血器官,4~5 个月时达高峰,6 个月后逐渐减退。肝脏造血主要产生有核红细胞。胚胎第 8 周脾脏开始造血,以红细胞生成为主,3 个月时出现淋巴细胞和单核细胞,胎儿 5 个月之后,脾脏造红细胞和粒细胞的功能逐渐减退,至出生时成为终生造血淋巴器官。

胸腺是中枢淋巴器官,已于胚胎第 6~7 周出现,并开始生成淋巴细胞。来源于卵黄囊、肝脏或骨髓的淋巴干细胞在胸腺中分化为具有细胞免疫功能的前 T 细胞和成熟 T 淋巴细胞,并迁移至周围淋巴组织分化为不同的亚群,此功能可终生维持。

自胚胎第 11 周淋巴结开始生成淋巴细胞,从此,淋巴结成为终生造淋巴细胞和浆细胞的器官。

（3）骨髓造血期：胚胎第6周开始出现骨髓，但至胎儿4个月时才开始造血活动，并迅速成为主要的造血器官，直至出生2～5周后成为唯一的造血场所。

2. 生后造血

（1）骨髓造血：出生后主要是骨髓造血。婴幼儿期所有骨髓均为红骨髓，全部参与造血，随着年龄增长，部分红骨髓逐渐被黄骨髓（脂肪组织）代替。5～7岁开始，长骨骨髓腔中出现黄骨髓，因此年长儿和成人红骨髓仅限于脊椎、肋骨、胸骨、骨盆、颅骨、锁骨和肩胛骨，但黄骨髓仍有潜在的造血功能，当造血功能需要增加时，黄骨髓可转变为红骨髓而恢复造血功能。小儿在出生后头几年缺少黄骨髓，故造血代偿潜力小，如果造血需要增加时，就会出现髓外造血。

（2）骨髓外造血：在正常情况下，骨髓外造血极少。当婴幼儿发生感染性贫血、溶血性贫血等造血需要增加时，肝、脾和淋巴结可随时适应需要，恢复到胎儿时的造血状态，出现肝、脾、淋巴结肿大。同时外周血中可出现有核红细胞和（或）幼稚中性粒细胞。这是小儿造血器官的一种特殊反应，称为髓外造血。当感染及贫血纠正后，又可恢复正常的骨髓造血。

二、儿童血液特点

不同年龄儿童的血象有所不同。

1. 红细胞数和血红蛋白量　由于胎儿期处于相对缺氧状态，红细胞生成素合成增加，故红细胞数和血红蛋白量较高，出生时红细胞数约（5.0～7.0）×10^{12}/L，血红蛋白量为150～220 g/L。未成熟儿与足月儿基本相等，少数可稍低。出生后6～12小时由于进食少和不显性失水，其红细胞数和血红蛋白量往往比出生时增高。出生后随着自主呼吸的建立，血氧含量增加，红细胞生成素明显减少，骨髓造血功能下降，网织红细胞减少；胎儿红细胞寿命较短，生理性溶血致红细胞破坏较多；由于婴儿生长发育迅速，循环血量迅速增加等因素，红细胞数和血红蛋白量逐渐降低，至2～3个月时（早产儿较早）红细胞数降至3.0×10^{12}/L、血红蛋白量降至100 g/L左右，出现轻度贫血，称为"生理性贫血"。"生理性贫血"一般呈自限性，3个月以后，红细胞数和血红蛋白量又逐渐增加，至12岁时达成人水平。

网织红细胞数在初生3天内为0.04～0.06，出生后第7天迅速下降至0.02以下，并维持在较低水平，约0.003，以后随生理性贫血恢复而短暂上升，婴儿期以后约与成人相同。

2. 白细胞数及分类　初生时白细胞计数为（15～20）×10^9/L，出生后6～12小时达（21～28）×10^9/L，以后逐渐下降，1周时平均为12×10^9/L，婴儿期白细胞计数维持在10×10^9/L左右，8岁以后接近成人水平。

白细胞分类主要是中性粒细胞与淋巴细胞比例的变化。出生时中性粒细胞约占0.65，淋巴细胞约占0.30。随着白细胞总数下降，中性粒细胞比例也下降，出生后4～6天时两者比例约相等；至1～2岁时淋巴细胞约占0.60，中性粒细胞约占0.35，之后中性粒细胞比例逐渐上升，至4～6岁时两者比例又相等，7岁以后白细胞分类与成人相似。

3. 血小板计数　血小板数约为（100～300）×10^9/L，与成人相似。

4. 血红蛋白的种类　人类的血红蛋白从胚胎期至成人期其结构不一致，共有6种不同的血红蛋白：胚胎期的血红蛋白Gower1（$\zeta_2\varepsilon_2$）、Gower2（$\alpha_2\varepsilon_2$）和Portland（$\zeta_2\gamma_2$）；

胎儿期的血红蛋白 HbF（$\alpha_2\gamma_2$）；成人血红蛋白分为 HbA（$\alpha_2\beta_2$）和 HbA$_2$（$\alpha_2\delta_2$）。

胚胎期血红蛋白 Gower1、Gower2 和 Portland 于胚胎 12 周时消失，并被 HbF 代替。至胎儿 6 个月时 HbF 占 0.90，而 HbA 仅占 0.05 ~ 0.1，以后 HbA 逐渐增加，至出生时 HbF 约占 0.70，HbA 约占 0.30，HbA$_2$ 不足 0.01。出生后 HbA 代替 HbF，至 1 岁 HbF 不超过 0.05，2 岁时 HbF 不超过 0.02。成人的 HbA 约占 0.95，HbA$_2$ 占 0.02 ~ 0.03，HbF 不超过 0.02。

5. 血容量　小儿血容量相对较成人多，新生儿血容量约占体重的 10%，平均为 300 ml；儿童血容量占体重的 8% ~ 10%；成人血容量占体重的 6% ~ 8%。

三、儿童贫血的诊断标准

贫血（anemia）是指外周血中单位容积内的红细胞数或血红蛋白（Hb）量低于正常。不同年龄小儿的红细胞数和 Hb 量也不同。根据世界卫生组织的资料，Hb 的低限值在 6 ~ 59 个月者为 110 g/L，5 ~ 11 岁为 115 g/L，12 ~ 14 岁为 120 g/L，海拔每升高 1000 m，血红蛋白上升 4%；低于此值为贫血。我国小儿血液会议（1989 年）暂定：Hb 在新生儿期 <145 g/L，1 ~ 4 个月时 <90 g/L，4 ~ 6 个月时 <100 g/L 者为贫血。

四、儿童贫血分类

1. 按程度分类　根据外周血血红蛋白含量或红细胞数，贫血可分为轻、中、重、极重 4 度（表 10 - 1）。

表 10 - 1　贫血的分度

项目	轻度	中度	重度	极重度
血红蛋白量（g/L）	90 ~ 120	60 ~ 90	30 ~ 60	<30
红细胞数（×10^{12}/L）	3 ~ 4	2 ~ 3	1 ~ 2	<1
新生儿血红蛋白量（g/L）	120 ~ 144	90 ~ 120	60 ~ 90	<60

2. 按病因分类　根据造成贫血的原因将其分为红细胞或血红蛋白生成不足、溶血性和失血性贫血 3 类。

（1）红细胞和血红蛋白生成不足：①造血物质缺乏：如铁缺乏（缺铁性贫血）、维生素 B$_{12}$ 和叶酸缺乏（巨幼红细胞贫血）、维生素 B$_6$ 缺乏、铜缺乏、维生素 C 缺乏、维生素 A 缺乏等。②骨髓造血功能障碍：如再生障碍性贫血，单纯红细胞再生障碍性贫血。③感染性及炎症性贫血：由金黄色葡萄球菌、链球菌、流感嗜血杆菌等感染引起的贫血。④其他：慢性肾病所致贫血、癌症性贫血、铅中毒所致贫血等。

（2）溶血性贫血：可由红细胞内在异常或红细胞外在因素引起。

1）红细胞内在异常：①红细胞膜结构缺陷：如遗传性球形红细胞增多症、遗传性椭圆形红细胞增多症、阵发性睡眠性血红蛋白尿等。②红细胞酶缺乏：如葡萄糖 - 6 - 磷酸脱氢酶（G - 6 - PD）缺乏、丙酮酸激酶（PK）缺乏等。③血红蛋白合成或结构异常：如珠蛋白生成障碍性贫血（地中海贫血）等。

2）红细胞外在因素：①免疫因素：体内存在破坏红细胞的抗体，如新生儿溶血症、自身免疫性溶血性贫血、药物所致的免疫性溶血性贫血等。②非免疫因素：如感染、物理化学因素、毒素、脾功能亢进、弥漫性血管内凝血（DIC）等。

233

（3）失血性贫血：分为急性失血和慢性失血引起的贫血。

3. 按形态分类　根据红细胞数、血红蛋白量和血细胞比容计算平均红细胞体积（MCV）、平均红细胞血红蛋白含量（MCH）和平均红细胞血红蛋白浓度（MCHC）的结果将贫血分为4类（表10-2）。

表10-2　贫血的细胞形态分类

项目	MCV/fl	MCH/pg	MCHC/（g/L）
正常值	80～94	28～32	320～380
大细胞性	＞94	＞32	320～380
正常细胞性	80～94	28～32	320～380
小细胞性	＜80	＜28	320～380
小细胞低色素性	＜80	＜28	＜320

任务一　营养性缺铁性贫血患儿的护理

【疾病概述】

缺铁性贫血（iron deficiency anemia，IDA）是由于体内铁缺乏导致血红蛋白合成减少的一种贫血症，其临床特点为小细胞低色素性贫血、血清铁蛋白减少和铁剂治疗有效。本病以婴幼儿发病率最高，严重危害儿童健康，是我国儿童保健重点防治的小儿常见疾病之一。

铁是合成血红蛋白的重要原料，其来源主要是食物及衰老红细胞破坏释放的铁。食物来源的铁主要在十二指肠和空肠上段吸收入血，在血浆中铁和转铁蛋白结合，随着血液循环运送至需铁和储存铁的组织。红细胞破坏后释放出的铁，也同样通过与转铁蛋白结合后运送至骨髓等组织，被利用或贮存。人体内总铁量约64%用于合成血红蛋白，3.2%用于合成肌红蛋白，30%以铁蛋白及含铁血黄素形式储存在骨髓、肝和脾内。缺铁性贫血的常见病因如下。

1. 先天储铁不足　妊娠最后3个月胎儿通过胎盘从母体获得铁量最多，因此早产、双胎或多胎、胎儿失血和孕母严重缺铁等都可使胎儿储铁减少。

2. 铁摄入量不足　是缺铁性贫血的主要原因。人乳、牛乳、谷物中含铁量都很低，出生4个月后从母体获得铁逐渐耗尽，如不及时添加含铁较多的辅食，容易发生缺铁性贫血。年长儿童可因偏食导致缺铁性贫血的发生。

3. 生长发育因素　婴儿期生长发育迅速，随着体重增加，血容量随之增加，1岁时血液中的血红蛋白增加2倍；未成熟儿的体重和血红蛋白增加倍数更高；如不及时添加含铁丰富的食物，则容易发生缺铁。

4. 铁吸收障碍　食物搭配不合理可影响铁的吸收，维生素C可促进铁的吸收，而草酸、牛乳等可抑制铁的吸收。慢性腹泻时不仅铁的吸收不良，而且铁的排泄也增加。

5. 铁丢失过多　正常婴儿每天排铁量比成人多。1ml血约含铁0.5mg，婴儿长期慢性失血，能导致贫血，如患肠息肉、消化道溃疡、钩虫病等可导致慢性失血；用未经加热的鲜牛奶喂养的婴儿，可出现对牛奶蛋白过敏的慢性肠道出血（每天失血约 0.7 ml）。

以上导致贫血的原因可单独存在，也可同时存在。

知识拓展

缺铁对其他系统的影响

缺铁可使多种含铁酶（如细胞色素 C、单胺氧化酶和核糖核苷酸还原酶等）的活性减低，这些含铁酶与生物氧化、组织呼吸、神经介质分解与合成有关，所以当铁缺乏时可造成细胞功能紊乱，产生一些非造血系统的表现，如体力下降、表情淡漠、注意力难以集中、智力下降等。

铁缺乏对智能的妨碍和潜在的远期智能危害非常显著，且常常是不可逆转的终生性损害，出生前缺铁比出生后对发育期大脑和行为系统有更大的影响。因此强调生命早期，尤其是孕期和出生后早期铁元素的合理补充对大脑优化发展极为重要。

【护理评估】

1. 健康史　重点评估患儿的出生史、喂养史、辅食添加情况。应了解母亲孕期情况，如有无严重贫血，是否早产、双胎及有无失血等；了解患儿的喂养方法和饮食习惯；了解患儿患病情况，有无慢性疾病如慢性腹泻、吸收不良综合征、肠道寄生虫及反复感染，鼻出血及青春期少女月经量过多等。

2. 身体状况　根据患儿表现了解其贫血的程度，观察患儿皮肤黏膜颜色及毛发、指甲情况，了解是否易疲乏，不爱活动，年长儿有无头晕、眼前发黑、耳鸣，贫血严重的患儿有无心率增快，心脏扩大甚至发生心力衰竭的表现。还应了解患儿有无异食癖、口腔炎等发育情况。

早产/低体重儿，反复感染、肠道出血以及 6~23 月龄婴幼儿是缺铁性贫血的高发人群。

（1）一般表现：皮肤黏膜苍白，易乏力、倦怠，年长儿可诉头晕、眼前发黑、耳鸣等。

（2）髓外造血表现：由于髓外造血，肝、脾可轻度肿大。年龄越小、病程越久、贫血越重，肝脾肿大越明显。

（3）非造血系统表现：

1）消化系统症状：食欲减退，少数有异食癖（如嗜食泥土、墙皮、煤渣等）；可有呕吐、腹泻；可出现口腔炎、舌炎或舌乳头萎缩；重者可出现萎缩性胃炎或吸收不良综合征。

2）心血管系统症状：明显贫血时心率增快，严重者心脏扩大，甚至发生心力衰竭。

3）神经系统症状：表现为烦躁不安或萎靡不振，精神不集中、记忆力减退，智力多数低于同龄儿。

（4）其他：因细胞免疫功能低下，常合并感染。可因上皮组织异常而出现反甲。

知识拓展

异食癖

异食癖是由于机体代谢紊乱，味觉异常和饮食管理不当等引起的一种非常复杂的多种疾病的综合征。从广义上来说，也包含有恶癖。患有此症的人会持续性的咬食一些非营养的物质，如泥土、纸片、污物等。异食癖的发生主要由体内缺乏锌、铁等微量元素或者患者的心理因素引起的。

3. **心理 – 社会状况** 评估患儿及家长的心理状态，患儿有无因记忆力减退、学习成绩下降或者智力低下而产生自卑、焦虑等心理。了解患儿及家长对本病的病因及其防护知识的认识程度，对健康的需求及家庭背景等。

4. **辅助检查结果** 分析血液、骨髓象及有关铁代谢的检查结果。

（1）外周血象：血红蛋白降低比红细胞数减少明显，为小细胞低色素性贫血。外周血涂片可见红细胞大小不等，以小细胞为多，中央淡染区扩大。MCV < 80 fl，MCH < 26 pg，MCHC < 310 g/L。网织红细胞数正常或轻度减少。白细胞、血小板一般无明显改变。

（2）骨髓象：红细胞呈增生活跃，以中、晚幼红细胞增生为主。各期红细胞均较小，胞浆少，染色偏蓝，显示胞浆成熟程度落后于胞核。粒细胞和巨核细胞无明显异常。

（3）有关铁代谢的检查：血清铁蛋白 < 12 μg/L 提示缺铁，红细胞游离原卟啉 > 0.9 μmol/L（500 μg/dl）即提示细胞内缺铁，血清铁 < 10.7 μmol/L，总铁结合力 > 62.7 μmol/L（350 μg/dl）有意义，转铁蛋白饱和度 < 15%。

5. **治疗原则及主要措施** 治疗原则主要为去除病因和补充铁剂。

（1）一般治疗：注意营养，及时添加辅食；加强护理，防止感染。

（2）去除病因：积极治疗原发病；合理喂养，纠正不良饮食习惯，给予富含铁质的食物等。

（3）铁剂治疗：是治疗缺铁性贫血的主要方法。一般多采用口服，剂量以铁元素计算，每日 2 ~ 6 mg/kg，分 3 次口服。血红蛋白恢复正常后，继续服用铁剂 2 ~ 3 个月停药。常用口服铁剂有硫酸亚铁（含铁 20%）、富马酸亚铁（含铁 30%）、葡萄糖酸亚铁（含铁 11%）等。口服铁剂不耐受者或因严重消化不良的可采用注射铁剂如右旋糖酐铁。

（4）输血治疗：一般不必输血。严重贫血者可少量多次输注浓缩红细胞或者压积红细胞，尽快改善贫血症状。输血时注意输血量和速度，观察有无输血反应。

案例分析

案例一：患儿，男，1 岁，体重 8 kg，母乳喂养。近 2 个月来，患儿面色逐渐苍白，食欲减退，不愿下地行走，有时萎靡不振。血常规：RBC 3.0 × 10^{12}/L，Hb 80 g/L，WBC 10.5 × 10^9/L。外周血涂片示红细胞大小不等，以小细胞为主，中央淡染区扩大。

案例二：患儿，女，10 个月，因面色苍白 1 个月，腹泻 2 天入院。患儿 1 个月来面色渐苍白，吃奶量减少，2 天前出现腹泻，黄色稀便，4 ~ 5 次/天，量中等，小便颜色黄。第一胎，早产，顺产，生后母乳喂养，2 个月添加鱼肝油，4 个月添加米糊、米糕，其他辅食未添加，按时预防接种。体检：T 37 ℃，P 120 次/分，R 40 次/分，wt 7.5 kg，神志清，无发绀，三四征（ － ），皮肤黏膜苍白，无黄染，无出血，无皮疹，浅表淋巴结不大，咽无充血，心率 120 次/分，律齐，双肺呼吸音清晰，未闻散在啰音，腹平软，肝肋下 2 cm，质软，脾未及。辅助检查：血常规 RBC 3.3 × 10^{12}/L，Hb 75 g/L，MCV 68 fl，MCH 22 pg，MCHC 230 g/L，网织红细胞 0.01，WBC 10 × 10^9/L，N 0.6，L 0.38，M 0.01，PLT 150 × 10^9/L，血涂片是红细胞大小不等，以小为主，中央浅染。大、小便常规正常。

护理任务：

（1）请列出该患儿的护理问题。

（2）如何对患儿及家长进行铁剂治疗的护理?

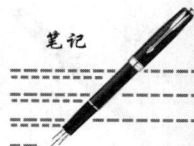

【护理诊断和护理措施】

1. 活动无耐力

（1）相关因素：与贫血致组织、器官缺氧有关。

（2）护理目标：患儿乏力逐渐减轻，活动耐力提高。

（3）护理措施：休息与活动。

根据患儿耐受情况制定作息。轻症患儿可适当参加活动，一般不卧床休息，但应避免剧烈运动；重度贫血患儿应根据活动耐力下降情况制订活动强度、持续时间及休息方式，必要时给予吸氧；减少刺激，避免患儿哭闹增加机体氧耗量。

2. 营养失调，低于机体的需要量

（1）相关因素：与铁的供应不足、吸收不良、丢失过多或消耗增加有关。

（2）护理目标：患儿食欲恢复正常，血清铁达到正常。

（3）护理措施：指导饮食护理，补充铁剂。

指导家长应合理搭配患儿的饮食。告知家长应给患儿进食高蛋白、高维生素、含铁丰富的食物如动物肝脏、动物血、肉类、鱼类、豆制品等。

指导家长正确应用铁剂，观察疗效与副作用。告知家长服用铁剂的正确剂量与疗程，口服铁剂时，为减少铁剂对胃肠道刺激，可从小量开始，在两餐间服用，避免空腹服用。可与维生素C、稀盐酸、果汁同服以有助于铁剂吸收；勿与牛奶、茶水、咖啡、钙剂同服。应提前告知家长，服药期间大便颜色变黑或呈柏油样，停药后可恢复。液体铁剂可使牙齿染黑，可应用吸管或滴管、及时刷牙等方式减轻着色。注射铁剂时，应选择深部肌内注射，每次更换注射部位，剂量要准确，注射后勿按揉注射部位。

3. 有感染的危险

（1）相关因素：与机体的免疫功能下降有关。

（2）护理目标：患儿未发生感染。

（3）护理措施：注意隔离，防治感染。

严格执行无菌操作，做好保护性隔离。保持皮肤和口腔清洁。及时发现感染，遵医嘱使用抗生素。

4. 知识缺乏

（1）相关因素：家长及年长儿缺乏营养知识及本病的防护知识。

（2）护理目标：年长患儿及家长能够叙述其发病的常见原因，积极主动配合治疗，正确调整饮食结构，纠正不良饮食习惯。

（3）护理措施：心理护理和健康指导。

1）根据家长的认知水平，用通俗易懂的语言向家长讲解缺铁性贫血发生的原因，告知家长缺铁性贫血的发生与儿童喂养密切相关，应提高家长对喂养的重视。

2）向家长及患儿讲解疾病的有关知识和护理要点。指导家长正确用药、指导合理安排儿童饮食。对于因疾病所致患儿有智力下降、学习成绩下降者，应加强教育与训练，减轻其焦虑与自卑心理。

3）做好防病宣传教育工作。做好围产期保健，避免早产；做好喂养指导，提倡母乳喂养（母乳中铁的吸收利用率较高），及时合理添加辅食（4~6月龄起开始食用强化铁食品是低成本的长期预防有效措施），培养良好饮食习惯；对早产儿，尤其是极低体重的早产儿从母体获取的铁较少，宜自2~4周龄左右开始补铁，给予铁剂1~2 mg/（kg·d）

元素铁，直到 1 周岁，预防贫血发生。

任务二　营养性巨幼红细胞贫血患儿的护理

【疾病概述】

营养性巨幼红细胞贫血（nutritional megaloblastic anemia）是由于维生素 B_{12} 和（或）叶酸缺乏所致的一种大细胞性贫血。主要临床特点是贫血、神经精神症状、红细胞体积增大、骨髓中可出现巨幼红细胞，用维生素 B_{12} 和（或）叶酸治疗有效。以 6 个月 ~ 2 岁小儿多见，起病缓慢。

【发病机制】

叶酸和维生素 B_{12} 均为细胞核内 DNA 合成的必需物质。当叶酸被吸收进体内后，在二氢叶酸还原酶的作用下还原成四氢叶酸，后者是合成 DNA 必需的辅酶，而维生素 B_{12} 在叶酸转变成四氢叶酸过程中具有催化作用，促进 DNA 合成。维生素 B_{12} 和叶酸缺乏时，DNA 合成会发生障碍，造血细胞内 DNA 减少使红细胞的分裂延迟，胞浆成熟而核发育落后，红细胞胞体变大，骨髓中巨幼红细胞增生而出现巨幼红细胞贫血。粒细胞核也因 DNA 不足而致成熟障碍，胞体增大，出现巨大幼稚粒细胞和中性粒细胞分叶过多的现象。骨髓中巨核细胞分叶过多。维生素 B_{12} 还参与神经髓鞘中脂蛋白的形成，能保持有髓神经纤维的完整功能。缺乏时可致周围神经变性、脊髓亚急性联合变性和大脑损害，出现神经精神症状；还可使中性粒细胞和巨噬细胞作用减退而易感染。叶酸缺乏症主要引起情感改变，偶见深感觉障碍，但其机制不清。

造成营养性巨幼红细胞贫血的常见病因有：

1. 摄入不足　单纯母乳喂养而未及时添加辅食、人工喂养不当及严重偏食的婴幼儿，其饮食中缺乏肉类、动物肝、肾和蔬菜，可致维生素 B_{12} 和叶酸缺乏。羊乳中叶酸量很低，单纯以羊奶喂养者，更易致叶酸缺乏。

2. 需要量增加　婴儿生长发育较快，对叶酸、维生素 B_{12} 的需要量也增加，严重感染者维生素 B_{12} 的消耗量增加，需要量相应增加。

3. 吸收障碍　食物中维生素 B_{12} 必须与胃底部壁细胞分泌的糖蛋白结合成复合物才能由回肠末端黏膜吸收，进入血液循环后再与转钴蛋白结合，运送到肝脏。肝病患者和长期服用对氨基水杨酸、新霉素等药物可影响维生素 B_{12} 的吸收。慢性腹泻影响叶酸吸收，先天性叶酸代谢障碍（如小肠吸收叶酸缺陷及叶酸转运功能障碍）也可致叶酸缺乏。

【护理评估】

1. 健康史　重点了解患儿的喂养方法和饮食习惯，小婴儿还应了解其母亲孕期情况，如有无严重贫血。了解患儿生长发育情况，有无慢性疾病如慢性腹泻、吸收不良综合征、肠道寄生虫及反复感染等。评估患儿症状。

2. 身体状况　评估患儿贫血的程度。

（1）一般表现：多呈虚胖或颜面轻度水肿，头发纤细、黄、稀疏，少数严重者皮肤有出血点或瘀斑。

（2）贫血表现：皮肤呈蜡黄色，睑结膜、口唇、指甲等处明显苍白，可有轻度黄疸；

疲乏无力，常伴有肝脾轻度肿大。

（3）神经精神症状：可出现烦躁不安、易怒等症状。维生素 B_{12} 缺乏者表现为表情呆滞、对周围环境反应迟钝、目光发直、少哭不笑，嗜睡、不认亲人，智力、动作发育落后甚至退步。重症病例可出现不规则性震颤、手足无意识运动，甚至抽搐、感觉异常、共济失调、踝阵挛和 Babinski 征阳性等。叶酸缺乏不发生神经系统症状，但可导致神经精神异常。

（4）消化系统症状：常出现较早，如厌食、恶心、呕吐、腹泻和舌炎等。

3. 心理－社会状况　评估患儿有无因学习成绩下降或者智力低下而产生自卑、焦虑等心理；了解患儿及家长对本病的病因及其防护知识的认识程度，对健康的需求及家庭背景等。

4. 辅助检查

（1）外周血象：红细胞减少比血红蛋白明显，呈大细胞性贫血，MCV > 94 fl，MCH > 32 pg。血涂片可见红细胞大小不等，以大细胞为多，易见嗜多色性和嗜碱性点彩红细胞，可见巨幼变的有核红细胞，中性粒细胞呈核分叶过多现象。白细胞、血小板计数常减少。

（2）骨髓象：增生明显活跃，以红细胞系增生为主，红系、粒系均出现巨幼变，表现为胞体变大、核染色质粗而松、副染色质明显，胞核发育落后于胞浆。中性粒细胞的胞浆空泡形成，核分叶过多。巨核细胞的核有过度分叶现象，血小板大。

（3）血清维生素 B_{12} 和叶酸测定。血清维生素 B_{12} 正常值为 200 ~ 800 ng/L，< 100 ng/L 为缺乏。血清叶酸水平正常值为 5 ~ 6 μg/L，< 3 μg/L 为缺乏。

5. 治疗原则及主要措施

（1）一般治疗：注意营养，加强护理，防治感染、对症治疗（肌肉震颤或惊厥者可给镇静剂）。

（2）去除病因。

（3）补充叶酸和维生素 B_{12}：有神经精神症状者，应以维生素 B_{12} 治疗为主，如单用叶酸可能使症状加重。维生素 B_{12} 500 ~ 1000 μg 一次肌内注射；或每次肌内注射 100 μg，每周 2 ~ 3 次，连用数周，直至临床症状明显好转，血象恢复正常为止；当有神经系统受累表现时，可给予 1 mg/d，连续肌内注射 2 周以上；由于维生素 B_{12} 吸收缺陷所致者，应每月肌内注射 1 mg，长期应用。

叶酸口服剂量为 5 mg，每日 3 次，连续数周至临床症状好转、血象恢复正常为止。同时口服维生素 C 有助于叶酸的吸收。服叶酸 1 ~ 2 天后食欲好转，骨髓中巨幼红细胞转为正常；2 ~ 4 天网织红细胞增加，4 ~ 7 天达高峰；2 ~ 6 周红细胞和血红蛋白恢复正常。因使用抗叶酸代谢药物而致病者，可用亚叶酸钙治疗。先天性叶酸吸收障碍者，口服叶酸剂量应增至每日 15 ~ 50 mg 才有效。

案例分析

患儿，男，18 月龄，一向偏食，不吃荤食，近期发现面色渐苍白，不愿活动，时而发生头部和肢体颤抖。1 岁时可独立行走和说单词，目前不能走，不会叫爸爸和妈妈。查体心、肺正常，肝右肋下 3 cm，脾左肋下 1 cm；Hb 98 g/L，RBC 2.1×10^{12}/L，MCV 96 fl，MCH 34 pg，MCHC 39%；血涂片：红细胞以大椭圆形为主，中心淡染区消失，中性粒细胞核分叶多。

护理任务：

（1）请列出该患儿的护理问题。

（2）对患儿如何进行护理？

【护理诊断和护理措施】

1. 活动无耐力

（1）相关因素：与贫血致组织、器官缺氧有关。

（2）护理目标：患儿乏力逐渐减轻，活动耐力提高。

（3）护理措施：注意休息，适当活动。

根据患儿的耐受情况安排休息与活动。一般不需要严格卧床休息，严重贫血的患儿适当限制活动，协助满足其日常生活所需。对于烦躁、震颤、抽搐者遵医嘱用镇静剂，防止外伤。

2. 营养失调，低于机体需要量

（1）相关因素：与维生素 B_{12} 和（或）叶酸摄入不足，吸收不良有关。

（2）护理目标：患儿营养状况改善，家长能够正确选择含维生素 B_{12} 和（或）叶酸的食物，能遵指导正确服用药物。

（3）护理措施：加强营养，指导喂养，遵医嘱用药。

改善哺乳母亲的营养，及时合理添加富含维生素 B_{12} 的食物，如肝、肾、蛋类、海产品等；添加富含叶酸的食物，如绿色新鲜蔬菜、水果、酵母、谷类和动物肝肾等。注意饮食均衡，合理搭配。年长儿防止偏食、挑食，养成良好的饮食习惯；对年幼儿应耐心喂养，少量多餐，注意食物色、香、味、形的搭配，促进患儿食欲，以保证能量和营养素的摄入。对震颤严重不能吞咽者可鼻饲。

遵医嘱应用维生素 B_{12}、叶酸治疗。一般 2~4 天后精神症状好转，食欲增加，随即网织红细胞开始增加，6~7 天达高峰，2 周后降至正常；2~6 周红细胞和血红蛋白恢复正常，但是神经精神症状恢复较慢。同服维生素 C 可有助于叶酸的吸收提高疗效。恢复期应加用铁剂，防止红细胞增加过快时出现缺铁。

3. 有生长发展迟缓的危险

（1）相关因素：与营养不足，贫血及维生素 B_{12} 缺乏，影响生长发育有关。

（2）护理目标：患儿身高、体重等发育指标能够逐渐达到同年龄、同性别正常儿的水平。

（3）护理措施：促进生长发育。

评估患儿的体格、智力、运动发育情况，对发育落后者加强训练和教育，如指导患儿及家长做被动操，训练坐、立、行等运动功能，尽早给予药物治疗，促进神经发育。

4. 有受伤的危险

（1）相关因素：维生素 B_{12} 缺乏的患儿可出现全身震颤、抽搐、感觉异常、共济失调等。

（2）护理目标：患儿不受伤。

（3）护理措施：加强护理，防止受伤。

严密观察患儿病情进展，震颤严重者应遵医嘱给予镇静剂；上下门齿之间可垫缠着纱布的压舌板，以防咬破口唇、舌尖；限制活动，防止发生外伤。

5. 知识缺乏

（1）相关因素：患儿家长缺乏本病的预防及护理知识。

（2）护理目标：患儿家长能基本掌握贫血护理要点及预防知识。

（3）护理措施：健康指导。

向年长患儿及家长介绍本病的表现和预防措施，强调预防的重要性，提供营养指导，积极治疗和去除影响维生素 B_{12} 和叶酸吸收的因素。合理用药。

知识拓展

其他常见儿童贫血性疾病

疾病	病因	临床表现	实验室检查	治疗	护理
再生障碍性贫血	原发性或因物理、化学、生物等因素使骨髓造血功能受抑制	进行性贫血、出血、反复感染，肝、脾、淋巴结一般不肿大	全血细胞、Hb 减少，骨髓增生低下	激素、中药、输血、抗生素、造血干细胞移植	加强营养，防治感染，贫血和出血的护理，去除病因，忌用抑制骨髓的药物
红细胞葡萄糖 6-磷酸脱氢酶缺陷症（G-6-PD 缺陷症）	G-6-PD 缺乏，与遗传有关	常见于吃蚕豆或服药后出现黄疸、血红蛋白尿、贫血	Hb、RBC 减少，网织红细胞百分数增高，血清间接胆红素增高，G-6-PD 活性下降	去除诱因，碱化尿液，输 G-6-PD 正常的红细胞制剂	避免食用蚕豆及其制品，忌服氧化型药物，观察溶血症状，防治感染，高发区进行普查
球蛋白生成障碍性贫血	遗传因素（常见染色体不完全显性遗传致珠蛋白生成障碍）	发病早，慢性进行性贫血、肝脾肿大、生长发育不良、轻度黄疸、特殊面容	Hb、RBC 减少，网织红细胞百分数增高，骨髓红细胞系增生明显活跃，HbF 或 HbH 增加	输血，脾切除，造血干细胞移植	注意休息与营养，防治感染，开展人群普查与遗传咨询
遗传性球形红细胞增多症	常染色体显性遗传，红细胞膜缺陷	贫血、黄疸、脾肿大	Hb、RBC 减少，网织红细胞百分数增高，球形红细胞增多，红细胞通透性增加	脾切除，必要时应用抗生素	防治感染，注意溶血危象的发生

任务三　血友病患儿的护理

【疾病概述】

血友病（hemophilia）是一组遗传性凝血功能障碍的出血性疾病，特征表现为出血倾向，可表现为关节、肌肉、内脏和深部组织自发性或轻微外伤后出血难止。临床上分为血友病 A（凝血因子Ⅷ缺陷症）和血友病 B（凝血因子Ⅸ缺陷症）两种，均由相应的凝血因子基因突变引起。发病率为（5～10）/10 万，女性患者罕见。以血友病 A 较常见，占 80%～85%，血友病 B 次之，其共同特点为终生轻微损伤后发生长时间出血。血友病在先天性出血性疾病中最为常见，出血是该病的主要临床表现。

血友病为 X 连锁隐性遗传，由女性传递，男性发病。多数有家族史，约30%无明确家族史，可能为基因突变或家族中轻型病例未被发现。凝血因子Ⅷ、Ⅳ缺乏，均使凝血过程第一阶段中的凝血酶生成减少，引起血液凝固障碍，导致出血倾向。

【护理评估】

1. 健康史　了解患儿家族中有无血友病患者。注意患儿发病的年龄、出血的诱因、出血程度及部位，出血的程度和频度是否随年龄的增长而趋于减轻。

2. 身体状况　评估患儿出血、疼痛程度。

主要表现为关节、肌肉和深部组织出血，也可表现为胃肠道、中枢神经系统等内部脏器出血等。若反复出血，不及时治疗可导致关节畸形和（或）假肿瘤形成，严重者可危及生命。外伤或手术后延迟性出血是本病的特点。根据患者凝血因子活性水平，可将血友病分成轻型、中间型和重型（表 10 - 3）。

表 10 - 3　血友病 A 和血友病 B 的临床分型

临床分型	凝血因子活性水平/（IU/dl）	出血症状
轻型	>5 ~ 40	大手术或外伤可致严重出血，罕见自发性出血
中间型	1 ~ 5	小手术/外伤后可有严重出血，偶有自发性出血
重型	<1	肌肉或关节自发性出血

血友病 A 和血友病 B 在临床表现上难以区分。重型出生后即发病，多数在 2 岁内开始爬行、走路时发现，少数延至 5 ~ 6 岁。出血多为缓慢持续性出血，常见出血部位有皮肤黏膜、关节、肌肉及软组织、消化道、泌尿生殖道、中枢神经系统等，关节出血是血友病特征性出血表现。

3. 心理 - 社会状况　评估患儿及家长的心理状态。患儿及家长对本病的认识程度及防护知识，对诊疗过程的了解和配合。

4. 辅助检查

（1）筛选试验：包括进行血小板计数排除血小板异常导致的出血；凝血检查中仅活化部分凝血活酶时间（APTT）延长，凝血酶原时间（PT）、凝血酶时间（TT）、纤维蛋白原（Fib）均正常。

（2）确诊试验：可用一期法、二期法及发色底物法等方法对 FⅧ和 FⅨ活性进行检测。

（3）基因诊断：根据基因诊断所用技术，大致可分为酶谱分析法、DNA 印迹法、聚合酶链反应（PCR）法和 DNA 测序等方法。此外，基因检测尚用于鉴别患者家系中具有生育可能的女性是否是致病基因的携带者。

5. 治疗原则及主要措施　建议血友病患者应在血友病诊治中心接受多学科的综合治疗与随访。目前的治疗以替代治疗（补充凝血因子）为主，包括按需治疗与预防治疗。一旦出血，应尽早、有效地处理血友病患者的出血，避免并发症的发生和发展。此外禁服阿司匹林或其他非甾体类解热镇痛药物等干扰血小板聚集的药物。

由于有效和安全的凝血因子浓缩物的应用，血友病患者的预期寿命已由 19 世纪30、40 年代的 7 ~ 8 岁明显提高到 20 世纪的 70 岁以上，若能获得充分的替代治疗，患者可像正常人一样生活和工作，而且随着基因治疗等新型治疗方法的出现，希望未来可以治愈血友病。

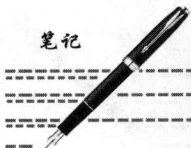

案例分析

患儿，男，5岁9个月，"右侧大腿外伤后血肿3天"就诊。

患儿3天前摔伤，当时无皮肤破溃出血；之后逐渐发现局部肿胀明显，伴疼痛加重，不能行走；近1天发现局部皮肤淤青。患儿无惊厥和头痛，大小便非血性，无发热，无咳嗽和咯血。

既往史：患儿有反复出血病史，主要有臀部血肿、鼻衄、外伤后瘀斑血肿。

家族史：弟弟，2岁，10天前有舌咬伤，当地医院局部伤口缝合，至今仍有少许渗血，自述有贫血，具体诊疗情况不详。

体格检查：体温36.6 ℃，呼吸33次/分，心率122次/分，体重20 kg，神志清楚，反应好，面色稍苍白，皮肤无出血点；双肺呼吸清，无啰音；心音有力，节律整齐；腹软无压痛，肝脾肋下未触及；右侧大腿肿胀淤青，有触痛，局部稍硬，在其间可触及硬核，右侧大腿较健侧肿大超过1/3，同时下肢小腿肿胀，红，无淤青，甲床苍白。

辅助检查：我院门诊血常规：WBC 8.7×10^9/L，N 0.5，L 0.45，RBC 2.41×10^{12}/L，Hb 66 g/L，MCV 82.6，MCH 27.4，MCHC 332，PLT 281×10^9/L，RET 0.2。

凝血初筛：PT10.8s，APTT66.9s，Fib3.35，TT16.0s，D-二聚体28.26。

凝血因子定量检测：FⅧ3.8%，对照凝血因子FⅧ100%，其他凝血因子水平较对照无异常。

X线检查：右股骨、胫腓骨摄片未见异常。

右下肢彩超：①右股骨中上段前内侧皮下软组织及肌层肿胀增厚，该处肌层内含液性病变，液性成分较黏稠，结合病史提示血肿伴机化可能。②双下肢各级动静脉血流充盈饱和，流速未见明显差异。

护理任务：

（1）请列出该患儿的护理诊断。

（2）如何进行护理？

【护理诊断和护理措施】

1. 潜在并发症

（1）相关因素：与凝血因子缺乏致出血有关。

（2）护理目标：预防出血及出血加重。

（3）护理措施：遵医嘱用药防治出血，做好病情观察及早识别出血征象。

1）病情观察：观察生命体征、神志、皮肤黏膜瘀斑增减及血肿消退情况，记录出血量，及时发现内脏及颅内出血。如患儿出现易怒、嗜睡、头痛、意识混乱、恶心、呕吐等情况时，考虑颅内出血，应紧急抢救。

2）预防出血：日常生活中动作轻柔，剪短指甲，衣着宽松，防止外伤及关节损伤；应避免肌内注射，必须注射时采用细针头，并延长按压时间；应尽量避免各种手术和有创操作，如必须手术时，应进行充分的因子替代治疗；有出血倾向时应限制活动，卧床休息。

3）遵医嘱输注凝血因子，观察有无不良反应，有反应者酌情减慢输注速度，严重不良反应者停止输注，并将制品和输液器保留送检。

4）局部止血：皮肤、口鼻黏膜出血可局部加压或冷敷止血，也可应用肾上腺素等药物止血；关节出血时应卧床休息，停止活动，抬高患肢，可局部冷敷；其他脏器严重出血时应及时补充血容量，补充凝血因子急救处理。

2. 疼痛

（1）相关因素：与关节腔出血及皮下、肌肉血肿有关。

（2）护理目标：减轻患儿疼痛。

（3）护理措施：疼痛主要发生在出血的关节和肌肉部位。对出血部位可用冰袋冷敷，限制其活动。

3. 躯体移动障碍

（1）相关因素：与关节腔积血、肿痛、活动受限及关节畸形、功能丧失有关。

（2）护理目标：患儿不发生关节畸形，或减轻其程度。

（3）护理措施：功能恢复训练。

将肢体固定在功能位置，肿胀消退、出血停止后逐步增加活动量，帮助患儿恢复关节活动和功能，防止关节畸形的发生。对因反复出血已致慢性关节损害者，需指导其进行康复锻炼。

4. 有长期低自尊的风险

（1）相关因素：与疾病终生性有关。

（2）护理目标：树立信心。

（3）护理措施：心理支持与健康指导。

对长久反复出血影响生活质量的患者应做好耐心劝慰，树立信心，消除消极心理，并指导年长儿预防出血的方法，增强其自信心和自我控制感。安排同学、同伴探望减轻孤独感。

做好健康指导：①增强患儿及家长的保护意识，做好预防措施，为患儿提供安全的家庭环境。养成良好生活、学习习惯，告知学校患儿的病情及应限制的活动。②教会家长及年长患儿必要的应急护理措施如局部止血的方法。③鼓励患儿规律、适度的体格锻炼和运动。④禁服阿司匹林或其他非甾体类解热镇痛药物等干扰血小板聚集的药物。⑤对家长进行遗传咨询，使其了解本病的遗传规律和筛查基因携带者的重要性，做到优生优育。

（彭秀青）

考点检测

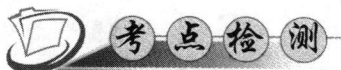

血液及造血系统的解剖生理

A₁ 型题

1. 关于生理性贫血哪项正确（　　）

  A. 生后 6 个月发生　　　　　　B. 为小细胞低色素性贫血

  C. 营养不良是主要原因　　　　D. 与红细胞生成素不足有关

  E. 主要是红细胞寿命长

2. 小儿出生后主要造血是（　　）

  A. 肝脏造血　　　　　　　　　B. 骨髓造血

  C. 脾脏造血　　　　　　　　　D. 淋巴结造血

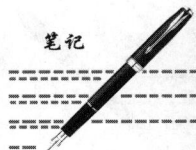

E. 以上都不是

3. 胚胎期 24 周前，主要的造血器官是（　　）

    A. 骨髓 　　　　　　　　　　　　B. 淋巴结

    C. 肝脏 　　　　　　　　　　　　D. 脾脏

    E. 胸腺

4. 能反映骨髓造血功能的是（　　）

    A. 红细胞数 　　　　　　　　　　B. 网织红细胞数

    C. 血红蛋白量 　　　　　　　　　D. 血氧饱和度

    E. 铁蛋白量

5. 血中白蛋白/球蛋白正常比例为（　　）

    A. （1～2）：1 　　　　　　　　B. （1.5～2）：1

    C. （1.5～3）：1 　　　　　　　D. （1.5～2.5）：1

    E. （1.5～3.5）：1

6. 淋巴细胞增多，多见于（　　）

    A. 化脓菌感染 　　　　　　　　　B. 寄生虫病

    C. 病毒性感染 　　　　　　　　　D. 皮肤病

    E. 过敏性疾病

7. 可使血红蛋白性质改变而导致缺氧的情况是（　　）

    A. 休克 　　　　　　　　　　　　B. 心功能衰竭

    C. 一氧化碳中毒 　　　　　　　　D. 安眠药中毒

    E. 高热

8. 小儿中性粒细胞与淋巴细胞的比例第二次相等（第二次交叉）发生在（　　）

    A. 4～6 天 　　　　　　　　　　B. 4～6 周

    C. 4～6 个月 　　　　　　　　　D. 4～6 岁

    E. 6 岁以后

9. 生理性贫血出现在小儿出生后（　　）

    A. 2 个月以内 　　　　　　　　　B. 2～3 个月

    C. 4～6 个月 　　　　　　　　　D. 6～8 个月

    E. 8 个月以后

参考答案

A₁ 型题

1. D　　2. B　　3. C　　4. B　　5. D　　6. C　　7. C　　8. D　　9. B

缺铁性贫血患儿的护理

A₁ 型题

1. 下列不属于缺铁性贫血病因的是（　　）

    A. 铁的摄入不足 　　　　　　　　B. 铁的吸收不良

    C. 慢性失血 　　　　　　　　　　D. 铁的需要量增加

E. 骨髓造血功能不良

2. 以下关于营养性缺铁性贫血骨髓象检查描述错误的是（　）

    A. 各系均增生活跃   B. 以中、晚幼红细胞增生明显

    C. 幼红细胞胞体小，胞浆少，染色偏蓝   D. 胞浆成熟落后于胞核

    E. 幼红细胞增生活跃

3. 下列哪项符合营养性缺铁性贫血（　）

    A. 红细胞下降比血红蛋白下降显著，总铁结合力降低

    B. 红细胞与血红蛋白平行下降，总铁结合力升高

    C. 血红蛋白下降比红细胞下降显著，总铁结合力升高

    D. 红细胞与血红蛋白平行下降，总铁结合力降低

    E. 血红蛋白下降比红细胞下降显著，总铁结合力降低

4. 哪项不是缺铁性贫血的原因（　）

    A. 早产   B. 双胎

    C. 生长发育过快   D. 母孕期严重缺铁性贫血

    E. 接触阳光少，影响铁的吸收

5. 预防小儿营养性缺铁性贫血应强调（　）

    A. 母乳喂养

    B. 牛乳喂养

    C. 服用铁剂

    D. 母乳加辅食，如蛋黄、豆类、肉类

    E. 母乳加辅食，如蔬菜、水果汁

6. 下列哪项是缺铁性贫血的表现（　）

    A. 牙龈出血   B. 发热伴大量出汗

    C. 骨骼疏松   D. 毛发无光泽

    E. 皮肤紫癜

7. 下列除哪项外能抑制铁的吸收（　）

    A. 咖啡   B. 蛋类

    C. 茶   D. 维生素C

    E. 菠菜

8. 不会出现发绀的疾病是（　）

    A. 肺炎   B. 严重贫血

    C. 气胸   D. 急性左心衰竭

    E. 慢性阻塞性肺疾病

9. 下列有关营养性缺铁性贫血的护理措施正确的是（　）

    A. 提倡母乳喂养，早产儿4月龄开始添加富含铁的辅食

    B. 指导服用铁剂治疗的患儿可与钙片同用

    C. 采取措施增加患儿食欲，纠正偏食习惯

    D. 指导家长于餐前给孩子口服铁剂

    E. 如注射铁剂则尽量选用同一部位

10. 营养性缺铁性贫血，服用铁剂停药的时间应是（　）

    A. 血红蛋白量恢复正常时   B. 血红蛋白量恢复正常后1~2周

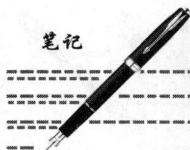

C. 血红蛋白量恢复正常后 2 ~ 3 周　　　　D. 血红蛋白量恢复正常后 3 ~ 5 周

E. 血红蛋白量恢复正常后 6 ~ 8 周

11. 营养性缺铁性贫血患儿治疗的原则是（　　）

    A. 去除病因与补充铁剂　　　　　　　　B. 输血与添加辅食

    C. 去除病因与输血　　　　　　　　　　D. 添加辅食

    E. 输血与补充铁剂

12. 在缺铁性贫血的相应化验中唯一数值增高的指标是（　　）

    A. 胆红素　　　　　　　　　　　　　　B. 总铁结合力

    C. 血红蛋白　　　　　　　　　　　　　D. 铁

    E. 蛋白质

13. 缺铁性贫血哪项化验可确诊（　　）

    A. 骨髓细胞外铁消失　　　　　　　　　B. 骨髓细胞内铁消失

    C. 血清铁减少　　　　　　　　　　　　D. 铁蛋白减少

    E. 总铁结合力增高

14. 缺铁性贫血最主要的是缺（　　）

    A. 贮存铁　　　　　　　　　　　　　　B. 血清铁

    C. 蛋白质　　　　　　　　　　　　　　D. 甲状腺素

    E. 钴

15. 有关口服铁剂的注意事项，错误的是（　　）

    A. 向家长说明服用铁剂后可出现黑便　　B. 服用铁剂前后 1 小时禁饮浓茶

    C. 避免铁剂溶液与牛奶同服　　　　　　D. 服铁剂溶液时要用吸管吸入咽下

    E. 症状改善后可立即停药

16. 缺铁性贫血治疗最重要的是（　　）

    A. 补充铁剂　　　　　　　　　　　　　B. 病因治疗

    C. 脾切除　　　　　　　　　　　　　　D. 少量输血

    E. 肌内注射维生素 B_{12}

17. 营养室为血液病患儿制定的菜谱中，有动物内脏（心、肝、肾）、鸡蛋黄、豆类、麦芽、海带、番茄、菠菜。你认为此菜谱最适合哪种血液病（　　）

    A. 急性白血病　　　　　　　　　　　　B. 再生障碍性贫血

    C. 肾性贫血　　　　　　　　　　　　　D. 缺铁性贫血

    E. 特发性血小板减少性紫癜

18. 缺铁性贫血血象所见为（　　）

    A. 大细胞、高色素　　　　　　　　　　B. 正常细胞、正常色素

    C. 小细胞、低色素　　　　　　　　　　D. 大细胞、低色素

    E. 小细胞、高色素

▸▸▸▸● A_2 型题 ●◂◂◂◂

1. 患儿，女，3 岁。血红蛋白 40 g/L，诊断为缺铁性贫血，已给予口服铁剂治疗，饮食护理不正确的是（　　）

    A. 补充铁剂的同时补充蛋白　　　　　　B. 补充铁剂的同时补充维生素

    C. 每天饮食中必须有含铁丰富的食物　　D. 餐后饮浓茶可以利于铁的吸收

E. 消化不良者要少量多餐

2. 患儿，男，9个月，面色苍白，食欲差，Hb 68 g/L，RBC 2.8×10^{12}/L，网织红细胞1%，肝肋下2.5 cm，脾肋下0.5 cm。应首选下列哪项检查（　）

    A. 测血小板计数、白细胞计数及分类   B. 骨髓穿刺

    C. 红细胞渗透脆性试验   D. 测血清铁、总铁结合力

    E. 测维生素B$_{12}$、叶酸的浓度

3. 患儿，8个月，母乳喂养，面色苍白，肝、脾肿大。查：血清铁30 μg/dl，血清总铁结合力380 μg/dl，血清铁饱和度小于15%，骨髓象红细胞系统增生明显，以中、晚幼红细胞为主，HbF4%，HbA：3%。可能的诊断是（　）

    A. 再生障碍性贫血   B. 营养性混合性贫血

    C. 珠蛋白生成障碍性贫血   D. 营养性巨幼红细胞贫血

    E. 营养性缺铁性贫血

4. 患儿已确诊为缺铁性贫血，Hb 78 g/L，不宜首选下列哪项（　）

    A. 服用二价铁   B. 同时辅以VitC口服

    C. 疗程不短于2个月   D. 少量输血

    E. 添加肝、鱼等辅食

5. 患儿，女，2岁，诊断为缺铁性贫血，护士为其家长讲述服用铁剂的方法，患儿家长如果复述出下列哪项，说明该护士还需要再详细解说服用方法（　）

    A. 餐后服用   B. 饮浓茶

    C. 与维生素同服   D. 不能同时喝牛奶

    E. 用吸管吸服铁剂

6. 患儿，女，2岁。脸色苍白6个月，以缺铁性贫血收入院。最主要的治疗措施是（　）

    A. 铁剂治疗   B. 止血药物治疗

    C. 病因治疗   D. 输血输液，补充血容量

    E. 富铁食物饮食治疗

7. 患儿，女，3岁，面色苍白，疲乏无力，头晕耳鸣、心悸、气短，贫血，血常规提示：小细胞低色素性贫血。护士判断其贫血为（　）

    A. 再生障碍性贫血   B. 出血性贫血

    C. 缺铁性贫血   D. 溶血性贫血

    E. 维生素B$_{12}$缺乏

8. 患儿，5岁。诊断为缺铁性贫血，血红蛋白为75 g/L。为家长进行饮食指导，告知含铁最丰富的一组食物是（　）

    A. 蔬菜、水果   B. 高脂肪及高糖饮食

    C. 动物肝及高蛋白饮食   D. 白菜及高蛋白饮食

    E. 瓜类菜及低蛋白饮食

9. 患儿，6岁，贫血，活动量稍大时气促、心悸，血红蛋白40 g/L，该患儿的贫血程度为（　）

    A. 轻度   B. 中度

    C. 重度   D. 极重度

    E. 特重度

10. 患儿，女，7 个月，确诊为营养性缺铁性贫血，需服用铁剂。护士指导家长口服铁剂的最佳方法是（　　）
    A. 加大剂量
    B. 餐前服药
    C. 与牛乳同服
    D. 与维生素 C 同服
    E. 使用三价铁

11. 患儿，男，6 岁，诊断为"缺铁性贫血"，当日测体温 38.5 ℃。治疗缺铁性贫血，以下护理措施不正确的是（　　）
    A. 不要在皮肤暴露部位注射
    B. 抽取药液后，要更换针头注射
    C. 物理降温可采用放置冰袋及乙醇擦浴
    D. 服铁剂同时忌饮茶、牛奶、咖啡
    E. 应进食高热量、高蛋白、高维生素少渣饮食

12. 患儿，男，7 个月。因 2 个月来肤色苍白，食欲减退入院。生后一直人工喂养，未加辅食。体检：营养差，皮肤黏膜苍白。化验：血红蛋白 60 g/L，红细胞 3.0×10^{12}/L。护士考虑该患儿可能是（　　）
    A. 感染性贫血
    B. 生理性贫血
    C. 营养性缺铁性贫血
    D. 营养性巨幼红细胞贫血
    E. 再生障碍性贫血

13. 患儿，男，8 岁，血常规检查示血红蛋白为 88 g/L，护士告诉家长该患儿的贫血程度是（　　）
    A. 无贫血
    B. 轻度贫血
    C. 中度贫血
    D. 重度贫血
    E. 极重度贫血

14. 患儿，男，10 个月。采用牛乳喂养，未加辅食，因皮肤、黏膜苍白就诊。诊断为缺铁性贫血，护士对家长健康指导最重要的是（　　）
    A. 防止外伤
    B. 预防患儿感染
    C. 预防心力衰竭
    D. 限制患儿活动
    E. 为患儿补充含铁辅食

15. 患儿，男，7 个月。因"间断腹泻 2 个月，厌食 1 个月"入院，查体：患儿神志清楚，精神反应差，皮肤黏膜苍白。血常规：血红蛋白 70g/L，红细胞 3.5×10^{12}/L。根据病情护士考虑该患儿为（　　）
    A. 生理性贫血
    B. 营养性巨幼红细胞性贫血
    C. 营养性缺铁性贫血
    D. 再生障碍性贫血
    E. 珠蛋白生成障碍性贫血

16. 患儿，女，8 岁，自诉乏力、心悸、头晕 3 月余就诊。患儿面色苍白，皮肤干燥。医嘱血常规检查。护士在解释该检查项目的正确说法是（　　）
    A. 检查是否有感染
    B. 检查是否有出凝血功能障碍
    C. 检查是否有贫血及其程度
    D. 检查肝功能是否有损害
    E. 检查肾脏功能是否有损害

◀◀◀◀ A₃/A₄ 型题 ▶▶▶▶

（1~4 题共用题干）

患儿，女，3 岁。因脸色苍白半年。Hb：60 g/L，RBC：3×10^{12}/L，MCV：78 fl。

1. 其贫血最可能属于（　　）

A. 正常细胞性 　　　　　　　　　　B. 大细胞性

C. 巨细胞性 　　　　　　　　　　　D. 小细胞低色素性

E. 单纯小细胞性

2. 其贫血的病因可能为（　　）

A. 溶血性贫血 　　　　　　　　　　B. 缺铁性贫血

C. 缺乏维生素 B_{12} 和叶酸 　　　　D. 再生障碍性贫血

E. 珠蛋白生成障碍性贫血

3. 为证实贫血病因，下列哪项检查最有意义（　　）

A. Coombs 试验 　　　　　　　　　B. 骨髓铁染色

C. 血清维生素 B_{12} 和叶酸测定 　　D. 血红蛋白电泳

E. 血细胞形态观察

4. 给予正确的治疗后，最先发现的实验室改变为（　　）

A. 血红蛋白增高 　　　　　　　　　B. 红细胞计数增高

C. 网织红细胞计数增高 　　　　　　D. 红细胞苍白区缩小

E. 红细胞体积增大

（5~7 题共用题干）

患儿，男，58 天。34 周早产，出生体重 2100 g，生后用婴儿奶粉喂养，食欲佳，目前检查血红蛋白 100 g/L，红细胞计数 2.8×10^{12}/L。

5. 护士考虑该患儿是（　　）

A. 生理性贫血 　　　　　　　　　　B. 营养性巨幼红细胞贫血

C. 营养性缺铁性贫血 　　　　　　　D. 再生障碍性贫血

E. 珠蛋白生成障碍性贫血

6. 护士指导家长对该婴儿补充铁剂的时间是（　　）

A. 出生后即给 　　　　　　　　　　B. 出生后 2 周

C. 出生后 1 个月 　　　　　　　　　D. 出生后 2 个月

E. 出生后 6 个月

7. 护士对家长进行铁剂的用药指导中错误的是（　　）

A. 在饭前服用 　　　　　　　　　　B. 应从小剂量服用

C. 长期服用可致铁中毒 　　　　　　D. 可与维生素 C 同时服用

E. Hb 正常后再继续服用铁剂 6~8 周

参考答案

A₁ 型题

1. E　　2. A　　3. C　　4. E　　5. D　　6. D　　7. D　　8. B　　9. C　　10. E

11. A　　12. B　　13. A　　14. A　　15. E　　16. B　　17. D　　18. C

A₂ 型题

1. D　　2. D　　3. E　　4. D　　5. B　　6. C　　7. C　　8. C　　9. C　　10. D

11. C　　12. C　　13. C　　14. E　　15. C　　16. C

笔记

A₃/A₄ 型题

1. D   2. B   3. B   4. C   5. A   6. D   7. A

营养性巨幼红细胞贫血患儿的护理

A₁ 型题

1. 巨幼红细胞贫血的血象呈 （ ）
   A. 大细胞性贫血   B. 小细胞性贫血
   C. 小细胞低色素性贫血   D. 大细胞低色素性贫血
   E. 正常细胞性贫血

2. 下列关于巨幼红细胞贫血的描述，错误的是 （ ）
   A. 是一种大细胞性贫血
   B. 是一种小细胞低色素性贫血
   C. 由叶酸缺乏引起者最多见
   D. 由维生素 B₁₂缺乏引起者多为内因子缺乏所致
   E. 可表现为"牛肉舌"

3. 营养性巨幼红细胞贫血的骨髓象最有特征性的改变是 （ ）
   A. 幼红细胞胞浆发育落后于胞核   B. 幼红细胞巨幼变
   C. 网状细胞增生   D. 粒细胞形态不受影响
   E. 细胞浆嗜碱性增强

A₂ 型题

1. 患儿，8 月，蜡黄、虚胖、手足颤抖，肝肋下 2 cm，红细胞 2.1×10¹²/L，血红蛋白 80 g/L，有关治疗哪项是错误的 （ ）
   A. 维生素 B₁₂肌内注射   B. 补充叶酸
   C. 及时添加辅食   D. 改为羊奶喂养
   E. 加强护理防治感染

2. 患儿，男，9 个月。单纯羊乳喂养。为预防营养性巨幼红细胞贫血，护士可向其家长推荐的富含叶酸的食品有 （ ）
   A. 甜食   B. 腌制品
   C. 海产品   D. 干果类
   E. 新鲜绿叶蔬菜

A₃/A₄ 型题

(1~4 题共用题干)

患儿，男，8 个月，母乳喂养，未加辅食，生后 6 个月内生长发育良好，2 个月来面色黄、反应呆滞。查体：面色蜡黄，嗜睡，舌震颤，心肺无异常，肝肋下 3 cm，腱反射亢进，踝阵挛阳性。

1. 为确定诊断，选用的检查方法为 （ ）
   A. 血涂片检查   B. 骨髓穿刺检查

C. 血清铁测定　　　　　　　　　D. 血清叶酸、维生素 B$_{12}$测定

E. 红细胞寿命测定

2. 最可能的诊断为　（　　）

　　A. 缺铁性贫血　　　　　　　　　B. 营养性巨幼红细胞贫血

　　C. 混合性贫血　　　　　　　　　D. 溶血性贫血

　　E. 再生障碍性贫血

3. 此患儿的发病原因为　（　　）

　　A. 喂养不当　　　　　　　　　　B. 营养物质吸收障碍

　　C. 生长发育过快，需要增多　　　D. 丢失过多

　　E. 慢性感染

4. 应选择下列哪项治疗最佳　（　　）

　　A. 肌注维生素 B$_{12}$　　　　　　B. 口服铁剂治疗

　　C. 输血治疗　　　　　　　　　　D. 激素治疗

　　E. 丙酸睾酮治疗

参考答案

■■◆ A$_1$ 型题 ◆■■

1. A　　2. B　　3. B

■■◆ A$_2$ 型题 ◆■■

1. D　　2. E

■■◆ A$_3$／A$_4$ 型题 ◆■■

1. D　　2. B　　3. A　　4. A

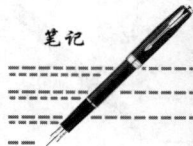

项目十一　感染性疾病患儿的护理

学习目标

识记
1. 复述麻疹、水痘、流行性腮腺炎、手足口病的流行病学特点。
2. 复述中毒型细菌性痢疾、猩红热的流行病学特点。
3. 复述儿童肺结核的流行病学特点。

理解
1. 举例说明麻疹、水痘、流行性腮腺炎、手足口病的发病机制、临床表现及防治措施。
2. 举例说明中毒型细菌性痢疾、猩红热的临床表现及防治措施。
3. 解释结核菌素试验的方法、结果判断标准及临床意义，说明儿童结核病的发病机制及主要防治措施。
4. 解释原发性肺结核、结核性脑膜炎的病理特点、主要辅助检查、临床表现及治疗要点。

应用
1. 鉴别儿童常见出疹性疾病并对患儿实施护理。
2. 对流行性腮腺炎、手足口病、中毒型细菌性痢疾、猩红热患儿实施护理。
3. 根据病情制订原发性肺结核、结核性脑膜炎患儿的护理计划并实施护理。

基础知识

一、传染病的特点

（一）传染病的基本特征

传染病具有以下4个特征。①由其特异性病原体所致。②具有一定的传染性。③流行病学特征包括流行性、季节性、地方性、周期性，按其强度和广度可分为散发、暴发、流行、大流行4种类型。④免疫性：患者在传染病痊愈后，大多数可获得对该病病原体的特异性体液免疫及细胞免疫。

（二）传染病病程发展的阶段性

传染病的发展过程都有其自身的规律，一般都要经过以下几个阶段。①潜伏期，指病原体侵入机体之后至出现临床症状之前的这一阶段，了解潜伏期最重要的临床意义是可以确定检疫期限，并有助于传染病的诊断和流行病学调查。②前驱期，指起病至开始出现该病明显症状为止。③症状明显期，出现该传染病所特有的症状、体征。④恢复期，患儿症状、体征基本消失，如较长时间机体功能仍不能恢复正常则称为后遗症。

（三）传染病的流行环节

传染病的流行过程，就是传染病在人群中发生、发展和转归的过程。传染病在人群中的传播必须具备3个基本环节，即传染源、传播途径和人群易感性。

二、传染病患儿的一般护理

（一）严格执行消毒隔离制度

1. 建立预诊制度：小儿时期传染病多，门诊预诊制度能及早发现传染病患儿，避免和减少交叉感染的机会。

2. 传染病门诊应设有消化道及各种呼吸道传染病的诊疗室，室内应备有洗手、消毒、空气消毒装置、治疗室、留观床、厕所等单独隔离单位。患儿经预检后按不同的病种分别在指定的诊室诊治。

3. 医护人员应严格遵守传染病消毒隔离制度，接触患儿穿隔离衣，做好疾病护理指导及疫情登记。患儿诊治完毕，由指定出口离院或入院。

4. 应针对不同病原体的传播途径环绕控制传染源、保护易感人群、切断传播途径3个环节开展防治工作。采用物理或化学消毒方法，清除或杀灭人体表面及周围环境中的病原体，包括工作人员的手、患儿的排泄物、生活用具及医用器械进行消毒处理，切断传播途径，并严格按消毒隔离规定，进行各种护理操作。

（二）及时报告疫情

护理人员是传染病的法定报告人之一，发现传染病后应及时填写"传染病疫情报告卡"并按国家规定的时间向防疫部门报告，以便采取措施进行疫源地消毒，防止传染病的播散。

（三）密切观察病情

小儿传染病病情重、变化快，护理人员应掌握小儿常见传染病的临床表现及发病规律，深入病房，密切观察病情变化、服药反应、治疗效果、特殊检查后的情况，尤其要注意观察发热的程度及热型、出疹情况、生命体征的变化、有无并发症发生等。护理人员应及时、正确地作出护理诊断，采取有效的护理措施，必要时由专人守护，详细记录，并做好各种抢救的准备工作。

（四）做好日常生活护理

1. 休息　减少机体消耗，减轻病损器官的负担，防止并发症的发生。保持病室清洁、安静、舒适，以利患儿休息。传染病急性期应绝对卧床休息，症状减轻后方可逐渐下床活动。

2. 饮食　可根据患儿的饮食习惯按病情要求给予流质、半流质或软食饮食，尽可能保证热量摄入。鼓励患儿多饮水，促进体内毒素的排泄。昏迷不能进食者，可鼻饲或静脉补充营养。

3. 做好皮肤、黏膜的护理防止口腔炎和压疮的发生。

（五）对症治疗

1. **加强对皮疹的观察和护理**　因许多传染病伴有皮疹，皮疹的性质、出疹时间、部位及出疹顺序对临床诊断有很大帮助，应保持患儿皮肤清洁，防抓伤继发感染。

2. **做好高热的护理**　高热可增加氧耗量，还可使患儿发生抽搐，因此做好高热的护理极为重要。高热时应及时采取适当降温措施，高热伴循环不良时，禁用乙醇浴，以免加重循环障碍，出现虚脱。

（六）预防和控制院内感染

1. 正确洗手和勤洗手是防止微生物传播和预防院内感染最重要的方法。

2. 当可能接触血液、体液、分泌物或排泄物时，应戴手套或其他防护用品以免受污染。

3. 正确处理废弃物，污染物品要正确清洁与消毒。正确使用抗生素。

（七）加强心理护理和健康教育

1. **心理护理**　传染病患儿住院常需要单独隔离，更易产生孤独、紧张、恐惧心理，有的患儿可表现为大哭大闹、拒食、抗拒治疗甚至逃跑等。患儿不良的心理反应可使病情加重，护理人员对此应倍加关注，耐心劝导患儿安心休息并配合治疗。对恢复期患儿应认真安排好教养活动，如做游戏、做保健操、看电视、复习功课等。鼓励患儿适量活动，保持良好情绪，促使疾病早日康复。

2. **健康教育**　健康教育是传染病护理的重要环节，护理人员应针对传染病流行特点和季节性来安排教育方式，通过个别交谈、墙报及宣传画等形式向患儿及家长宣讲隔离消毒的意义及方法、传染病发生的原因、治疗、护理措施、出院后注意事项，使他们能配合医院的消毒隔离及治疗护理，控制院内交叉感染。

任务一　麻疹患儿的护理

【疾病概述】

麻疹（measles）是由麻疹病毒引起的一种急性出疹性呼吸道传染病，临床上以发热、上呼吸道炎、结膜炎、口腔麻疹黏膜斑（柯氏斑，koplik's spots）、全身斑丘疹及疹退后遗留色素沉着伴糠麸样脱屑为特征。麻疹传染性强，世界卫生组织与美国疾病控制和预防中心的估计数据显示，2017 年全球麻疹病例接近 750 万，死亡病例超过 12 万人；2018 年全球麻疹病例接近 970 万，死亡病例超过 14 万人；2019 年全球麻疹病例接近 87 万例，死亡病例超过 20.7 万人。自 1965 年开始儿童普遍接种麻疹疫苗起，我国麻疹发病率一直保持下降的趋势。麻疹多见于 6 个月至 5 岁小儿。任何季节均可发病，以冬春季多见，高峰期在 2~5 月份。

麻疹病毒属副黏液病毒科，仅存在一种血清型，抗原性稳定。人是唯一宿主。病毒在外界生存力弱，不耐热，对紫外线和消毒剂均敏感。在流动的空气中或阳光下，病毒半小时即失去活性。病毒耐寒、耐干燥。于 0℃ 可存活 1 个月，−70℃ 可保存活力数月至数年。麻疹病毒通过呼吸道进入人体，在呼吸道上皮细胞和局部淋巴组织中繁殖，于感染后 2~3 天释放入血，形成第一次病毒血症；此后病毒在全身的单核 – 巨噬细胞系统中复制，于感染后 5~7 天，并再次大量进入血流，形成第二次病毒血症，侵犯脾、胸腺、肺、肝脏、肾脏、消化道黏膜、结膜和皮肤等，引起广泛性损伤而出现一系列临床症状。感染病毒后，机体非特异性免疫受到抑制，故可使某些免疫异常所致疾病（如哮喘、湿疹或肾病综合征等）的临床表现有所减轻，使结核在麻疹后可复发、加重，甚至出现病灶扩散，引起结核杆菌全身播散和结核性脑膜炎，PPD 试验可转阴。

麻疹患者是唯一的传染源。感染早期，病毒在患者呼吸道大量繁殖，通过患者的呼吸、咳嗽、喷嚏排出体外，通过呼吸道进行传播。密切接触者亦可经受病毒污染的手进行传播。麻疹患者出疹前后 5 天均有传染性，有并发症的患者传染性可延长至出疹后 10 天。

【护理评估】

1. 健康史　询问患儿有无麻疹的接触史及接触方式，出疹前有无发热、咳嗽、喷嚏、畏光、流泪及口腔黏膜改变等，询问出疹的顺序及皮疹的形状，发热与皮疹的关系；询问患儿的营养状况及既往史，有无接种麻疹减毒活疫苗及接种时间。

2. 身体状况　评估患儿的生命体征，如体温、脉搏、呼吸、神志等；观察皮疹的性质、分布、颜色及疹间皮肤是否正常；有无肺炎、喉炎、脑炎等并发症表现。

（1）临床分期：

Ⅰ. 典型麻疹

1）潜伏期：6~18 天（平均 10 天左右）。在潜伏期末可有低热，全身不适。

2）前驱期：从发热到出疹前，持续 3~4 天。①发热：首先出现的症状，体温多为逐渐升高。②呼吸道卡他症状：在发热同时出现咳嗽、流涕、喷嚏、咽部充血。眼睑水肿、结膜充血、畏光、流泪。此期眼部症状较突出，下眼睑边缘有一条明显的充血横线（stimson 线），对诊断有帮助。③麻疹黏膜斑：在发热后的 2~3 天、在下臼齿相对应的颊黏膜上可见直径 0.5~1 mm 灰白色斑点，周围有红晕，即麻疹黏膜斑，为麻疹前驱期的特异性体征，对麻疹的早期诊断有重要意义。麻疹黏膜斑 1~2 天可波及唇内侧、牙龈及上腭黏膜，常在出疹 1~3 天后逐渐消失。④部分患儿有全身不适、食欲减退、精神萎靡、呕吐、腹泻及腹痛。

3）出疹期：从皮疹开始到皮疹出齐，持续 3~5 天。此期体温进一步升高，可高达 40 ℃；上呼吸道炎和眼结膜炎表现进一步加重，皮疹是此期最突出的临床表现。皮疹按一定顺序出现，先出现在耳后、发际，渐及额、面、颈部，自上而下蔓延至躯干、四肢，最后达手掌与足底。皮疹直径为 2~3 mm，初为淡红色稀疏斑丘疹，压之褪色，继而色加深，皮疹略高出皮肤，疹间可见正常皮肤，部分可融合成片。颈部淋巴结肿大，还可扪及枕下和耳后淋巴结肿大及脾脏轻度肿大，患者肺部可闻及干啰音或湿啰音，X 线检查示肺纹理增多，常出现各种并发症。

4）恢复期：皮疹出齐以后进入恢复期，一般为 3~5 天。若无并发症发生，皮疹按出疹顺序开始消退。皮疹消退后皮肤出现糠麸样脱屑，并留有棕色色素沉着，棕色色素沉着斑可持续 2~3 周，在恢复期有诊断价值。全身症状逐渐减轻、消失。体温逐渐下降、上呼吸道炎和眼结膜炎逐渐缓解、精神食欲好转。整个病程为 10~14 天。

Ⅱ. 非典型麻疹

1）轻型麻疹：发生于有部分免疫力的患者，如潜伏期内输注过丙种球蛋白或血液、曾经接种过麻疹疫苗或月龄小于 8 个月且体内有母亲被动抗体的婴儿。潜伏期长，可达

21～28天，前驱期短，发热、上呼吸道炎和眼结膜炎轻，可无麻疹黏膜斑，皮疹稀疏、色淡，疹退后无脱屑及色素沉着，并发症少。常需要流行病学资料和麻疹病毒血清学检查确诊。

2）重型麻疹：主要见于营养不良、免疫力低下继发严重感染者。体温常持续40 ℃以上，中毒症状重，伴惊厥、昏迷。皮疹密集融合，呈出血性，常伴有黏膜和消化道出血，部分患者疹出不透、色暗淡，或皮疹骤退、四肢冰冷、血压下降，出现循环衰竭表现。此型患儿常有肺炎、心力衰竭等并发症，病死率高。

3）异型麻疹：主要见于接种过麻疹疫苗而再次感染麻疹野病毒株者，临床表现为前驱期短，常无麻疹黏膜斑，持续高热、乏力、肌痛、头痛或伴有四肢水肿，皮疹不典型，呈多样性，出疹顺序可从四肢远端开始，延及躯干、面部。易并发肺炎。本型少见，临床诊断较困难，麻疹病毒血清学检查有助诊断。

（2）并发症：

1）支气管肺炎：是麻疹常见的并发症，占麻疹患儿死因的90%以上，多见于5岁以下小儿。①原发性肺炎：由麻疹病毒本身引起，以肺间质病变为主，其临床表现不重。②继发性肺炎：多为细菌所致，常见的是金黄色葡萄球菌、肺炎链球菌、流感嗜血杆菌等，易并发脓胸、脓气胸等。见于重度营养不良或免疫力功能低下的小儿，预后较差，病死率高。

2）喉炎：由于麻疹病毒本身可导致整个呼吸道炎症，所以麻疹患儿常有轻度喉炎，疹退后症状逐渐消失，当继发细菌感染时，临床出现声音嘶哑，犬吠样咳嗽，吸气性呼吸困难及三凹征，严重者因喉梗阻而窒息死亡。

3）心肌炎：多见于2岁以下并发肺炎和营养不良的患儿，致心肌缺氧，重者引起心力衰竭。

4）脑炎：多发生于出疹后2～6天，其临床表现和脑脊液检查同病毒性脑膜炎。病死率为15%，后遗症多，存活者可伴有智力障碍、瘫痪、癫痫等。

5）结核病情恶化：麻疹患儿的免疫反应受到暂时抑制，使原有潜伏结核病灶变为活动甚至播散而致血行播散型肺结核或结核性脑膜炎。

6）营养不良与维生素A缺乏症：麻疹过程中由于持续高热、食欲缺乏或护理不当，可致患儿营养不良和维生素A缺乏，由于维生素A缺乏，可引起眼干燥症，重者出现角膜混浊、软化，甚至角膜穿孔、失明。

3. 心理－社会状况　评估患儿及家长的心理状况、对疾病的应对方式；了解家庭及社区对疾病的认知程度、防治态度。

4. 辅助检查

（1）血常规：血白细胞总数减少，淋巴细胞相对增多。

（2）血清学检查：多采用酶联免疫吸附试验（ELISA法）进行麻疹病毒特异性 IgM 抗体检测，出疹早期即可出现阴性。

（3）病毒学检查：前驱期或出疹初期从呼吸道分泌物中分离出麻疹病毒，或用免疫荧光法检测到麻疹病毒抗原，可早期快速作出诊断。

5. 对症治疗　麻疹目前无特殊治疗方法，主要是对症治疗，加强护理和预防并发症。

（1）一般治疗：卧床休息，保持室内适当的温度、湿度和空气流通，避免强光刺激。保持眼、鼻、口腔清洁卫生。鼓励患儿多饮水，给予易消化和营养丰富的食物。

儿童护理

（2）对症处理：体温超过 40 ℃者酌情给予小量（常用量的 1/3～1/2）退热药降温，伴有烦躁不安或惊厥给予镇静剂，咳嗽重者可服止咳化痰药或超声雾化吸入，补充维生素 A 预防眼干燥症。

（3）并发症的治疗：并发细菌性肺炎、喉炎者，应选用相应抗生素，并湿化呼吸道；喉炎者还应加用肾上腺皮质激素以缓解喉部水肿，严重者可给予镇静剂、吸氧，对不能缓解的Ⅲ度喉梗阻应立即做气管切开。并发脑炎者应予降内压等对症治疗，防止脑疝发生。

知识拓展

儿童出疹性疾病的鉴别要点

	麻疹	风疹	猩红热	水痘	手足口病
发病原因	麻疹病毒,经呼吸道传播	风疹病毒,经呼吸道传播	A组乙型溶血性链球菌,经呼吸道传播	水痘-带状疱疹病毒,经呼吸道传播	是由肠道病毒引起的传染病,其中以柯萨奇病毒A16型和肠道病毒71型最为常见
常见发病年龄	6个月~5岁	1~5岁	2~8岁	婴幼儿及学龄前儿童	4岁以下
发热与出疹关系	发热后3~4天出疹	发热后1~2天出疹	发热1~2天内出疹	发病1~2天出疹	发热同时出疹或多不发热
出疹顺序	耳后→发际→颈部→颜面→躯干→四肢	面部→颈部→躯干→四肢	颈部→前胸→躯干→四肢,颜面部无疹,24小时内遍及全身	呈向心性分布,躯干多于四肢	手掌、足趾较多,四肢、躯干少
疹型	玫瑰色斑丘疹,色暗红,可融合成片	淡红色、细小、均匀的斑丘疹,3天左右消退	全身皮肤充血发红,红色细小丘疹,疹间无正常皮肤,按压试验(+),可见"口周苍白圈"	分批出现斑丘疹、水疱和结痂,而且各期皮疹可同时存在。该病为自限性疾病,10天左右自愈,病后可获得终身免疫	口腔、黏膜出现分散状疱疹,米粒大小,疼痛明显,成溃疡后拒食;手掌或脚掌部出现米粒大小疱疹,臀部可受累,疱疹周围有炎性红晕,疱内液体较少,一般病程7~10天
脱屑	糠麸状	细糠样或无	糠屑状至大片脱皮	无	无
色素沉着	有	无	无	无	无
淋巴结肿大	颈部	耳后、枕后及颈部	颈部、颌下	浅表淋巴结	无
并发症	肺炎、脑炎、心肌炎、喉炎	少见,孕妇感染后可引起胎儿流产、早产、先天性白内障	中耳炎、颈部淋巴结炎、肾小球肾炎、风湿热	皮肤感染、肾炎、肾小球肾炎、心肌炎等	少数患儿可引起心肌炎、肺水肿、无菌性脑膜脑炎等并发症

案例分析

患儿，女，2岁，6天前无明显诱因出现发热，体温37.6～38.6 ℃，伴有咳嗽、喉中痰鸣、流涕、畏光、乏力。2天前耳后发际可见红色斑丘疹，之后皮疹相继出现于颈部、面部、躯干部，病后食欲不佳。

查体：T 40 ℃，神志清、精神差；营养尚可，全身皮肤密布红色斑丘疹，压之不褪色，疹间皮肤正常，眼睑水肿，结膜充血有分泌物，咽红、颈软，肺未闻及明显的干、湿啰音，心脏听诊正常，肝、脾、脊柱、四肢均未见异常。血常规：白细胞 $4.1 \times 10^9/L$，中性粒细胞 32%，淋巴细胞 68%。

护理任务：

（1）最可能的诊断是什么？

（2）如何评估患儿目前的状况，列出其主要的护理诊断。

（3）主要护理措施有哪些？

【护理诊断和护理措施】

1. 体温过高

（1）相关因素：与病毒血症、继发感染有关。

（2）护理目标：使患儿体温降至正常。

（3）护理措施：①患儿应卧床休息，保持室内安静，空气新鲜，每日通风 2 次，避免直接吹风，防止受凉。室内温度 18～22 ℃，湿度 50%～60%，衣被厚度适宜以利于散热，忌捂汗，出汗后及时擦干并更换衣被。②定时测体温，观察热型。处理高热时需兼顾透疹，不宜用药物及物理方法强行降温，慎用退热药，忌用酒精擦浴及冷敷，以免热度骤降影响透疹而出现危象。如体温升至 40 ℃以上时，可用小剂量退热药或温水擦浴，使体温稍降以免惊厥。

2. 皮肤完整性受损

（1）相关因素：与麻疹病毒引起的皮损有关。

（2）护理目标：患儿皮疹消退，皮肤完整、无感染。

（3）护理措施：①保持皮肤黏膜清洁：勤换内衣，保持床单清洁干燥，勤剪指甲以防抓伤皮肤继发感染，及时评估透疹情况，如透疹不畅，可用鲜芫荽煎水服用并抹身，严防烫伤，促进血液循环，使皮疹出齐、出透，顺利度过出疹期。②加强五官护理，以防止并发症：保持室内光线柔和，避免强光刺激，常用生理盐水清洗双眼，再滴入抗生素眼药水，可服用维生素 A 预防眼干燥症；保持鼻腔通畅、清洁，及时清除鼻痂；保持呼吸道通畅；防止呕吐物或泪水流入外耳道引起中耳炎；加强口腔护理，多喝白开水，可用生理盐水或 2% 硼酸溶液洗漱口腔。

3. 营养失调，低于机体需要量

（1）相关因素：与感染引起消化功能降低、高热能量消耗过多有关。

（2）护理目标：患儿住院期间能得到充足的营养。

（3）护理措施：供给足够水分，利于排毒、退热、透疹。发热期间给予清淡易消化的流质饮食，少量多餐，经常更换食物品种，以增加食欲有利于消化，补充多种维生素，特别是维生素 A、维生素 B，以防角膜软化、失明或口腔炎。恢复期患儿不忌口，指导家长做好饮食护理。

4. 有感染的危险

（1）相关因素：与麻疹病毒感染机体免疫反应受抑制有关。

（2）护理目标：患儿住院期间避免感染。

（3）护理措施：①管理传染源：患儿应隔离至出疹后 5 天；有并发症者延至出疹后 10 天；接触患儿的儿童应隔离观察 3 周，并给予被动免疫。②切断传播途径：患儿病室应注意通风换气，进行紫外线消毒，患儿衣被及玩具应在阳光下暴晒。医护人员接触患儿后要做好消毒隔离工作，如在日光下或流动空气中停留30分钟以上，才能接触其他患儿或易感儿童。③保护易感儿童：疾病流行期间不带易感儿童去公共场所或探亲访友；对8个月以上未患过麻疹的儿童可接种麻疹疫苗，7岁时进行复种；体弱、年幼的易感儿童接触麻疹患儿5～6天内采用被动免疫亦可减轻病情或防止发病。④麻疹患者无并发症时可在家中隔离，护士应指导患儿家长进行正确护理，防止继发感染及传播。

5. 潜在并发症

（1）相关因素：肺炎、喉炎、心肌炎、脑炎等。

（2）护理目标：使患儿不发生并发症或并发症得到及时发现和处理。

（3）护理措施：麻疹并发症较多且重，应密切观察病情，以便及早发现，给予相应处理。出疹期若透疹不畅、疹色暗紫、持续高热、咳嗽加剧、鼻扇喘憋、发绀、肺部啰音增多等，为并发肺炎的表现，重症可致心力衰竭；患儿若出现频咳，声音嘶哑，犬吠样咳嗽，吸气性呼吸困难及三凹征，为并发喉炎的表现；若患儿出现嗜睡，惊厥，甚至昏迷为并发脑炎的表现。

任务二　水痘患儿的护理

【疾病概述】

水痘（chickenpox，varicella）是由水痘－带状疱疹病毒引起的一种传染性极强的儿童出疹性疾病。临床特点为皮肤黏膜相继出现和同时存在斑疹、丘疹、疱疹和结痂等各类皮疹，全身症状轻微，患儿感染水痘后可获得持久的免疫力，但以后可以发生带状疱疹。本病全年均可发病，以冬、春季节多发。

水痘－带状疱疹病毒为双链DNA病毒，属疱疹病毒科α亚科，只有一个血清型，主要存在于患者疱疹的疱浆内、口咽部分泌物、血液中。病毒在外界生存力弱，不耐高温，不耐酸，不能在痂皮中存活。人是该病毒的唯一已知的自然宿主。水痘－带状疱疹病毒经上呼吸道侵入机体，在局部皮肤、黏膜细胞及淋巴结内复制，2～3天后进入血液，形成第一次病毒血症。如患儿的免疫能力不能清除病毒，则病毒随血流和淋巴液侵入单核－吞噬细胞系统内再次增殖后释放入血流，形成第二次病毒血症，引起各器官病变。临床上水痘皮疹分批出现与病毒间歇性播散有关。皮疹出现1～4天后，产生特异性细胞免疫和抗体，病毒血症消失，症状随之缓解。水痘的皮肤病变仅限于表皮的棘状细胞层，呈退行性变性和水肿改变。细胞液化后形成水疱，疱液含有大量病毒。随后由于疱疹内炎症细胞和组织残片增多，疱液变浊，病毒数量减少，结痂。由于病变表浅，愈后不留瘢痕。

水痘患者是唯一的传染源，病毒存在于患儿上呼吸道鼻咽分泌物及疱疹液中，主要通过飞沫传播，也可通过接触患者疱疹浆液而感染。从出疹前1～2天至疱疹完全结痂为止，均有极强的传染性。任何年龄均可发病，高峰为2～6岁，6个月以下婴儿少见（如孕妇产前感染水痘，可经过胎盘传给胎儿，出现先天性感染）。

【护理评估】

1. 健康史　询问患儿有无水痘的接触史及接触方式，出疹前有无发热、咳嗽、厌食等病史，询问出疹的顺序及皮疹的形状，询问患儿的营养状况及既往史，有无接种水痘减毒活疫苗及接种时间。

2. 身体状况　评估患儿的生命体征，如体温、脉搏、呼吸、神志等；观察皮疹等性质、分布、颜色及疹间皮肤是否正常；有无肺炎、脑炎等并发症表现。

（1）临床分期：

1）典型水痘：水痘潜伏期为 7～21 天，平均 14 天左右。前驱期为 1 天左右，无症状或仅有轻微症状，如低热、不适、厌食、头痛、咽痛等上呼吸道感染症状，持续 1～2 天进入出疹期。皮疹特点：①皮疹首发于头、面和躯干，继而扩展到四肢。皮疹以躯干处居多，四肢远端较少，呈向心性分布。②分批出现的红色斑疹或斑丘疹，迅速发展为清亮、卵圆形水疱，直径 3～5 mm，周围有红晕，24 小时后，水疱内容物变混浊继发感染可形成脓疱，中央凹陷，然后破溃，从中心开始干缩，2～3 天迅速结痂。③皮疹陆续分批出现，伴明显痒感，在疾病高峰期，斑疹、丘疹、疱疹和结痂同时存在，这是水痘皮疹的重要特征。④皮疹还可出现在口腔、咽喉、结膜、生殖器等处，破溃后形成溃疡，常伴有疼痛。轻型水痘多为自限性疾病，全身症状和皮疹较轻，10 天左右痊愈。皮疹结痂后一般不留瘢痕。

2）重型水痘：多发生在恶性疾病或免疫功能低下的患儿。患儿持续高热和全身中毒症状明显，皮疹分布广泛，可融合形成大疱型疱疹或出血性皮疹，可继发感染或伴血小板减少而发生暴发性紫癜。

3）先天性水痘：母亲在妊娠早期感染水痘可导致胎儿多发性先天畸形，患儿常在 1 岁内死亡，存活者留有严重的神经系统伤残；若发生水痘数天后分娩可导致新生儿水痘，死亡率高。新生儿水痘的皮疹有时跟带状疱疹类似。

（2）并发症：①皮肤继发性细菌感染最常见，如脓疱疮、蜂窝织炎等，多为继发于金黄色葡萄球菌或 β 溶血性链球菌 A 族细菌感染。②水痘肺炎儿童不常见，临床症状发展迅速，X 线改变常持续 6～12 周，偶有死亡报道。③水痘脑炎发生于出疹后 3～8 天，症状与病毒性脑炎相似。

3. 心理 - 社会状况　评估患儿及家长的心理状况、对疾病的应对方式；了解家庭及社区对疾病的认知程度、防治态度。

4. 辅助检查

（1）血常规：外周血白细胞总数正常或稍低。

（2）疱疹刮片：刮取新鲜疱疹基底组织和疱疹液涂片，瑞氏染色可见多核巨细胞；苏木素 - 伊红染色可查到细胞核内包涵体。

（3）血清学检查：血清水痘病毒特异性 IgM 抗体检测，可帮助早期诊断；双份血清特异性 IgG 抗体滴度 4 倍以上增高也有助诊断。

5. 治疗要点

（1）对症治疗：供给患儿足够水分和易消化的食物。避免因抓伤而继发感染，皮肤瘙痒可用止痒剂，如用含 0.25% 冰片的炉甘石洗剂或 5% 碳酸氢钠溶液局部涂擦，对免疫功能受损或正在应用糖皮质激素的患儿，应尽快停药。

（2）抗病毒治疗：首选阿昔洛韦，应尽早使用，一般应在皮疹出现 24 小时内开始，口服每次 20 mg/kg，每日 4 次，重症患者需静脉给药，每次 10～20 mg/kg，每 8 小时 1 次。若有条件早期使用丙种球蛋白，可中和病毒、减轻症状和缩短疗程。

（3）并发肺炎、皮肤继发感染时应给予抗生素治疗，并发脑炎应给予相应的特殊处理。

知识拓展

Reye 综合征

Reye 综合征也称瑞氏综合征，是指在婴儿期和儿童期，以急性脑病、肝脂肪变性为主要临床特征的综合征。发病年龄多在 6 个月到 15 岁，成人比较少见。Reye 综合征的病因尚不明确，可能与病毒感染、药物或者毒素有关，也可能和遗传有关。临床表现主要有些前期的症状，初始可以有发热、咳嗽、流鼻涕、咽痛这些上呼吸道感染，或者持续性的呕吐，持续数天后可出现急性脑病的症状。随着病情的加重可出现意识的改变，比如惊厥，嗜睡，昏迷，严重者可在数小时内因为脑水肿引起脑疝、呼吸衰竭直接导致死亡。

案例分析

患儿，男，3 岁，于 1 天前开始发热，体温 37.9 ℃，精神不振、食欲欠佳，继而出现皮疹，伴痒感，无咳嗽、流涕等。体检：T 38.4 ℃，精神稍差，咽充血，前胸及后背可见散在红色斑丘疹及椭圆形小水泡，泡液清亮，周围有红晕，颈软；心、肺、腹（－），血常规：白细胞 3.5×10^9/L，中性粒细胞 23%，淋巴细胞 77%。

护理任务：

（1）最可能的诊断是什么？

（2）如何评估患儿目前的状况，列出其主要的护理诊断。

（3）主要护理措施有哪些？

【护理诊断和护理措施】

1. 体温过高

（1）相关因素：与病毒血症、继发感染有关。

（2）护理目标：使患儿体温降至正常。

（3）护理措施：患儿中、低度发热时，不必用药物降温。如有高热，可用物理降温或适量的退热药，忌用阿司匹林，以免增加 Reye 综合征的危险。

2. 皮肤完整性受损

（1）相关因素：与水痘病毒感染和继发细菌感染有关。

（2）护理目标：恢复皮肤、黏膜的完整性。

（3）护理措施：①保持室内空气新鲜及恒定的温度与湿度。患儿衣着宽松、衣被不宜过厚，利于散热，以免造成患儿不适，增加痒感。勤换内衣，减少继发感染。剪短指甲，婴幼儿可戴手套，以免抓伤皮肤继发感染或留下瘢痕。②患儿因皮肤瘙痒而吵闹时，可用镇静剂、抗组胺类药物，局部可涂炉甘石洗剂；若疱疹破溃，局部可用 5% 碳酸氢钠溶液或抗生素软膏，防止感染；口腔黏膜疱疹者可用盐水漱口。

3. 有传播感染的可能

（1）相关因素：与呼吸道及疱疹排出病毒有关。

（2）护理目标：预防感染的传播。

（3）护理措施：①采取呼吸道隔离至疱疹全部结痂为止，易感儿接触后应隔离观察 3 周。②保持室内空气新鲜，托幼机构应做好晨间检查、空气消毒。③及时接种水痘减毒活疫苗，其保护率高，并可持续 10 年以上，避免接触水痘患儿，对于高危人群的接触

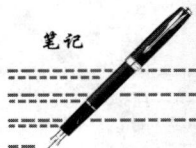

者，可应用丙种球蛋白或带状疱疹免疫球蛋白。可起到预防或减轻发病后症状作用。

4. 潜在并发症

（1）相关因素：肺炎、脑炎、心肌炎等。

（2）护理目标：使患儿不发生并发症或并发症得到及时发现和处理。

（3）护理措施：给予富含营养的清淡饮食，多饮水，保证机体足够的营养。同时密切观察病情，注意患儿精神、体温、食欲等，及时发现并发症，并予以相应的治疗及护理。无并发症时可在家中隔离治疗，指导家长观察病情，做好皮肤护理，提醒家长病程中禁用肾上腺皮质激素。

任务三　手足口病患儿的护理

【疾病概述】

手足口病（hand-foot-mouth disease）是由肠道病毒引起的急性传染性皮肤病，好发于儿童，尤其以 3 岁以下年龄组发病率最高，主要通过消化道、呼吸道和密切接触等途径传播，临床主要症状表现为发热和手、足、口腔等部位的斑丘疹、疱疹。少数患儿可出现脑膜炎、脑炎、脑脊髓炎、肺水肿、循环障碍等。个别重症患儿病情发展快，可导致死亡，致死原因主要为脑干脑炎及神经源性肺水肿。

引起手足口病的病毒主要是肠道病毒，我国以肠道病毒 71 型（EV71）和柯萨奇病毒 A 组 16 型（CoxA16）多见。其中，重型病例多由 EV71 感染引起。肠道病毒属微小 RNA 病毒科，适合在湿热的环境中生存，对外界有较强的抵抗力，在 4℃环境中可存活 1 年。对乙醚、氯仿等消毒剂不敏感，不耐强碱，对紫外线及干燥敏感。高锰酸钾、漂白剂、甲醛、碘酊等可使其灭活。

人类是已知的人肠道病毒的唯一宿主，本病的传染源为患者和隐性感染者，主要经粪－口途径传播，其次是呼吸道飞沫传播。本病的传染性强，患者和病毒携带者的粪便、呼吸道分泌物及患者的黏膜疱液中含有大量病毒，接触由其污染的手、日常用具、衣物以及医疗器具等均可感染。人群对引起手足口的肠道病毒普遍易感。临床上以儿童为主，尤其容易在托幼机构的儿童之间流行。

【护理评估】

1. 健康史　询问患儿有无手足口病接触史及接触方式，发病前有无发热、咳嗽、厌食等病史，询问出疹的顺序及皮疹的形状，询问患儿的营养状况及既往史。

2. 身体状况　评估患儿的生命体征，如体温、脉搏、呼吸、神志等；观察皮疹的性质、分布、颜色；观察有无肺炎、脑炎等并发症表现。

根据病情的轻重程度，分为普通病例和重症病例。

（1）普通病例：急性疾病，大多有发热，可伴有咳嗽、流涕、食欲减退等症状。口腔内（舌、颊黏膜和硬腭）可见散发性的疱疹或溃疡，疱疹周围可有炎性红晕，疱内液体较少。口腔疼痛，患儿拒食、流涎。手、足和臀部出现斑丘疹和疱疹，偶见于躯干，呈离心性分布。皮疹消退后不留瘢痕或色素沉着，多在 1 周内痊愈，预后良好。

（2）重症病例：少数患儿（尤其是 7 个月～12 个月）病情进展迅速，在发病 1～5 天左右出现脑膜炎、脑炎（以脑干脑炎最为凶险）、脑脊髓炎、肺水肿、循环障碍等，极少数病例病情危重，可致死亡，存活病例可留有后遗症。

1) 神经系统：多发生在病程 1~5 天内，患儿可出现持续高热、精神差、嗜睡、易惊、头痛、恶心、呕吐、烦躁、谵妄或昏迷、肢体抖动、肌痉挛等。查体可见脑膜刺激征，腱反射减弱或消失，巴宾斯基征阳性。颅内高压或脑疝者出现剧烈头痛、脉搏缓慢、血压升高、前囟隆起、呼吸节律不规则或停止、球结膜水肿、瞳孔大小不等、对光反射迟钝或消失。

2) 呼吸系统：呼吸增快并浅促、呼吸困难或呼吸节律改变，口唇发绀，咳嗽加重，咳白色、粉红色或血性泡沫样痰，肺部可闻及湿啰音，病死率较高。

3) 循环系统：面色灰白、皮肤花纹、四肢发凉、出冷汗，指（趾）端发绀；心率增快或减慢，脉搏浅速或减弱甚至消失；持续性血压下降，毛细血管充盈时间延长。

3. 心理 – 社会状况　评估患儿及家长的心理状况、对疾病的应对方式；了解家庭及社区对疾病的认知程度、防治态度。

4. 辅助检查

（1）血常规：白细胞计数正常或降低，以淋巴细胞增多为主。病情危重者白细胞计数可明显升高。

（2）血生化检查：部分病例可有轻度肝酶以及心肌酶水平升高，升高程度与疾病严重程度和预后密切相关。恢复期逐渐降至正常，若此时仍升高可能与免疫损伤有关。并发多器官功能损害者还可出现血氨、血肌酐、尿素氮等升高；发生脑炎等并发症时还可有血糖升高，严重时血糖 >9 mmol/L。C 反应蛋白一般不升高。

（3）脑脊液检查：神经系统受累时，脑脊液外观清亮，压力增高，白细胞计数增多，多以单核细胞为主，蛋白正常或轻度增多，糖和氯化物正常。脑脊液病毒中和抗体滴度增高有助于明确诊断。

（4）血气分析：重症患儿并发肺炎、肺水肿，在呼吸频率增快时可表现为呼吸性碱中毒，随病情加重会出现低氧血症、代谢性酸中毒；并发脑炎、脑水肿引起中枢性呼吸功能不全时，还可出现呼吸性酸中毒、代谢性酸中毒。

（5）病原学检查：用组织培养分离肠道病毒是目前诊断的金标准，但病毒特异性核酸是手足口病例确诊的主要方法。还可通过血清学检查测定血清中肠道病毒中和抗体的滴度，通常用急性期血清与恢复期血清滴度进行比较，抗体 4 倍或 4 倍以上的升高证明病毒感染。

（6）影像学检查：疾病早期胸部 X 线检查可无异常或仅有双肺纹理增粗模糊，中、晚期出现双肺大片浸润影及胸腔积液，进一步发展为神经源性肺水肿时，肺部 CT 表现为弥漫而无规律的斑片状、团絮状或片状边界模糊的密度增高影。当累及神经系统时，磁共振检查可见脑干、脊髓灰质炎损害为主的异常改变。

5. 治疗要点

（1）普通病例：目前尚无特效抗病毒药物和特异性治疗手段，主要是对症治疗。注意消毒隔离，避免交叉感染。适当休息，多饮温开水。饮食宜选择清淡、易消化、含维生素丰富的食物，口腔有糜烂时进流质食物，禁食刺激性食物。同时做好口腔和皮肤护理。

（2）对症治疗：发热、呕吐、腹泻者给予相应处理。

（3）重症病例：

1) 神经系统受累：限制液体入量，给予甘露醇每次 0.5~1.0 g/Kg，隔 4~8 小时一次，每次静脉注射 20~30 分钟；酌情应用糖皮质激素治疗，如甲泼尼龙每天 1~2 mg/Kg，氢化可的松每天 3~5 mg/Kg，地塞米松每天 0.2~0.5 mg/Kg；静脉注射丙种球蛋白，总量 2 g/Kg，分 2~5 天给药，严密观察病情变化。

2）呼吸、循环衰竭：保持呼吸道通畅、吸氧，呼吸功能障碍者，及时行气管插管，使用机械通气；在维持血压稳定的情况下，限制液体入量；根据血压、循环的变化选用米力农、多巴胺等血管活性药物；监测血糖变化，严重高血糖时可使用胰岛素；抗生素预防继发性肺部细菌感染。

（4）恢复期：促进各脏器功能恢复，肢体功能障碍者给予康复治疗。

知识拓展

手足口病 vs 疱疹性咽颊炎怎么辨别？

1. 从疱疹的位置鉴别

（1）相同处：感染疱疹性咽峡炎和手足口病后，口腔的咽部和软腭都会长疱疹。

（2）不同处：手足口病患儿，除了口腔咽部和软腭有疱疹外，患儿的口唇、手和脚，包括肛门周围，也会长有透明小水泡，有时膝盖和手肘也会有皮疹。

2. 从症状上鉴别

（1）相同处：疱疹性咽颊炎和手足口病，会伴有不同程度的发热和咽痛。

（2）不同处：疱疹性咽峡炎患儿，是先发热再发现疱疹，突然性的高热不退，体温在 39~40 ℃，发热时还可能伴有抽搐，随后就诊时发现口腔有泡疹，患儿咽痛明显，吃东西会因感觉难受而哭闹。发热时间持续 3~5 天。

大多数的手足口病患儿是先出疹再发热（有的也会无热），一般是中低热，体温不高于 38.3 ℃，咽痛症状比较轻，有的患儿甚至没有咽痛症状，发热 1~2 天就恢复正常。

案例分析

患儿，女，6 岁，4 天前无明显诱因口腔黏膜出现溃疡，疼痛明显，影响进食。继而手掌、足底出现红色斑疹，瘙痒，今来我院就诊。

既往患儿体健，无口腔溃疡病史。查体：体温 37.2 ℃，上腭、下唇均可见散在米粒大小溃疡面，覆有黄色假膜，周边红润。两侧颌下淋巴结触之肿大。手掌足底可见散在红色斑丘疹，呈对称性分布。

实验检查：血液血红蛋白 120 g/L，白细胞计数 10.6×10^9/L，分类为中性粒细胞 57%，淋巴细胞 43%。

护理任务：

(1) 最可能的诊断是什么？

(2) 如何评估患儿目前的状况，列出其主要的护理诊断。

(3) 主要护理措施有哪些？

【护理诊断/问题和护理措施】

1. 体温过高

（1）相关因素：与病毒血症、继发感染有关。

（2）护理目标：使患儿体温降至正常。

（3）护理措施：保持室内适宜温度，患儿衣被不宜过厚，汗湿衣物及时更换。密切监测患儿体温并记录，及时采取物理降温或药物降温措施，鼓励患儿多饮水，以补充高热消耗的大量水分。

2. 皮肤完整性受损

（1）相关因素：与病毒引起的皮损有关。

（2）护理目标：恢复皮肤、黏膜的完整性。

（3）护理措施：①给予患儿营养丰富、易消化、流质或半流质饮食，以减少对口腔黏膜的刺激。保持口腔清洁，进食前后用生理盐水漱口。有口腔溃疡的患儿可将维生素 B_2 粉剂直接涂于口腔糜烂部位，或涂以碘甘油，以消炎止痛，促进溃疡面愈合。②保持患儿衣被清洁，剪短患儿指甲以免抓破皮疹。手足部疱疹未破溃处涂炉甘石洗剂或 5% 碳酸氢钠溶液；疱疹已破溃、有继发感染者，局部用抗生素软膏。臀部有皮疹的患儿，保持臀部清洁干燥，及时清理患儿的大小便。

3. 潜在并发症

（1）相关因素：脑膜炎、肺水肿、呼吸衰竭、心力衰竭。

（2）护理目标：使患儿不发生并发症或并发症得到及时发现和处理。

（3）护理措施：密切观察病情，尤其是重症患儿。若患儿出现烦躁不安、嗜睡、肢体抖动、呼吸和心率增快等表现时，提示有神经系统受累或心肺功能衰竭的表现，应立即通知医师，并给予相应护理。保持呼吸道通畅，积极控制颅内压，酌情使用糖皮质激素，静脉使用人丙种球蛋白等治疗。使用脱水剂药物治疗时，应观察药物的作用及不良反应。

4. 有传播感染的可能

（1）相关因素：与疱疹的破溃有关。

（2）护理目标：预防感染的传播。

（3）护理措施：①注意保持家庭环境卫生，居室要经常通风，勤晒衣被，养成饭前、便后、外出后洗手习惯，指导儿童进行正确的洗手，给婴幼儿更换尿布后要妥善处理污物，避免患儿接触。婴幼儿的奶瓶、奶嘴使用前后应充分清洗；患儿的玩具、食具应每日进行消毒，患儿居室应每日进行紫外线消毒。本病流行期间不宜带儿童到人群聚集、空气流通差的公共场所。②手足口病患儿应安排在同一病区内诊疗，重症患儿应单独隔离治疗。患儿应隔离 7～10 天，至皮疹消退为止。对患儿呼吸道分泌物和粪便及其污染的食品、玩具、便器等物品要进行消毒处理。密切接触患儿的易感儿童可肌内注射丙种球蛋白 1.5～3 ml，以增强预防能力。

任务四 流行性腮腺炎患儿的护理

【疾病概述】

流行性腮腺炎（mumps，epidemic parotitis）是由腮腺炎病毒引起的急性呼吸道传染病，临床上以腮腺肿大及疼痛为特征，各种唾液腺体及器官均可受累。多在幼儿园和学校中流行，以 5～15 岁患者较为常见。一次感染后可获得终身免疫。

腮腺炎病毒属于副黏液病毒科，基因组为单股 RNA 病毒，只有一个血清型。存在于患者唾液、血液、尿液及脑脊液中。此病毒对物理和化学因素敏感，来苏、甲醛等均能

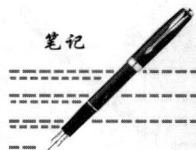

在 2~5 分钟内将其灭活，紫外线照射也可将其杀灭，加热至 56℃、20 分钟也可使其失去活性。腮腺炎病毒经口、鼻侵入机体后，在上呼吸道上皮细胞内繁殖，引起局部炎症和免疫反应，如淋巴细胞浸润、血管通透性增加及 IgA 分泌等。然后侵入血液，引起第一次病毒血症；进而播散到全身各器官，首先累及各种腺体，如腮腺、舌下腺、下颌下腺、生殖腺、中枢神经系统等再次入血，形成第二次病毒血症，进一步波及其他脏器；病理改变是腮腺非化脓性炎症，包括间质水肿、点状出血、淋巴细胞浸润和腺泡坏死等。因腮腺导管阻塞，唾液淀粉酶排出受阻而血和尿中淀粉酶增高。

流行性腮腺炎呈全球性分布，人是病毒的唯一宿主，腮腺炎患者和健康带病毒者是本病的传染源。患者在腮腺肿大前 6 天到发病后 5 天或更长的时间均可排出病毒，隐性感染者排毒时间与患者一样。病毒通过直接接触、飞沫、唾液污染物传播。四季均有流行，以冬、春季节多见。

【护理评估】

1. 健康史　询问患儿有无流行性腮腺炎接触史及接触方式，发病前有无发热、咳嗽、厌食等病史，询问出疹的顺序及皮疹的形状，询问患儿的营养状况及既往史。

2. 身体状况　评估患儿的生命体征，如体温、脉搏、呼吸、神志等；观察腮腺肿大的部位，有无肺炎、脑炎等并发症表现。

（1）临床分期。

1）潜伏期：14~25 天，平均为 18 天。

2）前驱期：大多无前驱症状，部分患者可有倦怠、畏寒、食欲减退、低热、头痛等症状。

3）肿胀期：腮腺肿大为首发症状，常先见于一侧，2~3 天内波及对侧。位于下颌骨后方和乳突之间，以耳垂为中心，向前、后、下发展，边缘不清，表面发热但多不红，触之有弹性并有触痛。1~3 日内达到高峰，面部一侧或双侧因肿大而变形，局部疼痛、过敏，开口及咀嚼或吃酸性食物时胀痛加剧，腮腺肿大可持续 5 天左右，以后逐日减退，常可波及邻近的下颌下腺和舌下腺，病程 7~12 天。

（2）并发症。

1）神经系统并发症：脑膜脑炎是腮腺炎最常见的并发症。常在腮腺炎高峰时出现，也可出现在腮腺肿大前或腮腺肿大消失以后。表现为发热、头痛、呕吐、颈项强直，少数患儿可发生惊厥。预后良好，偶见死亡及神经系统后遗症。

2）生殖系统并发症：

①睾丸炎：是男孩常见的并发症，青春前期少见，症状出现在腮腺炎起病后的 4~5 天，肿大的腮腺开始消退时。开始睾丸疼痛，随之肿胀剧烈疼痛，并发附睾炎、鞘膜积液和阴囊水肿。大多数患者有严重的全身反应，突发高热、寒战等。一般 10 天左右消退，约 1/3~1/2 病例发生不同程度的睾丸萎缩，一般不影响生育。

②卵巢炎：5%~7% 青春后期女性患者可并发，有发热、呕吐、下腹痛及压痛，月经不调等，不影响受孕。

3）胰腺炎：严重的胰腺炎较少见，常发生于腮腺肿大数日后，表现为上腹部剧痛和触痛，伴发热、寒战、恶心、反复呕吐等。

4）其他并发症：心肌炎较常见，而肾炎、乳腺炎、胸腺炎、甲状腺炎、血小板减少及关节炎偶可发生。

267

儿童护理

3. 心理-社会状况　评估患儿及家长的心理状况、对疾病的应对方式；了解家庭及社区对疾病的认知程度、防治态度。

4. 辅助检查

（1）血常规检查：白细胞总数大多正常或淋巴细胞相对增多。

（2）血、尿淀粉酶测定：90% 患儿血清和尿淀粉酶有增高，增高程度大致与腮腺肿大程度成正比，第 1 周达高峰，2 周左右恢复正常，血脂肪酶增高有助于胰腺炎的诊断。

（3）病毒分离：在发病早期取患儿唾液、尿液、脑脊液或血液标本，进行病毒分离试验，有助于诊断。

5. 治疗要点　本病为自限性疾病，主要为对症处理。急性期应避免刺激性食物，多饮水、给予营养丰富的流质和半流质饮食。早期可试用利巴韦林每日 15 mg/kg 静脉滴注，疗程 5~7 天，并发脑膜脑炎者给予镇静、降颅压等治疗，并发睾丸炎时应局部冰敷并用阴囊托将睾丸抬高，以减轻疼痛。

中药治疗多用清热解毒、软坚消痛法，常用普济消毒饮加减内服和青黛散调醋局部外敷等。

知识拓展

流行性腮腺炎疫苗

流行性腮腺炎的疫苗主要有两种，一种是腮腺炎高价免疫球蛋白，人体是通过被动免疫的方式来接受这种疫苗的，它的优点是效应快，但是来源困难，不易推广；一种是麻疹、流行性腮腺炎、风疹活疫苗，人体是通过自动免疫的方式来接受这种疫苗的，它也是国家免疫规划接种的疫苗之一，一般接种两次，一次在 8 月龄时，一次在 18 到 24 月龄之间。

案例分析

患儿，女，8 岁，小学一年级学生，2 周前同班一同学患有流行性腮腺炎。2 天前开始出现无明显诱因的发热，体温 38 ℃ 左右，伴有头痛。今晨起自觉右耳胀疼，进食时加重。

查体：T 38.8 ℃，精神稍差，右侧耳垂下明显肿胀，触痛明显，上颌第二白齿相对应的颊黏膜处，可见红肿的腮腺管口，无脓性分泌物。心、肺、腹（－）。

血常规：白细胞总数 57×10^9/L，中性粒细胞 36%，淋巴细胞 62%，单核细胞 2%。

护理任务：

（1）最可能的诊断是什么？

（2）如何评估患儿目前的状况？列出其主要的护理诊断。

（3）主要护理措施有哪些？

【护理诊断/问题和护理措施】

1. 疼痛

（1）相关因素：与腮腺非化脓性炎症有关。

（2）护理目标：减轻疼痛带来的不适感。

（3）护理措施：给予半流质饮食，保证充足营养及液量供给。避免酸、辣刺激性食物。保持口腔清洁，防止继发感染。进食后用生理盐水或 4% 硼酸溶液漱口。②腮腺局部可予冷敷或中药涂敷，或采用氦氖激光局部照射，减轻局部症状。

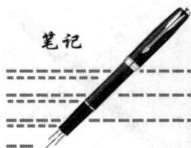

2. 体温过高

（1）相关因素：与病毒感染有关。

（2）护理目标：使患儿体温降至正常。

（3）护理措施：降低体温注意休息，多饮水，高热患儿给予物理降温如头部冷敷、温水或酒精擦浴或小剂量退热药应用，注意监测体温。

3. 潜在并发症

（1）相关因素：脑膜脑炎、睾丸炎、胰腺炎。

（2）护理目标：使患儿不发生并发症或并发症得到及时发现和处理。

（3）护理措施：密切观察患儿体温变化，有无呕吐、头痛、烦躁、颈项强直等神经系统症状与体征。注意观察睾丸有无肿大、触痛，邻近皮肤有无水肿、发红。并发睾丸炎可给予局部冰敷并用阴囊托将睾丸抬高以减轻疼痛，或遵医嘱采用药物治疗。

4. 有传播感染的可能

（1）相关因素：与病毒排出体外有关。

（2）护理目标：预防感染的传播。

（3）护理措施：①管理传染源：隔离患儿至腮腺肿胀完全消退后3天，易感儿接触后应隔离观察3周。②保护易感儿：对易感儿童接种腮腺炎减毒活疫苗或疾病流行期间给予腮腺炎高价免疫球蛋白。对其呼吸道的分泌物及其污染物应进行消毒。③健康教育：流行性腮腺炎患儿无并发症时可在家隔离治疗，指导家长做好隔离、用药、饮食、退热及局部护理和病情观察，若有异常情况出现应即时就诊。

任务五　中毒型细菌性痢疾患儿的护理

【疾病概述】

中毒型细菌性痢疾（bacillary dysentery，toxic type）是急性细菌性痢疾的危重型，起病急骤，临床以突发高热、反复惊厥、嗜睡，迅速发生休克及昏迷为特征。病死率较高。

急性、慢性痢疾患者及带菌者是主要传染源。其传播方式是通过消化道传播。多见于2~7岁体格健壮、营养状况好的小儿。环境和个人卫生差的地区发病率明显增高，农村高于城市。发病季节以夏、秋季节多见。

细菌性痢疾的病原菌为痢疾杆菌，属肠杆菌的志贺菌属，为革兰氏阴性需氧杆菌。志贺菌分A、B、C、D 4群（痢疾志贺菌、福氏志贺菌、鲍氏志贺菌、宋内志贺菌），我国以福氏志贺菌多见，其次为宋内志贺菌。痢疾杆菌对外界抵抗力较强，耐寒、耐湿，但不耐热和阳光，一般消毒剂均可将其灭活。志贺菌经口进入胃肠道，侵入结肠上皮细胞并生长繁殖，细菌裂解后产生大量内毒素与少量外毒素。内毒素进入血液循环，致发热、毒血症及全身微血管障碍。①内毒素作用于肾上腺髓质疾病兴奋交感神经系统释放肾上腺素及去甲肾上腺素等，使小动脉和小静脉发生收缩。②内毒素直接作用或通过刺激单核吞噬细胞系统，使组氨酸脱羧酶活性增加，或通过溶酶体释放，导致大量血管扩张物质释放，使血浆外渗，血液浓缩。③血小板凝聚，释放血小板因子，促进血管内凝血，加重微循环障碍。中毒性菌痢的上述病变在脑组织中最为显著。可发生脑水肿甚至脑疝，出现昏迷、抽搐及呼吸衰竭，是中毒性菌痢死亡的主要原因。

【护理评估】

1. 健康史 询问患儿有无不好的卫生习惯，如饭前便后有没有洗手、饮用生水、吃不洁的变质食物等。

2. 身体状况 评估患儿的生命体征，如体温、面色、肢端温度、尿量、脉搏、呼吸、神志等；观察有无休克、脑水肿、肺循环障碍等并发症表现。

本病潜伏期通常为 1～2 天，短者数小时。起病急、发展快，体温可达 40 ℃以上（少数不高），迅速发生呼吸衰竭、休克或昏迷，肠道症状多不明显甚至无腹痛与腹泻，也有在发热、排便后 2～3 天才开始发展为中毒型。根据临床特点，可将本病分为 3 种类型。

（1）休克型（皮肤内脏微循环障碍型）：主要表现为感染性休克。早期为微循环障碍，患儿面色苍白，唇周青灰，肢端厥冷，脉搏细数，呼吸增快，血压正常或偏低，脉压差小；随着病情进展，微循环淤血、缺氧，面色青紫，肢端冷湿，皮肤花纹，血压明显降低或测不出，心音低钝，少尿或无尿；后期可伴心、肺、肾等多系统功能障碍。

（2）脑型（脑微循环障碍型）：因脑缺氧、水肿而发生反复惊厥、昏迷和呼吸衰竭。早期患儿有剧烈头痛、呕吐、血压增高，心率相对缓慢，随着病情发展，患儿进入反复惊厥及昏迷阶段。严重者可呈现呼吸节律不齐、瞳孔两侧大小不等或散大、对光反应迟钝。此型较严重，病死率高。

（3）混合型：兼有以上两型或三型表现，同时或先后出现。是最凶险的一型，病死率很高。

3. 心理 - 社会状况 评估患儿及家长的心理状况、对疾病的应对方式；了解家庭及社区对疾病的认知程度、防治态度。

4. 辅助检查

（1）血常规：白细胞总数增高至（10～20）×10^9/L 以上，以中性粒细胞增高为主。当有 DIC 时，血小板减少。

（2）大便常规：有黏液脓血便的患儿，镜检可见大量脓细胞、红细胞和巨噬细胞。怀疑为中毒性菌痢而未排便者，可用冷盐水灌肠，必要时多次镜检大便。

（3）大便培养：可分离出志贺菌属痢疾杆菌。

（4）免疫学检查：可采用免疫荧光抗体等方法检测粪便的细菌抗原，有助于早期诊断，但应注意假阳性。

（5）特异性核酸检测：采用核酸杂交或聚合酶链反应可直接检查粪便中的痢疾杆菌核酸，具有灵敏度高、特异性强、快捷方便等优点。

5. 治疗要点

（1）降温止惊：可采用物理、药物降温或亚冬眠疗法。持续惊厥者，可用地西泮 0.3 mg/kg 肌内注射或静脉注射（每次最大剂量≤10 mg）；或用水合氯醛 40～60 mg/kg 保留灌肠；或苯巴比妥钠肌内注射，每次 5～10 mg/kg。

（2）控制感染：通常选用两种痢疾杆菌敏感的抗生素，如阿米卡星、头孢噻肟钠或头孢曲松钠等药物静脉滴注。

（3）抗休克治疗：扩充血容量，纠正酸中毒，维持水、电解质平衡；在充分扩容的基础上应用血管活性药以改善微循环，常用药物有东莨菪碱、酚妥拉明、多巴胺等，及早使用肾上腺皮质激素。

（4）防治脑水肿和呼吸衰竭：保持呼吸道通畅，给氧。首选 20% 甘露醇，每次 0.5～1 g/kg 静脉滴注，每 6～8 小时 1 次，疗程 3～5 天，或与利尿药交替使用。也可短期静脉滴注地塞米松。若出现呼吸衰竭及早使用呼吸机治疗。

知识拓展

预防细菌性痢疾已有疫苗

痢疾杆菌由患者或携带者经粪便排出，通过手、食物、苍蝇或水经口感染，其感染剂量极小，10～100 个活菌就能使健康成人发病。故菌痢又有"脏手病"之称。

现在分离到的痢疾病原菌，几乎对各类抗生素都有不同程度的耐药性，有的甚至达到 100%，用药不当，就会延误病情，转为慢性或带菌痢疾。口服疫苗，提高自身机体抵抗能力，是预防传染病的最佳手段。我国兰州生物制品研究所利用基因工程技术，研制成功双价痢疾活疫苗，是目前世界上唯一获准生产的细菌性痢疾基因工程疫苗。

口服痢疾疫苗使用方便，只要按使用说明书服用即可。它不但可以同时预防国内流行的福氏 2a 和宋内志贺菌的感染，对其他型的痢疾杆菌感染也有良好的保护效果。由于疫苗是活疫苗，因此不能用加热的口服缓冲液或热开水服用，应在 15 分钟内服用。对于有免疫缺陷或免疫功能不全，患有严重胃肠道疾患，急性传染病，以及心、肝、肾疾病者忌服。

案例分析

患儿，男，6 岁，因发热 2 小时，抽搐 3 次，于 2000 年 8 月 3 日下午入院。患儿午睡后突然发热，体温达 40.5 ℃，无流涕和咳嗽，间断惊厥 3 次，表现为双眼上翻、牙关紧闭，口吐泡沫、四肢抖动，每次持续 5～10 分钟。在院外肌注退热、镇静药物及青霉素 1 次，但疗效不佳。

入院查体：T 40 ℃，P 115 次/分，R 35 次/分，BP 88/56 mmHg，嗜睡状，无皮疹及出血点，咽无充血，颈软；双肺呼吸音稍粗，未闻及啰音；心律齐，未闻及杂音；腹软，肝、脾未触及。神经系统检查无异常。血常规：白细胞 18×10^9/L，中性粒细胞 86%，淋巴细胞 14%。入院后肛门指诊发现黏液脓血便。

护理任务：

（1）最可能的诊断是什么？

（2）如何评估患儿目前的状况？列出其主要的护理诊断。

（3）主要护理措施有哪些？

【护理诊断/问题和护理措施】

1. 体温过高

（1）相关因素：与毒血症有关。

（2）护理目标：患儿体温维持在正常范围。

（3）护理措施：保持室内空气流通，温湿度适宜，控制室温在 25℃ 以下。监测患儿体温变化，每日测体温 4～6 次。高热时给予温水浴、冰袋冷敷或冷盐水灌肠等方法降温，必要时遵医嘱药物降温或用亚冬眠疗法。

2. 组织灌注量不足

（1）相关因素：与机体的高敏状态和毒血症致微循环障碍有关。

（2）护理目标：维持有效的血液循环。

（3）护理措施：密切检测患儿生命体征、神色、面色、肢端温度、尿量等变化，适当保暖。迅速建立并维持静脉通道，保证输液通畅，注意输液速度。遵医嘱进行抗休克治疗。

3. 潜在并发症

（1）相关因素：脑水肿、呼吸衰竭等。

（2）护理目标：使患儿不发生并发症或并发症得到及时发现和处理。

（3）护理措施：密切观察病情变化，保持室内安静，减少刺激。遵医嘱使用镇静剂、脱水剂、利尿药等。保持呼吸道通畅，给予吸氧，做好气管插管、气管切开的准备，必要时遵医嘱使用呼吸机治疗。

4. 有传播感染的可能

（1）相关因素：与细菌排出体外有关。

（2）护理目标：预防感染的传播。

（3）护理措施：①采取消化道隔离，培养患儿良好的卫生习惯，如：饭前便后洗手，不饮生水，不吃不洁的变质食物等。②指导家长对患儿食具和衣物进行消毒，粪便要用1%含氯石灰澄清液浸泡、消毒后才能倾入下水道或粪池。③在菌痢流行期间口服痢疾减毒活菌苗，有密切接触者应医学观察7天。

任务六　猩红热患儿的护理

【疾病概述】

猩红热（scarlet fever）由 A 组 β 型溶血性链球菌感染引起的急性呼吸道传染病。其临床特征为发热、咽峡炎、全身弥漫性鲜红色皮疹和疹退后皮肤脱屑为特征。少数患者患病后由于变态反应而出现心、肾、关节的损害。本病全年均可发病，但冬、春两季发病较多。

带菌者和不典型病例为主要传染源，排菌量大且不易被隔离，是重要的传染源。主要通过呼吸道飞沫传播，也可经破损的皮肤传播，引起"外科型"猩红热；此外，偶可见细菌污染的玩具、食具、生活用具等经口传播。普遍易感，3~7岁儿童是主要的易感人群，感染后可获得较长久的抗菌和抗红疹毒素能力。

A 组 β 型溶血性链球菌侵入咽部、扁桃体，导致分泌的多种酶、外毒素以及红疹毒素等均具有致病性，引起局部急性化脓性炎症。表现为咽颊炎及扁桃体急性充血、水肿，可为卡他性、脓性或膜性，并可向邻近组织器官扩散，亦可通过血源播散。红疹毒素可引起皮肤、黏膜炎症性病变，皮肤真皮毛细血管充血、水肿、白细胞浸润和上皮细胞增生，形成典型丘状鸡皮疹，恢复期表皮细胞角化过度，逐渐脱落形成脱皮。舌乳头红肿突起，形成杨梅舌。重症患儿全身淋巴结、肝、脾等网状内皮组织增生，心肌发生中毒性退行性变。部分患儿2~3周后出现变态反应，主要表现为肾小球肾炎或风湿热。该致病菌对热及干燥抵抗力不强，经55℃处理30分钟可全部灭活，也容易被各种消毒剂杀死，在0℃环境中可存活几个月。

【护理评估】

1. 健康史　询问患儿有无流行病接触史及接触方式，发病前有无发热、咳嗽、厌食等病史，询问出疹的顺序及皮疹的形状，询问患儿的营养状况及既往史。

2. 身体状况　评估患儿的生命体征，如体温、面色、肢端温度、尿量、脉搏、呼吸、神志等；观察有无休克、脑水肿、肺循环障碍等并发症表现。

（1）潜伏期：通常为 2～3 天，短者 1 天，长者 5～6 天。

（2）前驱期：①一般不超过 24 小时，少数可达 2 天。起病急，以畏寒，高热伴头痛、恶心、呕吐、咽痛为主，婴儿起病时烦躁或惊厥。②咽部炎症，轻者仅咽部或扁桃体充血、肿胀；重者咽及软腭有脓性渗出物和点状红疹或出血性红疹，可有假膜形成。颈及颌下淋巴结肿大及压痛。

（3）出疹期：①皮疹：多见于发病后 1～2 天。始于耳后、颈及上胸部，很快扩展至躯干及上肢，最后到下肢。皮疹特点为皮肤弥漫性充血，其上有分布均匀的针尖大小的丘疹，高出皮面，压之褪色，触之有砂纸感，疹间无正常皮肤，伴有痒感。以手按压则红色可暂时消退数秒钟，出现苍白的手印，此种现象称作"贫血性皮肤划痕"。为猩红热特征之一。②帕氏线：腋下、肘窝、腹股沟等皮肤皱褶处，皮疹密集，因压迫摩擦出血而呈紫红色线状。为猩红热特征之二。③杨梅舌：前驱期或出疹初期，舌质淡红，其上被覆灰白色苔，边缘充血水肿，舌刺突起，2～3 天后白苔由边缘消退，舌面清净呈牛肉样深红色，舌刺红肿明显突出于舌面上。为猩红热特征之三。④口周苍白圈：面部潮红，唯有口鼻周围皮肤发白。

（4）恢复期：体温降至正常，皮疹按出疹时的顺序于 3～5 天内消退，疹退后开始脱皮；脱皮程度与皮疹轻重一致，轻者呈糠屑样，重者呈大片状脱皮，可呈"手套""袜套"状。脱皮持续 1 周左右，无色素沉着。

3. 心理 - 社会状况　评估患儿及家长的心理状况、对疾病的应对方式；了解家庭及社区对疾病的认知程度、防治态度。

4. 辅助检查

（1）血常规：白细胞计数增加，以中性粒细胞增高为主。

（2）血清学检查：可用免疫荧光法检测咽拭子涂片进行快速诊断。

（3）细菌培养：从鼻咽拭子或其他病灶内取标本做细菌培养。

5. 治疗要点

（1）供给充分的营养、热量。发热、咽痛期间可给予流质或半流质饮食，保持口腔清洁，较大儿童可用温盐水漱口。高热患儿，应用物理或药物降温。

（2）早期进行病原治疗，可缩短病程，减少急性肾小球肾炎、急性风湿热等并发症。青霉素为首选，按体重每日 5 万 U/kg，分 2 次肌内注射，严重感染剂量加大，按体重每日 10 万～20 万 U/kg，静脉滴注；对青霉素过敏者改用红霉素，按体重每日 30～50 mg/kg，口服或静脉滴注，疗程 7～10 天。

案例分析

患儿，女，5 岁，2 天前开始发热，体温可达 39 ℃，伴咽痛，无咳嗽及吐泻，在家给予"螺旋霉素、复方大青叶、清开灵"口服治疗，效果不佳，于 1 天前自面、颈部渐及全身皮肤出现较多小红疹，且全身皮肤发红尤以胸背部为重，伴持续性脐周痛。

查体：T 38.6 ℃，热性病容，颈部及颌下淋巴结肿大，全身皮肤布满针尖大小的红色丘疹，触之似砂纸感，疹间皮肤潮红，用手压可暂时转白，口周皮肤明显苍白，双腋下及双肘窝、腹股沟处皮疹明显密集，呈紫红色线状，口唇皲裂，舌黏膜充血鲜红，舌乳头红肿，咽部充血，扁桃体Ⅱ度肿大，表面附有脓苔，心、肺听诊无异常，腹软，肝、脾未触及，脐周轻压痛。

血常规：白细胞总数 $15.7 \times 10^9/L$，中性粒细胞 89%，淋巴细胞 11%。

护理任务：

（1）最可能的诊断是什么？

（2）如何评估患儿目前的状况？列出其主要的护理诊断。

（3）主要护理措施有哪些？

【护理诊断和护理措施】

1. 体温过高

（1）相关因素：与毒血症有关。

（2）护理目标：患儿体温维持在正常范围。

（3）护理措施：①急性期嘱患儿绝对卧床休息 2～3 周以减少并发症，并做好一切生活护理。②给予适当物理降温，可头部冷敷、温水擦浴或遵医嘱服用解热止痛剂。忌用冷水或酒精擦浴。③急性期给予营养丰富的含大量维生素且易消化的流质、半流质饮食，恢复期给予软食，鼓励并帮助患儿进食。供给充足的水分，以利散热及排泄毒素。

2. 皮肤黏膜完整性受损

（1）相关因素：与猩红热皮疹有关。

（2）护理目标：恢复皮肤、黏膜的完整性。

（3）护理措施：①保持皮肤清洁，衣被勤换洗。可用温水清洗皮肤（禁用肥皂水）。用温生理盐水或稀释 2～5 倍的朵贝溶液漱口，每天 4～6 次。②剪短患儿指甲，避免抓破皮肤。脱皮时勿用手撕扯，可用消毒剪刀修剪，以防感染。③观察皮疹及脱皮情况。

3. 有传播感染的可能

（1）相关因素：与呼吸道排出细菌有关。

（2）护理目标：预防感染的传播。

（3）护理措施：目前尚无有效的自动免疫，重在控制传播。明确诊断后及时隔离，隔离期限至少为 1 周。病情较轻不需要住院的患儿，尽早在家隔离治疗，最好在咽拭子细菌培养 3 次阴性后解除隔离。对曾有密切接触患者的易感者，可给予复方新诺明，口服 3～5 天，或青霉素肌内注射。

4. 潜在并发症

（1）相关因素：风湿性关节炎、风湿性心肌炎、急性肾小球肾炎等。

（2）护理目标：使患儿不发生并发症或并发症得到及时发现和处理。

（3）护理措施：注意观察血压变化，有无眼睑水肿、尿量减少及血尿等。每周送尿常规检查 2 次。

（王庆林）

考 点 检 测

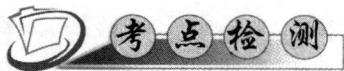

1. 麻疹患儿无并发症者具有传染性的时段为（　　）

A. 出疹期 　　　　　　　　　　　　B. 出疹前 10 天至出疹后 5 天

C. 出疹前 5 天至出疹后 5 天 　　　　D. 出疹前 10 天至出疹后 10 天

E. 出疹前 5 天至出疹后 10 天

2. 典型麻疹的出疹顺序是（　　）

A. 先见于耳后、发际、颈部，逐渐蔓延至额面、躯干及四肢

B. 先见于四肢，渐出现于躯干、面部

C. 先见于躯干，渐延及四肢、面部

D. 先见于手足，渐延及四肢、躯干、面部

E. 先见于前胸，后延及面部、四肢

3. 水痘的传染源是（　　）

A. 受感染的动物 　　　　　　　　　　B. 病原携带者

C. 患者 　　　　　　　　　　　　　　D. 土壤

E. 污染的食物．

4. 肺结核确诊最重要的依据是（　　）

A. 典型的症状、体征

B. 结核菌素试验阳性

C. 痰中找到结核分枝杆菌

D. 周围淋巴结穿刺液涂片检查发现结核杆菌

E. CT 检查发现病灶

◀◀◀◀ A₂ 型题 ▶▶▶▶

1. 患儿，女，6 岁，发热 1 天后出现皮疹，躯干多，四肢末端少，为红色斑丘疹，数小时后变成小水疱，痒感重，护士考虑该患儿可能是（　　）

A. 麻疹 　　　　　　　　　　　　　　B. 水痘

C. 猩红热 　　　　　　　　　　　　　D. 腮腺炎

E. 幼儿急疹

2. 患儿，4 岁，高热 3 小时伴抽搐 4 次入院。患儿意识不清，初步诊断为中毒性菌痢，为了确诊须做的检查是（　　）

A. 粪便培养 　　　　　　　　　　　　B. 血常规

C. 肛门拭子检查便常规 　　　　　　　D. 头颅 CT

E. 结肠镜检查

◀◀◀◀ A₃ 型题 ▶▶▶▶

（1~2 题共用题干）

患儿，男，6 岁。发热伴右耳下疼痛 3 天，腹痛半天，入院，查体：体温 40 ℃，右腮腺肿胀压痛明显，右上腹压痛，无反跳痛。

1. 护士考虑该患儿可能是（　　）

A. 腮腺炎并发脑膜炎 　　　　　　　　B. 腮腺炎并发胰腺炎

C. 腮腺炎并发睾丸炎 　　　　　　　　D. 腮腺炎并发卵巢炎

E. 腮腺炎并发胃肠炎

2. 为进一步诊断应立即协助医生做的检查是（　　）

A. 尿常规 　　　　　　　　　　　　　B. 血常规

C. 血清、尿淀粉酶　　　　　　D. 便常规

E. 脑脊液

（3～4题共用题干）

患儿，男，10岁，发热3日，扁桃体肿大Ⅱ度，针尖样大小充血性皮疹，摩擦呈紫红色线状。辅助检查：白细胞计数 $10.9 \times 10^9/L$，中性粒细胞计数 $9.1 \times 10^9/L$；咽拭子分泌物培养检测到溶血性链球菌。

3. 针对以上情况，给予的相应护理措施不包括（　　）

A. 遵医嘱尽早使用青霉素治疗

B. 保护皮肤黏膜的完整性

C. 保护易感人群，密切接触者需观察7日

D. 本病主要通过消化道、接触传播，做好相应隔离措施

E. 密切观察患者病情变化

4. 根据以上临床表现首先应考虑（　　）

A. 流行性乙型脑炎　　　　　　B. 艾滋病

C. 猩红热　　　　　　　　　　D. 湿疹

E. 结核性脑膜炎

答案及解析

A₁ 型题

1. C。【解析】麻疹无并发症者传染期为出疹前5天至出疹后5天，有并发症者至出疹后10天。

2. A。【解析】典型麻疹出疹顺序为先见于耳后、发际、颈部，逐渐蔓延至额面、躯干及四肢。

3. C。【解析】水痘患者是唯一的传染源。病毒存在于患儿上呼吸道鼻咽分泌物及疱疹液中，经飞沫或直接接触传播，出疹前1～2日至疱疹结痂为止均有传染性。一年四季均可发病，冬、春季高发。

4. C。【解析】痰中找到结核分枝杆菌是确诊肺结核最重要的依据。

A₂ 型题

1. B。【解析】典型水痘潜伏期约2周，前驱期仅1天左右。症状轻微，表现为低热、全身不适、咳嗽等。常在起病当天或次日出现皮疹，特点是：①皮疹分批出现，初始为红色斑疹或斑丘疹，迅速发展为清亮、椭圆形小水疱，周围伴有红晕，疱液先透明而后混浊，疱疹易破溃，常伴瘙痒，2～3天开始干枯结痂。不同性状的皮疹同时存在是水痘皮疹的重要特征。②皮疹为向心性分布，躯干多，四肢少，这是水痘皮疹的又一特征。③黏膜疱疹可出现在口腔、咽、结膜和生殖器等处，易破溃形成溃疡。④水痘为自限性疾病，一般10日左右自愈。

2. C。【解析】肛门拭子检查便常规可以确诊是否为中毒性菌痢。

A₃ 型题

1. B。【解析】患儿右腮腺肿胀压痛明显，可考虑为腮腺炎，急性胰腺炎为腮腺炎并

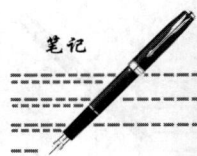

发症之一，常发生于腮腺肿胀数日后，表现为上腹疼痛，有压痛，伴发热、寒战、呕吐等。

2. C。【解析】血清、尿淀粉酶发病早期增高，第 2 周左右恢复正常。

3. D。【解析】猩红热可通过飞沫传播及玩具、衣物等间接传播。

4. C。【解析】猩红热患者取咽拭子分泌物培养可检测到溶血性链球菌。

项目十二　结核病患儿的护理

学习目标

识记

复述儿童肺结核的流行病学特点。

理解

1. 解释结核菌素试验的方法、结果判断标准及临床意义，说明儿童结核病的发病机制及主要防治措施。

2. 解释原发性肺结核、结核性脑膜炎的病理特点、主要辅助检查、临床表现及治疗要点。

应用

根据病情制订原发性肺结核、结核性脑膜炎患儿的护理计划并实施护理。

基础知识

一、概述

结核病是由结核杆菌引起的全身慢性感染性疾病。全身各个脏器均可受累，但以肺结核最常见，严重病例可引起血行播散而发生粟粒型肺结核或结核性脑膜炎，后者是小儿结核病致死的主要原因。儿童结核病已经成为全球性疾病，2021年世界卫生组织全球结核病报告估算2020年全球新发结核病例约990万例，其中约有109万新发儿童结核病患者，约20万儿童死于结核病。我国作为结核病高发国家，病例数位居世界第二，第四次全国结核病流行病学抽样调查显示，0～14岁儿童结核感染率为9%，仍为儿童时期重要的传染病。儿童结核病的发病情况具有较大的意义，可反映一个国家或地区一定时期内结核分枝杆菌的感染现状，并可作为远期结核病疫情的预测指标，因此儿童结核病的防控工作至关重要。目前控制儿童结核病流行的关键是保护儿童不受结核菌的感染以及受感染的儿童通过干预措施不发生结核病。

二、流行病学

开放性肺结核患者是主要传染源，正规化疗2～4周后，随着痰菌排量减少而传染性降低。小儿结核病多由结核病患者传染而来，呼吸道为主要传播途径，健康儿童吸入带结核菌的飞沫或尘埃后即可引起感染，形成肺部原发病灶；其次是消化道传染，多为饮用未消毒的污染牛型结核菌的牛奶或污染人型结核菌的食物而得病，产生咽部或肠道原发病灶；经皮肤或胎盘传染者极少。小儿结核病的感染率随着年龄增长而升高，年龄越小患病率越高，新生儿对结核菌非常敏感。小儿结核病发病与否主要取决于：①结核菌的毒力及数量；②机体抵抗力的强弱；③遗传因素。卡介苗的广泛接种，大大降低了小儿结核的发病率和死亡率。

具有与活动性肺结核密切接触史、年龄 <5 岁、免疫功能低下或免疫受损、人类免疫缺陷病毒（human immunodeficiency virus，HIV）感染及营养不良的儿童是儿童结核病发病的高风险人群。家庭接触者和暴露于涂片阳性患者的发病率均较高。具有家庭成员结核病接触史的儿童，患结核病的风险是无明确结核病接触史儿童的 8 ~ 9 倍。年龄越小，其感染结核杆菌后发病风险越高，且初次感染后的 1 ~ 2 年内进展为活动性结核病的风险也较高，尤其是前 6 个月内进展比例最高。<1 岁儿童感染结核杆菌后，发生肺结核的风险为 30% ~ 40%，1 ~ 2 岁儿童为 10% ~ 20%，2 ~ 5 岁儿童为 5%，5 ~ 10 岁儿童为 2%，10 岁以上儿童为 10% ~ 20%。

三、病因及发病机制

结核杆菌属于分枝杆菌属，为需氧菌，具有抗酸性，革兰氏染色阳性，抗酸染色呈红色。分为 4 型：人型、牛型、鸟型和鼠型，其中人型和牛型分枝杆菌为引起人类结核病的主要病原菌。

结核杆菌含有类脂质、蛋白质和多糖体，结核蛋白质能使机体致敏，产生变态反应，引起疾病。结核类脂质对细菌具有保护性，使其对外界抵抗力较强，可长期存活并保持致病力，在室内阴暗潮湿处能存活半年。结核杆菌在阳光下直射 1 ~ 2 小时即死亡，紫外线照射仅需 10 分钟；湿热 68 ℃ 20 分钟即可灭活，干热 100 ℃ 则需 20 分钟以上才能灭活。痰液内结核杆菌用 5% 石炭酸或 20% 漂白粉须经 24 小时处理才能被杀灭。

小儿通过呼吸道吸入含有结核杆菌的飞沫而感染，传染源主要为成人排菌患者。当活动性肺结核患者咳嗽、打喷嚏或谈话时，结核杆菌被排出体外，其中直径 1 ~ 5 μm 的微滴核可悬浮于空气中并停留一段时间，含有少量结核杆菌的微滴核被儿童吸入肺泡后，形成初染性结核性肺泡炎。侵入的结核杆菌被肺泡巨噬细胞吞噬，初染结核个体没有对结核杆菌的特异免疫力。因此，吞噬细胞不能杀死结核菌，结核杆菌在吞噬细胞内大量繁殖，引起宿主肺泡巨噬细胞裂解。释放的结核杆菌再被从血液募集来的其他肺泡巨噬细胞吞噬，如此形成循环。结核杆菌在细胞、病变组织内生长繁殖，形成多核白细胞集聚的小病灶结核性肺泡炎，而后被单核细胞所代替，炎症范围扩大，同时结核杆菌进入局部淋巴系统、侵犯病灶部位引流的肺门和纵隔淋巴结，形成结核性淋巴结肿大和炎症。肺内病灶、引流淋巴管、相应淋巴结三部分炎症构成原发综合征。如此时结核杆菌进入血流则可发生血行播散性肺结核，以及在全身其他脏器形成结核病或隐匿播散灶。在开始感染后的 4 ~ 8 周，细胞免疫和迟发性超敏反应形成，特异性细胞免疫效应使吞噬细胞具有了杀死结核菌的能力，使病灶内的结核杆菌量减少，病灶周围由上皮样细胞和巨噬细胞所包裹，形成结核性肉芽肿。与此同时形成的迟发超敏反应则对机体不利，导致负载结核杆菌的巨噬细胞死亡，原有的渗出性和增生性病变可发生干酪样坏死，当机体免疫力受损害时，干酪样坏死可液化、经支气管排出形成肺空洞。

四、儿童结核病的分类

1. 按照结核杆菌感染进程分类　①结核潜伏感染。②亚临床结核病。③活动性结核病。④非活动性结核病。

2. 按照患病部位分类　①肺结核：指结核病变发生在肺、气管、支气管和胸膜等部位。包括以下 5 种类型：原发性肺结核、血行播散性肺结核、继发性肺结核、气管支气管结核、结核性胸膜炎。②肺外结核病：指结核病变发生在肺以外的器官和部位。常见的肺外结核依次为淋巴结（除外胸内淋巴结）结核、结核性脑膜炎、腹腔结核、骨关节结核、泌尿系统结核、结核性心包炎等。

3. 按照耐药状况分类　①敏感结核病。②耐药结核病。

五、辅助检查

1. 结核菌素试验　儿童感染结核杆菌 4 ~ 8 周后，其结核菌素试验即可呈阳性反应，属于迟发型变态反应，是由于致敏的淋巴细胞和巨噬细胞积聚在真皮的血管周围，诱发炎症反应，导致血管通透性增高，在注射局部形成硬结所致。

（1）常用的抗原制品：结核菌素纯蛋白衍生物（PPD）不含任何非特异性物质，反应更准确。

（2）试验方法：目前临床上多采用 PPD，一般用 0.1 ml 含 5 个单位（5 IU）的 PPD 皮内注射，注入左前臂掌侧面中、下 1/3 交界处皮内，使之形成一直径为 6 ~ 10 mm 的皮丘，注射后 48 ~ 72 小时检查注射部位反应，以 72 小时为准，观察反应结果。

（3）结果判断：以硬结的横径和纵径的平均值来记录并判断其反应强度，而不是红晕的直径。皮内结核菌素试验反应分度见表 12 - 1。

表 12 - 1　皮内结核菌素试验反应分度表

反应	符号	反应性质和强度
阴性	-	硬结直径 <5 mm 或无反应
弱阳性	+	硬结直径 ≥5 ~ 9 mm
中度阳性	+ +	硬结直径 ≥10 ~ 19 mm
强阳性	+ + + +	硬结直径 ≥20 mm
极强阳性	+ + + + +	局部除硬结外，出现坏死、水疱、淋巴管发炎或双圈反应者

（4）临床意义：

1）阳性反应见于：①接种卡介苗后。②年长儿无明显临床症状，仅呈弱、中度阳性反应者，表示曾感染过结核杆菌。③3 岁以下尤其是 1 岁以内未接种卡介苗者，中度阳性反应多表示体内有新的结核病灶，年龄越小，活动性结核的可能性越大。④强阳性和极强阳性反应者表示体内有活动性结核病。⑤结核菌素试验由阴性转阳或反应强度由原来小于 10 mm 增至大于 10 mm，且增幅超过 6 mm 时，表示新近有结核杆菌感染。

2）阴性反应见于：①未感染过结核杆菌。②结核迟发型变态反应前期（初次感染后 4 ~ 8 周内）。③假阴性反应，由于机体免疫功能低下或受抑制所致。如部分危重结核病；急性传染病，如麻疹、水痘、百日咳等；体质极度衰弱，如重度营养不良、重度脱水、重度水肿等；原发或继发免疫缺陷病；糖皮质激素或其他免疫抑制剂使用期间等。④结核菌素质量问题或注射技术不妥，如注入皮下、剂量不足、试剂失效等均可影响反应结果。

3）接种卡介苗与自然感染后结核菌素反应的区别：①接种卡介苗的阳性反应较弱，硬结直径多为 5 ~ 9 mm，少有 ≥15 mm 者，质地较软，色淡红，边缘不整；而自然感染者

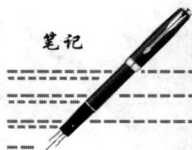

反应较强，硬结直径多在10～15 mm以上，质地较硬，色深红，边缘清楚整齐，硬结消退后遗留色素沉着，甚至脱屑。②接种卡介苗后的阳性反应持续时间较短，2～3天即消失；而自然感染的阳性反应持续时间较长，可达7～10天以上。③接种卡介苗后的反应呈逐年减弱趋势，一般于3～5年内逐渐消失；而自然感染的阳性反应变化少，阳性反应可持续10～20年，甚至终身。

2. 实验室检查

（1）结核杆菌检查：从痰、胃液（婴幼儿可抽取空腹胃液）、脑脊液、胸腔积液等中寻找结核杆菌是重要的确诊手段。可采用涂片或荧光染色法检查结核菌。

（2）血液学检查：采用较多的是血常规与红细胞沉降率（ESR）检查，患者可能会出现血常规白细胞数量增加，分类计数以淋巴或中性粒细胞增高为主。红细胞沉降率增快、C反应蛋白阳性、蛋白电泳 α_2 及 γ 球蛋白常增高，但上述指标正常，不能排除结核病。

（3）免疫学诊断及分子生物学诊断：如用DNA探针、聚合酶链反应（PCR）来快速检测结核杆菌。用免疫荧光试验、酶联免疫电泳技术（ELIEP）、酶联免疫吸附试验（ELISA）来检测结核杆菌特异性抗体。

3. 影像学检查　影像学检查在儿童肺结核诊断中具有重要价值。肺结核的影像学检查手段主要包括胸部X线检查、胸部计算机断层扫描（computed tomography，CT），必要时联合胸部增强CT、胸部超声进行诊断。磁共振成像（magnetic resonance imaging，MRI）检查对于明确诊断肺结核的应用较有限，但与其他疾病，尤其是与肿瘤进行鉴别时意义较大。影像学检查能确定病变的部位、范围、性质、类型和病灶活动或进展情况，并有利于结核病和非结核病的鉴别，也可作为治疗效果的判断指标。

4. 其他辅助检查　纤维支气管镜检查，有助于支气管内膜结核及支气管淋巴结结核的诊断。周围淋巴结穿刺涂片检查，可发现特异性结核改变，如结核结节或干酪性坏死等。肺穿刺活检或胸腔镜取肺活检对特殊疑难病例确诊有帮助，但其为有创性操作且费用昂贵，诊断价值尚缺乏大样本、多中心资料的临床观察和评价，尚不能作为诊断的常规手段。

六、治疗

现代用于结核病治疗的主要是化学合成药和抗生素，经合理组合，按规定方法和疗程对结核病进行治疗，称为结核病的现代化学疗法（简称化疗）。药物治疗目的主要是杀灭病灶中的结核杆菌，防止血行播散。儿童肺结核的治疗原则应遵循"早期、规律、全程、适量、联合"5项原则。化疗成功的关键是：①治疗方案必须包括对结核杆菌敏感的多种药物。②服药必须持续一段足够的时间。

1. 常用的抗结核药物

（1）杀菌药物：①全杀菌药物：如异烟肼（isoniazid，INH）和利福平（rifempin，RFP）。②半杀菌药物：如链霉素（streptomycin，SM）和吡嗪酰胺（pyrazinamide，PZA）。

（2）抑菌药物：常用的有乙胺丁醇（ethambutol，EMB）及乙硫异烟胺（ethionamide，ETH）。

2. 针对耐药菌株的几种新型抗结核药

（1）老药的复合剂型：如利福平和异烟肼合剂（rifamate，内含RFP 300 mg和INH

150 mg）；卫非特（rifater，内含 RFP、PZA 和 INH）。

（2）老药的衍生物：如利福喷丁（rifapentine）。

（3）氯唑诺类药物：如莫西沙星、左氧氟沙星、氧氟沙星等。

（4）新的化学制剂：如帕司烟肼（dipasic）。

3. 儿童抗结核药的使用　儿童常用抗结核药的使用见表 12 – 2。

表 12 – 2　儿童常用抗结核药的使用

药物	剂量	给药途径	主要副作用
异烟肼（INH）	10 ~ 15 mg（≤300 mg/d）	口服或静脉滴注	末梢神经炎、精神症状、皮疹、肝毒性
利福平（RFP）	10 ~ 20 mg（≤600 mg/d）	口服	肝毒性，皮疹，恶心、呕吐和白细胞、血小板下降
吡嗪酰胺（PZA）	30 ~ 40 mg（≤0.75 g/d）	口服	肝毒性、高尿酸血症、关节痛、消化道反应、发热和过敏反应
乙胺丁醇（EMB）	15 ~ 25 mg	口服	球后视神经炎、周围神经炎、消化道反应
乙硫异烟胺（ETH）	10 ~ 15 mg	口服	消化道反应、肝毒性
链霉素（SM）	20 ~ 30 mg（≤0.75 g/d）	肌内注射	第Ⅷ对脑神经损害、肾毒性、周围神经炎、变态反应

4. 治疗方案

（1）标准疗法：一般用于无明显自觉症状的原发性肺结核或轻型病例。每日服用 INH、RFP 和（或）EMB，疗程 9 ~ 12 个月。

（2）两阶段疗法：用于活动性原发性肺结核、急性粟粒性肺结核和结核性脑膜炎。①强化治疗阶段：联用 3 ~ 4 种杀菌药物，目的是迅速杀灭敏感菌及生长繁殖活跃的细菌与代谢低下的细菌，防止或减少耐药菌株的产生，为化疗的关键阶段。在长程化疗时，此阶段一般需 3 ~ 4 个月；短程化疗时一般为 2 个月。②巩固治疗阶段：联用 2 种抗结核药物，目的是杀灭持续存在的细菌以巩固疗效、防止复发。在长程化疗时，此阶段可长达 12 ~ 18 个月；短程化疗时，一般为 4 个月。

（3）短程疗法：为结核病现代疗法的重大进展，作用机制是快速杀灭机体内处于不同繁殖速度的细胞内、外结核菌群，使痰菌早期转阴并持久阴性，且病变吸收、消散快，远期复发少。可选用以下几种 6 ~ 9 个月短程化疗方案：①2HRZ/4HR（数字为月数）；②2SHRZ/4HR；③2EHRZ/4HR，若无 PZA 则将疗程延长至 9 个月。

七、预防

1. 管理传染源　结核杆菌涂片阳性患者是小儿结核病的主要传染源，早期发现及合理治疗结核杆菌涂片阳性患者，是预防小儿结核病的根本措施。

2. 普及卡介苗接种　卡介苗接种是预防小儿结核病的有效措施，可降低发病率和死亡率。目前我国计划免疫接种对象为新生儿和结核菌素试验阴性的小儿。但下列情况禁止接种卡介苗：①先天性胸腺发育不全或严重联合免疫缺陷病患者。②急性传染病恢复期。③注射局部有湿疹或患全身性皮肤病。④结核菌素试验阳性。

3. 预防性化疗　服用异烟肼按体重每日 10 mg/kg，每日 1 次，最大剂量每日不超过 300 mg，疗程 6 ~ 9 个月。以此来预防小儿活动性肺结核、肺外结核病及防止青春期结核病复发。适应证为：①密切接触家庭内开放性肺结核者。②新近结核菌素试验由阴性转为阳性的自然感染者。③3 岁以内未接种过卡介苗而结核菌素试验为阳性者。④结核菌素试验为阳性并有早期结核中毒症状者。⑤结核菌素试验阳性，新患麻疹、百日咳患儿。⑥结核菌素试验阳性，因其他疾病需较长期使用糖皮质激素或其他免疫抑制剂治疗者。

任务一　原发性肺结核患儿的护理

【疾病概述】

原发性肺结核（primary pulmonary tuberculosis）为结核杆菌初次侵入机体后发生的原发感染，是儿童肺结核中的主要类型。据报道，我国 0 ~ 14 岁儿童肺结核，原发性肺结核占 93.7%，血行播散性肺结核占 3.6%，继发性肺结核占 2.7%。儿童原发性肺结核包括原发综合征和支气管淋巴结结核。前者由原发病灶、局部淋巴结病变和两者相连的淋巴管炎组成；后者以胸腔内肿大淋巴结为主。二者在临床上难于区分，只是 X 线片有不同表现。一般预后良好，但少部分可以继续发展甚至恶化，导致干酪性肺炎、血行播散或结核性脑膜炎。

原发性肺结核基本病变为渗出、增殖、坏死。渗出性病变以炎症细胞、单核细胞及纤维蛋白为主要成分；增殖性改变以结核结节及结核性肉芽肿为主；坏死的特征性改变为干酪样改变，常出现于渗出性病变中。结核性炎症的主要特征是上皮样细胞结节及朗格汉斯细胞浸润。3 种病变可相互转化，常以某种病变为主。典型的原发综合征呈"双极"病变，即一端为原发病灶，一端为肿大的肺门淋巴结、纵隔淋巴结。儿童由于病灶周围炎症广泛，原发病灶范围扩大到一个肺段甚至一个肺叶。引流淋巴结肿大多为单侧。原发性肺结核的病理转归可为吸收好转、进展或恶化，其中以吸收好转最常见。

【临床表现】

原发性肺结核患儿的临床症状和体征往往不具有特异性，容易误诊、漏诊。临床症状因年龄、潜在基础疾病、疾病病程不同而有所不同，病程多为亚急性和慢性。一般起病缓慢，可有原因不明的发热超过 2 周，多为间歇性或午后低热，高热不多见，伴夜间盗汗、食欲减退、乏力、体重不增或下降、生长缓慢或生长停滞等全身结核中毒症状。持续咳嗽超过 2 ~ 3 周，多为干咳，肺部体征不明显，与肺内病变亦不成比例。肿大的纵隔或肺门淋巴结累及气管、支气管，出现喘息、呛咳、气促等症状。婴儿可表现为体重不增或生长发育障碍。部分患儿可出现眼疱疹性结膜炎、皮肤结节性红斑及（或）多发性一过性关节炎。

【诊断】

儿童原发性肺结核的诊断应根据临床症状、胸部影像表现以及病原学检查结果，结合有无结核病接触史和结核感染的证据综合判断。根据我国的儿童肺结核诊断标准，如具有典型临床症状和影像学证据，同时存在病原学检测或者组织病理学检测阳性者，为确诊病例；具有典型临床症状和影像学证据，同时具有活动性结核病接触史、结核菌素试验阳性、抗结核治疗有效、排除其他疾病 4 项中任意 2 项者，为临床诊断病例。

【护理评估】

1. 健康史　重点评估患儿有无结核病密切接触史；评估患儿年龄，是否接触过卡介苗，生活环境、居住条件、卫生习惯等。评估患儿既往健康状况，近期有无患其他急性传染病等。

2. 身体状况

（1）主要症状：观察患儿热型；检查有无盗汗、午后低热、食欲不佳、消瘦、疲劳等结核中毒症状；有无疱疹性结膜炎、皮肤结节性红斑等结核过敏表现；有无类似百日咳样的痉挛性咳嗽等胸内淋巴结高度肿大产生的压迫症状等。

（2）营养状况：评估患儿有无营养不良的表现。

3. 心理－社会状况　患儿及家长的心理状态，对病情、隔离方法、服药等知识的了解程度；家长对患儿的关心程度、家庭经济水平及社会支持系统。

4. 辅助检查

（1）胸部 X 线检查：原发综合征肺内原发病灶、肺门淋巴结肿大及连接二者的淋巴管炎三者构成的哑铃状双极阴影，现已少见。支气管淋巴结结核最常见浸润型和结节型，前者边缘模糊，后者边缘清晰。

（2）实验室检查：结核菌素试验呈强阳性或由阴性转为阳性者，应做进一步检查。纤维支气管镜检查可确诊支气管内膜淋巴结结核。血液检查红细胞沉降率加快，部分患儿有轻度贫血，外周血象无特征表现。

5. 治疗原则及主要措施　以药物治疗为主，注意营养补充。

（1）一般治疗：注意营养，选用富含蛋白质和维生素的食物。有明显结核中毒症状或极度衰弱的患儿应卧床休息。

（2）药物治疗：无明显症状的原发性肺结核选用标准疗法，每日服用 INH、RFP 和（或）EMB，疗程 9 ~ 12 个月。活动性原发性肺结核宜采用直接督导下短程化疗（DOTS）。强化治疗阶段联用 3 ~ 4 种杀菌药：INH、RFP、PZA 或 SM，2 ~ 3 个月后以 INH、RFP 或 EMB 巩固维持治疗，常用方案为 2HRZ/4HR。

知识拓展

结核病接触史

结核病接触史在儿童结核病诊断中尤为重要。5 岁以下儿童结核病主要来源于家庭密切接触。密切接触的界定应综合考虑所接触病例的病情及传染性、接触的强度与频率等因素。

（1）活动性肺结核确诊病例或肺部有空洞的临床诊断病例或有咳嗽/咳痰症状的临床诊断病例的密切接触者的判定标准为：在患者诊断前 3 个月至开始治疗后 14 天内，与其共同生活的家人或同班级、同宿舍的同学，或在其他密闭空间与其直接接触连续 8 小时及以上，或与其接触时间累计达到或超过 40 小时的人员。

（2）无空洞且无咳嗽/咳痰症状的临床诊断病例的密切接触者的判定标准为：在患者诊断前 1 个月至开始治疗后 14 天内，与其共同生活的家人或同班级、同宿舍的同学。

案例分析

案例一：患儿，男，5 岁，2 周前无明显诱因开始出现发热，体温 37.6 ~ 38.0 ℃，伴有干咳、乏力，夜间出汗，食欲减退，在当地卫生院诊断为"支气管炎"，予以多种抗生素治疗，但效果差。入院查体：T 37.6 ℃，P 98 次/分，R 22 次/分，体重 16.0 kg。

无皮疹及出血点、咽（＋），心、肺听诊正常，肝、脾不大，脊柱、四肢未见异常。血常规：白细胞 $7.6 \times 10^9/L$，多核 72%，单核 28%。胸部 X 线：哑铃状双极影，边缘不清。痰涂片：结核菌阳性。

患儿及家长表示希望了解疾病治疗相关知识。

护理任务：

（1）请列出该患儿的护理问题。

（2）主要护理措施有哪些？

【护理诊断和护理措施】

1. 营养失调，低于机体需要量

（1）相关因素：与食欲下降、疾病消耗过多有关。

（2）护理目标：患儿营养状况恢复正常。

（3）护理措施：保证营养供给。

给予高蛋白、高热量、高维生素及富含钙、铁、锌等元素的饮食。如牛奶、鸡蛋、瘦肉、鱼、豆腐、新鲜水果、蔬菜等以增强抵抗力、促进机体修复能力和病灶愈合。指导家长为患儿选择每天的食物种类，应尽量提供患儿喜爱的食物，以增进食欲。

2. 活动无耐力

（1）相关因素：与结核杆菌感染中毒、疾病消耗有关。

（2）护理目标：患儿活动耐力恢复至正常范围。

（3）护理措施：促进体力恢复。

保持居室内空气流通、新鲜、阳光充足，保证患儿有充足的睡眠时间，减少体力消耗，促进体力恢复，除严重的结核病应绝对卧床休息外，一般不过分强调绝对卧床，可进行适当的室内、户外活动，呼吸新鲜空气，增强抵抗力。

3. 舒适度减弱

（1）相关因素：发热、咳嗽，与结核杆菌感染所致结核性炎症有关。

（2）护理目标：提升患儿舒适度。

（3）护理措施：监测体温，建立合理的生活制度。

定时测量体温，并及时准确记录，如有高热症状，遵医嘱对症处理；注意保暖，嘱患儿多饮水；肺结核患儿出汗过多，尤其是夜间，应及时更换干燥的衣服，同时做好皮肤护理；小儿呼吸道抵抗力差，防受凉引起上呼吸道感染；积极防治各种急性传染病，如百日咳、麻疹等，防止病情恶化；避免与开放性肺结核患者接触，以免重复感染。

4. 知识缺乏

（1）相关因素：患儿家长缺乏本病相关知识。

（2）护理目标：患儿家长能基本掌握本病护理要点及防治知识。

（3）护理措施：健康指导。

1）向家长和患儿介绍肺结核的病因和传播途径，如何避免把疾病传给其他人，对原发性肺结核患儿，应采取呼吸道隔离措施，并对居室、痰液、痰杯、食具、便盆等进行消毒处理。

2）指导家长观察患儿的病情变化，监测体温，观察热型及热度。

3）告知患儿及家长坚持化疗是治愈肺结核的关键，治疗期间应坚持全程正规服药。注意观察抗结核药物的副作用，如发现应及时就诊。

4）指导日常生活护理和饮食护理，定期复查，了解治疗效果和药物使用情况，以便根据病情调整治疗方案。

5. 潜在并发症　抗结核药物副作用。

（1）相关因素：与服用抗结核药物有关。

（2）护理目标：遵医嘱抗结核治疗。

（3）护理措施：指导合理用药。

化疗期间密切观察病情变化及药物的副作用，由于抗结核药物大多有胃肠道反应，故要注意患儿食欲的变化。有些药物对肝、肾有损伤，应定期检查尿常规、肝功能。使用链霉素的患儿，尤其要注意有无发呆、抓耳挠腮等听神经损害的现象，若有这些现象，应及时和医生联系，以决定是否停药。定期复查以便了解治疗效果和药物使用情况，便于根据病情调整治疗方案。

任务二　结核性脑膜炎患儿的护理

【疾病概述】

结核性脑膜炎（tuberculous meningitis）简称结脑，是结核杆菌侵犯脑膜所引起的炎症，是儿童最常见的肺外结核病的严重类型。儿童结脑临床症状缺乏特异性，病原检出率低，早期诊断困难，病死率高，在存活患儿中其神经系统后遗症发生率亦高达53.9%。四季均可发病，但冬、春季多见。好发于婴幼儿原发结核杆菌感染后1年以内，尤其在初染结核3～6个月时最易发生。

【发病机制】

由于婴幼儿神经系统发育不成熟，血－脑脊液屏障功能不完善，免疫功能低下，入侵的结核杆菌易通过血行播散至脑膜而引起结核性脑膜炎。亦可由脑实质或脑膜的结核病灶溃破，结核杆菌进入蛛网膜下腔及脑脊液中所致。偶见经脊柱、颅骨、中耳或乳突结核病灶直接侵犯脑膜者。

【病理】

软脑膜弥漫性充血、水肿、炎性渗出，并形成许多结核结节。大量炎性渗出物积聚于脑底部易包围挤压脑神经而引起损害，常见面神经、舌下神经、动眼神经、展神经障碍的症状。脑底部渗出物若发生机化、粘连、堵塞使脑脊液循环受阻可导致脑积水。脑部血管病变早期主要为急性动脉炎，后期可见栓塞性动脉内膜炎，严重者可引起脑组织梗死、缺血、软化而致偏瘫。炎症亦可蔓延至脑实质、室管膜或脊髓等出现相应症状，如截瘫或盆腔功能障碍。

【护理评估】

1. 健康史　重点评估患儿有无结核杆菌感染史及感染时间，结核病密切接触史。评估患儿既往健康状况，近期有无患其他急性传染病等。

2. 身体状况　临床上典型的结脑多起病缓慢，根据病情进展可分为前驱期、脑膜刺激征期、昏迷期和迁延期。

（1）前驱期（早期）：持续1～2周。表现为非特异性结核病全身中毒症状。年长儿可诉头痛，多较轻微，婴幼儿可表现为纳差、嗜睡、生长发育迟缓。脑膜刺激征不明显。

（2）脑膜刺激征期（中期）：持续 1～2 周。头痛持续并加重，伴呕吐，多为喷射性呕吐，易激惹，烦躁或嗜睡交替出现，可有癫痫样发作。脑膜刺激征阳性，可出现脑神经损害、脑实质受损、颅内压增高、脊髓受损的症状与体征及自主神经功能障碍。

（3）昏迷期（晚期）：持续 1～3 周。以上症状加重，意识障碍加深进入昏迷，临床表现反复癫痫样发作、呼吸节律不整、去大脑或去皮质强直，可出现脑疝危象，多因呼吸和循环中枢麻痹而死亡。

（4）迁延期（慢性期）。以上 3 期是结脑在无化疗时自然发展的临床过程，而慢性期是指结脑经化疗后，特别是经不规则化疗后（也可因原发耐药，治疗效果不显著而致），使病情迁延数月之久。此时头痛、呕吐可不显著或间断出现，意识可清楚，脑脊液改变也相对轻。但慢性期伴急性恶化时，临床症状及脑脊液改变又可重新加剧。

3. 心理 - 社会状况　患儿及家长的心理状态，对病情、隔离方法、服药等知识的了解程度；家长对患儿的关心程度、家庭经济水平及社会支持系统。

4. 辅助检查

（1）实验室检查：

1）脑脊液检查：脑脊液外观无色透明或呈毛玻璃样改变，压力增高，白细胞计数（50～500）×10^6/L，分类以淋巴细胞为主，蛋白质 1～3 g/L，偶见 >10 g/L。糖含量和氯化物均降低是结核性脑膜炎的典型改变。脑脊液静置 12～24 小时后有薄膜形成，取之涂片检查找到结核杆菌可确诊。

2）抗结核抗体测定：PPD - IgG、PPD - IgM 抗体测定有助于早期诊断。

3）结核菌素试验：阳性对诊断有帮助，但约 50% 的患儿可呈阴性反应。

（2）胸部 X 线检查：85% 结脑患儿的胸片有结核改变，其中 90% 为活动性病变，胸片证明有血行播散性结核病，对确诊结脑很有意义。

（3）眼底检查：可见脉络膜上有粟粒状结节病变。

5. 治疗原则及主要措施

（1）抗结核治疗：采用分阶段治疗，联合应用易透过血脑屏障的抗结核杀菌药物，分阶段治疗。强化治疗阶段联合使用 INH、RFP、PZA 及 SM，疗程 3～4 个月。开始治疗的 1～2 周，将 INH 全日量的一半加入 10% 葡萄糖注射液中静脉滴注，余量口服，待病情好转后改为全日量口服。巩固治疗阶段使用 INH、RFP 或 EMB。RFP 或 EMB 9～12 个月。抗结核药物总疗程不少于 12 个月，或待脑脊液恢复正常后继续治疗 6 个月。

（2）降低颅内压：

1）脱水剂：常用 20% 甘露醇，一般剂量为每次 0.5～1 g/kg，于 30 分钟内快速静脉注入。4～6 小时 1 次，脑疝时可加大剂量至每次 2 g/kg。2～3 日后逐渐减量，7～10 日停用。

2）利尿剂：一般于停用甘露醇前 1～2 天加用乙酰唑胺，每日 20～40 mg/kg（总量 <0.75 g/d），根据颅内压情况，可服用 1～3 个月或更长时间，每日服或间歇服（服 4 日，停 3 日）。

（3）糖皮质激素：早期使用可减轻炎症反应，降低颅内压，减少粘连。一般使用泼尼松，每日 1～2 mg/kg（总量 <45 mg/d），1 个月后逐渐减量，疗程 8～12 周。

（4）对症治疗：如对惊厥者进行止惊治疗，积极纠正水、电解质紊乱等。

（5）随访观察：停药后随访观察至少 3～5 年，当临床症状消失、脑脊液正常、疗程结束后 2 年无复发者，方可认为治愈。

案例分析

患儿，男，3 岁，于 3 周前开始出现不规则低热，体温在 37.6～38.5 ℃ 之间波动，乏力、饮食差，日渐消瘦，在当地医院经抗生素（不详）治疗无效；1 周来，呕吐并间断发生抽搐；无咳嗽，大、小便如常。入院查体：T 38.8 ℃，营养差，嗜睡状，颈抵抗（+），右侧鼻唇沟变浅，右眼睑闭合不全，心、肺、腹部未见异常，巴宾斯基征（+）。脑脊液：外观呈毛玻璃样，蛋白 1.3 g/L，糖 2.24 mmol/L，氯化物 96 mmol/L，白细胞 460×10^6/L，多核 18%，单核 37%，淋巴细胞 55%。

护理任务：

（1）请列出该患儿的护理问题。

（2）主要护理措施有哪些？

【护理诊断和护理措施】

1. 营养失调，低于机体需要量

（1）相关因素：与摄入不足、消耗过多有关。

（2）护理目标：患儿营养状况恢复正常。

（3）护理措施：保证营养供给。

供给患儿足够热量、蛋白质、微量元素及维生素食物，增强机体抗病能力。采取少量多餐，耐心喂养。昏迷不能进食者采取鼻饲和肠外营养。鼻饲时压力不能过大，以免呕吐。病情好转能自行吞咽时，停止鼻饲，改为普食。

2. 潜在并发症　颅内压增高，水电解质紊乱等。

（1）相关因素：与病灶侵犯脑膜有关。

（2）护理目标：预防并发症发生或加剧。

（3）护理措施：密切观察病情，防治并发症。

1）观察体温、脉搏、呼吸、血压、神志、惊厥情况，双侧瞳孔大小及对光反应等，早期发现颅内高压或脑疝，及时采取抢救措施。

2）患儿绝对卧床休息，保持室内空气新鲜、安静，护理操作尽量集中进行，减少对患儿刺激。

3）保证安全，惊厥发作时上下磨牙齿间放置牙垫，防止舌咬伤。

4）有呼吸功能障碍的患儿，应保持呼吸道通畅，患儿取侧卧位，以免舌根后坠堵塞喉头。及时消除口、鼻、咽分泌物及呕吐物，预防窒息或吸入性肺炎的发生。

5）遵医嘱使用肾上腺皮质激素、脱水剂。合理使用抗结核药物，注意药物的副作用。必要时配合医生做好腰穿或侧脑室引流以减低颅内压，做好术后护理。腰穿后去枕平卧 4～6 小时，防止脑疝发生。

3. 有皮肤黏膜完整性受损的危险

（1）相关因素：与长期卧床、排泄物刺激有关。

（2）护理目标：皮肤黏膜完整，无破损。

（3）护理措施：维持皮肤、黏膜的完整性。

保持皮肤清洁，床单干燥清洁，经常更换体位，骨突处垫气垫或海绵垫，防止压疮发生。每 2 小时予以翻身、拍背一次，每日清洗口腔 2～3 次，保持口腔清洁。注意昏迷不能闭眼患儿可用涂眼膏的纱布覆盖于眼部，保护角膜。

4. 有感染的危险

（1）相关因素：与患儿免疫力下降、吸入带结核菌的呕吐物有关。

（2）护理目标：降低感染风险，避免感染发生。

（3）护理措施：做好隔离消毒。

对伴有肺部结核病灶的患儿采取呼吸道隔离措施。并对患儿呼吸道分泌物、餐具、痰杯等进行消毒处理。

5. 焦虑

（1）相关因素：与病情危重、预后差及缺乏本病相关知识有关。

（2）护理目标：患儿家长能基本掌握本病护理要点及防治知识。

（3）护理措施：心理护理和健康指导。

1）稳定患儿及家长情绪。结核性脑膜炎病情重、病程长，疾病和治疗给患儿带来不少痛苦。医护人员应关心、体贴患儿。护理操作时动作轻柔，及时解除患儿不适，为其提供全面周到服务，解除家长焦虑心情，配合治疗和护理。

2）出院指导。病情好转出院后，应给予家庭护理指导：①做好长期治疗的思想准备，坚持全程、规律化疗。②做好病情及药物毒副作用的观察，定期门诊复查，防止复发，介绍结核病复发的时间，多发生在停药后 2~3 年，复发的危险因素有营养不良，使用免疫抑制剂等。③为患儿制定合理的生活制度，保证充足休息，适当地进行户外活动，注意饮食，供给充足营养。④避免与开放性肺结核患者接触，积极预防和治疗各种传染病。⑤留有后遗症的患儿，若肢体瘫痪者进行理疗、按摩等功能锻炼，帮助肢体功能恢复，防止肌肉萎缩，对失语和智力低下者，应进行语言训练和适当生活常识教育。

（王庆林　李冰雪）

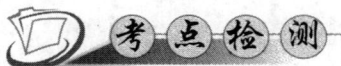

考点检测

▰▰▰▰ A₁ 型题 ▰▰▰▰

1. 结核病最主要的传播途径是（　）

  A. 血液传播   B. 胎盘传播

  C. 呼吸道传播   D. 消化道传播

  E. 皮肤破损处传播

2. PPD 试验的方法是（　）

  A. 口服   B. 皮下注射

  C. 皮内注射   D. 静脉注射

  E. 肌内注射

3. PPD 试验结果局部硬结为 10~19 mm，其表示符号是（　）

  A. －   B. ＋

  C. ＋＋   D. ＋＋＋

  E. ＋＋＋＋

4. PPD 试验一般用 PPD 试剂 0.1 ml 含结核菌素（　）

  A. 1 IU   B. 2 IU

  C. 3 IU   D. 4 IU

E. 5 IU

5. 结核菌素试验后何时观察结果 （ ）

    A. 12 小时内　　　　　　　　　B. 13 ~ 24 小时

    C. 25 ~ 36 小时　　　　　　　　D. 48 ~ 72 小时

    E. 72 小时以后

6. 下列抗结核药物，哪种是全杀菌药 （ ）

    A. 链霉素　　　　　　　　　　　B. 异烟肼

    C. 乙胺丁醇　　　　　　　　　　D. 吡嗪酰胺

    E. 乙硫异烟胺

A₂ 型题

1. 患儿，女，4 岁，患疱疹性结膜炎，伴低热、盗汗、纳差、消瘦，并有结核病接触史，做 PPD 皮试时，最好从几个结核菌素单位开始试验 （ ）

    A. 5 IU　　　　　　　　　　　　B. 4 IU

    C. 3 IU　　　　　　　　　　　　D. 2 IU

    E. 1 IU

2. 患儿，女，10 个月，因低热，嗜睡半个月，烦躁，呕吐，双眼上翻入院。查体：前囟饱满，心肺无异常，颈抵抗 （ + ）；脑脊液潘氏实验 （ + + ），细胞数 $200 \times 10^6/L$，糖 1.5 mmol/L，氯化物 95 mmol/L。最可能的医疗诊断是 （ ）

    A. 中毒性脑病　　　　　　　　　B. 结核性脑膜炎

    C. 化脓性脑膜炎　　　　　　　　D. 真菌性脑膜炎

    E. 病毒性脑膜炎

A₃ 型题

（1 ~ 2 题共用题干）

患儿，3 岁。因 2 周来发热、头痛、呕吐、精神不振，2 天来头痛，呕吐加剧，抽搐 1 次，并伴有颈项发硬而入院治疗。半年前患原发性肺结核，曾口服异烟肼 3 个月，症状好转后，家长自行停药。查体：嗜睡，颈强直，心肺 （ - ），脑膜刺激征 （ + ）。

1. 该患儿的临床诊断是 （ ）

    A. 原发性肺结核　　　　　　　　B. 结核隐性感染

    C. 支气管淋巴结结核　　　　　　D. 结核性脑膜炎

    E. 粟粒型肺结核

2. 该患儿的治疗是 （ ）

    A. 观察病情 3 个月　　　　　　　B. 给予预防抗结核治疗 6 ~ 12 个月

    C. 给予结核短程疗法　　　　　　D. 给予结核标准疗法

    E. 给予结核两阶段疗法

简答题

1. 简述结核菌素试验阳性反应的意义。

2. 试述婴儿结核性脑膜炎的临床特点。

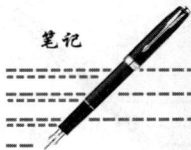

答案及解析

A₁ 型题

1. C。【解析】飞沫传播是肺结核最重要的传播途径，即呼吸道传播。
2. C。【解析】PPD试验是在患者前臂侧皮内注射结核菌素，即皮内注射。
3. C。【解析】局部硬结为10~19 mm，表示为"＋＋"。
4. E。【解析】一般用0.1 ml含5个单位的PPD试剂，即5 IU。
5. D。【解析】一般在48~72小时后观察结果。
6. B。【解析】异烟肼为全杀菌药物，吡嗪酰胺和链霉素为半杀菌药物，乙胺丁醇、乙硫异烟胺是抑菌剂。

A₂ 型题

1. E。【解析】PPD皮试稀释液常用5 IU（1∶2000），但如患儿有疱疹性结膜炎、皮肤结节性红斑或胸腔积液，应从1∶10000开始，即1 IU，1个单位。
2. B。【解析】"颈抵抗"即颈强直，系脑膜刺激征象之一；脑脊液潘氏试验（＋＋），是指脑脊液中的蛋白测定阳性；同时有糖含量和氯化物结果异常，这些症状是结核性脑膜炎的典型改变。

A₃ 型题

1. D。【解析】脑膜刺激征阳性，伴头痛、呕吐，有原发性肺结核病史，考虑结核性脑膜炎。
2. E。【解析】结核两阶段疗法适用于活动性原发性肺结核、急性粟粒性肺结核和结核性脑膜炎。

简答题

1. 【解析】结核菌素试验阳性结果说明机体曾经感染过结核杆菌或曾经接种过卡介苗；对于未接种过卡介苗的3岁以内儿童则表示体内有活动性结核病灶；如果成人是新近转阳也表示有患病的可能。强阳性反应可作为诊断结核病的特异性指征，成人提示体内可能有活动性病变。

2. 【解析】婴幼儿结核性脑膜炎临床表现主要体现在以下几点。
（1）精神状态：精神状态较差，纳差、嗜睡，烦躁不安、哭闹等。
（2）结核中毒症状：如低热、乏力、夜间盗汗，生长发育迟缓。
（3）脑膜刺激征和颅内压增高：发热、呕吐、头痛等脑膜刺激征征象，颅内压增高等。
（4）中枢神经系统：中枢神经系统异常，会出现诸如谵妄、胡言乱语、昏迷、抽搐等症状。

项目十三　神经系统疾病患儿的护理

学习目标

识记

1. 说出惊厥、化脓性脑膜炎、病毒性脑炎概念。
2. 描述神经系统疾病的护理诊断。
3. 描述正常儿童脑积液的特点。

理解

1. 比较儿童神经系统解剖及生理特点与成人的差异。
2. 解释化脓性脑膜炎的病因及发病机制和几种常见的病原菌、侵入途径、致病的相关因素。
3. 解释惊厥的病因及发病机制；归纳惊厥的症状及体征，概括惊厥的辅助检查及治疗。

应用

1. 能针对神经系统不同疾病检索相应的信息，提供系统案例分析的依据。
2. 根据神经系统不同疾病的护理问题，采取妥善的护理措施。
3. 运用护理程序对惊厥患儿实施护理。

基础知识

小儿神经系统解剖及生理特点

一、大脑

在小儿生长发育过程中，神经系统发育最早，并且生长非常迅速。小儿出生时大脑的重量约370g，占体重的1/9～1/8。此时大脑已有主要沟回，6个月时脑的重量约600克，1岁时脑的重量达900克，3岁时细胞分化基本成熟，8岁时接近成人。新生儿的脑在大体形态上与成人差别不大，但发育差，随着年龄增长，脑细胞的数目稍有增加，但脑细胞的功能明显成熟与复杂化。神经髓鞘日渐形成，神经传导途径也渐已成熟，这对神经系统活动有重大意义。在婴儿期，由于神经髓鞘形成不全，当外界刺激作用于神经而传入大脑时，兴奋就可导致邻近的神经纤维，在大脑皮层内不能形成一个明确的兴奋灶，同时刺激传导在无髓鞘神经中也比较慢，所以小儿对外来的刺激反应常较慢而易泛化。小儿的脑耗氧量在基础代谢状态下占总耗氧量的50%，而成人则为20%，缺氧的耐受性较成人差。长期营养不良可引起脑发育落后。

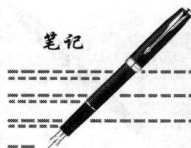

二、脊髓

脊髓的发育与运动发展的功能相平行，随着年龄的增长，脊髓加长增重。胎儿时，脊髓的末端在第 2 腰椎下缘，新生儿时达第 3 腰椎水平。婴幼儿做腰椎穿刺时，穿刺点位置要比成人低，以第 4 ~ 5 腰椎间隙为宜。

三、脑脊液

新生儿脑脊液量少，压力低（30 ~ 80 mmH$_2$O），抽取脑脊液较为困难。儿童脑脊液为 100 ~ 150 ml，压力 70 ~ 200 mmH$_2$O，外观清亮透明，细胞数不超过 10×10^6/L（新生儿可达 20×10^6/L），糖含量 2.8 ~ 4.4 mmol/L，氯化物 117 ~ 127 mmol/L，蛋白不超过 400 mg/L。

颅内压是指颅腔内各种结构产生的压力总和，即脑组织、脑血管系统及脑脊液所产生的压力。在正常情况下颅内压保持相对恒定（60 ~ 160 mmH$_2$O），当脑脊液压力超过 1.67 kPa（180 mmH$_2$O），即为颅内高压。

四、神经反射

1. 小儿神经系统发育不成熟，神经反射具有相应的特点

（1）出生时存在而以后逐渐消失的反射，有觅食反射、握持反射、拥抱反射等。迈步反射生后 2 ~ 3 个月消失，握持反射生后 3 ~ 4 个月消失，拥抱反射生后 3 ~ 6 个月消失，颈肢反射生后 5 ~ 6 个月消失，觅食、吸吮反射生后 4 ~ 7 个月完全消失。

（2）出生时存在且以后永不消失的反射，有角膜反射、瞳孔对光反射、吞咽反射及咽反射等。若这些反射减弱或消失，表示神经系统出现异常。

（3）出生时不存在而以后逐渐出现并且永不消失的反射，有腹壁反射、提睾反射（4 ~ 6 个月后明显）、膝腱反射。

2. 神经反射检查

（1）浅反射：为刺激皮肤、黏膜出现的反射。包括角膜反射、咽反射、腹壁反射、提睾反射等。

（2）深反射：为刺激肌腱、骨膜等引起的反射。包括肱二、三头肌腱反射，膝腱反射，跟腱反射等。

（3）病理反射：包括巴宾斯基征、Chaddock 征、Gordon 征、Oppenheim 征等。

（4）脑膜刺激征：包括颈强直、克氏征、布氏征。

任务一　惊厥患儿的护理

【疾病概述】

惊厥（convulsion）是神经元功能紊乱引起脑细胞突然异常放电所致的全身或局部肌肉不自主收缩，常伴有意识障碍。惊厥是原发疾病所引起的一种症状。大约有 4% 的儿童在 15 岁以前至少有 1 次惊厥发作，其中近半数为热性惊厥。

热性惊厥（febrile convulsion，FC）是指发热初期体温快速上升期出现的惊厥，排除了颅内感染和其他引起抽搐的原因，既往也没有无热发作史。热性惊厥可分为单纯型和

复杂型。FC 多发生于 6 个月~5 岁儿童，发病年龄高峰为 18 个月，发病率为 2%~5%，占各类儿童惊厥的 30% 。热性惊厥多短暂且为自限性，发作超过 10 分钟应送急诊。

【病因】

1. 感染性疾病　主要包括：①颅内感染：如由细菌、病毒、原虫、真菌等引起的脑膜炎、脑炎及脑脓肿等。②颅外感染：各种感染造成的热性惊厥、中毒性脑病、破伤风、Reye 综合征等。以高热惊厥最常见。

2. 非感染性疾病　主要包括：①颅内疾病：如新生儿窒息、缺氧缺血性脑病、癫痫、颅脑畸形、颅内占位性病变、神经遗传病、自身免疫性脑病等。②颅外疾病：如急性中毒、代谢紊乱、心脏疾病、肾脏疾病等。

【发病机制】

儿童大脑皮质发育尚未完善，分析鉴别及抑制功能较差。神经纤维轴突髓鞘未完全形成，绝缘和保护作用差。较弱的刺激即能在大脑皮质形成强烈兴奋灶，使神经细胞突然异常放电并迅速扩散引发惊厥。

【病理生理】

1. 癫痫性发作　各种原因所致脑细胞功能紊乱，大脑神经元兴奋性过高，神经元突然大量异常超同步放电，通过神经下传引起骨骼肌运动性发作。

2. 非癫痫性发作　脑干、脊髓、神经肌肉接头和肌肉本身的兴奋性增高所致，如钾、钠升高或钙、镁降低等电解质紊乱，也可因癔症等引起情绪改变所致。

【临床表现】

主要表现为突然发生的全身或局部肌群强直性或阵挛性抽动（图 13-1），常伴有不同程度的意识改变。发作大多在数秒或几分钟内停止，严重者可持续数十分钟或反复发作。抽搐停止后大多入睡。新生儿惊厥发作不典型，称为轻微发作，表现为凝视、斜视、眨眼运动、面肌抽动似咀嚼、吸吮动作、单一肢体震颤、固定或四肢踩踏板或划船样运动及呼吸暂停发作等。

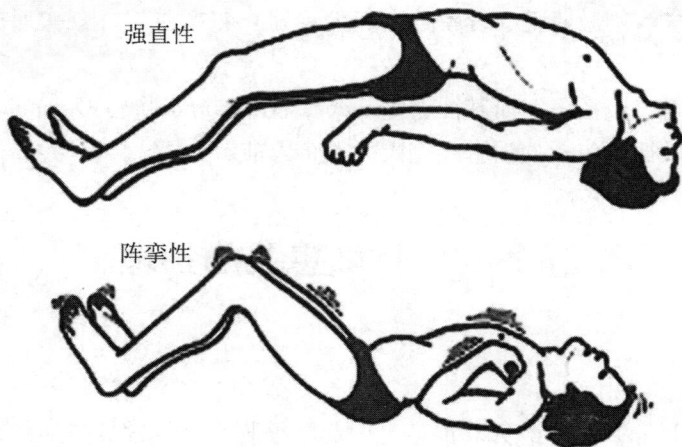

图 13-1　强直性和痉挛性惊厥发作

【辅助检查】

1. 实验室检查　血、尿、便常规；血液生化检查，如血糖、血钙、血镁、血钠、肌酐及尿素氮等。怀疑颅内感染者需做脑脊液常规、生化及病原学检查。

2. 影像学检查　所有惊厥患儿应做脑电图检查。怀疑颅内出血、占位性病变和颅脑畸形者可做头颅 CT 及 MRI 检查。颅脑 B 超适用于前囟未闭的婴儿，对脑室内出血、脑积水有诊断价值。

【治疗要点】

维持生命体征，控制惊厥发作，治疗惊厥病因，预防惊厥复发。

1. 镇静止惊

（1）苯二氮䓬类：控制惊厥的首选药。常用地西泮及咪达唑仑。地西泮每次 0.3 ~ 0.5 mg/kg，静脉注射速度 <2 mg/min。必要时 5 ~ 10 分钟后可重复应用。过量可致呼吸抑制、血压降低。

（2）苯巴比妥钠：本药肌内注射吸收较慢，不适用于急救。负荷剂量为 10 mg/kg，静脉注射，速度 <25 mg/min。维持剂量为 3 ~ 5 mg/（kg·d），分两次使用。该药常用于新生儿惊厥的初始治疗。

（3）10% 水合氯醛：每次 0.5 ml/g（50 mg/kg），稀释至 3% 灌肠。

2. 对症治疗　高热者给予降温处理。维持内环境稳定。

3. 病因治疗　针对惊厥的不同病因采取相应治疗措施。

案例分析

小王正在街上买菜，突然听到一位妇女大声叫喊，走近后见一个 2 岁左右男孩倒在地上抽搐，他丢下菜篮，抱起孩子就往医院跑。到医院查体：体温 39.5 ℃。

护理任务：

（1）小王这样做对不对？为什么？

（2）作为儿童护士遇见这种情况该怎样做？

【护理诊断和护理措施】

1. 有误吸的危险

（1）相关因素：与意识障碍、咳嗽反射减弱有关。

（2）护理目标：保持患儿呼吸道通畅，不发生窒息。

（3）护理措施：气道管理。

惊厥发作时使患儿平卧（呕吐者可侧卧），解开衣领。惊厥停止后予侧卧位，及时清除呼吸道分泌物及呕吐物。必要时给予氧气吸入。若惊厥停止后自主呼吸无恢复，应实施人工呼吸，备好吸引器、气管插管等急救用物。惊厥超过 5 分钟者应遵医嘱给予止惊药。

2. 有受伤的危险

（1）相关因素：与意识障碍、惊厥导致不能自主控制有关。

（2）护理目标：患儿没有受伤情况发生。

（3）护理措施：预防受伤。

就地抢救，专人守护，使用床挡。移开周围可能伤害患儿的物品。惊厥发作未超过 5 分钟可任其自行停止，勿移动患儿或强力按压及约束肢体，不可将物品塞入患儿口中或强力撬开紧闭的牙关。注意观察生命体征、意识、行为、瞳孔、面色、惊厥发作类型及持续时间等。指导患儿及家长避免诱发惊厥，如闪烁的灯光、睡眠不足、活动过度等。

3. 体温过高

（1）相关因素：与感染或惊厥持续状态有关。

（2）护理目标：患儿体温维持在正常范围。

（3）护理措施：维持正常体温。

4. 焦虑/恐惧

（1）相关因素：与家长担心患儿病情、无法应对惊厥发作有关。

（2）护理目标：患儿及家长获得本病的有关知识和心理支持，较好地配合诊断检查和治疗，并会正确处理惊厥发作。

（3）护理措施：心理护理。

1）患儿惊厥发作时允许家长陪伴。

2）向家长详细交待患儿的病情，解释惊厥的病因和诱因，指导家长掌握预防惊厥的措施。因高热惊厥患儿在今后发热时还可能发生惊厥，故应告诉家长及时控制体温是预防惊厥的关键，教给家长在患儿发热时进行物理降温和药物降温的方法。

3）演示惊厥发作时急救的方法，如发作时要就地抢救，保持安静，按压人中、合谷穴，不能摇晃或抱着患儿往医院跑，以免加重惊厥或造成机体损伤，发作缓解后迅速将患儿送往医院。

4）癫痫患儿应按时服药，不能随便停药。经常和患儿及家长交流，解除其焦虑和自卑心理，建立战胜疾病的信心。

5）强调定期门诊随访的重要性，根据病情及时调整药物。对惊厥发作时间较长的患儿应指导家长在日常生活中注意观察患儿有无神经系统后遗症，如耳聋、肢体活动障碍、智力低下等，如有异常及时给予治疗和康复锻炼。

5. 潜在并发症　颅内高压、脑水肿。

（1）相关因素：与颅内感染、惊厥持续状态或持续高热等有关。

（2）护理目标：患儿不出现颅内高压及脑水肿症状。

（3）护理措施：预防脑水肿的发生。

各种刺激均可使惊厥加剧或时间延长，故应保持安静，避免刺激患儿。在紧急的情况下，可针刺人中、合谷等穴位止惊。按医嘱给予止惊药，以免惊厥时间过长，导致脑水肿或脑损伤。惊厥较重或时间较长者给予吸氧。密切观察体温、血压、呼吸、脉搏、意识及瞳孔变化，高热时及时采取物理或药物降温，若出现脑水肿早期症状应及时通知医生，并按医嘱用脱水剂。

任务二　化脓性脑膜炎患儿的护理

【疾病概述】

化脓性脑膜炎是小儿时期常见的神经系统急性感染性疾病，可由各种化脓性细菌引起，临床上以急性发热、呕吐、头痛、惊厥、意识障碍、脑膜刺激征和脑脊液脓性改变为特征。以婴幼儿多见。病死率较高，存活者可能遗留神经系统后遗症。

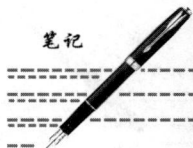

【病因】

1. 致病菌　约80%以上的化脓性脑膜炎是由肺炎链球菌、流感嗜血杆菌、脑膜炎球菌引起。其致病原因与年龄有关。

2. 机体的免疫与解剖缺陷　年龄幼小，先天性免疫球蛋白、补体、备解素等系统缺陷，脾功能异常，长期使用肾上腺皮质激素，以及先天性或获得性神经与皮肤的解剖异常，如皮肤窦道或脑脊膜膨出等均可使脑脊液与外界交通等从而导致机体免疫功能低下，使一些平时少见的致病菌如表皮葡萄球菌、绿脓杆菌等在任何年龄均可致病。

【发病机制】

细菌大多从呼吸道侵入，也可由皮肤、黏膜或新生儿脐部侵入，经血循环到达脑膜。少数化脓性脑膜炎可由邻近组织的感染扩散，细菌直接蔓延到脑膜所致，如鼻窦炎、中耳炎、乳突炎、皮样囊肿通道、眼眶蜂窝织炎、颅或脊柱骨髓炎、穿通性脑外伤和脑脊膜膨出感染等。

【护理评估】

1. 健康史　详细询问患儿发病前有无呼吸道、消化道或皮肤感染史。是否患有中耳炎、鼻窦炎或有无颅脑外伤等；新生儿要询问分娩史及脐部感染史；有无长期使用糖皮质激素等导致免疫功能低下的药物史。

2. 身体状况　评估患儿生命体征（尤其是体温及呼吸状况）、意识障碍及颅内高压程度、有无躯体受伤的危险因素，以及有无发热、头痛、呕吐、烦躁不安、惊厥、嗜睡甚至昏迷等临床表现。

（1）症状和体征：发病前数日有呼吸道感染或胃肠道症状，继之突起高热。年长儿可诉头痛、肌肉关节痛、精神萎靡；小婴儿表现易激惹、不安、目光凝视等。脑膜炎双球菌脑膜炎可见皮肤出血点，暴发型者可在发病后不久即出现血压下降，休克及皮肤大片瘀斑，常并发弥漫性血管内凝血（DIC）。其他致病菌所致化脓性脑膜炎有时也可有各种皮疹或出血点，皮肤划痕实验阳性。

神经系统表现有：①脑膜刺激征：如颈项强直，布氏征和克氏征阳性。②颅内压增高：头痛，呕吐，婴儿可见前囟饱满、颅缝增宽，患儿表情淡漠、意识状态改变，重者呼吸、循环功能受累，甚至出现昏迷、脑疝。③部分或全身性惊厥发作。④局限性神经系统体征：Ⅱ、Ⅲ、Ⅵ、Ⅶ、Ⅷ颅神经受累或肢体瘫痪症状。

新生儿脑膜炎起病时的表现与败血症相似，足月儿可有发热或体温波动，早产儿体温不升；呼吸暂停、心率慢、青紫、呕吐、哭声呈高调，逐渐呈现休克征象；神经系统表现嗜睡、前囟饱满或凸起、颈抵抗，极少数发病即有颅内压增高征。

（2）并发症：部分患儿在病程中可出现神经系统和其他系统并发症。

1）硬脑膜下积液：①<1岁患儿多见。②在治疗中体温不退，或热退数日后复升。③呈现进行性前囟饱满、颅缝分离、头围增大、呕吐、惊厥、意识障碍等。

2）脑性低钠血症：由于炎症累及下丘脑和垂体后叶，30%～50%患儿可出现低钠血症和血浆渗透压降低，使脑水肿加重而产生低钠性惊厥和意识障碍加重，甚至昏迷。

3）脑室管膜炎：多见于治疗不及时的革兰氏阴性杆菌感染的婴儿患者；在治疗中高热不退，惊厥频繁，前囟饱满；CT可见脑室稍扩大；脑室穿刺液检查，如白细胞数>50×10^6/L、糖<1.6 mmol/L或蛋白质>400 mg/L时，即可诊断。

4）脑积水：炎症渗出物阻碍脑脊液循环可导致交通性或非交通性脑积水。

5）其他：脑神经受累产生耳聋、失明等。脑实质病变产生继发性癫痫和智力障碍。

3. 心理－社会状况　由于本病病程长，应了解患儿及家长对本病的认知程度。注意评估有无焦虑等心理反应，以及对治疗的依从性如何。

4. 辅助检查　及时准确采集标本进行血液及脑脊液检查并分析检查结果。

（1）血液检查：白细胞总数及中性粒细胞明显增加。白细胞数可达（20～40）×10^9/L；中性粒细胞占80%以上。严重感染者，有时白细胞总数反而减少。早期血培养可确定病原菌。

（2）脑脊液检查：压力增高，外观混浊或脓性，白细胞数多达1000×10^6/L以上，以中性粒细胞为主，糖含量降低，蛋白质增多。脑脊液常规涂片和细菌培养可进一步明确病因。还可采用对流免疫电泳法、乳胶颗粒凝集法对脑脊液进行病原学检测。

（3）影像学检查：颅脑CT可见脑水肿、脑膜炎、脑室扩大、硬脑膜下积液等。小婴儿可通过前囟门B超发现脑室扩大及硬脑膜下积液。

5. 治疗要点

（1）抗生素治疗：应尽早使用易于透过血脑屏障的抗生素治疗，静脉注射，剂量要足，疗程适当。在病原菌未明确时，可选用头孢曲松钠每日100 mg/kg，或头孢噻肟钠，每日200 mg/kg，治疗10～14天。病原菌明确后，根据不同的致病菌选用敏感的抗生素（表13-1）。

表13-1　治疗化脓性脑膜炎的抗生素选择

病原菌	推荐的抗生素
流感嗜血杆菌	氨苄西林、氯霉素、头孢呋辛钠、头孢曲松钠
肺炎链球菌	青霉素－G、头孢噻肟钠
脑膜炎双球菌	青霉素－G
革兰氏阴性菌	头孢噻肟钠、丁胺卡那霉素
金黄色葡萄球菌	乙氧萘青霉素、氨基糖苷类、头孢噻肟钠、头孢呋辛钠、万古霉素、利福平
新生儿脑膜炎	氨苄西林、氨基糖苷类、头孢呋辛钠、丁胺卡那霉素、头孢曲松钠

（2）对症和支持治疗：①维持水电解质平衡。②处理高热，控制惊厥和感染性休克。③降低颅内压。④处理并发症：硬脑膜下积液多时行穿刺放液，硬膜下积脓，需根据病原菌注入相应抗生素，必要时行外科处理；脑室管膜炎可做侧脑室穿刺引流，并注入抗生素；脑性低钠血症需适当限制液体入量，酌情补充钠盐。

案例分析

患儿，男，12岁，3天前无明显诱因突起高热至39℃以上，伴畏寒和寒颤，同时出现剧烈全头痛，伴多次喷射性呕吐。

查体：T 39.5℃，P 112次/分，R 23次/分，BP 120/80 mmHg，精神差，咽充血（＋），颈抵抗（＋），克氏征（＋），布氏征（＋），巴宾斯基征（－）。

实验室检查：WBC 15.4×10^9/L，N 90%，L 10%，Hb 130 g/L，尿常规（－），粪便常规（－）

护理任务：

（1）最可能的诊断是什么？

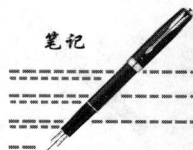

（2）如何评估患儿目前的状况？列出其主要的护理诊断。

（3）主要护理措施有哪些？

【护理诊断和护理措施】

1. 体温过高

（1）相关因素：与细菌感染有关。

（2）护理目标：患儿体温维持在正常范围。

（3）护理措施：维持正常的体温。

保持病室安静、空气新鲜。患儿绝对卧床休息，每 4 小时测体温 1 次，并观察热型及伴随症状。鼓励患儿多饮水，必要时静脉补液。出汗后及时更衣，注意保暖。体温超过 38.5℃时，及时给予物理降温或药物降温，以减少大脑氧的消耗，防止惊厥，并记录降温效果。遵医嘱给予抗生素治疗。

2. 营养失调，低于机体需要量

（1）相关因素：与机体消耗增多、摄入不足有关。

（2）护理目标：患儿的营养满足机体的需要。

（3）护理措施：保证营养供应。

保证摄入足够热量，给予患儿高热量、清淡、易消化的流质或半流质饮食。少量多餐，以减轻胃肠负担，并防止呕吐发生。注意食物的调配，增加患儿食欲。对频吐不能进食者，应注意观测呕吐情况，维持水电解质平衡。

3. 潜在并发症　颅压增高症；水、电解质紊乱；硬膜下积液。

（1）相关因素：与颅内感染有关。

（2）护理目标：患儿颅内压能维持正常水平。及时发现并处理硬脑膜下积液等并发症。

（3）护理措施：观察病情、防治并发症。

1）监测生命体征，防止并发症。若患儿出现意识障碍、囟门及瞳孔改变、躁动不安、频繁呕吐、肢体发紧等惊厥先兆，说明有脑水肿。若呼吸节律不规则、瞳孔忽大忽小或两侧不等大、对光反射迟钝、血压升高，说明有脑疝及呼吸衰竭。如患儿在治疗中发热不退或退而复升、前囟饱满、颅缝裂开、呕吐不止、频繁惊厥，应考虑有并发症存在。应经常巡视、密切观察、详细记录 24 小时出入水量，以便及早发现并给予急救处理。

2）做好抢救药品及器械的准备。准备好氧气、吸引器、人工呼吸机、脱水剂、呼吸兴奋剂、硬脑膜下穿刺包及侧脑室引流包等。

3）药物治疗的护理。了解各种药物的使用要求及不良反应。如静脉用药的配伍禁忌；青霉素稀释后应在 1 小时内输完；高浓度的青霉素避免渗出血管外，防止组织坏死；静脉输液速度不宜太快，以免加重脑水肿；保护好静脉血管；保证静脉输液通畅。

4. 有受伤的危险

（1）相关因素：与反复惊厥有关。

（2）护理目标：患儿在住院期间没有受伤的情况发生。

（3）护理措施：防止外伤。

协助患儿洗漱、进食，做好患儿大小便及个人卫生等方面的生活护理。注意患儿安全，躁动不安或惊厥时防止坠床，防咬伤舌头。

5. 恐惧（家长）

（1）相关因素：与预后不良有关。

（2）护理目标：患儿及家长获得本病的有关知识和心理支持，能用正确的态度对待疾病，较好地配合各项治疗和护理。

（3）护理措施：健康教育。

1）加强卫生知识的大力宣传，预防化脓性脑膜炎。凡与流感嗜血杆菌性脑膜炎和流行性脑脊髓膜炎接触的易感儿均应服用利福平，每日 20 mg/kg。共 4 天。还可采用脑膜炎双球菌荚膜多糖疫苗在流行地区实施预防接种。

2）给予患儿及家长一定的安慰、关心和爱护，使其接受所患疾病的事实，鼓励其竖立战胜疾病的信心。根据患儿及家长的接受程度，介绍病情，讲清治疗及护理方法，使其主动配合。

3）对有神经系统后遗症的患儿，应进行功能训练，指导家长根据不同情况给予相应护理，促使病情尽可能好转。

任务三　病毒性脑炎患儿的护理

【疾病概述】

病毒性脑炎是由各种病毒感染引起的脑实质的炎症。病情轻重不等，轻者可预后良好，危重者可留有后遗症甚至导致死亡。

【病因】

80% 以上的病毒性脑炎是由肠道病毒引起（如柯萨奇病毒、埃可病毒），其次为虫媒病毒（如乙型脑炎病毒）、腮腺炎病毒和疱疹病毒等。

【发病机制】

病毒自呼吸道、胃肠道或经昆虫叮咬侵入人体，在淋巴系统内繁殖后经血循环到达各脏器，在入侵中枢神经系统前即可有发热等全身症状。但在神经系统症状出现时，病毒血症就消失。此外病毒亦可经嗅神经或其他周围神经到达中枢神经系统。中枢神经系统的病变可以是病毒直接损伤的结果，也可以是"感染后"的"过敏性"脑炎改变，从而导致神经脱髓鞘病变、血管及血管周围的损伤。

【护理评估】

1. 健康史　询问患儿病前 1～3 周有无呼吸道、消化道感染史。

2. 身体状况　主要询问有无发热、头痛、恶心、呕吐、腹痛等上呼吸道和消化道感染症状；有无嗜睡、昏睡、昏迷或抑郁、呆滞等精神和意识障碍症状；有无颅内压增高症状；有无失语、瘫痪等脑实质受损症状。

本病发病前 1～3 周多有上呼吸道及胃肠道感染史、接触动物或昆虫叮咬史。多呈急性或亚急性起病。病毒性脑炎患儿首发症状多有不同程度的发热，后随体温增高出现不同程度的意识障碍。轻者出现表情淡漠、嗜睡，重者神志不清、谵妄、昏迷，或出现精神障碍。颅内高压表现为头痛、呕吐、局限性或全身性抽搐，严重者引起脑疝，甚至呼吸、循环衰竭死亡。由于中枢神经系统受损部位不同而出现不同的局限性神经系统体征，如类似急性横贯性脊髓炎，多发性神经根炎，急性小儿偏瘫，颅神经核受累或急性小脑共济失调等。全部临床表现在起病 3 天至 1 周内出现，可持续 1 周至数月不等。

3. 心理 – 社会状况　患儿尤其年长儿都会因来自疾病及医院的因素而产生焦虑和恐惧心理。家长因对预后的担心，可产生不安、沮丧等心理。

4. 辅助检查　分析脑脊液、病毒学及脑电图等检查结果。

脑脊液压力增高，外观清亮，白细胞总数为（10 ~ 500）×10^6/L，病初以中性粒细胞为主，后期以淋巴细胞为主，蛋白质大多正常或轻度增高，糖和氯化物一般在正常范围。血清学检查双份滴度呈 4 倍增高有诊断价值。此外可进行脑脊液病原学检查。脑电图表现为多发性、弥漫性的高频或低频慢波。

5. 治疗要点　主要是对症治疗，如降温、止惊、降颅内压、改善脑微循环、抢救呼吸和循环衰竭。在急性期可用地塞米松静脉滴注，7 ~ 14 天为 1 疗程（但作用尚有争议）。抗病毒治疗常选用利巴韦林，疱疹病毒性脑炎选用阿昔洛韦、更昔洛韦等。

【护理诊断和护理措施】

1. 体温过高

（1）相关因素：与病毒血症有关。

（2）护理目标：患儿体温维持在正常范围。

（3）护理措施：维持正常体温。

监测患儿体温，观察热型及伴随症状。出汗后及时更换衣物。体温 > 38.5 ℃时，给予物理降温或遵医嘱进行药物降温、静脉补液。

2. 急性意识障碍

（1）相关因素：与脑实质炎症有关。

（2）护理目标：患儿意识清楚。

（3）护理措施：促进脑功能的恢复。

向患儿介绍环境，以减轻其不安与焦虑。纠正患儿的错误概念和定向力错误，如患儿有幻觉，讨论幻觉的内容，以便采取适当的措施。为患儿提供保护性的看护和日常生活的细心护理。

3. 躯体活动障碍

（1）相关因素：与昏迷、肢体瘫痪有关。

（2）护理目标：患儿肢体肌力逐渐增强，运动功能逐渐恢复正常。

（3）护理措施：促进肢体功能的恢复。

1）做好心理护理，增强患儿自我照顾能力和信心。

2）卧床期间协助患儿洗漱、进食、排大小便及做好个人卫生等。

3）教给家长协助患儿翻身及皮肤护理的方法。适当使用气圈、气垫等，预防压疮。

4）保持瘫痪肢体于功能位置。病情稳定后，督促患儿进行肢体被动或主动功能锻炼，活动时要循序渐进，加强保护措施，防碰伤。当锻炼方式改变时要给予指导、帮助和正面鼓励。

4. 营养失调，低于机体需要量

（1）相关因素：与摄入不足及消耗过多有关。

（2）护理目标：患儿的营养满足机体的需要。

（3）护理措施：注意观察昏迷患儿的病情，保证其营养供应。

1）患儿取平卧位，一侧背部稍垫高，头偏向一侧，以便让分泌物排出；上半身可抬高 20°～30°，以利于静脉回流，降低脑静脉窦压力，利于降低颅内压。

2）每 2 小时翻身一次，轻拍背促痰排出，减少坠积性肺炎。

3）密切观察瞳孔及呼吸变化，以防因体位移动致脑疝形成和呼吸骤停。

4）保持呼吸道通畅，必要时给氧，如有痰液堵塞，立即行气管插管吸痰，必要时行气管切开或使用人工呼吸机。

5）尽早给予鼻饲，保证热量供应；做好口腔护理。

6）营养脑细胞，促进脑功能恢复。

7）控制惊厥，保持镇静。遵医嘱使用镇静剂、抗病毒药和激素等药物。

5. 潜在并发症　颅内压增高综合征。

（1）相关因素：与感染导致脑组织严重损伤有关。

（2）护理目标：患儿颅内压能维持在正常水平。

（3）护理措施：避免颅内压增高加重。

保持患儿绝对安静，避免躁动、剧烈咳嗽。检查和治疗尽可能集中进行，护理患儿时要动作轻柔，不要猛力转动患儿头部和翻身。抬高床头 30° 左右，使头部处于正中位以利颅内血液回流，疑有脑疝时以平卧为宜，但要保证呼吸道通畅。按医嘱要求调整输液速度，按时应用脱水剂、利尿剂等以减轻脑水肿。静脉使用镇静剂时速度宜慢，以免发生呼吸抑制。注意观察药物的疗效及不良反应。

任务四　急性颅内压增高患儿的护理

【疾病概述】

急性颅内压增高简称颅内高压，是由多种原因引起脑实质和（或）颅内液体量增加所导致的一种临床综合征。如不及时处理，可导致严重的神经系统后遗症，甚至发生脑疝而危及生命。

【病因】

引起颅内高压的原因很多，最常见原因如下。

1. 感染　如各种脑膜炎、脑炎、脑脓肿、颅内寄生虫、中毒性菌痢、重症肺炎和败血症等。

2. 脑缺血缺氧　如呼吸衰竭、窒息、溺水、CO 中毒、休克和癫痫持续状态。

3. 颅内占位性病变、脑脊液的循环异常　颅内占位性病变如颅内出血、外伤所致硬膜下或硬膜外血肿、神经胶质瘤、髓母细胞瘤等；脑脊液动力学障碍如脑外伤、脑积水和先天性颅脑畸形所致脑脊液产生过多或循环受阻。

缺氧、感染、中毒等可使血管通透性增加或脑细胞内能量代谢障碍、钠泵失活而致细胞内、外液量增多，使脑组织体积增大和颅内压增高。脑脊液循环障碍致脑积水和脑脊液量增加也可使颅内压增高。颅内占位病变使颅腔内容物体积增加，也可致颅内压增高。

颅内压持续上升，会使脑血流量下降而造成脑损伤，严重时迫使部分脑组织嵌入孔隙，形成脑疝，导致中枢性呼吸衰竭，甚至呼吸骤停危及生命。儿童囟门或颅缝未闭合时，对颅内压增高具有一定的缓冲作用，可暂时避免颅内高压对脑的损伤，但也会在一定程度上掩盖颅内压增高的临床表现而延误诊断，应引起足够的重视。

知识拓展

脑疝

　　肿胀的脑组织容积和重量继续增加，颅内压不断增高，会迫使较容易移位的脑组织挤压到较低空间或孔隙中形成脑疝，最常见的是颅中窝的颞叶海马沟回疝入小脑幕裂隙，形成小脑幕切迹疝。如脑水肿继续加重，位于颅后窝的小脑扁桃体疝入枕骨大孔内，则形成枕骨大孔疝。

【护理评估】

1. 健康史　详细询问患儿的原发病史及其表现，从中寻找出引起颅内高压的原因。

2. 身体状况　观察患儿头痛、呕吐的状况及意识的改变，观察有无生命体征的变化，观察眼部体征，如瞳孔的大小、是否有视乳头水肿，尽早发现脑疝的早期征兆。

（1）头痛：呈广泛性或局限性疼痛，晨起为甚，为颅内高压时硬脑膜、血管及神经受挤压或炎症刺激所致。当咳嗽、用力大便或头部位置改变时头痛加剧。新生儿表现为睁眼不睡和尖叫，婴幼儿表现为烦躁不安、尖叫、拍打头部。

（2）呕吐：由于延髓呕吐中枢受刺激所致，常为喷射性，与进食无关。呕吐常在剧烈头痛时发生，呕吐后头痛减轻。

（3）眼部体征：患儿可由于第Ⅵ对颅神经麻痹、上丘受压、第Ⅲ脑室和视交叉受压产生复视、落日眼、视觉模糊、偏盲甚至失明等。眼底多有双侧视乳头水肿，但前囟未闭的婴儿不一定发生。

（4）意识障碍：早期出现表情淡漠、反应迟钝、嗜睡或躁动，严重时可发生昏迷。

（5）头部体征：婴儿可见前囟紧张隆起，失去正常搏动，前囟迟闭，颅缝裂开等。

（6）生命体征改变：多发生在颅内压急剧增高时。一般血压先升高，继而脉搏变慢，呼吸开始增快，严重时变慢且不规则，甚至暂停。下丘脑体温调节中枢受累可致高热。生命体征改变乃因脑干受压所致，若不能及时治疗，可发生脑疝。

（7）惊厥和四肢肌张力增高：颅内压增高刺激大脑皮层运动区可出现惊厥。脑干网状结构受刺激时出现肌张力增高。

（8）脑疝：小脑幕切迹疝表观为四肢肌张力增高，意识障碍加深，同侧瞳孔先缩小继而扩大，两侧瞳孔不等大，对光反射减弱或消失等。其中两侧瞳孔不等大是早期诊断小脑幕切迹疝的一项可靠依据。另外，可出现对侧肢体瘫痪，锥体束征阳性，呈去大脑强直，频发惊厥。枕骨大孔疝表观为患儿颈项强直，逐渐出现四肢强直性抽搐，突然出现中枢性呼吸衰竭或呼吸骤停，双侧瞳孔先缩小后扩大、眼球固定、昏迷加深。

3. 心理－社会状况　患儿因原发病不同心理反应各异，但都有不同程度的焦虑与恐惧。家长看到患儿病情危重，可产生焦虑、恐惧、沮丧的心理，渴望接受健康指导。

4. 辅助检查　收集、分析各项常规及血生化检查、脑脊液检查及其他辅助检查结果。

（1）血、尿、大便常规检查及肝、肾功能等血液生化检查。

（2）腰椎穿刺：以确定炎症、出血、肿瘤或颅内其他病变。疑有颅内高压者腰椎穿刺应慎重，以免诱发脑疝，需进行腰椎穿刺以明确诊断者，应术前给予甘露醇，术中控制脑脊液滴速及量。脑脊液除常规检查外应做细胞学检查以除外肿瘤。

（3）颅脑 B 型超声波检查：可发现脑室扩大、脑血管畸形及占位性病变。

（4）颅脑 CT、磁共振成像、脑血管造影等检查有助于颅内占位性病变的诊断。

（5）眼底检查：可见视神经乳头水肿、视网膜水肿、视神经萎缩等改变。

5. 治疗要点

（1）降低颅内压：首选甘露醇 0.5~1 g/kg，6~8 小时重复一次，有脑疝表现时可 2 小时给药一次。重症者可合并使用利尿剂，如呋塞米 0.5~1 mg/kg 静脉注射，可在两次应用脱水剂之间使用或与脱水剂同时应用，也可给予肾上腺皮质激素，如地塞米松 0.2~0.4 mg/kg，每日 2~3 次，连用 2~3 天。

（2）对症治疗：如抗感染、改善通气、纠正休克与缺氧、消除颅内占位性病变等。对躁动或惊厥者，给予地西泮 0.3 mg/kg 静脉推注以止惊。为减少惊厥对脑细胞的继续损害，可采用亚冬眠疗法或头置冰帽。应用脱水剂时应注意补充白蛋白、血浆，以维持血浆胶体渗透压。补液时注意液体的供给量要入量略少于出量。

案例分析

患儿，男，6 个月，高热 5 天，烦躁不安，抽搐 3 次，送医院就诊。查体：T 40 ℃，前囟紧张，左外耳道积脓，左乳突处压痛。布氏征（+），克氏征（+），血 WBC 19 × 10^9/L，N 78%。脑脊液检查：压力增高，外观混浊，WBC 1260 × 10^6/L，以中性粒细胞为主，蛋白 1300 mg/L，糖 1.0 mmol/L，氯化物 115 mmol/L。诊断为化脓性脑膜炎，入院后给予头孢类抗生素等治疗，在输液过程中患儿突然出现抽搐，惊厥。

护理任务：

(1) 引起患儿惊厥的原因是什么？应首先采取什么措施？应准备的急救药品是什么？

(2) 对该患儿应采取什么样体位？

(3) 患儿可能出现哪些并发症？

(4) 应从哪些方面进行健康教育？

【护理诊断和护理措施】

1. 头痛

（1）相关因素：与颅内压增高有关。

（2）护理目标：患儿的头痛减轻。

（3）护理措施：避免颅内压增高加重。

保持患儿绝对安静，避免躁动、剧烈咳嗽。检查和治疗尽可能集中进行，护理患儿时要动作轻柔，不要猛力转动患儿头部和翻身。抬高床头 30°左右，使头部处于正中位以利颅内血液回流，疑有脑疝时以平卧为宜，但要保证呼吸道通畅。按医嘱要求调整输液速度，按时应用脱水剂、利尿剂等以减轻脑水肿。静脉使用镇静剂时速度宜慢，以免发生呼吸抑制。注意观察药物的疗效及不良反应。

2. 有窒息的危险

（1）相关因素：与意识障碍有关。

（2）护理目标：避免患儿发生窒息。

（3）护理措施：呼吸道管理。

根据病情选择不同方式供氧，保持呼吸道通畅，及时地清除呼吸道分泌物，以保证血氧分压维持在正常范围。必要时人工辅助通气。

3. 恐惧

（1）相关因素：与病情严重有关。

（2）护理目标：患儿及家长能用正确的态度对待疾病，配合各项治疗和护理，使恐惧感减轻。

（3）护理措施：心理护理。

1）患儿由于受头痛、呕吐等病情的折磨，焦虑及恐惧感较强，护士应利用一切和患儿接触的机会，随时同患儿及家长进行沟通，关心、鼓励患儿，使其以积极心态配合治疗和护理。向家长介绍患儿的病情及主要的处理措施，让其感受到医护人员在竭尽所能地救治患儿，以提高其对医护人员的信任感，使其更好地与医护人员配合。

2）根据患儿及家长的接受能力，介绍各种预防和护理措施，向家长介绍患儿的病情及预后，安慰、鼓励他们，增强其战胜疾病的信心。

3）指导家长对患儿呼吸、脉搏、神志、瞳孔及肌张力等内容的观察方法，以便能及时发现并处理脑疝先兆。

4. 潜在的并发症　脑疝、呼吸骤停。

（1）相关因素：与颅内压增高、脑组织严重受损有关。

（2）护理目标：避免患儿出现脑疝及呼吸骤停等并发症。

（3）护理措施：病情观察。

严密观察患儿的病情变化，定时监测生命体征、瞳孔、肌张力、意识状态等。若发生脑疝，立即通知医生，并配合抢救。

任务五　脑性瘫痪患儿的护理

【疾病概述】

脑性瘫痪（cerebral palsy）又称大脑性瘫痪、脑瘫。脑瘫是自受孕开始至婴儿期非进行性脑损伤和发育缺陷所致的综合征，主要表现为运动障碍及姿势异常。常合并智力障碍、癫痫、感知觉障碍、交流障碍、行为异常及其他异常。该病与脑缺氧、感染、外伤和出血有直接关系，如妊娠早期患风疹、带状疱疹或弓形虫病，妊娠中、晚期的严重感染、严重的妊娠高血压综合征、病理性难产等可致新生儿脑性瘫痪。我国发病率为1.8‰~4‰。

【病因】

脑性瘫痪可由多种原因引起，一般可将致病因素分为 3 类。①出生前因素：多种因素造成胚胎发育早期中枢神经系统及其他器官的先天畸形异常，如宫内感染、缺血、缺氧、宫内生长缓慢和发育畸形，新生儿体重少于 2500 g，脑瘫可能性大大增加（脑瘫儿童中约有 40% 的体重低于 2500 g）；母亲因素包括某些慢性疾病（高血压、肝炎、糖尿病、吸毒、药物过量等）、糖尿病、腹部外伤和接触放射线、先兆流产、产前出血，妊娠毒血症以及胎盘原因（胎盘早剥、前置胎盘、胎盘坏死或胎盘功能不良）。②出生时因素：羊水或胎粪吸入、脐带绕颈所致的窒息，难产、产钳所致的颅脑损伤、颅内出血及窒息缺氧。③出生后因素：核黄疸、严重感染及脑血管意外等。有时某一病例可找到确切病因，不少病例病因不明。

【护理评估】

1. 健康史　详细询问患儿出生史和母亲孕期的健康状况。新生儿期有无严重感染、外伤、颅内出血、胆红素脑病等。

2. 身体状况　评估患儿有无躯体运动障碍及其程度、类型；有无智力落后及其程度，是否伴有视力、听力、语言功能障碍及其程度；有无肌张力异常及其类型；患儿有无双侧瘫、四肢瘫、截瘫、单瘫等表现；有无运动僵硬、不协调、不对称，足尖着地行走，呈剪刀步态等表现；有无不能自控的震颤、舞蹈样动作等表现。

由于脑瘫病因多样，临床表现各异，并随年龄增长而不同。脑瘫主要症状为中枢性运动障碍，表现为运动发育落后，如：患儿抬头、翻身、坐和四肢运动发育落后或脱漏；自主运动困难；运动僵硬、不协调、不对称。有肌张力和姿态异常，表现为肌张力增高、低下或高低变化不定，病理征阳性。患儿常有异常的姿势。脑瘫患儿约有 2/3 合并智能落后，约半数伴视力障碍、听力障碍、语言障碍、癫痫发作或情绪障碍、行为障碍等。目前依据运动障碍的性质和体征，将脑瘫分为 4 种类型。

（1）痉挛型脑性瘫痪：是最典型和常见的类型。主要表现以双下肢为主的痉挛性截瘫或四肢瘫痪。患儿行走、站立困难，走路足尖着地呈剪刀步态。肌张力明显增高，腱反射亢进，可有病理反射。常伴有语言及智能障碍。

（2）手足徐动型脑性瘫痪：多由核黄疸、新生儿窒息引起的基底核损害而发病。患儿表现为面、舌、唇及躯干肢体的舞蹈样或徐动样动作。四肢和头部出现不自主的无意识动作，做有目的的动作时，全身不自主动作增多，如面部出现"挤眉弄眼"，说话及吞咽困难，常伴有流口水等。

（3）肌张力低下型脑性瘫痪：多见于幼儿，主要表现为肌张力明显降低。不能站立行走，头颈不能抬起，运动障碍明显，关节活动幅度过大，但腱反射活跃，可出现病理反射。常伴有失语及智力低下。

（4）共济失调型脑性瘫痪：较为少见，是由于小脑发育不良所致，主要临床表现为肌张力低下、共济运动障碍、意向性震颤、构音障碍及运动发育迟缓。患儿学走路时间晚于正常儿童，当行走时为了获得较稳定的平衡，双脚左右距离较宽，步态蹒跚，方向性差。混合型兼具上述各型某些特点。

3. 心理－社会状况　由于本病轻重不一，应评估患儿及家长是否了解本病的病因、临床表现及治疗、护理知识，对本病的预后是否充满信心。评估患儿是否因运动障碍、生活能力低下导致心理和精神发育障碍，是否产生焦虑或自卑感。

4. 辅助检查

（1）影像学检查：头部 CT 显示脑萎缩，脑室扩大，密度减低，脑积水，钙化及畸形。

（2）脑电图检查：可帮助明确病变的部位、范围，或是否合并癫痫。

（3）脑干听觉诱发电位：用于听路损害的早期诊断，阳性者达 1/3。

5. 治疗要点　本病无特殊治疗方法，除癫痫发作时用药物控制以外，其余症状多为对症处理。脑瘫患儿越早发现治疗效果越好，应早期实行智力、心理的教育和综合训练。主要为康复治疗，目的是促进各系统功能的恢复和正常发育，纠正异常姿势，减轻其伤残程度。主要原则：早期发现，尽早进行功能训练，促进正常运动发育，抑制异常运动和姿势；采用功能训练、理疗、针灸、按摩、夹板等方法对患儿进行全面、多样化的综合治疗。此外可用整型外科手术及脑外科手术解除肌紧张，减轻肢体畸形。有癫痫发作者按发作类型给予抗癫痫药物治疗。

案例分析

患儿，男，7个月才会抬头，1岁才会坐，今年3岁，走路摇摇晃晃，不会上下楼梯，语言发育正常。

护理任务：

（1）作为儿科护士你对患儿有怎样的护理诊断？

（2）你会建议家长做哪些诊治评估？

【护理诊断和护理措施】

1. 生长发展障碍

（1）相关因素：与脑损伤有关。

（2）护理目标：患儿生长发育状况逐步好转。

（3）护理措施：促进成长。

1）指导家长为患儿选择穿脱方便的衣服，更衣时注意患儿体位，一般病重侧肢体先穿、后脱。要注意培养患儿生活自理的能力，根据患儿年龄进行日常生活动作的训练，如教会患儿在排便前能向大人预示，养成定时大小便习惯，学会使用手纸、穿脱衣裤等。对伴有听力、语言障碍的患儿，应按正常小儿语言发育的规律进行训练，多给患儿丰富的语言刺激，鼓励患儿发声、矫正发声异常。

2）为患儿提供高热量、高蛋白及富有维生素、易消化的食物，保证营养供应。对独立进食困难的患儿应进行饮食训练。喂食时保持患儿头处于中线位，避免头后仰导致异物吸入。在患儿牙齿紧咬时切勿用匙硬行喂食，以防损伤牙齿。耐心地教患儿学习进食动作，尽早脱离他人喂食的境地。如患儿的热量无法保证，应进行鼻饲。

2. 躯体活动障碍

（1）相关因素：与脑损伤有关。

（2）护理目标：患儿运动功能逐渐增强。

（3）护理措施：功能训练。

脑瘫患儿大脑病损是静止的，但所造成的神经功能缺陷并非永远固定不变。如不早期进行功能锻炼，异常姿势和运动模式会固定下来，同时还会造成肌腱挛缩，骨、关节畸形，进而加重智力障碍。婴幼儿脑组织可塑性大、代偿能力强，若康复治疗措施恰当，可获最佳效果。因此，患儿一经确诊，应立即开始功能锻炼。瘫痪的肢体应保持功能位，并进行被动或主动运动。还可配合推拿、按摩、针刺及理疗等。严重肢体畸形者5岁后可考虑手术矫形。

3. 有废用综合征的危险

（1）相关因素：与肢体痉挛性瘫痪有关。

（2）护理目标：避免患儿发生肢体肌肉失用性萎缩。

（3）护理措施：功能训练。

4. 有受伤的危险

（1）相关因素：与运动功能障碍有关。

（2）护理目标：患儿没有受伤情况。

（3）护理措施：功能锻炼。

5. 知识缺乏

（1）相关因素：与患儿智力障碍及家长缺乏对该病的认识和护理知识有关。

（2）护理目标：患儿智力水平逐步提高，家长掌握日常生活护理和功能训练的方法。

（3）护理措施：健康教育。

1）做好产前保健：在妊娠早期预防感染性疾病，如风疹、弓形虫等感染。避免外伤和难产，预防胎儿受损。避免早产，因为体重过低是脑性瘫痪的一个重要因素。

2）做好新生儿期的预防：预防新生儿呼吸暂停、低血糖及胆红素脑病等疾病。

3）做好脑性瘫痪儿的特殊教育：脑瘫儿存在不同程度的生活困难，且影响到他们的情绪和精神发育，因此应进行一些特殊的教育和职业训练，培养其克服困难的信心。

4）重视心理护理：对患儿要有耐心，有爱心，有康复信心；与患儿建立良好的护患关系，争取患儿积极配合治疗，提高治疗效果。多与患儿交流沟通，鼓励患儿多与他人交往，鼓励患儿与正常儿童一起参加集体活动，多表扬患儿的进步，调动其积极性，防止发生孤独、自卑心理。多安慰和鼓励患儿。教育家长正视问题，面对现实，坚持科学治疗，协助家长正确地教育和引导患儿，尽量克服心理障碍，使患儿的身心都向健康的方向发展。指导家长对患儿不过分保护，不怜悯、不放弃、不恐吓、不溺爱，尽可能让他（她）上学和接受教育，帮助患儿克服依赖心理，培养其独立意识，使其生活能够自理，减轻家长负担。指导家长多与患儿交流、沟通，告诉家长脑瘫患儿的康复是一个长期乃至终生的过程，光靠训练人员的训练是远远不够的，家长的帮助在脑瘫患儿的康复中起了非常重要的作用，特别是认知功能差的患儿一定要指导家长配合训练人员在业余时间对患儿进行教育和训练，这样才能起到事半功倍的效果。

案例分析

患儿，女，8 个月，因"发热伴抽搐 1 次"入院，体温 39.4 ℃，抽搐时双眼凝视，四肢抽动。脑脊液检查：压力增高，外观清亮，WBC $200 \times 10^6/L$，以淋巴细胞为主，糖和氯化物正常，蛋白轻度增高，患儿 1 周前曾患上呼吸道感染。依据目前资料，请完成以下护理任务。

护理任务：

（1）简述化脓性脑炎患儿体温升高的护理措施。

（2）该患儿可能的诊断是什么？应采取哪些护理措施？

（赵　洋　张爱娥）

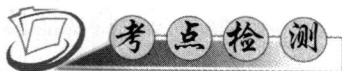
考 点 检 测

A₁ 型题

1. 最常见的中枢神经系统感染性疾病是（　　）

    A. 脑室管膜炎　　　　　　　　　B. 病毒性脑膜炎

    C. 结核性脑膜炎　　　　　　　　D. 化脓性脑膜炎

    E. 真菌性脑膜炎

2. 小儿化脓性脑膜炎早期最常见的并发症是（　　）

    A. 脑积水　　　　　　　　　　　B. 脑室管膜炎

    C. 硬膜下积液　　　　　　　　　D. 顽固性癫痫发作

E. 抗利尿激素综合征

3. 3月以下幼婴患化脓性脑膜炎临床表现中最突出的问题是（ ）

  A. 高热   B. 喷射性呕吐

  C. 脑膜刺激征   D. 临床症状不典型

  E. 强直-阵挛性惊厥

4. 对诊断化脓性脑膜炎最有确诊意义的检查是（ ）

  A. 脑CT   B. 脑脊液涂片

  C. 脑脊液生化   D. 脑脊液中白细胞检测

  E. 脑脊液中糖含量检测

5. 新生儿化脓性脑膜炎最常见的病原菌是（ ）

  A. 流感杆菌   B. 大肠埃希菌

  C. 肺炎双球菌   D. 脑膜炎双球菌

  E. 乙型溶血性链球菌

A₂ 型题

1. 患儿，1岁，已诊断为"化脓性脑膜炎"，曾用青霉素加氯霉素治疗，病情好转。近3天又发热，抽搐，T 39.5 ℃，神志清楚，前囟隆起；脑脊液外观清亮，细胞数 $12 \times 10^6/L$，糖 4 mmol/L，氯化物 110 mmol/L，蛋白质 450 mg/L。应首先考虑为合并（ ）

  A. 脑水肿   B. 脑脓肿

  C. 硬膜下积液   D. 脑室管膜炎

  E. 结核性脑膜炎

2. 患儿，男，6个月。因发热3天，反复惊厥3次入院，过去无惊厥史。入院查体：T 38.7 ℃，嗜睡，醒后烦躁易激惹，HR 120 次/分，心、肺检查无异常，腹软，前囟较饱满。为明确诊断，最重要的检查是（ ）

  A. 腰穿   B. 血培养

  C. 脑电图   D. 头颅B超

  E. 头颅CT扫描

A₃ 型题

（1~2题共用题干）

 患儿，男，7个月，发热、咳嗽5天，近2天呕吐，今突然抽搐，曾肌内注射3天，生后已接种卡介苗。查体：T 38.9 ℃，嗜睡，前囟饱满，颈无抵抗感，双肺少许细湿啰音，巴宾斯基征（+）、克氏征（−）、布氏征（−）；血常规：WBC $17 \times 10^9/L$，N 66%，L 34%；脑脊液外观微混浊，WBC $800 \times 10^6/L$，N 70%，L 30%，蛋白质 2000 mg/L，糖 2.3 mmol/L，氯化物 105 mmol/L。

 1. 最可能的医疗诊断是（ ）

  A. 中毒性脑病   B. 化脓性脑膜炎

  C. 病毒性脑膜炎   D. 结核性脑膜炎

  E. 流行性脑脊髓膜炎

2. 对该患儿的护理措施，不妥的是（　　）

A. 维持体温正常　　　　　　　B. 保证营养供给

C. 经常为其翻身　　　　　　　D. 病房保持安静

E. 各种护理操作尽可能集中

参考答案

A₁ 型题

1. D　　2. C　　3. D　　4. C　　5. B

A₂ 型题

1. C　　2. A

A₃ 型题

1. B　　2. C

项目十四　风湿免疫性疾病患儿的护理

学习目标

识记

复述儿童免疫系统发育特点。

理解

1. 解释风湿热侵犯心脏时的临床表现。
2. 叙述过敏性紫癜的临床表现。
3. 举例说明皮肤黏膜淋巴结综合征患儿的心理护理要点。

应用

1. 运用护理程序，对皮肤黏膜淋巴结综合征的患儿进行评估，并制订相应的护理计划。
2. 运用所学知识，能够解答患儿及家长提出的有关过敏性紫癜及皮肤黏膜淋巴结综合征的健康问题。

基础知识

儿童免疫系统发育特点

免疫（immunity）是机体的生理性保护机制，其本质是识别自身和排除异己。免疫系统具有免疫防御、调控、监视的作用，具体功能包括：防御感染；清除衰老、损伤或死亡的细胞；识别和清除突变的细胞。人类的免疫器官和免疫系统在胚胎早期就开始发育，至出生时已经较为成熟，但因未能接触抗原，尚未获得免疫记忆，从而使儿童尤其是婴幼儿处于生理性免疫功能低下状态。

免疫系统分为非特异性免疫和特异性免疫。

非特异性免疫又叫天然免疫或固有免疫，是人一出生就具有的天然免疫力，是机体在长期的种族进化过程中不断与各种病原体相互斗争而建立起来的一系列防御功能，它对各种入侵的病原微生物能快速反应，但是不专门针对某种抗原性异物，所以称为非特异性免疫，同时在特异性免疫的启动和效应过程也起着重要作用。非特异性免疫主要包括屏障防御机制、细胞吞噬系统、补体系统和其他免疫分子作用。

特异性免疫又称获得性免疫或适应性免疫，是机体在后天生活过程中与抗原性或半抗原性物质接触后才产生的，是一种后天获得性免疫，包括细胞免疫和体液免疫。它是在非特异性免疫的基础上，由免疫器官和免疫活性细胞完成的。免疫器官主要有骨髓、胸腺、脾、淋巴结；免疫活性细胞主要有 T 淋巴细胞和 B 淋巴细胞，T 淋巴细胞主要参与细胞免疫，B 淋巴细胞主要参与体液免疫。

小儿的免疫生理与免疫病理与成人不尽相同，在临床免疫学中具有独特性，具体表

311

现如下表 14 - 1。

表 14 - 1 儿童免疫系统发育特点

儿童非特异性免疫特点	屏障防御机制		屏障防御机制作用差。机体防御屏障主要由解剖屏障和生化屏障两部分构成。解剖屏障由皮肤 - 黏膜屏障、血 - 脑脊液屏障、血 - 胎盘屏障、淋巴过滤作用等构成;生化屏障由溶菌酶、乳铁蛋白、胃酸等构成。儿童皮肤角质层薄嫩、容易破损,因此屏障作用差,对外界病原微生物抵抗力弱,易受机械或物理损伤而继发感染;新生儿皮肤较成人偏碱性,易于细菌或真菌的繁殖,肠道通透性高,胃酸较少,杀菌力弱;儿童呼吸道纤毛细胞发育不完善,均导致儿童的非特异性免疫功能较差,易于感染
	细胞吞噬系统功能		细胞吞噬系统功能弱。在胎龄 34 周时,中性粒细胞的趋化、吞噬和细胞内杀菌功能已趋于成熟。但新生儿的各种吞噬细胞功能可呈暂时性低下,这与新生儿时期缺乏血清补体、调理素和趋化因子等有关
	补体水平		补体水平低。母体的补体不能传输给胎儿,故足月新生儿出生时血清补体经典途径成分(CH50、C3、C4 和 C5)的活性约为成人的 60%,约半数新生儿补体经典途径溶血力低于成人水平,其补体旁路激活溶血活性低下者更多,一般在出生后 6 ~ 12 月时,各种补体成分的浓度及溶血性达到成人水平
儿童特异性免疫特点	细胞免疫(T 细胞免疫)		来自胚肝和骨髓的淋巴细胞进入胸腺,在胸腺内继续发育,最终形成成熟的 T 细胞。足月新生儿外周血中 T 细胞绝对数已达到成人水平,但 T 细胞的分类比例和功能与成人不同。由于从未接触抗原,需要在较强的抗原刺激下才有反应,随着与多种抗原接触,T 细胞更趋于完善。其中 CD_4^+ 的 T 细胞较多,而 CD_8^+ 的 T 细胞较少,使得 CD_4/CD_8 的比值高达 3 ~ 4,以后逐渐下降,2 岁时为 2,达成人水平。新生儿时期 CD_4 细胞辅助功能低,而且有较高的抑制活性,可使 B 细胞产生免疫球蛋白受抑制,一般 6 个月龄时 CD_4 辅助功能才趋于正常。新生儿时期 T 细胞产生的 γ - 干扰素和白细胞介素 - 4 只有成人的 10% ~ 20%,约 3 岁达到成人水平
	体液免疫	B 细胞免疫	B 细胞免疫比 T 细胞免疫发育较为迟缓。在抗原刺激下胎儿的 B 细胞可以产生 IgM 抗体,但是出生 3 个月后才可以产生有效的 IgG 类抗体应答。足月新生儿 B 细胞数量略高于成人,早产儿 B 细胞数量则低于成人。B 细胞数量少不利于抗感染的特异性抗体形成,容易发生暂时性的低丙种球蛋白血症
		免疫球蛋白(是 B 细胞最终分化为浆细胞的产物) — IgG	IgG 占免疫球蛋白的 75%,IgG 相对分子质量小,是唯一可以通过胎盘的免疫球蛋白。来自母体的 IgG 在出生后数月对防御白喉、麻疹、脊髓灰质炎、β - 溶血性链球菌、肺炎双球菌等感染起着重要作用,来自母体的 IgG 于儿童出生后因代谢分解而逐渐下降,出生后 6 个月几乎全部消失,而婴儿自身产生 IgG 从 3 个月时才逐渐增多,故 6 个月后易患感染。6 ~ 7 岁逐渐接近成人水平
		IgM	IgM 占免疫球蛋白的 10%,在胚胎 12 周时已能够合成 IgM,此后随着胎龄的增长而略有增加。胎儿时期一般无抗原刺激,胎儿自身产生的 IgM 很少,且 IgM 分子量大,不能通过胎盘,故胎儿期 IgM 含量极低。出生时若脐血 IgM 含量增高,提示有宫内感染。出生后 3 ~ 4 个月时 IgM 在血清中的含量为成人的 50%,1 岁时达成人的 75%。IgM 是抗革兰氏阴性杆菌的主要抗体,因新生儿的血中含量低,故新生儿易患革兰氏阴性杆菌感染,尤其易患大肠埃希菌败血症
		IgA	IgA 占免疫球蛋白的 15%,分为血清型和分泌型两种。胎儿期不产生 IgA,而 IgA 又不能通过胎盘。因此,新生儿血清 IgA 浓度极微,1 岁时其血清浓度仅为成人的 20%。分泌型 IgA(SIgA)是黏膜局部抗感染的重要因素,婴儿出生后可从母亲初乳中获得部分 SIgA。新生儿及婴幼儿 SIgA 水平较低,1 岁时仅为成人的 3%,12 岁时才达成人水平,因此新生儿和婴幼儿易患呼吸道和胃肠道感染。由于初乳中含有较多的 SIgA,因此母乳喂养的儿童比人工喂养的儿童少患呼吸道及消化道感染
		IgD 和 IgE	IgD 和 IgE 两者均难以通过胎盘。IgD 在新生儿血中含量极少,5 岁时达到成人水平的 20%,其生物血作用目前尚不清楚。IgE 是血清含量最低的一种,约 7 岁时达到成人水平,主要参与 I 型超敏反应

任务一　过敏性紫癜患儿的护理

【疾病概述】

过敏性紫癜（anaphylactoid purpura）又称亨 – 舒综合征（Henoch – Schonlein syndrome），是一种以全身小血管炎为主要病变的血管炎综合征。临床主要症状表现为非血小板减少性皮肤紫癜，常伴有关节肿痛、腹痛、便血及血尿、蛋白尿等。多见于学龄期儿童，且男孩多于女孩，一年四季均可发病，以春秋季多见。

【病因】

过敏性紫癜病因尚未明确，目前认为与某种致病因素引起的自身免疫反应有关。致病因素的类型常有微生物感染（细菌、病毒、寄生虫等）、食物过敏（鱼虾类、蛋类、奶类等）、药物过敏（抗生素、解热镇痛药等）、花粉过敏、虫咬及疫苗接种等，但均无确切证据。

【发病机制】

本病的发病机制可能为上述因素作用于具有敏感体质的个体，产生不恰当的免疫应答，形成免疫复合物沉积于小血管，引起广泛的毛细血管及小动脉炎。血管发生炎症后使得通透性增加，最终导致皮肤、黏膜及内脏器官出血和水肿。本病发病有家族遗传倾向，亚洲发病率较高。

过敏性紫癜常呈急性起病，在起病前 1~3 周有上呼吸道感染史。约半数患儿伴有低热、乏力、精神不振、纳差等全身症状，其主要临床表现如下。

1. 皮肤紫癜　一般为首发症状，反复出现皮肤紫癜是本病的特征。多见于四肢和臀部，对称分布，成批出现，以下肢伸侧较多，面部及躯干较少出现，严重者累及上肢。初起为紫红色（图 14 – 1），高出皮面，压之不褪色，此后颜色逐渐加深呈暗紫色（图 14 – 2），最终呈棕褐色而消退。少数重症患儿紫癜可大片融合，形成大疱伴出血性坏死。皮肤紫癜一般在 4~6 周后消退，部分患儿间隔数周、数月后复发。

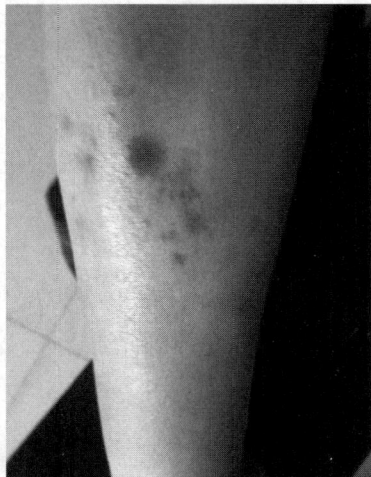

図 14 – 1　紫红色紫癜

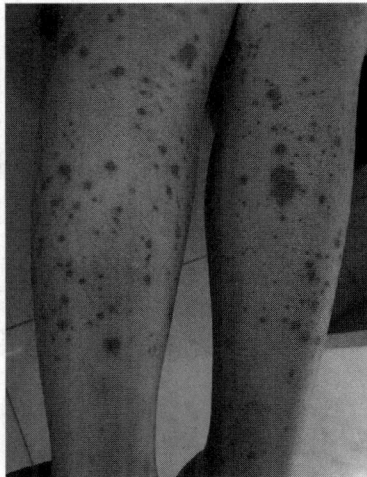

図 14 – 2　暗红色紫癜

2. 消化道症状　约2/3患儿出现消化道症状，一般以脐周或下腹部阵发性剧烈疼痛为主，可伴呕吐，部分患儿可有黑便或血便，偶可并发肠套叠、肠梗阻及肠穿孔、出血坏死性小肠炎等。

3. 关节症状　约1/3患儿出现关节疼痛，多累及膝、踝、肘、腕等大关节，表现为关节肿痛及活动受限，于数日内消失，不遗留关节畸形。

4. 肾脏症状　30%~50%患儿出现肾脏损害的表现，也是儿科最常见的继发性肾小球疾病。本病是否引起肾脏病变及病变程度是决定远期预后的关键因素。肾脏损害患儿多数有血尿、蛋白尿及管型，并伴血压增高和水肿，称为紫癜性肾炎。少数患儿呈肾病综合征表现。大多数患儿都能完全恢复，少数可进展为慢性肾炎，死于慢性肾功能衰竭。

5. 其他　偶见失语、瘫痪、昏迷、惊厥，因颅内出血所致。个别患儿出现鼻出血、牙龈出血、咳血等。

【护理评估】

1. 健康史　评估患儿发病前有无上呼吸道感染病史，是否为过敏体质，既往有无类似疾病病史。询问出疹时间、分布及伴随症状，有无家族史。

2. 身体状况　观察患儿的生命体征、肢体运动情况。观察皮疹特点，检查有无关节肿胀、疼痛，有无腹痛、便血、水肿、血压增高等症状，及时收集血、尿、大便标本，进行实验室检查及相关辅助检查，分析血液、尿及粪便检查结果。

3. 心理-社会状况　应评估患儿及其家长对本病相关知识的认识程度和心理状态，以及有无因此带来的焦虑、担忧及恐惧等心理。评估患儿家庭环境和经济状况等。

4. 辅助检查　尚无特异性诊断试验，及时采集血、尿标本进行检查，了解血小板计数是否正常，是否有血尿、蛋白尿及管型，了解病程和并发症。

（1）血液检查：白细胞计数正常或轻度增高，中性粒细胞和嗜酸性粒细胞计数可增高。血小板计数正常甚至升高，出血、凝血时间及血块退缩试验正常，部分患儿毛细血管脆性试验阳性。

（2）尿常规：可有血尿、蛋白尿、管型。

（3）大便潜血试验：可为阳性。

（4）其他：血清IgA升高，IgG、IgM轻度升高或正常，腹部B超有利于早期诊断肠套叠。

5. 治疗原则及主要措施　本病无特殊治疗方法，主要采用对症和支持疗法。

（1）一般治疗：尽可能避免过敏原，卧床休息，积极控制感染。

（2）糖皮质激素和免疫抑制剂：急性期腹痛和关节痛时可应用糖皮质激素，如泼尼松或地塞米松，泼尼松分次口服，每日1~2 mg/kg，症状缓解后停药。重症过敏性紫癜性肾炎可加用免疫抑制剂，如环磷酰胺等。

（3）抗凝治疗：可用阿司匹林、双嘧达莫、肝素等。

（4）对症治疗：消化道出血时要禁食，出血量大时可考虑输血；抗组胺药及钙剂可缓解荨麻疹或血管神经性水肿症状；使用大剂量维生素C可改善毛细血管通透性。

知识拓展

过敏性紫癜的诊断标准
（EULAR/PRINTO/PRES，2010 年）

1. **皮肤紫癜** 分批出现的可触性紫癜，或下肢明显的瘀点，无血小板减少。

2. **腹痛** 急性弥漫性腹痛，可出现肠套叠或胃肠道出血。

3. **组织学检查** 以 IgA 免疫复合物沉积为主的白细胞碎裂性血管炎，或 IgA 沉积为主增殖性肾小球肾炎。

4. **关节炎或关节疼痛** ①关节炎：急性关节肿胀或疼痛伴有活动受限。②关节痛：急性关节疼痛不伴有关节肿胀或活动受限。

5. **肾脏受累** ①蛋白尿：>0.3 g/24h，或晨尿样本肌酐比 >30 mmol/mg。②血尿、红细胞管型：每高倍视野红细胞>5 个，或尿潜血≥2＋，或尿沉渣见红细胞管型。

注：其中第一条为必要条件，加上 2～5 中的至少一条即可诊断为过敏性紫癜；非典型病例尤其在皮疹出现之前已出现其他系统症状时易误诊，需注意鉴别诊断。

案例分析

患儿，男，9 岁，双下肢皮疹 8 天，腹痛 1 天入院。

体格检查：T 37.5 ℃，P 83 次/分，R 27 次/分，神志清楚，双下肢可见散在暗红色斑丘疹，高出皮面，压之不褪色，双侧对称分布，其余皮肤未见皮疹出血点。口唇红，咽充血，双侧扁桃体Ⅰ度肿大，表面未见脓点。颈软无抵抗，双肺呼吸音粗，未闻及干湿啰音。心音有力，心律齐、未闻及杂音。腹平软，脐周围有轻度压痛，无肌紧张及反跳痛，肝脾肋下未触及，肠鸣音 5~6 次/分，四肢肌张力正常，手、足无水肿。

辅助检查：血常规：WBC 18.35 × 10^9/L，L 19.7%，N 78%，RBC 4.89 × 10^{12}/L，PLT 412 × 10^9/L，HB 134 g/L。

护理任务：

（1）该患儿哪些症状提示过敏性紫癜？

（2）对该患儿的护理重点是什么？如何监测病情？

【护理诊断和护理措施】

1. 皮肤完整性受损

（1）相关因素：与血管炎有关。

（2）护理目标：患儿皮损减少，不发生感染及破溃。

（3）护理措施：观察皮疹的形态、颜色、数量、分布以及是否反复出现，可绘成人体图形，并详细记录每日皮疹的变化情况；保持皮肤清洁，避免擦伤、抓伤，如有破溃应及时处理，防止出血和感染；患儿衣服应宽松、柔软，并保持清洁、干燥，避免穿化纤类衣服；避免接触可能的各种致敏原，并按医嘱使用止血药、脱敏药等。

2. 疼痛

（1）相关因素：与关节及肠道变态反应性炎症有关。

（2）护理目标：患儿腹痛与关节疼痛缓解或消失。

（3）护理措施：观察患儿关节疼痛及肿胀程度，协助患肢保持不同的功能体位。根据病情给予热敷、按摩、擦浴，并指导患儿利用放松、娱乐等方法减轻疼痛。患儿腹痛时应卧床休息，做好日常生活护理。遵医嘱应用糖皮质激素。

3. 潜在并发症

（1）相关因素：消化道损害引起消化道出血，肾脏损害引起紫癜性肾炎。

（2）护理目标：患儿并发症得到及时发现与处理。

（3）护理措施：监测病情。

1）观察有无腹痛及便血等情况；应注意腹部体征，出现异常应及时报告。如出现消化道出血时，应卧床休息，限制饮食，给予无渣流食。出血量多时，应禁食，由静脉补充营养，遵医嘱输血。

2）观察尿液的颜色、性状和量，并准确记录24小时出入量；定时做尿常规检查，如有血尿、蛋白尿及管型，提示紫癜性肾炎，应按肾炎护理。

4. 知识缺乏、焦虑

（1）相关因素：患儿家长缺乏过敏性紫癜的预防及护理知识。

（2）护理目标：患儿家长能基本掌握过敏性紫癜护理要点及预防知识。

（3）护理措施：进行健康指导。

近年来研究表明过敏性紫癜的重要原因是 A 族溶血性链球菌感染，且春、秋季好发，因此，向患儿及家长宣传预防感染的重要性，避免去人群密集、通风不良的场所，注意防止受凉。教会其观察病情，及早发现并发症，并遵医嘱服药。由于本病常可反复发作或并发肾脏损害，给家长及患儿带来痛苦及焦虑，应针对具体情况予以解释，并帮助家长寻找病因，避免复发，激发其战胜疾病的信心。

任务二　免疫性血小板减少症患儿的护理

【疾病概述】

免疫性血小板减少症（immune thrombocytopenia，ITP）是小儿最常见的出血性疾病，占儿童出血性疾病的 25%～30%。由于正常血小板被免疫性破坏的自身免疫性疾病，又称特发性血小板减少性紫癜。临床上以皮肤、黏膜自发性出血，血小板减少，出血时间延长，血块收缩不良，束臂试验阳性为特征。

ITP 的病因尚未完全清楚，约 80% 的患儿发病前 1～3 周有病毒感染史。目前认为病毒感染不是导致血小板减少的直接原因，而是由于病毒感染后机体产生相应的抗体 PAIgG，这类抗体可与血小板膜发生交叉反应，使血小板受到损伤而被清除。此外，病毒感染后，体内形成的抗原－抗体复合物可附着于血小板表面，使血小板易被单核－巨噬细胞系统吞噬和破坏，使血小板寿命缩短，导致血小板减少。此外，PAIgG 能特异性地与巨核细胞结合，导致骨髓中巨核细胞成熟障碍，血小板生成减少。

血小板数量减少是导致出血的主要原因。附着有 PAIgG 的血小板不同程度功能异常及抗体损伤血管壁致毛细血管脆性和通透性增加，是出血的促进因素。

【护理评估】

1. 健康史　向家长了解患儿近期有无感染史、疫苗接种史等；了解本次发病的时间、主要症状和体征。

2. 身体状况　患儿是否有烦躁、哭闹、发热等症状及症状出现时间；观察患儿皮肤黏膜出血点的分布情况与严重程度，评估患儿内脏出血的风险。

（1）急性型：多见于婴幼儿，冬春季节多见，占 ITP 的 70% ~ 90%。发病前 1 ~ 3 周常有急性病毒感染史，如上呼吸道感染、流行性腮腺炎、水痘、麻疹、风疹、传染性单核细胞增多症等，偶见于疫苗接种后。起病急，大多患儿出皮疹前无症状，部分患儿可有发热。以自发性皮肤、黏膜出血为突出表现，多为针尖大小出血点，或瘀斑、紫癜，皮下血肿少见，分布不均，以四肢较多，易于碰撞的部位更多见；常伴有鼻出血、齿龈出血；消化道大出血少见；颅内出血少见，是主要死因。出血严重者可伴贫血。肝脾偶见轻度肿大，无淋巴结肿大。部分患儿病程中无任何出血表现。病程多为自限性，80% ~ 90% 患儿在 1 ~ 6 个月内痊愈，10% ~ 20% 转变为慢性型。

（2）慢性型：病程 > 6 个月，多见于学龄儿童。起病慢，出血症状较轻，可呈持续性或反复发作，主要为皮肤、黏膜出血，出血持续期和间歇期长短不一。少数患儿因反复发作而出现贫血和脾脏轻度肿大，全身情况较好；约 1/3 患儿发病数年后自然缓解。

3. 心理 - 社会状况　评估患儿及家长的心理状态，对病情的认识程度和对护理的要求；评估家庭的经济状况及其支持系统。

4. 辅助检查

（1）外周血象：血小板计数常 < $100 \times 10^9/L$，低于 $50 \times 10^9/L$ 时可见自发性出血，低于 $20 \times 10^9/L$ 时出血明显，低于 $10 \times 10^9/L$ 时出血严重。失血较多时可致贫血，白细胞数正常。

（2）骨髓象：巨核细胞数正常或增多，胞体大小不一，以小型巨核细胞为主；幼稚巨核细胞增多，核分叶减少，胞质少且常有空泡形成、颗粒减少等现象。

（3）PAIgG 测定：含量明显增高。

（4）其他：束臂实验阳性，凝血时间正常，出血时间延长，血块收缩不良。

5. 治疗原则及主要措施　急性期出血明显者应卧床休息，避免外伤；忌用抑制血小板功能的药物如阿司匹林等。

（1）肾上腺皮质激素：可降低毛细血管通透性，抑制血小板抗体的产生，抑制单核巨噬细胞吞噬有抗体吸附的血小板。宜早期、大量、短程应用。常用泼尼松、地塞米松等药物。

（2）大剂量静脉丙种球蛋白：抑制巨噬细胞对血小板的结合与吞噬，减少抗血小板抗体的产生。

（3）输注血小板和红细胞：严重出血危及生命时可输注血小板，但尽量少输，因为 ITP 患儿血液中含有大量 PAIgG，可使输入的血小板很快被破坏；此外，反复输注还可产生抗血小板抗体。因出血致贫血者可输浓缩红细胞。

另外，激素和丙种球蛋白治疗无效及慢性难治性病例可给予免疫抑制剂治疗或行脾切除术。

案例分析

患儿，男，5 岁，因皮肤瘀斑 1 天入院。患儿 6 天前鼻塞、流涕，未予以特殊治疗。1 天前父母在给患儿洗澡时发现皮肤紫癜而入院。既往无不明原因出血。无明显家族性出血性疾病史。体格检查：咽稍红，皮肤苍白，肝、脾、淋巴结不大，双下肢、躯干有较多瘀点、瘀斑，压之不褪色。

辅助检查：血常规示 Hb 80 g/L，WBC $4.8 \times 10^9/L$，PLT $25 \times 10^9/L$。

儿童护理

护理任务：

（1）请列出该患儿的护理问题。

（2）如何进行护理？

【护理诊断和护理措施】

1. 皮肤黏膜完整性受损

（1）相关因素：与血小板减少致皮肤黏膜出血有关。

（2）护理目标：患儿无内脏出血或内脏出血减轻。

（3）护理措施：立即止血，减少活动避免损伤。

1）急性期患儿应减少活动，有明显出血时应卧床休息。

2）尽量减少肌内注射或深静脉穿刺，必要时延长压迫时间，防止发生深部血肿。

3）禁食坚硬、多刺的食物，选择软毛牙刷，防止损伤口腔黏膜及齿龈而出血。

4）保持大便通畅，防止用力大便时腹压增高而诱发颅内出血。

5）床头、床栏及家具的尖角用软垫子包扎，忌接触锐利玩具，限制剧烈运动，以免碰伤、刺伤或摔伤而出血。

口、鼻黏膜出血可用浸有1%麻黄碱或0.1%肾上腺素的棉球、纱条或吸收性明胶海绵局部压迫止血。无效者，可请耳鼻喉科医师会诊，以油纱条填塞，2~3天后更换。遵医嘱给予止血药、输同型血小板治疗。

2. 有感染的危险

（1）相关因素：与糖皮质激素和（或）免疫抑制剂应用致免疫功能下降有关。

（2）护理目标：患儿不发生感染，或发生后立即有效处理。

（3）护理措施：应与感染患儿分室居住，保持出血部位清洁，剪短指甲，防止抓伤皮肤，注意个人卫生，严格无菌技术操作。

3. 潜在并发症

（1）相关因素：与患儿血小板严重减少致内脏出血有关。

（2）护理目标：患儿不发生内脏出血，或及早识别内脏出血征象并正确处理。

（3）护理措施：密切病情观察。

1）观察皮肤瘀点、瘀斑变化，监测血小板数量变化，对血小板含量极低者应严密观察有无其他出血情况发生。

2）监测生命体征，观察神志、面色，记录出血量。如面色苍白加重，呼吸、脉搏增快，出汗，血压下降提示可能有失血性休克；若患儿烦躁、嗜睡、头痛、呕吐，甚至惊厥、昏迷、颈阻等提示可能有颅内出血；若呼吸变慢或不规则，双侧瞳孔不等大、对光反射迟钝或消失提示可能合并脑疝。如有消化道出血则常伴有腹痛、便血；肾出血则伴血尿、腰痛等。

4. 焦虑、恐惧

（1）相关因素：与血小板过低，随时有出血的危险有关。

（2）护理目标：患儿家长能基本掌握ITP患儿日常护理要点。

（3）护理措施：心理护理和健康指导。

出血及止血技术操作均可使患儿产生恐惧心理，表现为不合作、烦躁、哭闹等，而使出血加重。故应关心、安慰患儿，向年长儿讲明道理，以取得合作。

对年长儿及家长进行以下健康指导。

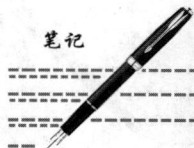

1）指导预防损伤的措施：不玩尖利的玩具和使用锐利工具，不做剧烈的、有对抗性的运动，常剪指甲，选用软毛牙刷等。

2）指导进行自我保护，忌服阿司匹林类或含阿司匹林的药物；服药期间不与感染患儿接触，去公共场所时戴口罩，衣着适度，尽量避免感冒，以防病情加重或疾病复发。

3）教会家长识别出血征象并学会压迫止血的方法，一旦发现出血，立即到医院复查或治疗。

4）脾切除的患儿易患呼吸道和皮肤化脓性感染，且易发展为败血症。在术后 2 年内，患儿应定期随诊，并遵医嘱应用抗生素和丙种球蛋白，以增强抗感染能力。

任务三　风湿热患儿的护理

【疾病概述】

风湿热（rheumatic fever）是由 A 组 β 溶血性链球菌感染咽部后引起的、常反复发作的迟发免疫性炎症反应。病变主要累及心脏、关节、脑、皮肤、浆膜、血管等，以心脏损害最为多见且严重，风湿性心脏病是导致风湿热患儿死亡的主要原因。临床典型表现主要包括发热、关节炎、心脏炎、皮肤的环形红斑、皮下结节和风湿性舞蹈症。心脏炎和关节炎发病率无明显差异，风湿性舞蹈症多见于女童。风湿热好发年龄为 5~15 岁，一年四季均可发病，冬春季较易发，寒冷、潮湿地区发病率高。

【病因】

风湿热病因尚未明确，大多认为与 A 组 β 溶血性链球菌感染后的两种免疫反应有关，0.3%~3%患儿因该菌引起咽峡炎的 1~4 周后发生风湿热。

风湿热的发病机制亦尚未十分明确，目前认为与 A 组 β 溶血性链球菌及其产物的抗原、易感组织器官的免疫反应、宿主的免疫遗传易感性等相互作用有关。A 组 β 溶血性链球菌的多种抗原分子结构与人体器官抗原存在同源性：如 A 组 β 溶血性链球菌的荚膜透明质酸与人体关节和滑膜有共同抗原，细菌细胞壁中的某些成分以及细胞膜的脂蛋白与人体心肌、心瓣膜、丘脑下核及尾状核等多种组织均有着共同抗原。因此机体的抗链球菌免疫反应可与人体组织产生免疫交叉反应，导致器官损害。风湿性心脏病患儿可出现抗心肌抗体，损伤心肌组织发生心肌炎，所以认为它是一种自身免疫。

【病理】

病理过程可分为渗出、增生、硬化 3 期，但各期病变可同时存在。

1. 渗出期　约持续 1 个月。心脏、关节、皮肤等受累部位结缔组织变性和水肿，淋巴细胞和浆细胞浸润；心包纤维素渗出，关节腔内浆液性渗出。

2. 增生期　持续 3~4 个月。特点为风湿小体或风湿性肉芽肿形成。好发于心肌、心内膜、心外膜、关节皮下组织和腱鞘，是诊断风湿热的病理依据，表示风湿活动。

3. 硬化期　持续 2~3 个月。风湿小体中央变性和坏死物质被吸收，炎症细胞减少，纤维组织增生和瘢痕形成。二尖瓣最常受累，其次为主动脉瓣。

【护理评估】

1. 健康史　了解患儿发病前有无上呼吸道感染史，有无发热、关节疼痛，是否伴有皮疹，有无精神异常或不自主表现；既往有无心脏病史或关节炎病史；家庭居住地的气候、环境是否寒冷潮湿，室内通风是否不良；家族成员有无类似疾病。

2. **身体状况** 观察患儿的生命体征，注意心率加速与体温升高是否成比例。听诊有无心音减弱、奔马律及心脏杂音。检查有无关节红、肿、热、痛表现，有无活动受限；有无皮疹，尤其注意躯干和关节伸侧。同时了解心电图、实验室检查结果。

风湿热的临床表现为：多数呈急性发病，心肌炎及风湿性舞蹈症初发时多呈缓慢过程。临床表现轻重不一，取决于疾病侵犯的部位和严重程度。本病一般发生于咽峡部链球菌感染后，潜伏期长短不一，可一周至数周，若不进行预防可反复周期性发作。

（1）一般表现：患儿有发热，热型不规则，可低热或中度发热，伴有精神不振、面色苍白、多汗、食欲差及腹痛等症状。

（2）心脏炎：包括心肌炎、心内膜炎、心包炎，是本病最严重的临床表现，40%～50%的风湿热患儿发生心脏炎。轻者可无症状，重者可伴有不同程度的心力衰竭，甚至死亡。

1）心肌炎：轻者可无症状，重者可伴有不同程度的心力衰竭。常有心率增快，且与体温升高不成比例。患儿常诉心慌、胸闷、气短、心前区不适。由于心肌收缩力下降，心尖区第一心音减弱，部分患儿可出现期前收缩、房室传导阻滞等心律失常。心尖部能闻及轻度收缩期杂音，主动脉瓣区可闻及舒张中期杂音。心电图显示 P－R 间期延长，伴 T 波低平及 ST 段改变或有心律失常。

2）心内膜炎：二尖瓣受累多见，其次为主动脉瓣。二尖瓣关闭不全时，表现为心尖部全收缩期杂音，向腋下传导。主动脉瓣关闭不全时，可在胸骨左缘第 3 肋间闻及叹气样舒张期杂音。急性期过后或病情明显好转后，杂音仍不消失或减弱，往往提示有器质性瓣膜病变。多次反复发作可使心瓣膜形成永久性瘢痕，导致风湿性心瓣膜病。

3）心包炎：表现为心前区疼痛、心动过速和呼吸困难，部分患儿心底部可闻及心包摩擦音，少数患儿心包积液量多时心浊音界扩大、心前区搏动消失、心音遥远。心脏压塞可有颈静脉怒张、肝脏肿大等表现。

4）充血性心力衰竭：主要表现为心率增快、心脏扩大、肝脏肿大、呼吸困难、右上腹疼痛、恶心及呕吐。

（3）关节炎：年长儿多见，占风湿热总数的 50%～60%，主要累及膝、踝、肘、腕等大关节，以游走性和多发性为特点，局部表现为红、肿、热、痛，活动受限。经治疗后可痊愈，愈后不留畸形。

（4）风湿性舞蹈症：起病较慢，多数在感染链球菌 1～6 个月后出现，8～14 岁女性患儿多见，占风湿热患儿的 3%～10%，也称 Sydenham 舞蹈病。主要表现为全身和部分肌肉不自主、无目的的快速运动，如伸舌、皱眉、挤眼、耸肩、细微动作不协调等，在兴奋和注意力集中时加剧，入睡后即消失。可单独存在或与其他症状并存，约 40% 伴心脏损害，伴关节炎者罕见。

（5）环形红斑：为血管周围炎性改变，可呈多形性。出现率为 6%～25%，常见于躯干及四肢屈侧，典型红斑呈边界清楚但不规则的淡色红斑，边缘稍隆起，突出皮面，呈一过性，短时间内时隐时现，无瘙痒，不遗留脱屑及色素沉着（图 14－3、14－4）。

（6）皮下结节：常见于复发病例，好发于肘、腕、膝、踝等关节伸侧面，呈质硬、不粘连、无压痛的结节，经 2～4 周消失。皮下小结常与心脏炎并存，为风湿活动的显著标志（图 14－5）。

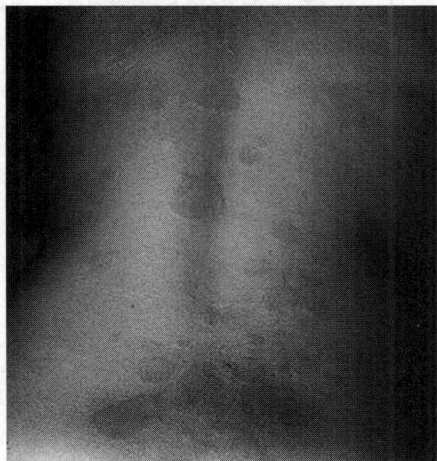

图 14 - 3　环形红斑（一）

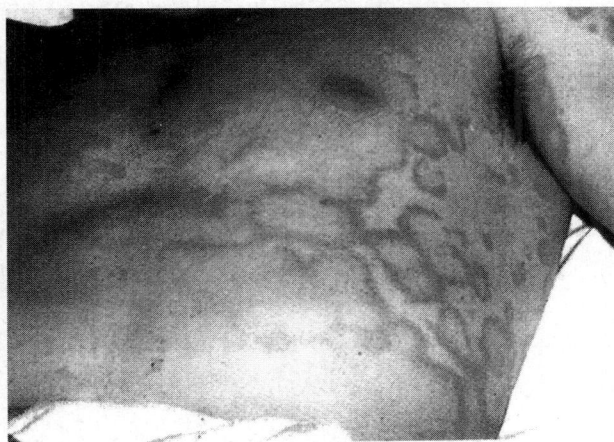

图 14 - 4　环形红斑（二）

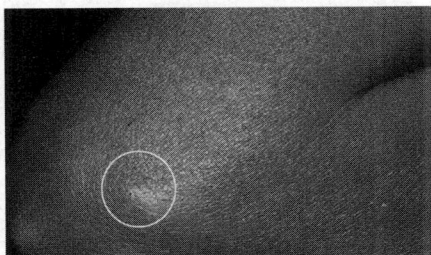

图 14 - 5　皮下结节

3. 心理 - 社会状况　因风湿热常反复发作，产生心脏损害，易导致慢性风湿性心脏病，严重影响患儿生命和生活质量，因此应评估患儿及其家长有无焦虑，以及对该病的预后、疾病的护理方法、药物的副作用、复发的预防等知识的认识程度。对年长儿还需评估有无因长期休学带来的担忧、由风湿性舞蹈症带来的自卑等。另外尚需评估患儿家庭环境和经济状况、既往有无住院经历等。

4. 辅助检查

（1）风湿热活动指标：血液检查可有白细胞计数和中性粒细胞增高，血沉增快，

C - 反应蛋白阳性和黏蛋白增高,这些指标为风湿活动的重要指标,但对诊断本病无特异性。

(2) 85%的患儿血清抗链球菌溶血素"O"(ASO)滴度升高:同时测定抗脱氧核糖核酸酶B(Anti - DNAseB)、抗链球菌激酶(ASK)、抗透明质酸酶(AK),阳性率可提高到95%。

(3) 心电图。P - R间期持续延长。

5. 治疗要点

(1) 一般治疗:卧床休息,控制活动量,加强营养,补充维生素等。如有心脏炎应卧床休息6周,如伴有心脏扩大或心力衰竭则需6个月左右才可逐渐活动。

(2) 控制感染灶:常用大剂量青霉素静脉点滴,持续2~3周,以彻底清除链球菌感染。青霉素过敏者可改用红霉素。

(3) 抗风湿治疗:心脏炎时早期使用糖皮质激素,总疗程8~12周;无心脏炎者使用阿司匹林,总疗程4~8周。

(4) 对症治疗:有充血性心力衰竭者宜加用小剂量地高辛,并加卡托普利、呋塞米和螺内酯。风湿性舞蹈症者用苯巴比妥、地西泮等镇静剂,关节肿痛者应给予制动。

知识拓展

风湿热与风心病的关系

风湿热是与A组β溶血性链球菌密切相关的免疫性疾病,是导致风心病的直接原因。如果风湿热反复发作侵犯到心脏,引起心脏瓣膜永久性瘢痕从而出现瓣膜狭窄或关闭不全,称为风湿性心脏病,简称"风心病"。因此,要预防"风心病",必须要控制风湿热的复发。

案例分析

患儿,女,7岁,以低热4周,游走性关节疼痛3周为主诉入院。

患儿半月前曾患化脓性扁桃体炎。

体格检查:神志清,面色苍白,T 38 ℃,躯干四肢可见环形红色斑疹,咽充血,两肺无异常,心率140次/分,心尖部可闻及Ⅱ级收缩期杂音,主动脉瓣区闻及Ⅱ级舒张期杂音,肝脾肋下未触及。

辅助检查:WBC 12×10^9/L,ASO 80 U,血沉29 mm/h,CRP(+),心电图P - R间期延长。

护理任务:

(1) 该患儿哪些症状提示风湿热?

(2) 该患儿的护理诊断有哪些?

(3) 针对该患儿应采取哪些护理措施?

【护理诊断和护理措施】

1. 心输出量减少

(1) 相关因素:与心脏受损有关。

(2) 护理目标:患儿保持充足的心排血量,生命体征维持在正常范围。

(3) 护理措施:维持心脏正常功能。

1) 限制活动:根据心脏受累的程度和心功能状态决定卧床休息的时间。发热、关节肿痛且无心脏炎者，卧床休息至急性症状消失，随后逐渐恢复活动；有心脏炎无心力衰竭者卧床休息 4 周，在以后的 4 周内逐渐恢复活动；心脏炎伴心力衰竭者待心功能恢复后再卧床 3～4 周，在以后 2～3 个月内逐渐增加活动量。

2）观察病情：注意观察患儿面色、呼吸、心率、心律及心音的变化，了解心电图情况。当患儿有烦躁不安、面色苍白、多汗、气急等心力衰竭表现时，应立即告诉医生及时处理。

3）加强饮食护理：给予营养丰富、易消化的食物，少量多餐；心力衰竭患儿应适当限制盐和水分，保持大便通畅，并详细记录 24 小时出入量。

4）有心衰患者，遵医嘱使用洋地黄制剂，同时配合吸氧、利尿、维持水电解质平衡等治疗。

2. 疼痛

（1）相关因素：与关节炎症有关。

（2）护理目标：患儿疼痛减轻并能自由活动。

（3）护理措施：减轻关节疼痛。

关节疼痛时，可使其保持舒适体位，移动肢体时动作要轻柔，避免患肢受压，也可热敷局部关节以止痛。指导和鼓励患儿最大限度地完成自理活动。注意患肢保暖，并做好皮肤护理。

3. 体温过高

（1）相关因素：与感染的病原体毒素有关。

（2）护理目标：患儿体温恢复正常。

（3）护理措施：维持体温正常。

监测体温，注意热型变化。高热时应及时降温。按医嘱抗风湿治疗。

4. 潜在并发症

（1）相关因素：与使用药物的不良反应有关。

（2）护理目标：患儿住院期间无并发症发生，或发生时能被及时发现和处理。

（3）护理措施：加强用药护理。

服药期间应注意观察药物的不良反应。如阿司匹林应在饭后服药，以减少对胃肠道的刺激，并遵医嘱加用维生素 K 以防止出血。应用泼尼松要注意观察其副作用，如满月脸、肥胖、消化道溃疡、肾上腺皮质功能不全、精神症状不佳、血压增高、电解质紊乱、抑制免疫等，另外尚可引起缺钙，故应注意补充钙剂、维生素 D，防止出现骨质疏松。心脏炎患儿对洋地黄敏感且易中毒，在用药过程中，应注意观察药物效果和中毒症状，一旦出现恶心、呕吐、心律不齐、心动过缓等不良反应，立即停药，通知医生并配合处理。

5. 知识缺乏、焦虑

（1）相关因素：患儿家长缺乏关于本病的预防及护理知识。

（2）护理目标：患儿家长能基本掌握风湿热的护理要点及预防知识。

（3）护理措施：心理护理和健康指导。

1）心理护理：向患儿及其家长耐心解释各项检查、治疗和护理的意义，以取得他们的配合。主动关心爱护患儿，及时解除其各种不适，帮助其树立战胜疾病的信心。

2）健康指导：向家长讲解疾病的相关知识及护理要点，指导定期门诊复查。指导家长合理安排患儿的日常生活，避免剧烈的活动；患儿应增强体质，少去公共场所，避免寒冷潮湿，预防上呼吸道感染。发生链球菌感染，应及时彻底治疗。强调预防复发的重要性，首选长效青霉素进行预防治疗，120万U肌内注射，每月1次，至少持续5年，最长持续至25岁，有风湿性心脏病患儿，宜终身预防性用药。对青霉素4过敏者可改用红霉素类药物口服，每月口服6~7天，持续时间同青霉素。

（江若霞）

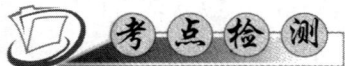 考 点 检 测

◄◄◄◄◄ A₁ 型题 ►►►►

1. 有关过敏性紫癜的主要症状错误的是（　　）
   A. 皮肤紫癜 　　　　　　　　　　　B. 关节肿痛
   C. 腹痛、便血 　　　　　　　　　　D. 血尿
   E. 环形红斑

2. 过敏性紫癜的护理评估不包括（　　）
   A. 健康史 　　　　　　　　　　　　B. 身体状况
   C. 心理 – 社会状况 　　　　　　　D. 血尿等辅助检查
   E. 风湿性舞蹈症

3. 过敏性紫癜最主要的护理诊断是（　　）
   A. 疼痛 　　　　　　　　　　　　　B. 皮肤完整性受损
   C. 心输血量减少 　　　　　　　　　D. 潜在并发症
   E. 体温过高

4. 关于风湿热的临床表现错误的是（　　）
   A. 发热，热型固定，多为弛张热 　　B. 最严重的表现是心脏炎
   C. 关节炎 　　　　　　　　　　　　D. 风湿性舞蹈症
   E. 皮下结节、环形红斑

5. 风湿热的治疗要点不包括（　　）
   A. 休息、加强营养，补充维生素 　　B. 清除链球菌感染用小剂量青霉素
   C. 心脏炎时早期用糖皮质激素 　　　D. 无心脏炎者用阿司匹林
   E. 有充血性心力衰竭加用小剂量地高辛

6. 风湿热的护理诊断错误的是（　　）
   A. 心输血量减少与心脏受损有关 　　B. 关节受累引起疼痛
   C. 皮肤紫癜 　　　　　　　　　　　D. 病原体释放毒素引起体温升高
   E. 家属缺乏相关知识引起焦虑

◄◄◄◄◄ A₂ 型题 ►►►►

1. 患儿，男，10岁，因发现双下肢出现紫癜就诊，可见紫癜散在，粟粒大小，色鲜红，未融合成片，时有咳嗽，4天前感冒，现体温36.5℃，无声嘶，无呕吐，无膝关节疼痛，无血尿。护理该患儿应重点（　　）
   A. 防止出现关节疼痛 　　　　　　　B. 监测病情
   C. 恢复皮肤的正常形态和功能 　　　D. 对家属进行健康教育
   E. 心理护理

2. 患儿，女，9 岁，因发热伴关节疼痛 9 天入院。患儿 9 天前出现不规则热，伴寒冷、头痛、头晕、疲乏无力，咽部疼痛，同时四肢关节疼痛较甚、肿胀、行走困难，手指肿胀，抓握困难。实验室检查类风湿因子（－），抗链球菌溶血素 "O" 滴度升高（400 U），为了缓解患儿关节疼痛，不可采取的护理措施是（　　）

  A. 让患儿保持舒适的体位

  B. 避免患肢受压，移动肢体时动作要轻柔

  C. 局部热敷

  D. 局部冷敷

  E. 避免潮湿，做好皮肤护理

A₃ 型题

（1~2 题共用题干）

患儿，男，12 岁，两下肢紫癜 5 天，加重伴浮肿 2 天。患儿 5 天前发现双下肢少量紫癜，不痛不痒，近 2 日紫癜增多，并出现晨起眼睑浮肿，起床行走后足痛。患儿 2 周前出现发热、乏力、倦怠等情况，1 周前曾出现短暂腹痛史，未就医亦未服用任何药物，7 日前曾进食海鲜。

体格检查：T 36.7 ℃，P 82 次/分，R 22 次/分，臀部以下双下肢皮肤有大小不等紫癜，呈紫红色，部分高出皮肤，呈对称分布，压之不褪色。黏膜无异常，淋巴结无肿大，其余检查未见异常。

1. 该患儿的初步诊断最可能是（　　）

  A. 麻疹　　　　　　　　　　　　B. 风湿热

  C. 过敏性紫癜　　　　　　　　　D. 猩红热

  E. 黏膜皮肤淋巴结综合征

2. 针对患儿皮疹应采取的护理措施不包括（　　）

  A. 观察皮疹的形态、颜色、数量、分布，是否反复出现，可绘成人体图形，每日详细记录皮疹变化情况

  B. 保持皮肤清洁，如有破溃及时处理，防止出血和感染

  C. 患儿衣着应宽松、柔软，保持清洁、干燥

  D. 避免接触各种致敏原，同时遵医嘱用脱敏药

  E. 使用肾上腺皮质激素缓解关节疼痛

参考答案

A₁ 型题

1. E　　2. E　　3. B　　4. A　　5. B　　6. C

A₂ 型题

1. C　　2. D

A₃ 型题

1. C　　2. E

项目十五 泌尿系统疾病患儿的护理

学习目标

识记

1. 列出儿童正常尿量范围、少尿及无尿判断标准。
2. 描述急性肾小球肾炎的病因、临床表现及护理措施。
3. 描述肾病综合征的临床表现及护理措施。

理解

1. 说明急性肾小球肾炎患儿出现水肿、少尿、血尿及高血压的临床特点及发生机制。
2. 说明肾病综合征患儿"三高一低"的发病机制及病理生理特点,肾病综合征的治疗要点。
3. 比较急性肾炎和肾病综合征有哪些相同(相似)和不同点。

应用

1. 根据儿童的排尿及尿液特点判断患儿尿标本检查是否正常。
2. 运用护理程序,对急性肾小球肾炎、肾病综合征患儿进行护理评估,提出护理诊断/问题,制订护理计划,并能正确实施护理措施,及时评价护理效果。

基础知识

儿童泌尿系统解剖及生理特点

一、解剖特点

儿童泌尿系统解剖特点见表 15 – 1。

表 15 – 1 儿童泌尿系统解剖特点

肾脏	位于腹膜后脊柱两侧,左右各一,形似蚕豆。小儿年龄越小,肾脏相对越大,足月新生儿肾脏长约 6.0 cm,重量 24 g,约为体重的 1/125(成人肾脏长度约 12.0 cm,重量 150 g,约为体重的 1/220)。婴儿期肾脏位置较低,右肾位置稍低于左肾。下极达髂嵴以下第 4 腰椎水平,2 岁后始可达髂嵴以上。由于腹壁肌肉薄而松弛,2 岁以内健康小儿腹部触诊可扪及肾脏。新生儿肾脏表面呈分叶状,至 2~4 岁时消失,若分叶继续存在,视为分叶畸形
输尿管	婴幼儿输尿管长而弯曲,管壁肌肉及弹力纤维发育不全,容易受压扭曲,导致尿潴留和泌尿道感染。输尿管与膀胱连接部的结构发育常不成熟,易发生膀胱输尿管反流
膀胱	婴儿膀胱位置比年长儿和成人高,尿液充盈后,膀胱顶部常在耻骨联合之上,腹部触诊时可扪及,随着年龄的增长,逐渐降至盆腔内

（续表）

尿道	女婴尿道较短,新生女婴尿道仅长 1 cm(性成熟期 3～5 cm),外口暴露又接近肛门,故易受粪便污染而发生上行感染。男婴尿道 5～6cm,但常有包茎或包皮过长,污垢积聚也可引起上行性尿路感染

二、生理特点

肾脏有许多重要功能,如:①排泄体内代谢终末产物,如尿素、有机酸等。②调节体内水、电解质、酸碱平衡,维持内环境相对稳定。③内分泌功能:产生激素和生物活性物质,如促红细胞生成素、肾素、前列腺素等。

肾脏完成其生理活动,主要通过肾小球滤过和肾小管重吸收、分泌及排泄。儿童肾脏虽然已经具备成人肾的功能,但其发育由未成熟逐渐到成熟。在胎龄 36 周时肾单位数量（每肾 85 万～100 万个）已达成人水平,出生后上述功能已基本具备,但调节能力较弱,储备能力差,一般 1～1.5 岁时达到成人水平。

1. 胎儿肾功能　胚胎在 9～12 周,由于近曲小管刷状缘的分化及小管上皮细胞已开始运转,已能形成尿液。并成为羊水的来源之一。但此时主要通过胎盘来完成机体的排泄和调节内环境稳定,故无肾的胎儿仍可存活和发育。新生儿出生时肾单位数量已达成人水平,但其储备能力不足,调节机制也不成熟。

2. 肾小球滤过率（glomerular filtration rate, GFR）　新生儿出生时肾小球滤过率比较低,仅为 $20ml/(min \cdot 1.73m^2)$,早产儿更低,生后 1 周为成人的 1/4,3～6 个月为成人的 1/2,6～12 个月为成人的 3/4,2 岁达成人水平。故 2 岁以前不能有效地排出过多的水分和溶质。新生儿 GFR 低的原因可有以下几种:①新生儿肾小球滤过面积小,滤过率低。②心搏出量少,动脉血压低,肾灌注不足。③入球和出球小动脉阻力高。④肾小球毛细血管通透性低。血肌酐作为反映肾小球滤过功能的常用指标,由于受到身高和肌肉发育等影响,不同年龄有不同的正常参考值（表 15-2、表 15-3）。

表 15-2　足月和极低出生体重新生儿最初几周血清肌酐平均值

体重/g	血清肌酐/(μmol/L)			
	生后 1～2 天	生后 8～9 天	生后 15～16 天	生后 22～23 天
1001～1500	95	64	49	35
1501～2000	90	58	50	30
2001～2500	83	47	38	30
足月	66	40	30	27

摘自：Avner ED, Harmon WE, Niaudet P. Pediatric Nephrology. 5th ed. Baltimore：Lippincott Williams & Wilkins, 2003：409.

表 15-3　儿童血清肌酐参考值

年龄（岁）	血清肌酐	
	umol/L	mg/dl
<2	35～40	0.4～0.5
2～8	40～60	0.5～0.7
9～18	50～80	0.6～0.9

摘自：Garcia-Nieto V, Santos F. Pruebas funcionals renales//Garcia-Nieto V, Santos F. Nefrologia pediatrica. Madrid：Aula Medica, 2000；and Garcia-Nieto V, Santos F. Grupo aula medica. Madrid：Aula Medica, 2000, 15-26.

3. 肾小管重吸收及排泄功能

（1）新生儿葡萄糖肾阈较成人低，静脉输入或大量口服葡萄糖时易出现糖尿。氨基酸和磷的肾阈也较成人低。

（2）新生儿血浆中醛固酮浓度较高，但新生儿近端肾小管回吸收钠较少，远端肾小管回吸收钠相应增加，生后数周近端肾小管功能发育成熟，大部分钠在近端肾小管回吸收，此时醛固酮分泌也相应减少。

（3）新生儿排钠能力较差，如输入过多钠，容易发生钠潴留和水肿。低体重儿排钠较多，如输入不足，可出现钠的负平衡而致低钠血症。生后头 10 天的新生儿，钾排泄能力较差，故血钾偏高。

4. 浓缩和稀释功能

（1）新生儿及幼婴由于髓袢短，尿素形成量少。

（2）婴儿蛋白合成代谢旺盛以及抗利尿激素分泌不足，使浓缩尿液功能不足，在应激状态下保留水分的能力低于年长儿和成人。婴儿每由尿中排出 1 mmol 溶质时，需水分 1.4 ~ 2.4 ml，成人仅需 0.7 ml。脱水时幼婴尿渗透压最高不超过 700 mmol/L，而成人可达 1400 mmol/L，故入量不足时易发生脱水，甚至诱发急性肾功能不全。

（3）新生儿及幼婴尿稀释功能接近成人，可将尿稀释至 40 mmol/L，但因 GFR 较低，大量水负荷或输液过快时易出现水肿。

5. 酸碱平衡　新生儿及婴幼儿易发生酸中毒，主要原因有：①肾保留 HCO_3^- 的能力差，碳酸氢盐的肾阈低，仅为 19 ~ 22mmol/L。②分泌 NH_3 和分泌 H^+ 的能力低。③尿中排磷酸盐量少，故排出可滴定酸的能力受限。

6. 肾脏的内分泌功能　①新生儿的肾脏已具有内分泌功能，其血浆肾素、血管紧张素和醛固酮均等于或高于成人，出生后数周内逐渐降低。②新生儿肾血流量低，因而前列腺素合成速率较低。由于胎儿血氧分压较低，故胚肾合成促红细胞生成素较多，出生后随着血氧分压的增高，促红细胞生成素合成减少。婴儿血清 1,25 $(OH)_2D_3$ 水平高于儿童期。

三、儿童排尿及尿液特点

1. 排尿次数　93% 新生儿在生后 24 小时内开始排尿，99% 在 48 小时内开始排尿。出生后头几天因摄入量少，每日排尿仅 4 ~ 5 次；1 周后因新陈代谢旺盛，进水量较多而膀胱容量小，排尿突增至每日 20 ~ 25 次；1 岁时每日排尿 15 ~ 16 次，至学龄前和学龄期每日排尿 6 ~ 7 次。

2. 排尿控制　正常排尿机制在婴儿期由脊髓反射完成，以后由脑干 - 大脑皮层控制，至 3 岁已能控制排尿。在 1.5 岁 ~ 3 岁时，儿童主要通过控制尿道外括约肌和会阴肌控制排尿，若 3 岁后仍保持这种排尿机制，不能控制膀胱逼尿肌收缩，则出现不稳定膀胱，表现为白天尿频、尿急，偶然尿失禁和夜间遗尿。

3. 每日尿量　儿童尿量个体差异较大，新生儿出生后 48 小时正常尿量：一般每小时为 1 ~ 3 ml/kg，2 天内平均尿量为 30 ~ 60 ml/d，3 ~ 10 天为 100 ~ 300 ml/d，~ 2 个月为 250 ~ 400 ml/d，~ 1 岁为 400 ~ 500 ml/d，~ 3 岁为 500 ~ 600 ml/d，~ 5 岁为 600 ~ 700 ml/d，~ 8 岁为 600 ~ 1000 ml/d，~ 14 岁为 800 ~ 1400 ml/d，> 14 岁为 1000 ~ 1600 ml/d。

若新生儿尿量每小时 < 1.0 ml/kg 为少尿，每小时 < 0.5 ml/kg 为无尿。学龄儿童每日排尿量少于 400 ml，学龄前儿童少于 300 ml，婴幼儿少于 200 ml 时为少尿；每日尿量

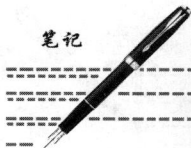

少于 50 ml 为无尿。

4. 尿的性质

（1）尿色：出生后 2 ~ 3 天尿色深，稍混浊，放置后有红褐色沉淀，此为尿酸盐结晶。数日后尿色变淡。正常婴幼儿尿液淡黄透明，但在寒冷季节放置后可有盐类结晶析出而变混，尿酸盐加热后，磷酸盐加酸后可溶解，可与脓尿或乳糜尿鉴别。

（2）酸碱度：出生后头几天因尿内含尿酸盐多而呈强酸性，以后接近中性或弱酸性，pH 多为 5 ~ 7。

（3）尿渗透压和尿比重：新生儿尿渗透压平均为 240 mmol/L，尿比重为 1.006 ~ 1.008，随年龄增长逐渐增高；婴儿尿渗透压为 50 ~ 600 mmol/L，1 岁后接近成人水平，儿童尿渗透压通常为 500 ~ 800 mmol/L，尿比重范围为 1.003 ~ 1.030，通常为 1.011 ~ 1.025。

（4）尿蛋白：正常儿童尿中仅含微量蛋白，通常 ≤ 100 mg/（m² · 24h），定性为阴性，一次尿蛋白（mg/dl）/尿肌酐（mg/dl）≤ 0.2。若尿蛋白含量 > 150 mg/d 或 > 4 mg/（m² · h），或 > 100 mg/L，定性实验阳性为异常。尿蛋白主要来自血浆蛋白，2/3 为白蛋白，1/3 为 Tamm - Horsfall 蛋白和球蛋白。

（5）尿细胞和管型：正常新鲜尿液离心后沉渣镜检，红细胞 < 3 个/HP，白细胞 < 5 个/HP，偶见透明管型。12 小时尿细胞计数（Addis count）：红细胞 < 50 万，白细胞 < 100 万，管型 < 5000 个为正常。

知识拓展

12 小时尿沉渣计数

12 小时尿沉渣计数是 1948 年由 Addis 提出的，又名 Addis 计数。是用定量方法测定夜间 12 小时浓缩尿液中管型、红细胞、白细胞等有机沉淀物的数量，用以了解肾脏损害及尿路疾患的程度和病情演变情况的一种检验方法。常用于尿沉渣镜检可疑而又不典型的患者，对诊断和鉴别诊断有重要作用。

方法：留取晚 8 时到第二天早 8 时至 12 小时的尿液，并准确测量尿量和尿比重。正常值红细胞 < 50 万/12 h；白细胞 < 100 万/12 h；透明管型 < 5000/12 h。临床意义：尿路感染和前列腺炎等尿中白细胞明显增高；各类肾炎患者尿中细胞和管型数轻度或显著增加，红细胞可达 1500 万 ~ 4 亿/12 h、白细胞可达（2000 ~ 5000）万/12 h、管型可达（5 ~ 100）万/12 h。肾盂肾炎的患者尿中细胞增高更明显。

任务一　急性肾小球肾炎患儿的护理

【疾病概述】

急性肾小球肾炎（acute glomerulonephritis，AGN）简称急性肾炎，是指一组不同病因所致的急性弥漫性肾小球炎性病变，其主要临床表现为急性起病，伴前驱感染，血尿、水肿、蛋白尿和高血压。本病多见于感染之后，其中多数发生于溶血性链球菌感染之后，被称为急性链球菌感染后肾炎（acute poststreptococcal glomerulonephritis，APSGN）；而由其他感染后引起的急性肾炎，称为急性非链球菌感染后肾炎。通常临床所谓急性肾炎是指前者。发病率一般为 10% ~ 12%，近 20 年来发病率已明显下降，本病多见于 5 ~ 14 岁儿童，特别是 6 ~ 7 岁小儿，小于 2 岁少见，男女之比为 2∶1。本病在小儿呈良性自限过程。预后良好，个别病例于急性期死亡。

【病因】

绝大多数的急性肾炎是由 A 组 β 溶血性链球菌感染所致，溶血性链球菌感染后，肾炎的发生率一般在 0 ~ 20%。1982 年全国 105 所医院儿科泌尿系统疾病住院患者调查，急性肾炎患儿抗"O"升高者占 61.2%。我国各地区均以上呼吸道感染或扁桃体炎最常见，占 51%；脓皮病或皮肤感染次之，占 25.8%。急性咽炎（主要为溶血性链球菌 12 型感染）后肾炎发生率为 10% ~ 15%，脓皮病与猩红热后发生肾炎者占 1% ~ 2%。除 A 组 β 溶血性链球菌之外，其他细菌如草绿色链球菌、肺炎链球菌、金黄色葡萄球菌、伤寒杆菌、流感嗜血杆菌等；病毒如柯萨基病毒 B4 型、ECHO 病毒 9 型、麻疹病毒、腮腺炎病毒、乙型肝炎病毒、巨细胞病毒、EB 病毒、流感病毒等；还有疟原虫、肺炎支原体、白念珠菌、丝虫、钩虫、血吸虫、弓形虫、梅毒螺旋体、钩端螺旋体等也可导致急性肾炎。

【发病机制】

A 组 β 溶血性链球菌感染后导致肾炎的发病机制，是机体对链球菌的某些成分产生相应抗体，抗原抗体结合形成循环免疫复合物，此种循环复合物不易被吞噬清除，随血流抵达肾脏，沉积于肾小球基底膜上，并激活补体，引起一系列免疫损伤性炎症，使肾小球基底膜破坏，血液成分漏出，出现血尿、蛋白尿和管型尿；炎症刺激使肾小球内皮细胞肿胀和系膜细胞增生，导致肾小球毛细血管腔变窄甚至闭塞，肾小球滤过率下降，球 – 管失衡，体内水钠潴留，出现水肿、少尿、高血压，严重病例可发生严重循环充血、高血压脑病和氮质血症。

【护理评估】

1. 健康史　询问患儿发病前 1 ~ 4 周有无上呼吸道感染或皮肤感染史。目前有无发热、乏力、头痛、呕吐及食欲减退等症状。若主要症状为水肿和血尿，应了解水肿开始的时间、持续时间、发生部位、发展顺序及严重程度。了解患儿 24 小时排尿次数及尿量，尿色。询问目前药物治疗情况，用药种类、剂量、次数、副作用等。

2. 身体状况　评估患儿的体征，包括：神志、体位、呼吸、脉搏、血压及体重等状况，重点评估水肿的部位及程度，按压皮肤有无凹陷，有无颈静脉怒张、肺部啰音、心率增快等循环充血表现，有无高血压脑病及急性肾功能衰竭等表现。

急性肾炎临床表现轻重不一，轻者全无临床症状，仅尿检时发现镜下血尿，重者在病期两周以内可出现循环充血、高血压脑病、急性肾衰竭而危及生命。

（1）典型表现：

1）前驱病史：每年秋、冬季节是 APSGN 的发病高峰，急性肾炎发病前 10 天左右常有上呼吸道感染、扁桃体炎等链球菌前驱感染史；以皮肤脓疱疮为前驱病史者，前驱期稍长，2 ~ 4 周。

2）水肿：为最常见和最早出现的症状，70% 的患儿有水肿，初期以眼睑及颜面为主，渐下行至躯干、四肢，重者遍及全身，呈非凹陷性，一般多为轻、中度水肿。

3）少尿：早期均有尿色深，尿量明显减少，严重者会出现无尿。

4）血尿：起病几乎都有血尿，轻者仅有镜下血尿，初期 50% ~ 70% 患儿可出现肉眼血尿，1～2周后转为镜下血尿，少数持续3～4周，而镜下血尿一般持续数月，运动后或并发感染后血尿可加重。

5）蛋白尿：病情不一，约20%患儿达肾病综合征水平。

6）高血压：因水钠潴留血容量扩大所致，30%～80%可有高血压，不同年龄组高血压的标准不同：婴幼儿≥14.7/79.3 kPa（110/70 mmHg）；学龄前期儿童＞16/10.7 kPa（120/80 mmHg）；学龄儿童＞17.3/12 kPa（130/90 mmHg）。部分患者可出现腰痛及尿痛症状，高血压明显时常伴有头晕、头痛、恶心、呕吐和纳差等。

（2）严重表现：少数患儿在疾病早期（2周之内）可出现下列严重症状。

1）严重循环充血：常发生在起病一周内，由于水钠潴留，血浆容量增加而出现循环充血。轻症有呼吸增快和肺部湿啰音，严重者可表现为呼吸困难、端坐呼吸、颈静脉怒张、咳嗽甚至咳粉红色泡沫痰、两肺满布湿啰音、心脏扩大、心率增快，有时出现奔马律、肝大而硬、水肿加剧可出现胸腔积液和腹水等。严重者可因肺水肿死亡。

2）高血压脑病：常发生在疾病早期，血压骤升，血压可达150～160/100～110 mmHg甚至以上。超过脑血管代偿，脑组织血液灌注急剧增多而致脑水肿。年长儿会主诉剧烈头痛、呕吐、复视或一过性失明，严重者突然出现惊厥、昏迷。

3）急性肾功能不全：急性肾炎患儿在尿量减少的同时，可出现暂时性氮质血症，严重少尿或无尿患儿可出现电解质紊乱、代谢性酸中毒及尿毒症症状。一般持续3～5日，在尿量逐渐增多后，病情好转。若持续不恢复，则预后不好。

（3）非典型表现：

1）无症状性急性肾炎：有前驱感染病史，患儿仅有镜下血尿、血清链球菌抗体增高，一过性血清补体降低。

2）肾外症状性急性肾炎：患儿有水肿、高血压，甚至出现严重循环充血及高血压脑病，此时尿的改变轻微或尿常规检查正常，但有链球菌前驱感染和血C3水平明显降低。

3）以肾病综合征为表现的急性肾炎：部分患儿以急性肾炎起病，但水肿和蛋白尿突出，伴轻度高胆固醇血症和低白蛋白血症，呈肾病综合征表现。症状持续时间长，预后较差，少数患儿可演变为慢性进行性肾炎。

3. 心理－社会状况　患儿多为年长儿，个性心理及心理社会行为的发展已趋完善，开始注意他人对自己的态度和评价，心里压力来源较多。可产生焦虑、抑郁、抱怨、失望、对抗等心理，表现为情绪低落、烦躁易怒、隐瞒、说谎及不合作等。同时家长因缺乏本病的有关知识，可表现为烦躁、不知所措，渴望寻求帮助，对医护人员的言行较敏感。亲戚、朋友及学校老师和同学的认知水平及态度对患儿及家长影响很大。支持系统完善可使患儿信心增强，但过度关心和怜悯以及忽略对患儿的心理支持可使患儿产生"疾病得益"心理，也可产生自卑感。

4. 辅助检查

（1）尿液检查：尿蛋白可在＋～＋＋＋之间，且与血尿的程度相平行，尿镜检查除多少不等的红细胞外，可有透明颗粒或红细胞管型，疾病早期可见较多的白细胞和上皮细胞，并非感染。

（2）血常规：由于血容量增加，血液稀释有轻度贫血；外周血白细胞一般轻度升高或正常；血沉增快。

（3）血清抗链球菌抗体：抗链球菌溶血素"O"抗体（ASO）、抗透明质酸酶、抗脱氧核糖核酸酶增高，提示近期链球菌感染，是诊断链球菌感染后肾炎的主要依据。

（4）血清补体测定：90%患儿血清总补体（CH50）及C3下降，多在6~8周恢复正常。

（5）肾功能检查：少尿期有轻度氮质血症，尿素氮、肌酐暂时升高。

5. 治疗要点　本病为自限性疾病，无特异治疗方法。主要是对症处理，清除感染灶，注意观察和防止并发症，保护肾功能。

（1）休息：急性期需卧床2~3周，直到肉眼血尿消失，水肿减退，血压正常，即可下床做轻微活动。血沉正常方可上学，但应避免重体力活动。尿沉渣细胞绝对计数正常后方可恢复体力活动。

（2）饮食：水肿、高血压者应限钠盐的摄入，食盐以［<1 g/d，60 mg/（kg·d）］为宜。有循环充血者限制水的入量，水分一般以不显性失水加尿量计算。有氮质血症者应限蛋白，可给优质动物蛋白0.5 g/（kg·d）。

（3）控制链球菌感染和清除病灶：青霉素肌注10~14天；青霉素过敏者改用红霉素，避免用肾毒性药物。

（4）对症治疗：

1）利尿：控制水、盐摄入量后仍水肿、少尿及高血压者可给予氢氯噻嗪1~2 mg/（kg·d），分2~3次口服。效果差时可用呋塞米，口服剂量为2~5 mg/（kg·d）、注射剂量每次1~2 mg/kg，每日1~2次。

2）降压：经休息，控制水、盐摄入、利尿处理后血压仍持续升高，应给予降压药。首选硝苯地平0.25~0.5 mg/（kg·d），最大剂量不超过1 mg/（kg·d），每日3~4次，口服或舌下含服。

（5）严重循环充血的治疗：

1）严格限制水、钠摄入量，用强利尿剂（呋塞米）促进液体排除。

2）有肺水肿者，首选硝普钠，5~20 mg加入5%葡萄糖液100 ml中，以1 μg/（kg·min）速度静脉滴注。用药时严密监测血压，随时调节药液滴速，但最大剂量不超过8 μg/（kg·min），以防发生低血压。滴注时针筒、输液管等须用黑纸覆盖，以免药物遇光分解。

3）对难治病例可采用腹膜透析或血液滤过治疗。

（6）高血压脑病的治疗：原则为选用降压效力强而迅速的药物。首选硝普钠（剂量同上），有惊厥者应及时止痉。

（7）急性肾衰竭的治疗：目的是使患儿度过少尿期（肾衰期），维持机体的水、电解质紊乱，必要时采用透析治疗。

知识拓展

小儿急性肾小球肾炎的饮食疗法

急性期：宜酌情限制盐、水、蛋白质的摄入。对于高血压、水肿患儿，宜采取低盐甚至无盐饮食，当尿量增多，水肿逐步消退，可给少盐（2~3 g/d）的饮食；对于水肿重且尿少者，应适当限制水分的摄入；对于合并肾功能减退，出现氮质血症的急性肾小球肾炎患儿，应限制蛋白质的摄入，小儿短期内应用优质蛋白，可按每日0.5 g/kg体重来计算，注意以糖类等提供充分的能量。

食物推荐：①宜进食无盐、少钠、半流质的饮食，如牛奶、粥、青菜、瓜果等。②宜进食温中、消食、利水的食物，如河鱼、甲鱼等，可温补、健脾、利水。③宜进食冬瓜、西瓜，既能清热除烦又能利尿消肿。④进食黄芪、党参、益母草，能增强免疫能力，提高抗病能力。⑤不宜进食辛辣刺激与油腻、酸腌食物，不宜进食海腥食物等。

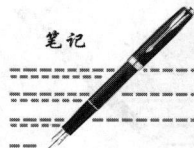

案例分析

患儿，女，8 岁，因"咳嗽、颜面浮肿、尿少 4 天"入院。患儿于 4 天前无明显诱因出现咳嗽，呈阵发性单声咳，少痰，伴颜面浮肿，尿量较前减少，到当地医院诊治，查尿常规：PRO：3＋，BLO：3＋。B 超示：左侧胸腔、肝、脾周少量积液，未做特殊处理，遂到我院就诊。起病以来，精神、食欲稍差，大便正常，尿稍少，体重无异常改变。

既往史：10 余天前有"急性扁桃体炎"病史。个人史、家族史无特殊。

查体：T 37.5 ℃，P 94 次/分，R 20 次/分，体重 46 kg，BP 145/92 mmHg。急性病容，神志清，眼睑、颜面浮肿。咽充血，两侧扁桃体Ⅰ°肿大。两肺呼吸音粗，未闻及干、湿啰音。心律齐，未闻及杂音。腹平软，肝脾肋下未触及，无移动性浊音，肠鸣音正常。双下肢稍浮肿，神经系统检查无异常。

辅助检查：血常规：WBC：14.7×10^9/L，RBC：4.67×10^{12}/L，HGB：127 g/L，PLT：189×10^9/L。肾功能：UA：551 μmol/L。肝功能：ALP：272 U/L。ESR：32 mm/h。尿常规：PRO：3＋，BLO：3＋，红细胞：1～3/HP，上皮细胞：0～1/HP。Addis 计数示：红细胞：2983 万/h，白细胞 60 万/h，未见管型。余检查未见异常。

护理任务：

（1）请列出该患儿的护理诊断。

（2）如何进行护理措施？

【护理诊断和护理措施】

1. 体液过多

（1）相关因素：与肾小球滤过减少致水钠潴留有关。

（2）护理目标：患儿尿量增加，水肿消退。

（3）护理措施：

1）饮食管理：少尿期间，限制钠盐摄入，严重者钠盐应每日限制在 60～120 mg/kg；有氮质血症者应限制蛋白质的摄入 0.5 g/（kg·d）；另外可以高糖饮食满足小儿热量的需要。除非严重少尿或循环充血，一般不限制水的摄入，待尿量增加、水肿消退、血压正常后，可恢复正常饮食。

2）准确记录 24 小时出、入水量：用有刻度的容器正确测量液体量。

3）按医嘱用利尿药：常用氢氯噻嗪和呋塞米，用药后注意观察并记录用药前后患儿尿量及水肿的变化，观察药物起效的时间和不良反应。

4）腰部（肾区）热敷及保暖：每日热敷 1 次，每次 15～20 分钟，因热敷可解除肾血管痉挛，增加肾小球滤过、减轻水肿。

5）评估并记录患儿水肿变化情况：每日或隔日测体重一次，每次测量要在同一时间、用同一体重计量，最好在早餐前测量。

2. 活动无耐力

（1）相关因素：与水肿、血压升高有关。

（2）护理目标：随着水肿消退，血压降低，活动耐力逐渐加强。

（3）护理措施：一般起病 2 周内应卧床休息。待水肿消退、血压正常、肉眼血尿消失后，可下床轻微活动或户外散步；尿内红细胞减少（＜10 个/HP）及血沉正常方可上学，但应避免剧烈活动；Addis 计数正常后可恢复正常活动。

3. 潜在并发症

（1）相关因素：严重循环充血、高血压脑病、急性肾衰竭。

（2）护理目标：患儿不发生严重循环充血、高血压脑病等并发症或发生后能得到及时发现与处理。

（3）护理措施：密切观察病情变化。

1）注意观察尿量、尿色及水肿情况，按医嘱准确留取尿标本送检。若持续少尿甚至无尿，提示可能发生急性肾衰竭，及时报告医生。

2）监测血压变化，如血压突然升高、剧烈头痛、呕吐、一过性失明、惊厥等，提示可能发生高血压脑病，立即报告医生并配合救治。

3）观察患儿呼吸、心率、肝脏大小和精神状态，如患儿出现呼吸困难、不能平卧等，应警惕发生严重循环充血，立即报告医生。

4. 知识缺乏

（1）相关因素：患儿及家长缺乏本病的护理知识。

（2）护理目标：患儿及家长掌握本病相关知识，能积极配合治疗及护理。

（3）护理措施：健康教育。

1）根据患儿及家长的认知水平，采用适当的方式和语言介绍急性肾炎的护理要点和预后估计，说明本病95%以上能完全痊愈。

2）强调限制患儿活动和饮食的重要性，尤以前2周最关键。说明休息可使代谢率下降、代谢产物减少，减轻肾脏负担，同时能减轻心脏负担。

3）做好出院指导，强调出院后要按要求限制患儿活动，每周到医院查尿常规1次，病程2个月后改为每月1次，随访时间为6个月。

4）强调预防本病的关键是防治链球菌感染，一旦发生扁桃体炎、皮肤脓疱疮等，要及早用抗生素彻底治疗。

任务二　肾病综合征患儿的护理

【疾病概述】

肾病综合征（nephrotic syndrome，NS）简称肾病，是一组由多种原因所致的肾小球基底膜通透性增高、导致大量蛋白质从尿中丢失的临床综合征。主要表现为：①大量蛋白尿。②低蛋白血症。③高脂血症。④不同程度的水肿。其中①②为必备条件。

临床上按病因可分为原发性、继发性和先天性三大类，其中原发性肾病综合征占90%以上，肾病综合征按临床表现分为单纯性肾病和肾炎性肾病，其中以单纯性肾病综合征多见。继发性肾病综合征是指在诊断明确的原发病基础上出现肾病表现，如继发于过敏性紫癜、系统性红斑狼疮、乙型肝炎等相关性肾炎等疾病。先天性肾病综合征属常染色体隐性遗传，多见于新生儿或在出生后6个月内起病，国内罕见，预后较差。本节重点介绍原发性肾病综合征。

【病因和发病机制】

原发性肾病的病因及发病机制目前尚不明确。单纯性肾病综合征的发病机制可能与T淋巴细胞免疫功能紊乱有关，肾炎性肾病综合征患儿的肾组织中可见免疫球蛋白和补体成分沉积，提示与免疫病理损伤有关。近年来研究发现肾病综合征的发病具有遗传基础，与 HLA – DR7、HLA – DR9 有关；还有家族性表现，且绝大多数是同胞患病；与人种及环境有关，如黑人肾病综合征症状表现重，对糖皮质激素反应差。

【病理生理】

1. 蛋白尿　是本病最根本和最重要的病理生理改变，是导致肾病综合征其他 3 大临床表现的基本原因。当肾小球滤过膜的屏障（特别是电荷屏障）受损时，前者对血浆蛋白（以白蛋白为主）的通透性增加，使原尿中蛋白增多。当远超过近曲小管回吸收时，形成大量蛋白尿。

2. 低蛋白血症　是病理生理改变中的关键环节，白蛋白从尿中丢失，同时原尿中部分白蛋白在近曲小管上皮细胞中被分解；肝代偿性增加白蛋白合成，当其合成不足以克服丢失和分解时，出现低蛋白血症。胃肠道黏膜水肿导致饮食减退，蛋白质摄入不足也加重低蛋白血症。

3. 水肿　低蛋白血症使血浆胶体渗透压降低，使水分从血管腔进入组织间隙是水肿的基本原因。另外有效循环血量减少，激活肾素 – 血管紧张素 – 醛固酮系统，使水、钠重吸收增多，也是形成水肿的原因。

4. 高胆固醇血症　低蛋白血症促进肝脏合成脂蛋白增加，其中大分子脂蛋白难以从肾排出而导致患儿血清总胆固醇、甘油三酯、低密度脂蛋白、极低密度脂蛋白浓度增加，形成高胆固醇血症。

【护理评估】

1. 健康史　评估患儿起病前有无明显诱因，如感染、劳累等；水肿开始时间、发生部位、发展顺序及程度；24 小时尿量、尿色等；目前食欲如何、有无呕吐等症状；近来有无预防接种史；有无过敏史；发病后是否用药治疗及用药反应等。

2. 身体状况　评估患儿目前精神状况、呼吸、脉搏、血压、腹围、体重等。检查水肿的范围与程度，指压后皮肤是否具有凹陷性。还应注意有无感染征象。有无电解质紊乱等并发症表现。

任何年龄均可发病。男性发病多见。起病前常有上呼吸道感染或劳累病史。

（1）单纯性肾病：多见于 2 ~ 7 岁患儿。临床主要表现为全身凹陷性水肿，开始见于眼睑、面部，渐及下肢和全身。男孩儿阴囊水肿较明显。重者可有腹水、胸腔积液、心包积液。疾病初期，患儿一般状况较好，继而出现腹水、胸腔积液、疲惫、厌食，水肿严重者可有少尿，一般无血尿及高血压。

（2）肾炎性肾病：多见于学龄期患儿，水肿一般不严重。除具备 NS 4 大特征外，还有血尿、高血压、氮质血症、血清补体 C3 下降四项中的一项或多项。

（3）并发症：

1）感染：本病最常见的并发症，由于 NS 患儿免疫功能低下，蛋白质营养不良及应用肾上腺糖皮质激素和（或）免疫抑制剂治疗，患儿常并发各种感染，常见有呼吸道、泌尿道、皮肤感染和原发性腹膜炎等，其中以上呼吸道感染最常见。感染可使病情加重或使病情复发。

2）电解质紊乱：由于长期应用利尿剂、肾上腺糖皮质激素以及饮食限制等引起低钠、低钾、低钙血症，其中低钠血症较多见。临床表现为体弱无力、食欲减退、浮肿加重，甚至昏厥或休克等。由于钙在血液中与白蛋白结合，可随蛋白尿丢失，以及 NS 时维生素 D 水平降低可致低钙惊厥和骨质疏松。

3）低血容量性休克：由于低蛋白血症使血浆胶体渗透压下降，液体外渗到组织间隙，导致血容量不足，在腹泻、呕吐或不恰当的利尿时更易诱发低血容量性休克。

4）高凝状态及血栓形成：由于肝脏合成凝血因子和纤维蛋白原增加，尿中丢失抗凝血酶原Ⅲ；高脂血症时血液黏滞度增高，血流缓慢，血小板聚集增加等，使 NS 患儿常存在高凝状态，易形成血栓。临床以肾静脉血栓最常见，表现为突发性腰痛，血尿或血尿加重，少尿，甚至肾功能衰竭。

5）急性肾功能衰竭：低血容量、滤过系数降低、肾组织严重增生导致肾前性肾功能衰竭。

6）生长延迟：主要见于频繁复发和长期接受大剂量皮质激素治疗的患儿。

3. 心理 – 社会状况　尤其是年长儿面对疾病和治疗过程中出现的心理问题：如因长期住院与同伴分离，因学习的中断担心学习成绩下降等出现抑郁、烦躁等心理；如长期使用肾上腺糖皮质激素治疗引起满月脸、向心性肥胖、多毛等形象的改变会产自卑心理；年龄较小的患儿主要存在分离性焦虑。家长因知识缺乏，对患儿的严重水肿非常担忧，同时担心激素治疗造成的副作用对患儿将来健康有影响，渴望获得相关知识，愿意与医护人员配合。学校老师及同学因知识缺乏会忽略患儿的心理支持。

4. 辅助检查

（1）尿常规：尿蛋白定性为 + + + ~ + + + +，肾炎性肾病患儿尿内红细胞增多。24 小时尿蛋白定量≥50 mg/（kg·d），或随机尿（或晨尿）尿蛋白/肌酐≥2.0。

（2）血浆蛋白：血浆总蛋白低于正常，白蛋白下降更明显，常 < 25 g/L，白蛋白、球蛋白比例（A/G）倒置，IgG 和 IgA 水平降低，血沉增快。

（3）血清胆固醇：多明显增高至 > 5.7 mmol/L，其他脂类如三酸甘油脂、磷脂等也可增高。由于脂类增高血清可呈乳白色。

5. 治疗要点

（1）一般治疗：

1）休息：一般无需严格限制活动，严重水肿、高血压、低血容量的患儿需卧床休息。

2）饮食：水肿患儿要限制盐的摄入，摄入量以 60 mg/（kg·d）为宜，严重水肿、高血压时要无盐饮食，病情缓解后不必继续限盐；除氮质血症患儿，一般要补充优质蛋白 2 g/（kg·d）。同时还要补充维生素 D 400 IU，同时加服钙剂。

（2）对症治疗：水肿较重患儿可用氢氯噻嗪 2 mg/（kg·d）、螺内酯（安体舒通）3 mg/（kg·d）分 3 次口服。或用呋塞米，每次 1 ~ 2 g/（kg·d），每 6 ~ 8 小时口服或肌注。水肿显著患儿可用低分子右旋糖酐，也可输注白蛋白。

（3）糖皮质激素：本病一旦确诊，首选肾上腺糖皮质激素治疗，常用泼尼松。一般分两个阶段给药，开始是诱导缓解阶段：开始足量 2 mg/（kg·d），最大剂量不超过 60 mg/d，分次口服或晨起顿服，尿蛋白转阴后再巩固 2 周（一般足量不少于 4 周，最长不超过 8 周）。接下来是巩固维持阶段：剂量改为原足量 2 天量的 2/3，隔日晨顿服 4 周，如果尿蛋白持续转阴，以后每 2 ~ 4 周减量 2.5 ~ 5 mg，至 0.5 ~ 1 mg/kg 时维持 3 个月，以后每 2 周减 2.5 ~ 5 mg，直至停药，6 个月为中程疗法，9 个月为长程疗法。

（4）免疫抑制剂：对激素部分敏感、耐药、依赖及复发的病例，泼尼松可联合使用免疫抑制剂治疗，常用环磷酰胺 2 ~ 2.5 mg/（kg·d），分次口服，8 ~ 12 周为 1 个疗程；

或用静脉冲击疗法 8～12 mg/（kg·d），每 2 周连用 2 天，总量≤200 mg/kg。副作用主要是：胃肠道反应、出血性膀胱炎、脱发、骨髓抑制等。另外还可加用环孢素 A 剂量 3～7 mg/（kg·d）辅以治疗。

（5）其他治疗：血管紧张素转换酶抑制剂（如卡托普利）以减少蛋白尿，延缓肾小球硬化，保护肾功能；应用肝素、尿激酶等抗凝及纤溶药物治疗；可用左旋咪唑调节免疫功能；以及中医中药治疗。

知识拓展

儿童库欣综合征

儿童库欣综合征由皮质醇分泌增多而出现的一系列典型临床症状，如：满月脸、水牛背、高血压、骨质疏松、高胰岛素血症等。大部分患儿主要是向心性肥胖，并不像成人的肥胖那么典型。另外，儿童的库欣综合征的体重是明显增加，但是身高会出现明显的发育迟缓。

常并发电解质紊乱，水钠潴留、低钾血症，发生高血压，并发左心室肥大、心力衰竭；生长障碍，学习成绩下降，记忆力减退；可有骨折、骨质疏松、多血症、抵抗力下降，经常继发感染，特别是皮肤真菌感染等。

案例分析

患儿，男，4 岁，7 天前无明显诱因发现尿中有大量泡沫，持续很久不能散去，伴颜面水肿，呈凹陷性水肿，伴尿量减少、发热、腰痛等症状；无肉眼血尿，无胸闷、胸痛，无呼吸困难、发绀等症状；患儿病后精神较差、睡眠欠佳、大便正常。

入院查体：T 38.8 ℃，P 120 次/分，R 25 次/分，Wt 16 kg，BP 110/70 mmHg；慢性病容，神清，精神较差，步入病房，查体合作。全身皮肤黏膜无黄染、皮疹及出血点。双侧瞳孔等大等圆，对光反射正常，咽无充血，颈软，颈部淋巴结无肿大。胸廓对称，听诊双肺呼吸音清晰，未闻及明显湿啰音。心界稍大，心率 100 次/分，律齐，心音有力，心脏听诊未闻及明显杂音。腹平软，肝、脾肋下未扪及，双肾区叩痛，移动性浊音（－），肠鸣音正常。四肢肌力、肌张力正常，神经系统检查无明显异常。

辅助检查：①大量蛋白尿：尿蛋白定性＋＋＋～＋＋＋＋，持续 2 周尿蛋白定量≥50 mg/（kg·d），2 周内 3 次测定。②低蛋白血症：血浆白蛋白＜30 g/L。③高胆固醇血症：血浆总胆固醇＞5.7 mmol/L。

护理任务：

（1）请列出该患儿的护理诊断。

（2）如何进行护理？

【护理诊断和护理措施】

1. 体液过多

（1）相关因素：与低蛋白血症导致的水钠潴留有关。

（2）护理目标：患儿水肿减轻直至消退，体液分布正常。

（3）护理措施：注意休息，一般无需严格限制活动，严重水肿时应卧床休息，并使用利尿剂，以减轻心脏负担。同时在床上经常变换体位以防血管栓塞等并发症；腹水严重，出现呼吸困难的患儿，应采取半卧位。避免劳累过度以免病情复发或加重。

2. 营养失调，低于机体需要量

（1）相关因素：与蛋白丢失、消化功能降低致食欲下降有关。

（2）护理目标：患儿能摄入足够的营养。

（3）护理措施：

1）因胃肠道水肿及低盐饮食，患儿食欲下降，在不违反饮食原则的前提下尽量满足患儿要求。给予易消化的饮食，如优质蛋白（乳类、蛋、鱼）、少量脂肪、足量碳水化合物及高维生素饮食。热量：总热量依年龄不同而不同，其中糖类占 40% ~ 60%；为减轻高脂血症，应以植物性脂肪为主，脂肪一般为 2 ~ 4 g/（kg·d）。

2）不必过分限制钠、水的摄入：水肿的原因是血浆胶体渗透压下降，所以一般不必限制水、钠的摄入，有水肿时可限制钠的摄入，一般为 1 ~ 2 g/d，严重水肿时则 <1 g/d，待水肿明显好转应增加食盐的摄入量，过分限制易造成低钠血症及食欲下降。

3）蛋白质：大量蛋白尿期间蛋白摄入量不宜过多，应控制在每日 2 g/kg 左右，以补充优质蛋白如乳、鱼、蛋及瘦肉等为宜，过量摄入不能改善患儿的低蛋白血症，相反可使尿蛋白剧增，肾血流量增加，造成肾脏高灌注、高滤过，从而加速肾小球硬化。尿蛋白消失后长期用糖皮质激素治疗期间，应多补充蛋白质，因激素可使机体蛋白质分解代谢增强，出现负氮平衡。

4）维生素及微量元素：长期应用肾上腺皮质激素易引起骨质疏松，并有低钙倾向，补维生素 D，25 – (OH) D$_3$ 1 ~ 2 μg/（kg·d），钙 10 ~ 30 mg/（kg·d），铁 2 ~ 6 mg/（kg·d），锌 5 ~ 20 mg/（kg·d）。

3. 有感染的危险

（1）相关因素：与水肿及免疫力低下有关。

（2）护理目标：患儿不出现感染。

（3）护理措施：

1）首先向患儿及家长解释预防感染的重要性，肾病患儿由于免疫力低下易继发感染，严重感染可危及患儿生命，故应避免去人多的公共场所。

2）保护性隔离：与感染性疾病患儿分室收治，做好保护性隔离；定时开窗通风，每天 2 次，保持室内空气新鲜、流通，避免对流，防止受凉；不去或少去人多的公共场所，减少探视。

3）加强皮肤护理，保持皮肤清洁干燥；及时更换内衣，内衣及被褥应松软；卧床期间勤翻身，每 2 小时 1 次，局部按摩，促进血液循环；臀部及四肢水肿严重时，可垫橡皮气垫或棉圈；阴囊水肿时用棉垫或吊带托起；若皮肤破损，则覆盖消毒敷料。若臀部皮肤破损，则予 1:5000 高锰酸钾液坐浴，每天 2 次，预防感染；并发腹膜炎出现腹水时，尽量避免诊断性穿刺；严重水肿患儿应尽量避免肌内注射，因水肿导致药物不易吸收而外渗，会造成局部潮湿、糜烂或感染等；静脉注射时要选好血管，争取 1 次成功。

4）做好会阴部清洁，每日用 3% 硼酸坐浴 1 ~ 2 次，以预防尿路感染。

5）注意检测体温、血常规等，及时发现感染灶，并给予抗生素治疗。

4. 潜在并发症

（1）相关因素：药物治疗的副作用、血栓形成、电解质紊乱。

（2）护理目标：患儿无电解质紊乱、血栓形成及药物的不良反应。

（3）护理措施：密切观察病情变化。

1）应用利尿剂时注意准确记录 24 小时尿量和尿色，观察尿常规变化和有无低血钾、低血钠等并发症的发生。

2）激素治疗期间注意患儿每日尿量、尿蛋白及血浆蛋白等变化，评估水肿改善、尿蛋白转阴情况；注意观察激素的副作用，如高血压、消化道溃疡、骨质疏松、库欣综合征等；按医嘱补充钙剂和维生素 D 制剂。

3）应用免疫抑制剂如环磷酰胺时，注意观察胃肠道反应、出血性膀胱炎、脱发、骨髓抑制和肝功能损害等副作用。嘱咐多饮水，观察尿量和尿色，每周检查 1～2 次白细胞和血小板，当白细胞低于 $4 \times 10^9/L$，血小板低于 $50 \times 10^9/L$ 时应暂停用药，待回升后再继续。

4）在使用肝素过程中注意监测凝血时间及凝血酶原时间。

5. 焦虑

（1）相关因素：与病程长、学习中断、形象改变及知识缺乏等有关。

（2）护理目标：患儿焦虑程度减轻，表现情绪稳定、愉快接受治疗和护理。

（3）护理措施：关爱患儿。

1）多与患儿和家长交谈，鼓励其说出内心的害怕和忧虑等，多给予患儿心理支持，使其保持良好情绪；组织轻松的娱乐活动，适当安排一定的学习，增强治愈信心。

2）使患儿及家长明白激素治疗对本病的重要性，坚持规律、规范用药。

3）讲解感染是本病最常见的并发症及复发的诱因，使其明白有效预防感染至关重要。

4）教会家长或较大儿童使用试纸检测尿蛋白的变化。

任务三　泌尿道感染患儿的护理

【疾病概述】

泌尿道感染（urinary tract infection，UTI）简称尿路感染，是指由各种病原微生物侵入尿路而引发的炎症。感染可累及上、下泌尿道，肾盂肾炎、肾脓肿、肾周脓肿称上尿路感染；尿道炎、膀胱炎称下尿路感染。泌尿道感染是儿童期泌尿系统的常见疾病之一，临床分为急性及慢性感染。患儿发病后有尿路刺激症状，如尿频、尿急、尿痛及发热、腰痛、下腹疼痛。儿童各个年龄阶段均可发病，以婴幼儿较多见，女孩多于男孩。本病经过合理治疗，绝大多数患儿预后良好。反复感染者应检查有无泌尿道畸形。

【病因与发病机制】

尿路感染的病原菌 80%～90% 为肠道革兰氏阴性杆菌，最常见的是大肠埃希菌，其次为变形杆菌、副大肠埃希菌、克雷伯菌等，少数为粪链球菌、葡萄球菌等，少数患儿免疫力低下时也可由病毒、支原体或真菌引起。感染途径分为以下几种。

1. 上行感染　致病菌从尿道口上行进入膀胱，再经输尿管移行至肾脏，引起肾盂肾炎。婴幼儿尿道口常受粪便和其他不洁物的污染，加上局部防御能力差，易引起上行感染，女孩尿道短，更易感染。

2. 血源性感染　继发于新生儿败血症、菌血症等，致病菌主要是金黄色葡萄球菌。

3. 淋巴感染和直接感染　阑尾脓肿和盆腔炎症可通过淋巴管感染肾脏，肾脏周围邻近器官和组织感染也可直接蔓延。

【临床表现】

1. 急性尿路感染　病程在 6 个月以内，不同年龄组症状不同。

（1）新生儿期：多由血行感染引起，以全身症状为主，如发热、拒奶、皮肤苍白、呕吐、腹泻、腹胀、体重增长缓慢、呆滞少动、抽搐、黄疸等，而泌尿系症状罕见。

（2）婴儿期：仍以全身症状为主，如发热、食欲减退、呕吐、腹痛、反复腹泻等，泌尿系症状随年龄增长而渐明显。部分患儿排尿时哭闹，尿线中断，尿频及遗尿。

（3）儿童期：多有典型尿频、尿急、尿痛等膀胱刺激症状，时有肾区及下腹痛，少数患儿有一过性血尿，全身症状多不突出。有的患儿发热、寒战。

2. 慢性尿路感染　病程多超过 6 个月，症状轻重不等，轻者可无明显症状，也可间断出现发热、脓尿或菌尿。病程反复者可有贫血、营养不良、发育迟缓等。重症可出现肾功能不全及高血压。

【护理评估】

1. 健康史　评估患儿有无抵抗力降低诱因，如受凉、营养不良及长期用免疫抑制剂等，发病前有无大便后未及时清洗被污染的会阴部、幼儿坐地玩耍致尿道口污染、留置导尿管、尿路损伤或异物等诱因。慢性感染者注意有无泌尿道畸形。

2. 身体状况　注意患儿体温改变，评估患儿有无排尿哭闹、排尿中断、遗尿等症状，儿童期患儿有无尿频、尿急、尿痛等症状。

3. 心理 – 社会状况　由于患儿及家长对该病的病因、护理方法不十分了解，常产生焦虑情绪，希望患儿尽快痊愈，渴望接受健康指导。

4. 辅助检查

（1）血、尿常规：白细胞总数正常或升高；清洁中段尿镜检中白细胞 > 10 个/HP，应考虑泌尿系感染。

（2）尿细菌检查：①清洁中段尿做细菌培养：菌落计数超过 10^5/ml 可确诊，在 10^4 ~ 10^5/ml 为可疑，< 10^4 考虑标本污染。②尿细菌涂片：取 1 滴混匀新鲜尿置玻片上烘干，革兰氏染色，油镜视野≥1 个细菌，有诊断意义。③亚硝酸盐试条试验和尿白细胞酯酶检测：晨尿可提高其阳性率。

（3）影像学检查：①B 型超声检查：测定肾脏大小，了解肾脏外形、肾盂有无积液，有无囊肿、结石及畸形。②静脉肾盂造影加断层摄片：了解肾瘢痕情况。

5. 治疗要点

（1）一般治疗：急性期应卧床休息，鼓励患儿多饮水，勤排尿；女童应注意清洁外阴。加强营养，以增强机体的抵抗力。

（2）抗菌治疗：根据尿培养及药敏实验结果选择抗生素。抗生素使用原则：选用抗菌能力强、抗菌谱广的强效杀菌剂；选用对肾功能损害小的药物。

1）上尿路感染/急性肾盂肾炎：常用抗生素为氨苄西林、头孢噻肟钠、头孢曲松钠等，疗程共 10 ~ 14 天。

2）下尿路感染：首选复方磺胺甲噁唑，50 mg/（kg·d）。

3）尿路感染复发：根据药敏结果选择两种抗菌药物，疗程 10 ~ 14 天。

知识拓展

耻骨上膀胱穿刺术

　　耻骨上膀胱穿刺术适用于急性尿潴留导尿术未成功，而又急需排尿或送检尿标本者。术前经叩诊证实膀胱充盈，常规麻醉消毒皮肤，选用 22 号穿刺针栓部接无菌橡皮管，并用止血钳夹紧橡皮管，左手拇、示指固定穿刺部位，右手持穿刺针垂直刺入膀胱腔，见尿后再进针 1~2 cm，然后在橡皮管末端套上 50 ml 注射器，松开止血钳，开始抽吸，满 50 ml 后夹管，将尿液注入量杯，抽毕，用碘酒消毒穿刺点，盖以纱布，胶布固定，帮助患者卧床休息。

案例分析

　　患儿，男，6 岁，其母亲诉患儿自幼包皮口狭窄，尿道口不能外露，排尿正常，1 周前患儿诉排尿疼痛，包皮轻度红肿，阴茎皮肤无破溃，当时给予口服消炎药治疗，红肿稍减轻，今日为行治疗来我院，以"包茎合并感染"收入我科。自发病以来意识清楚，精神可，无发热，饮食、睡眠可，大便正常。

　　既往体健，查体 T 36.5 ℃、P 71 次/分、R 20 次/分、BP 100/70 mmHg，双侧腰曲线对称，双侧肾区及输尿管走行区无压痛及叩击痛，膀胱区无压痛，未扪及包块；包皮外口狭小，紧箍阴茎头部，伴有红肿，触痛，不能向上外翻，尿道口不能显露，无异常分泌物，两侧阴囊内可触及睾丸。

　　辅助检查：血常规及术前常规化验未见明显异常。

　　护理任务：

　　（1）请列出该患儿的护理诊断。

　　（2）如何进行护理措施？

【护理诊断和护理措施】

　　1. 体温过高

　　（1）相关因素：与感染有关。

　　（2）护理目标：患儿体温恢复正常。

　　（3）护理措施：维持正常体温。

　　1）休息和饮食：急性期应卧床休息，鼓励患儿多饮水，必要时静脉输液以增加尿量，冲洗尿道，促进细菌和毒素的排出。高热患儿宜给予高热量、富含蛋白质和维生素、易消化的流质或半流质饮食，以增强机体抵抗力。

　　2）降温：每 4 小时测 1 次体温，并准确记录；高热者给予物理降温或药物降温；退热处理 1 小时后应测体温，并观察有无体温骤降、大量出汗、软弱无力等虚脱表现，如出现应保暖、饮热水，严重时静脉补液。

　　2. 排尿障碍

　　（1）相关因素：与泌尿道炎症刺激有关。

　　（2）护理目标：患儿排尿逐渐恢复正常。

　　（3）护理措施：使排尿正常。

　　1）保持患儿会阴部清洁，如便后冲洗外阴，3% 硼酸坐浴每日 2 次；小婴儿勤换尿布，尿布在阳光下曝晒或用开水烫洗晒干，必要时煮沸高压消毒。

　　2）控制感染遵医嘱应用抗菌药物治疗，尿道刺激症状明显者，遵医嘱应用 654-2

等抗胆碱药。注意抗菌药物的副作用。

任务四　急性肾衰竭患儿的护理

急性肾衰竭（acute renal failure，ARF）简称急性肾衰，是指由于各种原因引起的肾生理功能在短期内急剧减退或丧失的临床综合征。临床主要表现为氮质血症、水及电解质紊乱和酸碱平衡失调。

【病因】

1. 肾前性　任何原因引起的有效血容量减少，导致肾血流量下降，肾小球滤过率降低。常见原因如呕吐、腹泻、脱水、外科手术大出血、烧伤等。此型肾实质并无器质性病变。

2. 肾性　是儿科肾衰最常见原因，指各种肾实质病变所致的肾衰竭，或由于肾前性肾衰竭未能及时去除病因进一步发展所致。常见病因有：急性肾小管坏死、急性肾小球肾炎、肾血管病变及慢性肾脏疾病急剧衰退。

3. 肾后性　是指各种原因所致的泌尿道梗阻引起的急性肾衰竭，肾后性的因素多为可逆性，及时解除病因，常可使肾功能得以恢复。常见的因素有尿路结石、尿路梗阻致肾盂积水、先天性尿路畸形、双侧输尿管连接部狭窄、肾结核、肾肿瘤压迫输尿管等。

【发病机制】

急性肾衰竭的发病机制目前尚不清楚。本节主要讨论急性肾小管坏死的发病机制。

1. 肾小管损伤　肾缺血或肾中毒时引起的肾小管急性严重损伤，导致肾小管上皮细胞变性、坏死和脱落，最终肾小管基底膜断裂，引起肾小球有效滤过率下降和少尿、肾间质水肿。

2. 肾血流动力学改变　肾缺血和肾毒素使肾素 – 血管紧张素 Ⅱ、儿茶酚胺大量释放，导致肾缺血缺氧、肾血流量减少、肾小球滤过率降低，最终导致急性肾衰竭。

3. 缺血 – 再灌注肾损伤　肾缺血再灌注时，细胞内钙离子内流及产生大量的氧自由基，使肾小管发展为不可逆损伤。

【临床表现】

按尿量多少常分为少尿性肾衰及非少尿性肾衰，临床上前者多见。

1. 少尿性肾衰　一般分为 3 期，但儿童常无明显分期界限。

（1）少尿期：尿量急剧减少，甚至无尿。一般持续 1～2 周，长者持续 4～6 周，持续少尿大于 15 天，或无尿大于 10 天，表示预后不良，如不采取透析等治疗，大部分患儿死于少尿期。

少尿期主要表现是：①水钠潴留：全身水肿、高血压、肺水肿、脑水肿和心力衰竭；②电解质紊乱：常表现为"三高三低"，即高钾、高磷、高镁和低钠、低钙、低氯血症，其中以高钾血症最多见。③代谢性酸中毒：精神萎靡、乏力、嗜睡、呼吸深长、面色发灰、口唇樱桃红色，可伴心律不齐。④尿毒症：出现全身各系统中毒症状。消化系统主要有食欲减退、恶心、呕吐、腹泻等；神经系统表现有意识障碍、躁动、谵语、抽搐、昏迷等；心血管系统表现为高血压、心律失常、心力衰竭等；血液系统表现为贫血、出血倾向等。⑤感染：70%左右合并严重感染，是急性肾衰竭最常见的并发症，以呼吸道及泌尿道感染最常见，最多见的致病菌是金黄色葡萄球菌和革兰氏阴性杆菌，约1/3患儿死于感染。

（2）多尿期：少尿期后患儿尿量逐渐增多，全身水肿减轻时即为多尿期。多尿持续时间不等，一般为1~2周，部分患儿可长达1个月。此期血尿素氮和肌酐仍较高。患儿在此期大量排尿，可发生低钾血症、低钠血症及脱水，还可发生感染、心血管并发症和上消化道出血等。

（3）恢复期：多尿期后肾功能逐渐恢复，尿量、血尿素氮及肌酐逐渐恢复正常，而肾浓缩功能需数月才能恢复正常，少数患儿留有不可逆的肾功能损害。此期患儿体质仍较弱，多有消瘦、营养不良、贫血和免疫功能低下。

2. 非少尿性肾衰　此型较少见，无少尿或无尿表现，出现血尿素氮及肌酐迅速升高，肌酐清除率迅速降低。临床表现较少尿型急性肾衰症状轻，并发症少，病死率低。

【辅助检查】

1. 血生化检查　监测电解质浓度变化及血肌酐和尿素氮。

2. 尿液检查　有助于鉴别肾前性急性肾衰和肾实质性急性肾衰。

3. 肾影像学检查　采用腹部 X 线平片、超声波、CT、核磁共振等检查可见肾脏形态、大小、血管及尿道有无梗阻，了解肾血流量、肾小球和肾小管功能。

4. 肾活检　无明确致病原因者，肾活检是可靠的诊断方法。

【治疗要点】

1. 少尿期治疗　去除病因和治疗原发病，调节水、电解质和酸碱平衡失调、控制氮质血症、供给足够的营养。

（1）治疗原发病：补液、输注血浆和白蛋白、控制感染等。避免接触肾毒性物质、合理使用抗生素、密切监测尿量和肾功能变化。

（2）饮食和营养：选择高糖、低蛋白、富含维生素的食物，尽可能提供足够的热量。每日供给葡萄糖 3~5 g/kg，蛋白质 0.5~1.0 g/kg 为宜。葡萄糖以静脉输入为宜，因静脉应用可减少机体自身蛋白质分解和酮体产生。蛋白质应以优质蛋白为主，如肉类、奶类蛋白。

（3）严格控制液体入量 = 坚持"量出为入"，严格限制水、钠摄入，每日液体入量：尿量 + 不显性失水 + 异常损失 − 内生水。

（4）纠正电解质紊乱：

1）高钾血症的处理：①给 5% 碳酸氢钠每次 2 ml/kg，静滴。②10% 葡萄糖酸钙 10 ml 稀释后静脉注射。③50% 葡萄糖和胰岛素静滴。④血液或腹膜透析：以上方法无效时，给予透析。

2）低钠血症的处理：当血钠 < 120 mmol/L 且出现低钠综合征时，可给 3% NaCl 静滴。

3）代谢性酸中毒的处理：轻症多不需治疗。

（5）透析治疗：早期透析可降低死亡率，根据具体情况可选用血液透析及腹膜透析。急性肾衰竭的预后与原发病的性质、肾脏损害的程度、少尿持续时间的长短、早期诊断和治疗与否、透析与否及有无并发症等有关。

2. 多尿期治疗　应注意监测尿量、电解质和血压的变化，及时纠正水、电解质紊乱。低血钾者可给氯化钾口服，如低钾明显可静脉补充。应注意补充水分，但如尿量过多，应适当限制水分。当血浆肌酐接近正常水平时，应增加饮食中蛋白质的摄入量。

3. 恢复期的治疗　此期肾功能逐渐正常，但可有营养不良、贫血和免疫力下降等症状，应注意休息和加强营养。

【护理评估】

1. 健康史　了解患儿有无创伤、感染、中毒、休克及泌尿系统梗阻等病史。

2. 身体状况　观察记录患者尿量，评估有无少尿或无尿；观察水肿的程度及有无头痛、呕吐、呼吸困难等脑水肿、肺水肿症状；观察高钾血症时心律及心电图的改变；观察有无昏迷、抽搐等尿毒症表现，并结合实验室检查结果。

3. 心理 – 社会状况　评估患者在少尿期有无烦躁、焦虑、恐惧等情绪；若肾功能长久不能恢复，病情迁延不愈，了解其有无意志消沉、悲观失望或绝望情绪；询问患者和家属对康复知识的认知程度；观察患者和家属对医护方案的配合执行情况。

4. 辅助检查　可有贫血；白细胞减少；血小板减少；低钠血症；高钾血症；酸中毒；血清尿素氮、肌酐、尿酸及磷增高（肾功能减退）及血钙低（高血磷症）。血清 C3 水平可降低或血清中可查出对链球菌的抗体。

知识拓展

透析疗法

透析疗法是利用半渗透膜来去除血液中的代谢废物和多余水分并维持酸碱平衡的一种治疗方法。透析疗法并不能治愈尿毒症或肾功能衰竭，它的作用是尽量以人工肾来取代已失去功能的肾脏，从而维系生命。透析疗法可分为血液透析和腹膜透析两种。

案例分析

患儿，女，11月。因呕吐、腹泻伴发热9天，无尿3天入院。9天前无诱因出现腹泻，为黄绿色稀水便，每天3~4次，伴频繁呕吐，非喷射状，量较多；同时发热，体温最高41℃。给予口服头孢拉啶、头孢氨苄及肌注治疗，3天后腹泻、呕吐次数减少，但体温仍在38~39℃之间，并开始咳嗽。近5天一直无尿。入院前1天门诊就诊，查胸部X线片示右下肺淡片状影，诊断支气管肺炎，静滴凯福隆1.0 g及1/2张0.9%生理盐水200 ml后，体温下降，但仍无尿。次日颜面及双眼睑水肿，血尿素氮33.92 mmol/L，血肌酐786.76 μmol/L，血钾8.6 mmol/L，二氧化碳结合力5.83 mmol/L，以急性肾功能衰竭入院。

既往史：患儿生后人工喂养，既往易患上呼吸道感染。

体格检查：呼吸60次/分，脉搏120次/分，血压85/54 mmHg。营养、发育中等，昏睡状态。双眼睑及球结膜水肿，睑结膜稍苍白，口唇干裂，咽充血，颈无抵抗；呼吸深大，双肺叩清音，听诊双肺有密集中、小湿啰音；心前区无隆起，心尖搏动位于左侧第4肋间左锁中线内0.5 cm，未及震颤，叩诊心界不大，心律120次/分，律齐，心音低钝。腹稍隆起，未触及包块，肝脏于右肋缘下5.5 cm、剑突下1.0 cm，质软、缘锐。脾脏于左肋缘下1.5 cm，质软无压痛；腹水征阴性；双下肢无水肿；神经系统检查未见异常。

实验室检查：Hb 84 g/L，红细胞 3.26×10^{12}/L，白细胞分类：杆状核0.14，分叶核

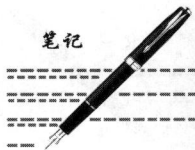

0.61，单核细胞 0.03，淋巴细胞 0.22，血小板 196 × 10⁹/L；血钾 8.6 mmol/L，血钠 128 mmol/L，氯化物 100 mmol/L，血钙 1.98 mmol/L，血磷 2.33 mmol/L，二氧化碳结合力 6.73 mmol/L，尿素氮 37.12 mmol/L，血肌酐 804.44 μmol/L；血气分析：pH 7.17，PCO_2 3.27 kPa，HCO_3^- 8.6 mmol/L，SBE − 18.3 mmol/L；心电图：室内传导阻滞，T 波高尖。

护理任务：

（1）请列出该患儿的护理诊断。

（2）如何进行护理措施？

【护理诊断和护理措施】

1. 营养失调，低于机体需要量

（1）相关因素：与患儿食欲低下、限制饮食、原发疾病等因素有关。

（2）护理目标：患儿能摄入足够的营养。

（3）护理措施：绝对卧床可降低代谢产物产生，减轻肾脏负荷。供给充足的热量和一定量的必需氨基酸。早期只给碳水化合物，可减少机体的蛋白分解和酮体产生。情况好转后能口服时应及早进食，供给基础代谢需要的热量。可给予低蛋白、低盐、低钾、低磷饮食。蛋白质应限制在每日 0.5 ~ 1 g/kg，且应以优质蛋白为主。为增进食欲，饭前应做好口腔护理，厌食者少量多餐，呕吐者就餐前给止吐药，并提供一个愉快的就餐环境。为促进蛋白质合成，可用苯丙酸诺龙肌内注射，每周 1 ~ 2 次。不能口服者，可给予静脉营养。

2. 有感染的危险

（1）相关因素：与机体抵抗力下降、侵入性操作等有关。

（2）护理目标：避免住院期间发生感染。

（3）护理措施：

1）保持环境洁净，采取保护性隔离措施，减少导尿，对透析治疗的患儿严格执行无菌操作。

2）保持口腔清洁，鼓励卧床患儿深呼吸、咳嗽。

3）保持皮肤清洁干燥，协助患儿便后清洗并擦干会阴部。避免使用碱性的肥皂洗澡。劝说患儿不搔抓发痒的皮肤，并在瘙痒处搽止痒剂或润滑剂，瘙痒严重时可按医嘱给予抗组胺类药或镇静剂。

4）及时送检血培养、尿培养、痰培养加药敏试验，选择敏感且对肾脏无损害的抗生素。

3. 体液过多

（1）相关因素：与肾小球滤过功能受损有关。

（2）护理目标：患儿水肿减轻直至消退，体液分布正常。

（3）护理措施：严格"量出为入"原则，每日液量为前 1 日尿量 + 不显性失水 + 异常损失 − 食物代谢和组织分解所产生的内生水。不显性失水按每日 400 ml/m²，体温升高 1 ℃增加 75 ml/m²，内生水按每日 100 ml/m² 计算，异常丢失包括呕吐、腹泻、胃肠引流等。

1）精确记录出入量。各种途径进出的液量要逐项记录，包括尿量、呕吐物、胃肠引流液及粪便内的水分。小婴儿用尿袋收集尿液，尿布过磅秤称量。

2）每日同一时间同一磅秤测体重，以保证准确，并检查水肿的增减。

3）患儿口渴严重时可提供少量冰块以减轻口渴。按医嘱限制液体的摄入。

4. 潜在并发症

（1）相关因素：水、电解质、酸碱平衡失调。

（2）护理目标：住院期间患儿无并发症发生，或发生后能及时发现并处理。

（3）护理措施：避免加重病情的因素，供给足够热量，减少机体蛋白质分解代谢，避免食用含钾高的食物和药物，避免输库存血。观察患儿有无出血现象；监测出凝血时间、血小板计数。各种穿刺后压迫局部至出血停止为止，并尽量用小针头以减少损伤。中枢神经系统受累者要做好防护措施，以免发生意外。

5. 恐惧

（1）相关因素：与肾功能急剧恶化、病情危重有关。

（2）护理目标：患儿及家属恐惧减轻或消失。

（3）护理措施：

1）关爱患儿：多与患儿和家长交谈，多给予患儿心理支持，使其保持良好情绪；组织轻松的娱乐活动，适当安排一定的学习，增强治愈信心。

2）讲解感染是本病最常见的并发症及复发的诱因，使其明白有效预防感染至关重要。

（徐琳琳）

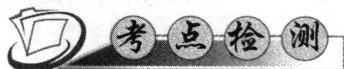

考 点 检 测

◀ A₁ 型题 ▶

1. 少尿对于学龄前儿童是指 24 小时尿量（ ）

    A．＜500 ml   B．＜300 ml

    C．＜200 ml   D．＜100 ml

    E．＜30～50 ml

2. 急性肾小球肾炎患儿恢复正常活动的标准是（ ）

    A．尿常规正常   B．血沉正常

    C．血压正常   D. Addis 计数正常

    E．抗链球菌溶血素效价正常

◀ A₂ 型题 ▶

1. 患儿，男，8 岁，因水肿、少尿、肉眼血尿 6 天，烦躁、气促 1 天入院。查体：T 36.8 ℃，BP 140/80 mmHg，端坐呼吸，心率 140 次/分，双肺底有少量小水泡音，腹胀，肝肋下 2 cm。血常规：正常；尿常规：尿蛋白（＋＋），红细胞 20～25 个/HP，白细胞 0～2 个/HP。护士考虑此患儿是（ ）

    A．急性肾炎合并严重循环充血   B．急性肾炎合并肺炎

    C．慢性肾炎急性发作   D．肾盂肾炎合并肺炎

    E．肾炎性肾病合并肺炎

▏▎▍▌●Ａ₃型题●▌▍▎▏

（1~2题共用题干）

患儿，6岁。患上呼吸道感染2周后，出现食欲减退、乏力、尿少、水肿。体温37.5 ℃、血压增高。尿蛋白、红细胞皆（＋），补体C3低。诊断为急性肾小球肾炎。

1. 其首选的护理问题是（　　）
    A. 体温升高　　　　　　　　　　　B. 体液过多
    C. 营养不足　　　　　　　　　　　D. 排尿异常
    E. 活动无耐力

2. 该患儿的护理措施哪项正确（　　）
    A. 4~6周内卧床休息　　　　　　　B. 给予易消化的普食
    C. 血尿消失后可加强锻炼　　　　　D. 每日留取晨尿送培养
    E. 严格控制蛋白质摄入量

答案及解析

▏▎▍▌●Ａ₁型题●▌▍▎▏

1. B。【解析】学龄儿童每日正常尿量少于400 ml，学龄前儿童少于300 ml，婴幼儿少于200 ml，即为少尿。

2. D。【解析】一般起病2周内应卧床休息，待水肿消退、血压降至正常、肉眼血尿消失后，可下床轻微活动或户外散步；1~2个月内活动量宜加以限制，3个月内避免剧烈活动；尿内红细胞减少、血沉正常可上学，但需避免体育活动；Addis计数正常后恢复正常生活。

▏▎▍▌●Ａ₂型题●▌▍▎▏

1. A。【解析】典型急性肾炎不难诊断。链球菌感染后，经1~3周无症状间歇期，出现水肿、高血压、血尿（可伴不同程度蛋白尿），再加以血补体C3的动态变化即可明确诊断。严重循环充血：由于水钠潴留、血浆容量增加而出现循环充血。表现为气促、发绀、频咳、端坐呼吸、咳粉红色泡沫痰、两肺底湿啰音，心脏扩大，心率增快，有时呈奔马律，肝脏肿大，颈静脉怒张，静脉压增高。

由上可见患儿是急性肾炎合并严重循环充血。

▏▎▍▌●Ａ₃型题●▌▍▎▏

1. B。【解析】患儿尿少、水肿，所以首选的护理问题是体液过多：与肾小球滤过率下降有关。

2. A。【解析】症状明显者起病4~6周内卧床休息，至水肿消退、血压正常、肉眼血尿消失，可在室内轻度活动。

参考文献

[1] 中国儿童青少年身体活动指南. 中国循证儿科杂志. 2017, 12 (06)：401 –409.

[2] 胡亚美, 江载芳, 诸福棠. 实用儿科学. 8 版. 北京：人民卫生出版社，2010.

[3] 郑慧, 黄华. 儿科学. 7 版. 北京：人民卫生出版社，2014.

[4] 石淑华, 戴耀华. 儿童保健学. 3 版. 北京：人民卫生出版社，2014.

[5] 陈荣华, 赵正言. 儿童保健学. 5 版. 江苏：江苏凤凰科学技术出版社，2017.

[6] 王卫平, 孙锟, 常立文. 儿科学. 9 版. 北京：人民卫生出版社，2018.

[7] 崔焱, 仰曙芬. 儿科护理学. 6 版. 北京：人民卫生出版社，2017.

[8] 张玉兰, 卢敏芳. 儿科护理. 北京：人民卫生出版社，2017.

[9] 楼建华. 儿科护理. 北京：人民卫生出版社，2012.

[10] 2022 全国护士执业资格考试指导. 北京：人民卫生出版社，2021.

[11] 马冠生. 中国儿童肥胖报告. 中华预防医学杂志，2017, 51 (6).

[12] 中华预防医学会儿童保健分会. 中国儿童维生素 A、维生素 D 临床应用专家共识. 中国儿童保健杂志，2021, 29 (1).

[13] 张玉侠. 实用新生儿护理学. 北京：人民卫生出版社，2016.

[14] 范玲. 新生儿护理规范. 北京：人民卫生出版社，2019.

[15] 国家呼吸系统疾病临床医学研究中心，中华医学会儿科学分会呼吸学组. 儿童流感诊断与治疗专家共识（2020 版）. 中华实用儿科临床杂志，2020, 35 (17)：1281 –1288.

[16] 国家呼吸系统疾病临床医学研究中心，中华医学会儿科学分会呼吸学组，中国医师协会呼吸医师分会儿科呼吸工作委员会，中国医药教育协会儿科专业委员会，中国研究型医院学会儿科学专业委员会，中国非公立医疗机构协会儿科专委员会，中国中药协会儿童健康与药物研究专业委员会，中国医药新闻信息协会儿童安全用药分会，"六一健康快车"项目专家委员会，全球儿科呼吸联盟. 解热镇痛药在儿童发热对症治疗中的合理用药专家共识. 中华实用儿科临床杂志，2020, 35 (3)：161 –169.

[17] 张琳琪, 王天有. 实用儿科护理学. 北京：人民卫生出版社，2018.

[18] 沙丽艳, 崔文香. 儿科护理学. 北京：科学出版社，2018.

[19] 中华儿科杂志编辑委员会. 中华医学会儿科学会分会呼吸组. 中国医师协会儿科医师分会儿童呼吸专业委员会. 儿童支气管哮喘规范化诊治建议（2020 年版）. 中华儿科杂志，2020, 58 (09)：708 –717.

[20] 桂永浩, 薛向东. 儿科学. 3 版. 北京：人民卫生出版社，2015.

[21] 儿童心力衰竭诊断和治疗建议（2020 年修订版）. 中华儿科杂志，2021, 59 (02)：84 –94.

笔记